Der Schlaf

Der Schlaf

Neurophysiologische Aspekte

Herausgegeben

von

U. J. Jovanović

Johann Ambrosius Barth · München

Eine Markenbezeichnung kann warenrechtlich geschützt sein, auch wenn in diesem Buch ein Hinweis auf etwa bestehende Schutzrechte fehlt

Herrn Professor Dr. med. Heinrich Scheller
als Zeichen dankbarer Verehrung zum 4. Januar 1969
gewidmet

ISBN 978-3-642-86166-6   ISBN 978-3-642-86165-9 (eBook)
DOI 10.1007/978-3-642-86165-9

© 1969 by Johann Ambrosius Barth München. Alle Rechte, auch das des auszugsweisen Nachdrucks, **Softcover reprint of the hardcover 1st edition 1969** der photomechanischen Wiedergabe und der Übersetzung vorbehalten. Satz und Druck: Allgäuer Zeitungsverlag, Kempten.

Mitarbeiterverzeichnis

Dr. DIETER BENTE, Priv.-Dozent der Universität und Oberarzt der Universitäts-Nervenklinik Erlangen-Nürnberg (Direktor: Prof. Dr. F. Flüfel), Erlangen, Schwabachanlage 10.

Dr. WALTER BUSHART, Wiss.-Assistent der Universität, Neurologische Klinik, Hamburg-Eppendorf (Direktor: Prof. Dr. Dr. R. Janzen), Martini-Str. 52.

Dr. FRIEDRICH DUENSING, Professor der Universität und Vorsteher der Abteilung für klinische Neurophysiologie der Universitäts-Nervenkliniken, Göttingen, v.-Siebold-Str. 5.

Dr. RUDOLF M. HESS, Professor der Universität Zürich und Leiter der elektroenzephalographischen Station des Kantonspitals, Zürich, Rämi-Str. 100.

Dr. EGGERT HOLM, Wiss.-Assistent der Universität Heidelberg, Physiologisches Institut (Direktor: Prof. Dr. H. Schaefer), Akademie-Str. 3.

Dr. Dr. RUDOLF JANZEN, ordentlicher Professor der Universität, Direktor der Neurologischen Universitätsklinik und -Poliklinik, Hamburg-Eppendorf, Martini-Str. 52.

Dr. MICHEL JOUVET, Professor Agrégé de Médicine Éxpérimentale, Faculté de Médicine de Lyon/France, L'Laboratoire de Médicine Générale et Éxpérimentale, Lyon, Avenue Rockefeller 8.

Dr. UROŠ J. JOVANOVIĆ, Priv.-Dozent an der Universitäts-Nervenklinik und -Poliklinik, Würzburg (Direktor: Prof. Dr. H. Scheller), Füchslein-Str. 15.

Dr. JOHANN KUGLER, Priv.-Dozent der Universität und Oberarzt der Klinik, Leiter der Abteilung für klinische Neurophysiologie der Universitäts-Nervenklinik, München (Komm. Direktor: Prof. Dr. M. Kaess), Nußbaum-Str. 7.

Dr. MARCEL MONNIER, ordentlicher Professor der Universität und Direktor des Physiologischen Institutes, Basel/Schweiz, Vesalgasse 1.

Dr. HANS ORTHNER, Professor der Universität und Vorsteher der Neuropathologischen Abteilung der Universitäts-Nervenkliniken, Göttingen, v.-Siebold-Str. 5.

HEINZ REETZ, Oberingenieur der Firma Fritz Schwarzer, GmbH, München-Pasing, Bärmann-Str. 38.

Dr. KURT SCHMALBACH, Priv.-Dozent der Universität, Neurologische Universitäts-Klinik und -Poliklinik, Hamburg-Eppendorf (Direktor: Prof. Dr. Dr. R. Janzen), Martini-Str. 52.

Dr. GERD WENDLER, Wiss.-Assistent der Neurologischen Universitäts-Klinik und -Poliklinik, Hamburg-Eppendorf (Direktor: Prof. Dr. Dr. Janzen), Martini-Str. 52.

Dr. Dr. MAX R. WOLFF, Professor an der Universität Düsseldorf, Chefarzt der Nervenabteilung des Diakoniewerkes Kaiserswerth, Düsseldorf, Rolander Weg 54.

Inhaltsverzeichnis

Vorwort 1

I. Interpretationen der Schlafphänomene 7

   Probleme der Schlaftiefenmessung seit 1862, Von *Max R. Wolff* 9

   Elektroenzephalographische Aspekte des Schlafes. Von *Rudolf Hess* 19

   Probleme der elektroenzephalographischen Schlafdeskription. Von *Johann Kugler* . . . 31

   EEG-Frequenzanalyse nach dem Intervall-Meßprinzip. Von *Heinz Reetz* 41

II. Interpretationen der Schlaf-Wach-Mechanismen 47

   Neuroanatomische Gesichtspunkte der Schlaf-Wach-Regelung. Von *Hans Orthner* . . . 49

   Biochemische, pharmakologische und humorale Aspekte des Schlaf-Wachseins.
Von *Marcel Monnier* 85

   Neurophysiologische Mechanismen im Schlaf. Von *Michel Jouvet* 103

   Neurophysiologische und regeltechnische Aspekte des normalen und gestörten Schlafes.
Von *Friedrich Duensing* 137

   Schlafmittelwirkungen auf subkortikale Hirngebiete. Von *Eggert Holm* 163

III. Interpretationen der Schlafstörungen 183

   Veränderungen der Vigilanzregulierung bei Schlafentzug (Elektroenzephalographische und psychopathologische Korrelate). Von *Dieter Bente* 185

   Subklinische Erscheinungsformen der Schlaf-Wach-Aktivität. Von *Uroš J. Jovanović* . . 191

   Hirnbioelektrische Studien und klinische Beobachtungen bei Narkolepsiekranken. Von *Rudolf Janzen, Walter Bushart* und *Gerd Wendler* 207

   Die wichtigsten abnormen Schlafsyndrome. Von *Uroš J. Jovanović* 223

   Herdaktivation durch Schlaf oder Medikamente. Von *Kurt Schmalbach* 233

IV. Summary and conclusions 241

Namenverzeichnis 249

Sachverzeichnis 251

Vorwort

Für das Vorhaben, eine zusammenfassende Darstellung der neurophysiologischen Aspekte des Schlafes zu geben, waren zahlreiche Leitmotive maßgeblich.
Die Neurophysiologie des Schlaf-Wachseins hat sich in den letzten 40 Jahren in zunehmendem Maße entwickelt. Mehrere bedeutende Entdeckungen wurden in diesen vier Jahrzehnten bekannt.
In Jena experimentierte *Hans Berger* (1873–1941) und konnte Ende der 20er Jahre über seine Entdeckung des *Elektroenzephalogramms (EEG)* berichten. Er beobachtete, wie die bei einem Entspannungszustand des Menschen im EEG vorkommenden Wellen von durchschnittlich 8 bis 13/sec und 50 bis 100 Mikrovolt (α-Wellen) nach Applikation von Sinnesreizen sehr rasch in eine andere Wellenform übergehen. Der ganze Grundrhythmus wird dadurch blockiert, die Wellen werden kleiner und schneller, bis schließlich eine flache Grundlinie erscheint. Die bioelektrische Hirnaktivität ändert sich somit bereits im Wachsein, wenn die Versuchsperson (Vpn) in verschiedene physiologische und psychische Ausgangslagen versetzt wird. Noch bevor man sich mit dem Schlaf-EEG intensiv zu befassen begann, konnte man daher vermuten, daß im Schlaf viel ausgiebigere und raschere Änderungen des EEG vorkommen müßten.
Bald nach der Entdeckung des EEG wurden nicht nur α-, sondern auch viel schnellere (β- und γ-Wellen) oder aber langsamere Abläufe (ϑ- bzw. Zwischen- und δ-Wellen) beschrieben. Die Anwendung des EEG in der Schlafforschung brachte noch weitere bioelektrische Hirnelemente zutage, so daß die Schlafableitungen eine Wissenschaft für sich geworden sind.
Bereits Ende der 30er Jahre konnte *A. L. Loomis* mit seinen Mitarbeitern in den USA feststellen, daß der Schlaf mehrere Stufen oder Stadien der Tiefe durchläuft und daß sich diese vom Abend bis in die morgendlichen Schlafstunden periodisch mehrmals wiederholen. In Deutschland haben sich besonders *Richard Jung* mit seiner Forschungsgruppe in Freiburg/Br., *A. L. Kornmüller* in Berlin und Göttingen, *Rudolf Janzen* und Mitarbeiter in Hamburg sowie *Johann Kugler* in München mit der Erforschung der elektroenzephalographischen Schlafstadien befaßt. Bis heute wurden diese von verschiedenen Aspekten her intensiv untersucht. Zur Kenntnis der Schlaftiefe haben *Rudolf Hess jr.* in der Schweiz, *Bedřich Roth* in der Tschechoslowakei und *H. Fischgold* in Frankreich wertvolle Beiträge erbracht.
Das EEG wurde im Laufe der Jahre bei Gesunden und Kranken, bei Erwachsenen, Kindern und alternden Personen und schließlich auch bei Tieren angewandt. Bedenkt man, daß auch bei Tieren unterschiedliche Reifungs- und Entwicklungsstufen existieren sowie die Tatsache, daß das EEG bei verschiedenen Tierarten ganz andere bioelektrische Schwingungen aufweisen kann, so ersieht man die Schwierigkeiten, die auftauchen, sobald man sich mit dem EEG im allgemeinen und mit dem Schlaf-EEG speziell zu befassen versucht.
In der Zeit, in der das EEG in der Schlafforschung seine breite und intensive Anwendung erfuhr, wurden weitere Entdeckungen erbracht. *Nathaniel Kleitman* und sein Schüler *Eugen Aserinsky* befaßten sich 1952 in Chicago mit den Schlafuntersuchungen bei Kindern und fanden neben den elektroenzephalographischen auch andere Veränderungen während der ganzen Nacht, insbesondere die Augenbewegungen, die periodisch vorkommen und in Epi-

soden ablaufen. Diese Entdeckung brachte nicht nur einen neuen Fortschritt in der Schlafforschung, sondern regte zur Suche nach weiteren physiologischen Schlafphänomenen an. Das EEG wurde sodann mit zusätzlichen Ableitungen wie Elektrookulogramm (EOG), Elektrokardiogramm (EKG), Respirogramm, Elektromyogramm (EMG), Elektrodermatogramm (EDG) kombiniert. Dadurch konnte man viele physiologische Vorgänge neben der Hirnaktivität registrieren und zu weiteren Entdeckungen kommen. Schüler und Nachfolger von *N. Kleitman* wie *Wiliams C. Dement* und viele andere haben die Methodik der *polygraphischen Registrierungen des Schlafes* in den USA intensiv entwickelt und der Wissenschaft wertvolle Daten über das Schlafverhalten des Menschen zur Verfügung gestellt. Die Anwendung der polygraphischen Ableitungen bei verschiedenen Tierarten erbrachte in den letzten Jahren bedeutungsvolle Resultate über den paradoxen Schlaf, um den sich *Michel Jouvet*, Lyon, mit seinen Mitarbeitern und Schülern besonders verdient gemacht hat. Die polygraphischen Schlafregistrierungen sind heute ein fester Bestandteil vieler Untersuchungen des Schlafes und werden in fast allen modernen Schlaflaboratorien angewandt.

Die Untersuchung des gesamten Schlafablaufes bei Mensch und Tier ist sehr aufwendig. Man muß die ganze Schlafdauer, d. h. mindestens ein Drittel der 24-Stunden-Periodik fortlaufend registrieren; in dieser Zeit werden viele bioelektrische Graphoelemente erfaßt, die der Auswertung unterzogen werden müssen. Da der Untersucher eine solche Fülle von Daten in einer bestimmten Zeitspanne kaum bewältigen kann, entwickelte man eine moderne elektronische Auswerttechnik.

Dieser Problematik ist der erste Teil der vorliegenden Monographie — *Interpretationen der Schlafphänomene* — mit vier Kapiteln gewidmet. Nach einer kurzen historischen Darstellung der klassischen Schlaftiefenmessungen wird bereits im ersten Referat das Problem moderner Schlafregistrierungen angeschnitten. Zwei weitere Beiträge befassen sich mit der bioelektrischen Hirnaktivität im Schlaf und ihrer Nomenklatur im einzelnen — wobei auch zu den anderen Hilfsableitungen Stellung genommen wird —, während das vierte Kapitel die moderne EEG-Frequenzanalyse in elementaren Zügen zu erläutern versucht.

Mit der Auswertung und Interpretation des Schlaf-EEG sowie der Zusatzableitungen ist die Neurophysiologie des Schlafes bei weitem nicht umrissen.

Gleichzeitig mit den Experimenten von *Hans Berger* führte *Walter Rudolf Hess*, Zürich, seine bereits klassisch gewordenen Tierversuche durch und konnte bedeutende Resultate erzielen. Mit seinen Reizmethoden tastete er das ganze Dienzephalon ab und fand umschriebene *somnogene Zonen*, die von den Forschern der folgenden Generationen noch näher abgegrenzt wurden.

Bevor jedoch die Ergebnisse der Reizversuche von *W. R. Hess* im vollen Umfange bekannt wurden, veröffentlichte *Frédéric Bremer*, Brüssel, 1935 seine Entdeckungen über „cerveau isolé" und „encephale isolé". Die Feststellungen erbrachten die Kenntnis über das Existieren nicht nur „somnogener Zonen" im Bereich des Dienzephalons, sondern auch über das Vorhandensein der *Weckzonen* („Wachzentrum") in den Gebieten des unteren Hirnstammes, nämlich der Medulla oblongata, des Pons und des Mesenzephalons. Andererseits wurde danach eine neue Methode der Schlafforschung entwickelt; die Methode der Ausschaltung verschiedener Hirnformationen und Beobachtung der dadurch hervorgerufenen Veränderungen rostral von der Läsion. Untersuchungen dieser Art ergänzten die Reizmethode von *W. R. Hess*.

Relativ schnell, nachdem die Befunde von *W. R. Hess* sowie *F. Bremer* bekannt geworden waren, konnten *E. W. Demsey* und *R. S. Morison* 1942 im Bereich des medialen Thalamus ein dämpfendes System ermitteln, das sich funktionell von den dienzephalen Hirnformatio-

nen bis zu den neokortikalen Hirnstrukturen diffus und bilateral-symmetrisch ausbreitet und heute zu den thalamo-kortikalen Projektionen gezählt wird.
Nur 4 Jahre später fanden H. W. *Magoun* und R. *Rhines* 1946 im Bereich der Medulla oblongata Formationen, die bei Reizung einen hemmenden Effekt auf die rostral von dieser Stelle gelegenen Hirnstrukturen ausüben. Bereits diese Entdeckung ließ vermuten, daß in den unteren Teilen des Hirnstammes nicht nur ein aktivierendes (Weckzentrum), sondern auch ein dämpfendes System existieren könnte. Tatsächlich entdeckten aber 3 Jahre danach G. *Moruzzi* und H. W. *Magoun* 1949 ein unzweideutig aktivierend wirkendes System im verlängerten Mark, Pons und Rhombenzephalon. Diese Entdeckung löste eine lawinenartige Untersuchung der erwähnten Gebiete aus, so daß die *Formatio reticularis* bald darauf ein Begriff für sich geworden ist. Besonders intensiv haben sich mit der Erforschung dieses Gebietes viele italienische Autoren unter dem Einfluß von G. *Moruzzi* sowie amerikanische Fachleute mit H. W. *Magoun* und seinen Mitarbeitern an der Spitze befaßt. In Deutschland hat sich *Friedrich Duensing*, Göttingen, unter anderem auch durch die intensive Untersuchung der Formatio reticularis durchgesetzt, wobei ihm K.-P. *Schaefer* wertvolle Hilfe geleistet hat.
P. D. *Mac Lean* und Mitarbeiter befaßten sich in den 50er Jahren mit der Erforschung des limbischen Systems. Dabei dürfen auch E. *Grastyán* mit seinem Forschungsteam aus Ungarn und R. *Hassler* aus Deutschland nicht vergessen werden.
Im Laufe der letzten 10 Jahre haben sich unter anderem *Raúl Hernández Peón*, Mexico City, sowie *Marcel Monnier*, Basel, mit ihren Mitarbeitern und Schülern bemüht, hypnogene Gebiete im ganzen Hirnstamm sowie biochemische und humorale Faktoren der *Schlaf-Wach-Mechanismen* zu entdecken und kamen zu weiteren Resultaten.
Alle diese Schulen und Richtungen erbrachten die Kenntnis von einem unspezifischen, auf- und absteigenden, aktivierenden und dämpfenden, diffusen und bilateral-symmetrischen Projektionssystem, das sich vom vorderen Ende des Rückenmarks über die Medulla oblongata, über Pons, Rhombo- und Mesenzephalon bis zum vorderen Ende des Dienzephalon einschließlich des Hypothalamus und des limbischen Systems (Hippokampus bzw. Ammonshorn und benachbarte Strukturen) ausbreitet und auch Areale des optischen Kortex umfaßt. Dieses System wird für die Steuerung des ganzen Schlaf-Wachseins und viele (hyper)aktive und inaktivierende Manifestationen der Psyche, der Motorik und des Vegetativums verantwortlich gemacht. Das wichtigste Merkmal dieses Systems ist seine funktionelle Einheit, wobei die kaudalen Anteile vorwiegend das Wachsein und die mehr rostralen in erster Linie den Schlaf regeln. Diese Tatsache ist bei der Beurteilung der *Schlaf-Wach-Regelung* sowie der Schlafstörungen von enormer Wichtigkeit.
Die Abgrenzung eines so ausgedehnten Gebietes des Gehirnes ist nicht leicht. Die experimentelle Neurophysiologie allein vermag der ganzen Aufgabe nicht gerecht zu werden. Die moderne Neuroanatomie, insbesondere Molekularanatomie, die Neurochemie und Neuropathologie konnten mit ihren Entwicklungen bei der Erörterung des Problems wichtige Beiträge erbringen. Inzwischen eröffnete auch die Elektronenmikroskopie bislang unerschlossene Forschungsgebiete.
Einen bedeutenden Fortschritt machte auch die Neuropharmakologie. Mit der Entdeckung der Psychopharmaka änderten sich die Auffassungen über die Bedeutung und den Gebrauch von Schlafmitteln. Bei den Schlafuntersuchungen begann man sofort Psychopharmaka und Schlafmittel objektiv zu prüfen. Es gelang dadurch einerseits, die rein neurophysiologischen oder neuroanatomischen Befunde über die Ausdehnung und Funktion des *Schlaf-Wach-Systems* zu ergänzen und zu bestätigen und andererseits die Wirkung einzelner Schlafmittel

sowie Psychopharmaka zu testen. Mikroneuropharmakologie und Mikroneurochemie können heute mit vielen anderen Forschungsrichtungen fast als selbständige wissenschaftliche Disziplinen angesehen werden.

Die Erörterung aller dieser Fragen wurde für den zweiten Teil — *Interpretationen der Schlaf-Wach-Mechanismen* — reserviert. Im ersten Kapitel wird nach einem neuroanatomischen Substrat gesucht; im zweiten Kapitel auf die Probleme der neurochemischen, neuropharmakologischen und humoralen Steuerung und Regelung des Schlaf-Wachseins übergegangen; einzelne neurophysiologische Steuerungsmechanismen des Schlafes und des paradoxen Schlafes werden im dritten Kapitel behandelt.

Die Biokybernetik hat seit *Norbert Wiener* (1948) in fast allen naturwissenschaftlichen Gebieten ihren festen Platz gefunden. Die Diskussion der Schlaf-Wach-Mechanismen kann man sich nicht ohne die Berücksichtigung der Neurokybernetik vorstellen. Unter Ausarbeitung der Ergebnisse der Mikroneurophysiologie über den Schlaf und das Wachsein mußte deshalb auch diese regeltechnische Lehre erwähnt werden.

Auch die Wirkungen von Schlafmitteln auf einige wichtige subkortikale Hirngebiete, die für die Regelung des Schlaf-Wachseins verantwortlich sind, wurden diskutiert. Dieser letzte Abschnitt rundet den zweiten Teil des Buches ab und leitet ins Problem der Schlafstörungen über.

Der dritte und letzte Teil — *Interpretationen der Schlafstörungen* — befaßt sich vorab mit jenen Erscheinungen der Vigilanz und des Schlafes, die einmal normal und zum anderen abnorm sein können oder aber als Grenzbefund angesehen werden müssen. Die moderne Neurophysiologie stellt auch hier feine differentialdiagnostische Möglichkeiten zur Verfügung, so daß man viele subklinische Erscheinungsformen der psycho-physiologischen Änderungen beim schlafenden und wachenden Individuum zu erfassen vermag. Erst nachdem sich zwei Kapitel mit diesem Problem von verschiedenen Aspekten her auseinandergesetzt haben, wird auf den Komplex einiger klassischer Syndrome der *Schlaf-Wach-Störungen* übergegangen. Einige tierexperimentelle Ergebnisse, die zur besseren klinischen Diagnostik führen, wurden nicht außer Acht gelassen.

Berichte über die Resultate der Schlafforschung mehren sich von Tag zu Tag. Sie finden sich meist in einzelnen, sehr verstreuten Publikationen. Die weitaus überwiegende Anzahl von Veröffentlichungen ist in englischer Sprache erschienen, so daß sie nicht immer und überall dem deutschen Leser zur Verfügung stehen. Die Autoren dieses Buches haben sich deshalb bemüht, ihre langjährigen und umfangreichen Erfahrungen dem deutschsprachigen Raum mitzuteilen.

Verfasser und Herausgeber haben sich vorgenommen, das ganze Material so darzustellen, daß theoretische Erwägungen als Grundlage und Ausgangspunkt für die Praxis nutzbar gemacht werden können. Selbst in den scheinbar praxisfernen experimentellen Untersuchungen an Tieren schwebten ihnen besonders die Möglichkeiten praktischer Anwendung am Menschen vor.

Nicht alle Probleme der Schlaf-Wach-Mechanismen konnten dargelegt werden. So wurde im ersten Teil wenig über die möglichen Sub- oder Zwischenstadien der Schlaftiefe, über die Schlafperiodik, Motorik und das Vegetativum gesprochen und die Augenmotorik nur gestreift.

Im zweiten Teil konnten nicht alle Mechanismen des Schlafes und der Schlafstörungen im einzelnen erfaßt werden. Nur in Grundzügen wurden einige Gesichtspunkte erläutert und der Ansatz für weitere theoretische Ausarbeitungen gegeben.

Im dritten Teil sind ebenfalls nicht alle Schlafabnormitäten zur Sprache gekommen. Schlaf

und Schlafstörungen der Neurotiker, Psychotiker, Schlafwandler, Bettnässer und Epileptiker wurden nicht ausgiebig behandelt. Eine umfassende Darstellung dieser Probleme würde den Rahmen des Buches sprengen. Hier sei auf die nächste Veröffentlichung verwiesen.
Der Herausgeber möchte nicht versäumen, allen an diesem Werke beteiligten Autoren für ihre Mitarbeit herzlichst zu danken.

Würzburg, Frühjahr 1969

U. J. Jovanović

I. Interpretationen der Schlafphänomene

Probleme der Schlaftiefenmessung seit 1862

Max R. Wolff, Düsseldorf

Der folgende Beitrag beabsichtigt nicht, eine Darstellung aller bisher erschienenen Arbeiten über den Schlaftiefenverlauf zu geben. Er beschränkt sich bewußt auf einige Arbeiten, anhand derer die Probleme der Schlaftiefenmessung aus damaliger bzw. aus heutiger Sicht dargestellt werden sollen. Überblickt man die Gesamtzahl der in den letzten 105 Jahren gemachten Untersuchungen, so kann man alle einer der nachfolgenden drei Gruppen zuordnen.

1. Schlaftiefenmessung durch sinnesphysiologische Methoden,
2. Schlaftiefenmessung durch nicht sinnesphysiologische Methoden,
3. Schlafuntersuchungen unter Anwendung von Registriermethoden.

Die unter 1 genannten Schlaftiefenmessungen sind historisch die ältesten und wir wollen uns zunächst mit diesen beschäftigen.

Schlaftiefenmessung durch sinnesphysiologische Methoden

Die älteste Untersuchung aus dem Jahre 1862 stammt von *Kohlschütter*. Er nahm nach Schlafbeginn in Abständen von jeweils einer halben Stunde Weckversuche an der Versuchsperson vor. Als Weckreiz diente ein Schallreiz, der durch einen aus verschiedener Fallhöhe gegen eine Schieferplatte schlagenden Pendelhammer erzeugt wurde. Zunächst wurde eine Fallhöhe eingestellt, von der man annahm, daß die erzeugte Schallintensität nicht ausreichen würde, um den Schläfer zu wecken. Der Pendelhammer wurde in Abständen von jeweils 1 Sekunde sechsmal auf die Schieferplatte aufgeschlagen. Die Fallhöhe wurde dann erhöht und der Weckversuch mit sechsmaligem Fall des Pendelhammers wiederholt. Die Versuche wurden mit jeweils vergrößerter Fallhöhe so lange fortgesetzt, bis der Versuchsleiter ein Symptom des Erwachens bemerkte, oder der Schläfer ein verabredetes Zeichen gab. Als Symptom des Erwachens galten schon geringe Veränderungen im Atmungstypus sowie Bewegungen. Die jeweils zum Wecken erforderliche Fallhöhe des Pendels wurde als Ordinate und die Zeit nach Versuchsbeginn als Abszisse aufgetragen. So erhielt *Kohlschütter* die in Abb. 1 gezeigte Kurve. Sie weist nach Schlafeintritt einen steilen Anstieg der Schlaftiefe auf bis zu einem Maximum etwa eine Stunde nach Schlafbeginn. Dann fällt die Schlaftiefe zunächst schnell, später langsamer bis zum Erwachen wieder ab.

Mönninghoff und *Piesbergen* wiesen 1883 darauf hin, daß das häufige Wiederaufwecken des Patienten in einer Nacht den Schlafverlauf beeinträchtigen könne. Außerdem zeigten sie, daß die von *Kohlschütter* gemachte Annahme der Proportionalität zwischen Schallstärke und Fallhöhe des Pendels nicht zutreffend ist. Sie wiederholten die Versuche *Kohlschütters* in einer modifizierten Form, die die eben erwähnten Fehler vermeiden sollte. So wurde z. B. die Versuchsperson (Vpn) in einer Nacht nur zweimal zu verschiedenen Zeiten geweckt. Als Weckreiz benutzten sie den Schall, der durch den Fall von 16 Gramm schweren Bleikugeln auf eine Eisenplatte erzeugt wurde. Sie begannen mit einer Fallhöhe von 20 Millimetern und steigerten diese jeweils um 20 Millimeter bis zum Erwachen des

Patienten. Als Maß für die Schlaftiefe benutzten die Autoren nicht die jeweils ermittelten Fallhöhen, sondern das Verhältnis der zum Erwecken notwendigen Schallintensität zu dem beim Wachen ermittelten gerade wahrnehmbaren Schallschwellenwert der betreffenden Vpn. Um die Tatsache zu berücksichtigen, daß bei den einzelnen Weckversuchen dem tat-

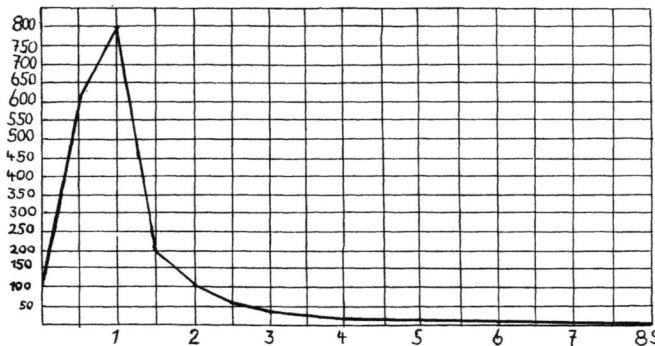

Abb. 1. Verlauf der Schlaftiefe (nach *Kohlschütter*)

sächlich zum Erwecken benötigten Weckreiz eine unterschiedliche Anzahl von kleineren Reizen vorausgegangen waren, gaben sie neben der Größe des Reizes, der zum Aufwachen führte, auch die Summation aller dem tatsächlichen Weckreiz vorausgegangenen Reize mit an. Sie wiesen auf die Schwierigkeit hin, den Moment des Aufwachens zu erkennen und benutzten als Kriterium des Erwachens den Zeitpunkt, in dem die Vpn ein direktes Zeichen des erwachten Bewußtseins abgab. Sie erhielten eine Kurve, die von der *Kohlschütters* nicht unerheblich abweicht. So ist z. B. der Anstieg der Schlaftiefe zunächst nicht so steil wie bei *Kohlschütter* und das Maximum der Schlaftiefe liegt etwas später ($1^3/_4$ Stunde). Im Verlauf der Nacht kommt es auch zu einem zweiten allerdings flacheren Maximum der Schlaftiefe, etwa $5^1/_2$ Stunden nach Schlafbeginn. Die Diskrepanz der Kurven dürfte zu einem erheblichen Teil durch die verschiedene Häufigkeit der Weckversuche in einer Nacht bedingt sein.
Mönninghoff und *Piesbergen*, die an sich selbst wechselseitig ihre Schlafkurven ermittelten, wiesen schon damals darauf hin, daß Krankheiten den Schlafverlauf beeinflussen könnten. Bei einem von ihnen, der an einer Mitralinsuffizienz litt, zeigten sich im Verlauf der Nacht nicht nur zwei, sondern drei Maxima der Schlaftiefe. Dabei war das dritte Maximum des Kranken erheblich größer als das zweite Maximum des Gesunden. Auch die Schwankungen der Schlaftiefe waren bei dem Kranken erheblicher als bei dem Gesunden.
Mönninghoff und *Piesbergen* untersuchten auch den Einfluß vorausgegangenen starken Rauchens sowie den Einfluß vor dem Schlafen genossenen Alkohols auf den Verlauf der Schlaftiefe. Dabei zeigte es sich, daß nach starkem Rauchen am Abend vor dem Versuch der Schlaf im Allgemeinen sehr unruhig war und größere Schwankungen aufwies als sonst. Auch bei körperlicher Betätigung unter gleichzeitiger mäßiger Alkoholaufnahme am Abend vor dem Versuch war die Schlaftiefe geringer als unter normalen Verhältnissen. Bei stärkerer Alkoholzufuhr dagegen ohne vorausgegangenen Spaziergang war der Schlaf anfangs bedeutend tiefer. Später jedoch ebenfalls unruhiger und die Gesamtdauer des Schlafes verlängerte sich gegenüber normalen Verhältnissen. Interessant ist schließlich noch der Hinweis von *Mönninghoff* und *Piesbergen*, daß sich möglicherweise für verschiedene Krankheitszustände ganz charakteristische Kurven der „Schlaffestigkeit" herausstellen könnten.

Eine weitere Untersuchung über die Tiefe des Schlafes wurde 1891 von *Michelson* vorgenommen. Auch dieser Autor benutzte für seine Untersuchungen Schallreize. Um den Schlaf der Vpn nicht durch die Erwartung von Weckreizen zu verändern, schliefen die Versuchspersonen wochen-, ja sogar monatelang in dem Versuchsraum. Es wurde der Vpn nicht mitgeteilt, in welcher der Nächte ein Versuch stattfinden würde. Auch wurden niemals an zwei aufeinander folgenden Nächten Versuche durchgeführt. In den Nächten, in denen Weckreize erfolgten, wurde jeweils nur ein- höchstens zweimal ein Weckversuch unternommen. Zur Anzeige des Wachseins mußte die Vpn eine Klingel betätigen. Es ergab sich, daß die Schlaftiefekurven bei verschiedenen Personen durchaus verschieden waren. Bei ein und demselben Individuum zeigte sich, daß der Verlauf der Schlafkurve jahreszeitliche Ver-

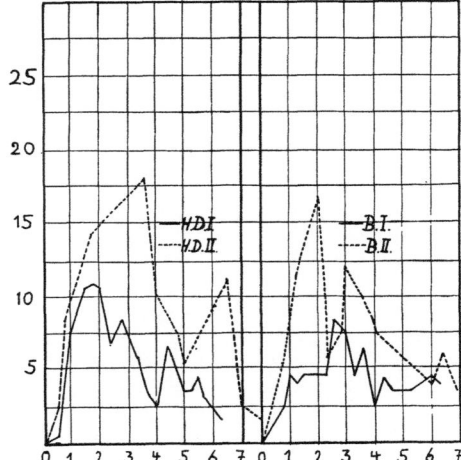

Abb. 2. Einfluß der Jahreszeit auf den Verlauf der Schlaftiefe bei verschiedenen Versuchspersonen (nach *Michelson*). H. D. II im Spätherbst; B. II im Winter; H. D. I im Frühling; B. I im Spätsommer abgeleitet

änderungen aufwies (vergl. hierzu Abb. 2). Von *Czerny* wurde 1892 der Sekundärstrom eines Induktoriums als Weckreiz benutzt, wobei angenommen wurde, daß der Reiz proportional der Größe des fließenden Primärstromes sei.
De Sanctis und *Neyroz* benutzten 1902 Druckreize als Weckreiz. Der auf die Stirn der Vpn wirkende Druckreiz wurde allmählich so weit verstärkt, bis eine Reizantwort erfolgte. Die Zeitdauer bis zum Auftreten der Reizantwort wurde als Maß für die Schlaftiefe angesehen.
Karger versuchte 1925 die Schlaftiefe dadurch zu messen, daß er dem geschlossenen Auge Lichtreize darbot, und feststellte, wie lange der Reiz wirken mußte, um eine Lidreaktion auszulösen.
Endres und *v. Frey* benutzten 1930 einen mechanisch ausgelösten Schmerz als Weckreiz. Interessant ist dabei, daß sie ebenso wie *Czerny* als Maß der Schlaftiefe R die Differenz zwischen Weckreizschwelle R_S und Wachreizschwelle R_W

$$R = R_S(t) - R_W$$

benutzten. Abb. 3 zeigt ein Ergebnis dieser Autoren, bei der die Schlaftiefe der gleichen Vpn nach einer anstrengenden Bergtour im Vergleich zu ihrem Normalschlaf dargestellt ist. Gegen die Anwendung der Weckreizmethode zur Untersuchung des Schlaftiefenverlaufes sind viele Einwände erhoben worden. Die wichtigsten sind:

1. Durch das mehr oder weniger häufige Aufwecken der Vpn wird der Schlafverlauf verändert.

   Dieser Einwand läßt sich zwar durch eine Verminderung der Zahl der Weckversuche pro Nacht teilweise beseitigen, jedoch nicht ganz ausschalten.

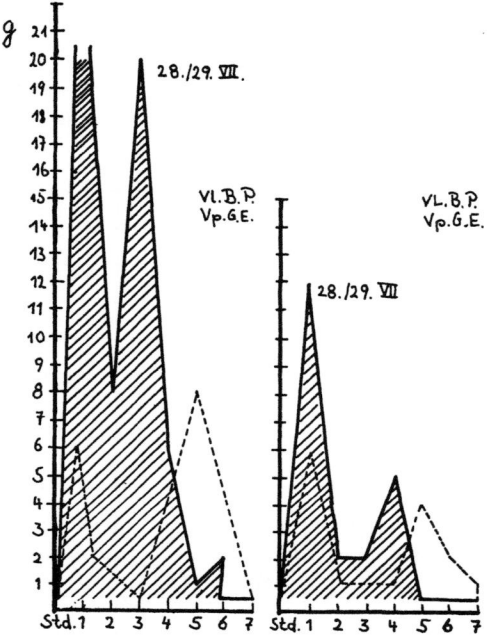

Abb. 3. Schlaftiefe nach anstrengender Bergtour (schraffierte Flächenstücke) im Vergleich zum Normalschlaf (nach *Endres* und *Frey*)

2. Die zu einem bestimmten Zeitpunkt vorhandene tatsächliche Schlaftiefe wird durch die Zahl der dem eigentlichen Weckreiz vorangehenden Reize beeinflußt.

   Dieser berechtigte Einwand läßt sich grundsätzlich auch durch eine Änderung der Versuchsbedingungen nicht beseitigen. Überschwellige Werte können nicht angewendet werden, da sie zum sofortigen Erwachen führen und man nicht weiß, um welchen Betrag der zum Wecken erforderliche Reiz unter dem angewandten gelegen hätte. Unterschwellige Werte haben, wie spätere Untersuchungen unter Anwendung des EEG gezeigt haben, einen deutlich erkennbaren Einfluß auf die Schlaftiefe, so daß bei einem bald darauf erfolgenden Weckreiz ein zu niedriger Wert der Schlaftiefe festgestellt wird.

3. Da der Schlaf die Empfindlichkeit der verschiedenen Sinnesgebiete in verschiedenem Ausmaß herabsetzt, kommt man, je nachdem welches Sinnesgebiet als Weckreiz benutzt wird, zu ganz verschiedenen Verläufen der Schlaftiefe. So soll sich z. B. der zum Erwachen notwendige Schallreiz zu der Weckreizschwelle durch Schmerz etwa wie 1520:1 verhalten. (*Müller* 1948.)

4. Bei der Messung der benutzten Reizintensitäten sind in den meisten Fällen physikalische Fehler unterlaufen. So wurde z. B. die Schallintensität nicht am Orte des Ohres ermittelt oder es wurde nicht darauf geachtet, daß die Schallintensität bei manchen Versuchen nur ein Ohr, bei anderen dagegen beide Ohren des Schläfers traf.

Schlaftiefenmessung durch nicht sinnesphysiologische Methoden

Um die beschriebenen Nachteile der Schlaftiefenmessung durch Anwendung sinnesphysiologischer Methoden zu vermeiden, versuchte man, andere Meßgrößen für die Schlaftiefe zu Grunde zu legen. *Bass* und *Herr* konnten 1922 zeigen, daß der CO_2-Gehalt der Alveolarluft während der Gesamtdauer des Schlafes eine Kurve ergibt, die ähnlich verläuft wie die von *Michelson* nach der Weckreizmethode ermittelte Kurve über die Schlaftiefe (Zweigipfelkurve). Aufgrund dieser Untersuchung entwickelte *Regelsberger* 1934 eine Apparatur zur selbständigen Entnahme der Alveolarluft und zur automatischen Ermittlung und Registrierung des in der entnommenen Luft enthaltenen CO_2.

Bei anderen Methoden wurde gleichzeitig eine fortlaufende Registrierung der Meßgröße vorgenommen. Diese Methoden werden im nächsten Abschnitt behandelt.

Schlafuntersuchungen durch Anwendung von Registriermethoden

Zur Registrierung des Schlaftiefenverlaufes ließ *Szymansky* 1922 ein Bett auf eine einzige Unterstützungsfläche montieren und registrierte fortlaufend den durch die Bewegungen des Schläfers veränderlichen Druck des Bettes auf diese Unterstützungsfläche. Er nannte die von ihm erhaltenen Kurven „Aktogramme". Bei der Auswertung seiner Kurven ging *Szymansky* folgendermaßen vor: er sah die Aufzeichnungen durch und ordnete einen bestimmten Zeitabschnitt je nach der Amplitude und der Frequenz der darin vorkommenden Bewegungen einer von 4 möglichen Klassifizierungen zu: „Absolut ruhig", „relativ ruhig", „gemäßigte Bewegung" und „starke Bewegung". Die ersten beiden Kategorien rechnete er dem Schlaf zu, wobei ihm die nachträgliche Befragung der Vpn als Grundlage diente. Aufgrund seiner Untersuchungen glaubte er, drei verschiedene Schlaftypen feststellen zu können. Fünf von zehn seiner Vpn gehörten dem ersten Typus an, bei dem bis Mitternacht „absolute Ruhe" und nach Mitternacht ebenfalls „absolute Ruhe" vorherrschend war, unterbrochen von drei oder vier Perioden „relativer Ruhe". Der zweite Typ, dem drei Vpn angehörten, zeigte „absolute Ruhe" während der ganzen Nacht mit nur einer kurzen Periode „mäßiger oder starker Bewegung", die auch die Befriedigung eines „physiologischen Bedürfnisses" einschloß. Der dritte Typ mit zwei Vpn zeigte fünf bis sieben Perioden „relativer Ruhe" oder „mäßiger Bewegung", deren Gesamtdauer die Dauer der „absoluten Ruhe" überschritt. Er sah diesen Typ als anomal an und glaubte, daß in diesen Fällen äußere Einflüsse (Zahnschmerzen, aufregende Lektüre) maßgebend beteiligt gewesen seien. Da bei *Szymansky* die Versuchspersonen 24 Stunden im Bett bleiben mußten, konnte er auch Angaben über die während des Tages aufgetretene Bewegungsunruhe machen. Er fand, daß seine Vpn im Mittel 62 % der Tagesstunden in „starker Bewegung" verbracht hatten. Die Hauptperioden der Bewegungsunruhe lagen im Vormittag und in den späten Nachmittagsstunden. Er glaubte, daß die Tagesstunden der größten Bewegungsunruhe auch die Stunden der höchsten Leistungsfähigkeit darstellen.

Abb. 4 zeigt ein von *Karger* 1925 bei Kindern aufgenommenes Aktogramm, aus dem der Einfluß psychischer Faktoren deutlich ersichtlich ist.

Bei der Auswertung derartiger Aktogramme bestehen verschiedene Möglichkeiten. Einerseits kann die Zahl der Bewegungen ohne Rücksicht auf ihre Größe in bestimmten Zeitabschnitten, andererseits auch die Gesamtstrecke aller Bewegungen innerhalb einer vorgegebenen Zeit und schließlich auch die Gesamtdauer aller Bewegungen in einem Zeitabschnitt als Maß für die Schlaftiefe benutzt werden. Nach einer 1932 von *Kleitmann* angegebenen Methode, die darauf beruhte, daß durch pneumatische Übertragung der Bewegungsimpulse elektrische Uhren die Zeitdauer der Schlafbewegungen ermittelten, führten *Kleitmann*, *Cooperman* und *Mullin* 1933 Schlafuntersuchungen durch. Hierbei ermittelten sie im Ver-

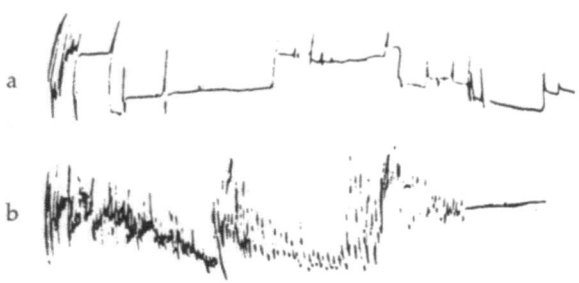

Abb. 4. Einwirkung psychischer Faktoren auf die nächtliche Bewegungsunruhe (nach *Karger*). a) gewöhnliche Kurve b) Schlafverlauf nach Märchenvorlesung (Aladins Wunderlampe)

lauf der Nacht Rektaltemperatur und Bewegungshäufigkeit im Sommer und Herbst und verglichen die erhaltenen Kurven mit solchen, die sie während des Winters und Frühlings bekommen hatten. In einer zweiten Untersuchung bestimmten die gleichen Autoren den Einfluß von Coffein und Alkohol auf Temperaturverlauf und Bewegungshäufigkeit.

Um die Wirkung von Hypnotika zu untersuchen, zählten *Cox* und *Marley* 1959 die Zahl aller Bewegungen zwischen 10 Uhr abends und 6 Uhr morgens und verglichen sie mit der von Patienten, die keine Medikation oder Plazebos erhalten hatten.

Bei all diesen Untersuchungen wurde stets nur die vertikale Komponente der Bewegungen erfaßt.

Kurven über die Bewegungsunruhe im Verlaufe einer Nacht von verschiedenen Autoren lassen sich im allgemeinen nicht miteinander vergleichen. Der Grund dafür liegt einmal in der Tatsache, daß die Auswertung derartiger Kurven von den einzelnen Autoren auf sehr verschiedene Weise erfolgte. Meistens wurde eine Bewertung der Bewegungsintensität nicht vorgenommen, sondern die Autoren verfuhren nach dem Alles- oder Nichts-Gesetz, d. h. eine Bewegung wurde nur dann als solche gezählt, wenn sie einen Ausschlag herbeigeführt hatte, der einen bestimmten Mindestwert überschritt. Zum anderen kann die Empfindlichkeit der verwendeten Apparatur sehr unterschiedlich sein. So läßt sich mit den heute vorhandenen physikalischen Mitteln die Empfindlichkeit einer derartigen Apparatur so steigern, daß sogar die durch einen einzelnen Herzschlag hervorgerufene Bewegung des Bettes oder der Matratze registriert werden kann (*Wolff*). Man kann jedoch auch die Empfindlichkeit so gering einstellen, daß nur eine Bewegung des ganzen Körpers, z. B. beim Umdrehen, ausreichend ist, um eine gewisse Auslenkung des Schreibhebels hervorzurufen.

Als weitere Methode zur fortlaufenden Registrierung der Schlaftiefe wurde 1949 von *Regelsberger* die Ableitung des Elektrodermatogramms (EDG) vorgeschlagen. *Levy*, *Thaler* und *Ruff* registrierten 1958 den Verlauf der Hautwiderstandskurve während des Schlafes.

Eine wesentliche Bereicherung hat die Schlafforschung durch Anwendung der 1924 von *Berger* entdeckten Möglichkeit der Registrierung von Hirnströmen erfahren. Er fand schon früh, daß das Hirnstrombild im Schlaf sich von dem des Wachzustandes deutlich unterscheidet. Abb. 5 zeigt den elektroenzephalographisch ermittelten Verlauf des Schlafes eines Gesunden nach *Fischgold* und *Schwartz* (1961). Bei Untersuchungen des Schlafverlaufes unter Benutzung des Elektroenzephalographen entsteht eine ganze Reihe von Problemen,

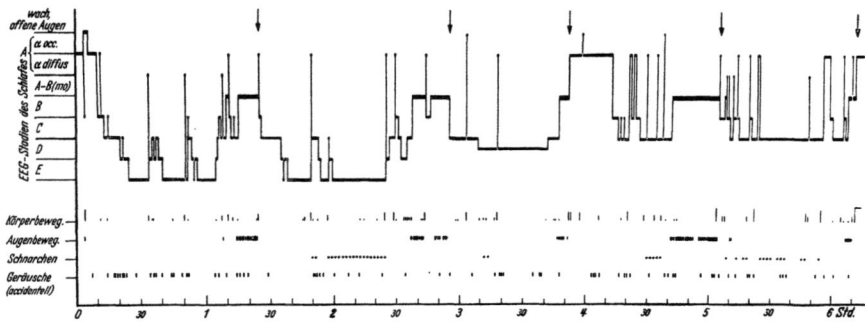

Abb. 5. Kontinuierliche polygraphische Registrierung des Nachtschlafes mit typischen Perioden bei Erwachsenen. Beim Pfeil nach unten endet eine Schlafperiode. Nach *Fischgold* und *Schwartz* 1961. (Aus R. *Jung*: Der Schlaf. In: *Monnier, M.*: Physiologie und Pathophysiologie des vegetativen Nervensystems, Bd. II. Stuttgart 1963)

worauf *Hess* (s. S. 19 ff.) und *Kugler* (s. S. 31 ff.) eingehen werden. Einen weiteren Fortschritt brachten polygraphische Untersuchungen, bei denen neben den EEG-Kurven noch eine Anzahl weiterer wichtiger Größen gleichzeitig registriert wurde (*Fischgold* und *Schwartz* 1961, *Wolff* 1965 u. a.). *Wolff* registrierte neben den EEG-Kurven die Bewegungen der vier Extremitäten auf vier getrennten Kanälen. Dabei wurden nicht nur die vertikale Komponente der Bewegung, sondern sämtliche Komponenten erfaßt. Außerdem wurden gleichzeitig das EKG, die Augenbewegungen, die Atmung und der galvanische Hautreflex registriert. Die Untersuchungen wurden sowohl an Gesunden als auch an psychisch Kranken durchge-

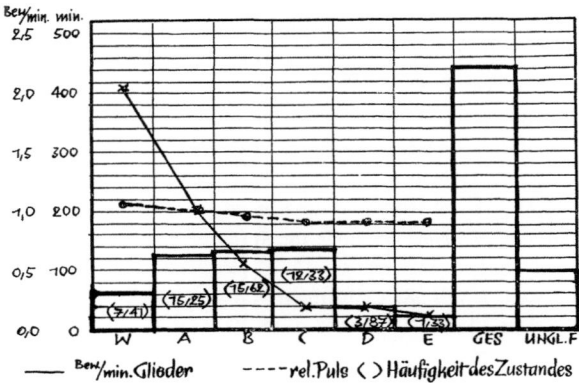

Abb. 6. Der Schlaf von Gesunden (nach *Wolff*)

führt. Zur Auswertung der erhaltenen Kurven wurde jeweils ermittelt, wie lange der einzelne Schläfer in den verschiedenen Schlaftiefephasen insgesamt verbracht hatte. Außerdem wurde die mittlere Bewegungshäufigkeit bei jeder der verschiedenen Schlaftiefephasen aus den Kurven entnommen. Schließlich wurden die Gesamtschlafdauer und die „Unregelmäßigkeit" des Schlafes ermittelt. Abb. 6 zeigt die so gewonnenen charakteristischen Daten für den Schlaf von Gesunden. Auf diese Weise konnten bei einer ganzen Anzahl von Kranken die zunächst unbekannten Ursachen der Schlafstörungen herausgefunden werden. Auch ließ sich zeigen, daß die aufgrund der Kurven ermittelten Werte in unklaren Krankheitsfällen als diagnostisches Hilfsmittel benutzt werden können.

Literatur

Bass, E. und K. Herr: Untersuchungen über die Erregbarkeit des Atemzentrums im Schlaf. Z. f. Biol. 75, 279–288 (1922)

Berger, H.: Über das Elektrenkephalogramm des Menschen. Arch. f. Psychiat. u. Nervenkr. 87, 527–570 (1929)

Berger, H.: Über das Elektrenkephalogramm des Menschen II. J. Psychiol. u. Neurol. 40, 160–179 (1930)

Berger, H.: Über das Elektrenkephalogramm des Menschen. III. Arch. f. Psychiat. u. Nervenkr. 94, 16–60 (1931)

Berger, H.: Über das Elektrenkephalogramm des Menschen V. Arch. f. Psychiat. u. Nervenkr. 98, 231–254 (1932)

Berger, H.: Über das Elektrenkephalogramm des Menschen VI. Arch. f. Psychiat. u. Nervenkr. 99, 555–574 (1933)

Berger, H.: Über das Elektrenkephalogramm des Menschen VII. Arch. f. Psychiat. u. Nervenkr. 100, 301–320 (1933)

Berger, H.: Über das Elektrenkephalogramm des Menschen VIII. Arch. f. Psychiat. u. Nervenkr. 101, 452–469 (1933)

Berger, H.: Über das Elektrenkephalogramm des Menschen IX. Arch. f. Psychiat. u. Nervenkr. 102, 538–557 (1934)

Berger, H.: Über das Elektrenkephalogramm des Menschen X. Arch. f. Psychiat. u. Nervenkr. 103, 444–454 (1935)

Berger, H.: Über das Elektrenkephalogramm des Menschen XI. Arch. f. Psychiat. u. Nervenkr. 104, 678–689 (1936)

Berger, H.: Über das Elektrenkephalogramm des Menschen. XII. Arch. f. Psychiat. u. Nervenkr. 106, 165–187 (1937)

Cox, G. H. und E. Marley: The Estimation of Motility during Rest and Sleep. J. Neurol. Neurosurg. Psychiat. 22, 57–60 (1959)

Czerny, A.: Beobachtungen über den Schlaf im Kindesalter unter physiologischen Verhältnissen. Jahrb. d. Kinderheilk. 33, 1 (1892)

Endres, G. und W. v. Frey: Über Schlaftiefe und Schlafmenge. Z. Biol. 90, 70–80 (1930)

Fischgold, H. and B. A. Schwartz: A Clinical Electroencephalographic and Polygraphic Study of Sleep in the Human Adult. In „The Nature of Sleep" (161), S. 209–236. London 1961

Karger, P.: Über den Schlaf des Kindes. Abh. Kinderheilk. 5, 1–50 (1925)

Kleitman, N.: New Methods for Studying Motility during Sleep. Proc. Soc. Exp. Biol. 29, 389–391 (1932)

Kleitman, N., N. R. Cooperman and F. J. Mullin: Motility and Body Temperature during Sleep. Amer. J. Physiol. 105, 574–584 (1933)

Kleitman, N.: Sleep and Wakefulness as Alternating Phases in the Cycle of Existence. (Dort Zitate von 1434 Arbeiten.) Chicago/Illinois 1939

Kohlschütter, E.: Messungen der Festigkeit des Schlafes. Z. f. ration. Med. 17 (3. Reihe), 209 (1863)

Levy, E. Z., V. H. Thaler and G. E. Ruff: New Technique for Recording Skin Resistance Changes. Science 128, 33/34 (1958)

Michelson, E.: Untersuchungen über die Tiefe des Schlafes. Inaugural-Diss. Dorpat 1891; s. a. Kraepelins Psychiol. Arb. 1. (1891)

Mönninghoff, O. und F. Piesbergen: Messungen über die Tiefe des Schlafes. Z. f. Biol. 19, 114–128 (1883)

Mullin, F. J., N. Kleitman and N. R. Cooperman: Studies on the Physiology of Sleep. X. The Effect of Alcohol and Caffein on Motility and Body Temperature during Sleep. Amer. Physiol. 106, 478–487 (1933)

Regelsberger, H.: Zur Technik der Schlaftiefenmessung und Schlafmittelprüfung. Z. f. Klin. Med. 126, 395–404 (1934)
Regelsberger, H.: Das Elektrodermatogramm und seine Messung. Med. Klin. 34, 817–825 (1949)
Szymansky, J. S.: Aktivität und Ruhe bei den Menschen. Z. f. angew. Psychol. 20, 192–222 (1922)
Wolff, M. R.: Untersuchungen über den Schlafverlauf von Gesunden und psychisch Kranken. Köln und Opladen 1965

Elektroenzephalographische Aspekte des Schlafes

Rudolf Hess, Zürich

Die Elektroenzephalographie ist eine Laboratoriumsuntersuchung, die sich in enger Abhängigkeit von den technischen Voraussetzungen entwickelt hat. Nach der Entdeckung der elektrischen Vorgänge im Gehirn brauchte es vorerst eine Möglichkeit, die winzigen Potentialschwankungen genügend zu verstärken, damit sie nachgewiesen werden konnten (*Caton* 1875). Während die alten trägen Galvanometer nur langsamste Spannungsschwankungen erfassen ließen, ergab die Erfindung des Saitengalvanometers die Möglichkeit, den vom Gehirn produzierten Wellenfrequenzen zu folgen. Das Registriersystem war entscheidend für den klinischen Gebrauch: Die photographische Aufzeichnung erlaubte das Sammeln und den Vergleich von bleibenden Kurvendokumenten. Es waren aber erst die Direktschreiber, welche die Voraussetzungen einer klinischen Routinemethode erfüllten. Während die ersten Untersucher rein qualitativ „die Aktivität des Gehirnes" als Ganzes zu erfassen glaubten, wurden schon bald lokale Unterschiede entdeckt und der Gebrauch von Mehrfachschreibern erlaubte ihre genaue Charakterisierung. Gleichzeitig befaßte sich die Forschung mit weiteren physiologischen und pathologischen Zuständen des Gehirns. Mit dem Aufkommen von kommerziellen Apparaten breitete sich die Methode rasch aus (Abb. 7). Die vom Wachzustand gänzlich verschiedene Art des Hirnstrombildes im Schlaf wurde 1935—38 von mehreren Forschergruppen fast gleichzeitig untersucht. Die Zuverlässigkeit ihrer Beobachtungen und die Genauigkeit der Beschreibung verliehen den publizierten Resultaten bleibende Gültigkeit. Lokalisatorische Aspekte wurden allerdings nur gestreift. Die routinemäßige Verwendung von Registriergeräten mit 6 bis 8 Kanälen führte zwangsläufig dazu, daß bald die räumliche Organisation der Schlafpotentiale erkannt wurde; mit der klassischen Studie von *Brazier* (1949) wurde diese neue Dimension ins Bild des Schlaf-Elektroenzephalogrammes eingeführt. Die zeitliche Gliederung des Nachtschlafes wurde erst von *Kleitman* und seinen Mitarbeitern entdeckt (1955, 1957), und damit leitete er einen großen Aufschwung der gesamten Schlafforschung ein, in welcher das EEG nur einen Teilfaktor darstellt.
Wenn auch immer noch nicht sicher bekannt ist, welche Art von Potentialänderungen welcher Hirnzellen zu welchen Wellenformen des konventionellen EEG beitragen, so bietet doch die ständig wechselnde Schlafkurve einen Indikator für eine vom Wachzustand abweichende, auch innerhalb des Schlafes sich vielfach verändernde funktionelle Organisation der Hirnrinde.

Die Schlafpotentiale

In der Hirnstromkurve eines Schlafenden findet man eine Fülle von verschiedenartigen Wellenformen und Rhythmen; nicht alle sind für den Schlaf gleich charakteristisch und viele sind von ähnlichen Potentialen des Wach-EEG nur an ihrer besonderen räumlichen Verteilung oder an ihrer zeitlichen Einordnung in die übrigen Schlafwellenmuster zu unterscheiden. Weitgehend, aber auch nicht ausschließlich an den Schlaf gebunden, sind nur die als Reizantworten auftretenden Transienten, Vertex-Zacken und K-Komplexe. Im übrigen rechnen wir zu den typischen Schlafpotentialen jene, die sich als Einzelelemente zu den bekannten Stadien zusammenordnen: ϑ-Wellen, δ-Wellen, Schlafspindeln und die Sägezahnwellen des paradoxen Schlafes.

20   Elektroenzephalographische Aspekte des Schlafes

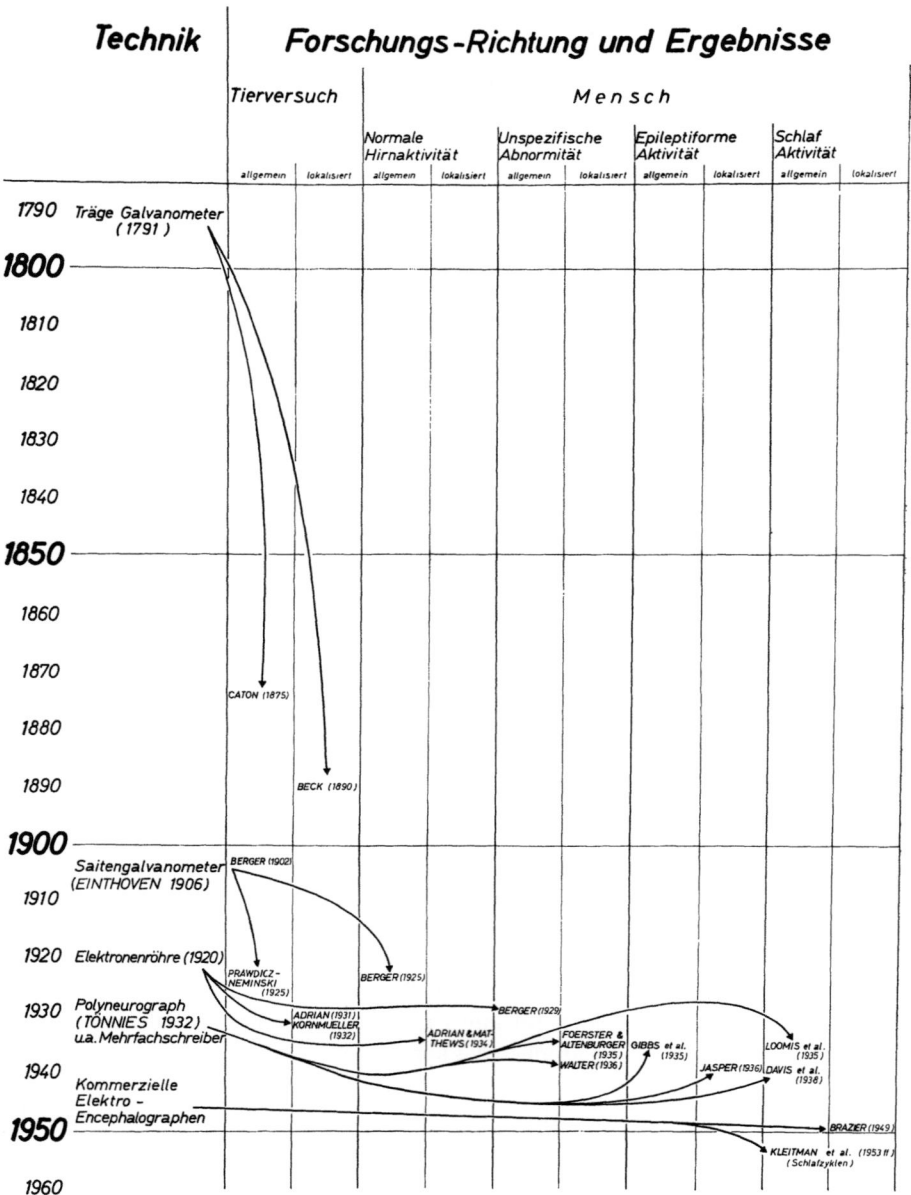

Abb. 7. Die Geschichte der Erforschung der elektrischen Hirnaktivität in ihrer Abhängigkeit von den technischen Voraussetzungen.
Die Abbildung zeigt einige Marksteine der Entwicklung und sie macht deutlich, wie die Entdeckungen zuerst am Tier, dann am Menschen gemacht wurden, wie sie zuerst die normale, dann die pathologische Hirnaktivität betrafen und wie auf die allgemeine Charakterisierung der entsprechenden Wellenmuster die Analyse ihrer räumlichen Verteilung folgte. Die Darstellung im linearen Zeitmaß läßt die im letzten Jahrhundert sehr lange Latenzzeit zwischen technischer Erfindung und Anwendung für die Hirnforschung augenfällig werden. Sie wird zusehends kürzer, die neuro-physiologi-

Die ϑ-Wellen sind, als niedrig gespannte Wellenzüge mit wechselnder Lokalisation vor dem Einschlafen, oder in späteren Stadien mehr oder weniger reichlich den langsameren Wellen superponiert, wenig charakteristisch. Spezifischer für den Schlaf sind zwei Erscheinungsformen: Im Einschlafstadium bei Jugendlichen die *paroxysmalen ϑ-Wellen*, welche zur Verwechslung mit epileptischen Paroxysmen führen könnten (*Gibbs* 1950), und die von *Gibbs* „*occipital positive spike-like waves*" benannten ϑ-Wellenmuster (eine unglückliche Bezeichnung). Wir nennen sie monophasische okzipitale ϑ-Wellen. Sie treten mit positiver steiler Phase einzeln, in Gruppen oder in unregelmäßigen Zügen im leichteren Schlaf sehr häufig auf. Im Gegensatz zu *Roth* et al. (1956) haben wir keine Beziehung zu Weckreizen finden können. Hingegen zeigen diese Potentiale in Ursprungsort und Form eine solche Ähnlichkeit mit den λ-Wellen, daß man versucht ist, einen Zusammenhang mit dem Sehvorgang zu vermuten. Den jüngsten Mitteilungen von *Brooks* (1967) ist zu entnehmen, daß die von *Jouvet* (1965) beschriebenen monophasischen Wellen, welche vor allem beim Beginn des paradoxen Schlafes im pontinen Retikularkern, einer Anzahl mit dem optokinetischen System in Zusammenhang stehenden subkortikalen Strukturen und im okzipitalen Kortex auftreten, auch im Wachen vorkommen und im EEG als λ-Wellen registriert werden. Daß ähnliche Wellenformen gerade im paradoxen Schlaf *nicht* vorkommen (denn die Sägezahnwellen von *Jouvet* et al. (1960) entsprechen ihnen aspektmäßig nicht), läßt diese Zusammenhänge noch unsicher erscheinen.

δ-Wellen und *Spindeln* kommen am regelmäßigsten und — außer den ersten Lebenswochen — in jedem Alter vor. Da zwischen der Frequenz der Hirnrhythmen und der Intensität des Stoffwechsels eine Beziehung nachgewiesen ist, hat man angenommen, daß die δ-Aktivität mit einer durchschnittlich geringeren Tätigkeit der entsprechenden Zellen einhergeht. Vom klinischen her ist uns jedoch geläufig, daß bei pathologischer Bewußtlosigkeit mit Cheyne-Stokes'scher Atmung der vermehrte Luftwechsel mit verstärkter δ-Aktivität, die Atempause mit einer Abflachung der Kurve zusammenfällt; auch Weckreize während einer niedriggespannten Koma-Kurve sind oft von einer Zunahme von hohen langsamen Wellen gefolgt. Dies spricht nicht für eine globale Herabsetzung der Zelltätigkeit in den δ-Perioden. Besser ist damit vereinbar, daß diese Form von langsamer Aktivität mit einer Hemmfunktion in Zusammenhang steht. — *Jouvet* (1961) hat die Ansicht geäußert, daß im gewöhnlichen Schlaf hemmende Einflüsse, die vom Kortex ausgehen und von langsamen Wellen begleitet sind, den Hirnstamm dämpfen. Es wird dem Studium der Einzelzelltätigkeit vorbehalten sein, solche Hypothesen nachzuprüfen.

Schlafspindeln kommen häufig mit δ-Wellen zusammen vor, treten aber im Schlafverlauf früher in Erscheinung und sind bereits vermindert, wenn jene ihre stärkste Ausprägung erreichen. Daß während den Spindelzügen wenigstens ein Teil der Neuronen aktiver wird, wurde von *Verzeano* und *Negishi* (1961) nachgewiesen. Das war nicht von vornherein zu erwarten, weil man mit dem Schlaf die Vorstellung einer allgemeinen Dämpfung verband. Wenn man sich aber überlegt, daß der biologische Sinn des Zustandes in Restitutionsvorgängen liegen muß, ist eine erhöhte Aktivität einzelner Zellsysteme verständlich.

Den Ursprung des charakteristischen Wellenmusters vermutet man im intralaminären System des Thalamus, vor allem wegen der im Tierversuch gefundenen Ähnlichkeit zwischen Spindeln und recruiting response, wobei allerdings zu Unrecht oft die Barbiturspindeln zum

---

schen Entdeckungen erfolgen immer rascher aufeinander. Die Entwicklung des letzten Dezenniums, welche die automatischen Analyseverfahren umfaßt, wäre in vorliegender Form nicht mehr darstellbar. Ebenfalls nur angedeutet (Autorennamen) ist die lawinenartige geographische Ausbreitung

Vergleich herangezogen werden. Ferner hat Naquet (1964) gezeigt, daß bei Katzen, deren Thalamus operativ entfernt worden ist, keine Spindeln mehr auftreten. Trotzdem werden bei diesen Tieren Perioden von verhaltensmäßigem Schlaf beobachtet. Es scheint, daß die Spindelaktivität dazu nicht notwendig ist. Ob allerdings bei diesen Katzen auch die Restitutionsvorgänge normal ablaufen, wissen wir nicht.

K-Komplexe und Vertex-Zacken entstehen im Schlaf als Antwort auf exogene Reize. Viel häufiger treten aber der Form nach identische Transienten auf, ohne daß ein äußerer Anlaß erkennbar wäre. Trotz ihrer stark abweichenden äußeren Merkmale sind die beiden Formen von Roth et al. (1956) wie von anderen Autoren einander gleichgesetzt worden. Ich habe versucht, die Parameter zahlenmäßig zu erfassen und (fast ausschließlich „spontane") Vertex-Zacken und K-Komplexe nach Dauer, Amplitude und Gradient auszumessen. Wegen der bekannten Unsicherheiten in der Bestimmung der Fußpunkte und der Notwendigkeit, die mit bipolarer Methode registrierten Potentialdifferenzen zur Gesamtamplitude zu addieren etc., sind nicht mehr als grobe Vergleichszahlen erhältlich. Diese zeigen insgesamt erhebliche Unterschiede zwischen den beiden Formen von Transienten, aber auch eine breite Streuung von Einzelwerten: In etwa einem von zehn Transienten war eine Zuordnung zu der einen oder anderen Form nicht sicher möglich. Bei ca. $1/5$ kombinierten sich die beiden Varianten, wobei die Vertex-Zacke stets dem Amplitudenmaximum der langsamen Welle voranging. Auch bestanden fließende Übergänge zu den anfangs beschriebenen paroxysmalen ϑ-Gruppen. Bei 62 eindeutig bestimmbaren Vertex-Zacken war die durchschnittliche Dauer der negativen Hauptphase ca. 170–180 msec, die höchste Spannung bei 100 μV. Die 52 langsamen K-Komplexe zeigten Werte von 500 msec und mehr sowie um 125–150 μV Amplitude für die erste oder einzige langsame Welle. Als Maß der Ausbreitungsgradienten wurde das Verhältnis zwischen der Spannung am parasagittalen Maximum und im Temporalgebiet gewählt. Bei den Vertex-Zacken war die temporale Spannung im Durchschnitt ca. $1/5$ von derjenigen am Vertex, aber in etwa der Hälfte der Fälle erreichte die Potentialschwankung die Schläfenregion überhaupt nicht. Von den langsamen K-Komplexen erreichten mehr als die Hälfte die Temporalregion und mit im Mittel $1/3$ der Hauptamplitude. Neben diesen mehr formalen Unterschieden waren die funktionellen Verhältnisse von Interesse. Die relative Häufigkeit in verschiedenen Schlafphasen unterscheidet sich insofern, als die Vertex-Zacken im ganzen in den früheren Stadien vorherrschen, in den späteren deutlich zurücktreten, und sich manchmal weitgehend auf den ersten Schlafzyklus konzentrieren. Die langsamen K-Komplexe erscheinen während des ganzen Nachtschlafes jedesmal bei zunehmender Schlaftiefe. Weil beide Formen von Wellenkomplexen mindestens zum Teil nach Weckreizen auftreten, war das unmittelbar nachfolgende Hirnstrombild auf eine Änderung hin zu untersuchen. Hier fand sich der deutlichste Unterschied. Bei 78 typischen Vertex-Zacken veränderte sich das EEG in $4/5$ der Fälle anschließend nicht, im restlichen $1/5$ erfolgte meist eine deutliche Verschiebung gegen ein leichteres Stadium, aber vereinzelt auch im gegenteiligen Sinne. Nach langsamen K-Komplexen traf ich die Vertiefung nie an, in $1/3$ (von 74) war der Übergang in ein leichteres Schlafstadium im Sinne einer Aufwachreaktion deutlich, viermal mit Muskelpotentialen, in der Hälfte der Fälle war keine, im Rest eine (was die Schlaftiefe anbetrifft) unbestimmte Änderung zu sehen. Entsprechend diesen nur graduellen Unterschieden müßte man annehmen, daß es sich bei den Vertex-Zacken und K-Komplexen um zwar nicht identische, aber in enger Beziehung stehende Phänomene handelt. Nach Beobachtungen von Hughes und Mazurowsky (1964) am Affen entsteht an der Medialfläche der Großhirnhemisphären regelmäßig eine komplexe Reizantwort mit einer ersten steilen und einer nachfolgenden langsamen Phase. Es liegt nahe, anzunehmen, daß beim Menschen bald die eine, bald die andere Komponente an der Konvexität registriert werden kann. 1953 haben Y. *Gastaut* sowie *Bancaud* et al. unabhängig voneinander feststellen können, daß durch akustische Stimulation bei jüngeren Personen rudimentäre Vertex-Zacken auch im Wachzustand auslösbar sind. Die von *Roth* et al. (1956) aufgestellte Hypothese, daß der K-Komplex das Korrelat einer primitiven Empfindung darstelle, könnte allenfalls auf die Vertex-Zacke zutreffen. Für den langsamen K-Komplex hat man dagegen angenommen, daß er einen Hemmungsvorgang begleite, welchem die Funktion zukomme, das unnötige Erwachen zu verhindern.

1952 haben *Kellaway* und *Fox* die Beobachtung gemacht, daß nach einer Gruppe von langsamen Wellen nur dann regelmäßig eine Verschiebung zu leichterem Schlaf oder Erwachen erfolgt, wenn dem Wellenkomplex schnellere Aktivität superponiert ist. Dies haben *Vetter* und *Boeker* (1962) an provozierten Reizantworten experimentell bestätigt. Die aktivierenden Einflüsse dürften deshalb eher mit den frequenten Wellen in Zusammenhang stehen, während die trägen Schwankungen die Gegenregulation repräsentieren. Im pathologischen Bereich ist man bekanntlich zu ähnlichen Vorstellungen gelangt (*Jung*, 1949; *Walter*, 1953).

Auch wenn es sich bestätigt, daß die beiden Formen von Reizantworten in bestimmten Hirnstrukturen gesetzmäßig zusammen auftreten, können trotzdem zwei verschiedene durch dieselben Afferenzen in Gang gesetzte biologische Mechanismen im Spiele sein.

Als letztes schlafspezifisches Graphoelement sollen die von *Jouvet* et al. (1960) beschriebenen *Sägezahnwellen* im paradoxen Stadium erwähnt werden. Wir haben solche meist diskrete Wellengruppen in den parasagittalen Präzentralgebieten gefunden, und zwar sehr inkonstant und nicht immer in zeitlichem Zusammenhang mit Augenbewegungen. Nach Form und Lokalisation unterscheiden sie sich sowohl von den Vertex-Zacken wie von den okzipitalen monophasischen ϑ-Wellen. Es wäre verfrüht, diesem einzigen diese Schlafphase positiv kennzeichnenden Element eine biologische Bedeutung zuzuschreiben. Damit haben wir die Elemente genannt, welche das Hirnstrombild des Schlafes im wesentlichen prägen.

Die Schlafstadien

Die genannten Graphoelemente treten in verschiedenen Kombinationen und mit einer bestimmten zeitlichen Organisation auf und bilden die Schlafstadien, welche seit der klassischen Beschreibung durch *Loomis* et al. (1935) von allen Autoren gefunden wurden. Uneinigkeit herrscht in bezug auf Einzelheiten. Zudem wird die gegenseitige Verständigung durch terminologischen Partikularismus nicht erleichtert. Eine feinere Differenzierung innerhalb der Stadien ist zweifellos möglich, aber wenig fruchtbar. Für die formale Beschreibung des Schlafverlaufes ist sie entbehrlich, und beim raschen Wechsel dieser Unterstadien ist sie ohnehin problematisch. Wenn man nach biologischen Korrelationen sucht, scheint es logischer, sich direkt mit den Einzelelementen zu befassen. Eine *Vereinfachung* der Stadieneinteilung wurde wiederholt vorgeschlagen und ist vor allem dann berechtigt, wenn sie sich den praktischen Erfordernissen anpaßt: *Dement* und *Kleitman* (1957) haben eine Einteilung vorgenommen, die auf die langsame Durchlaufgeschwindigkeit der Nachtschlafkurven zugeschnitten ist. Das Kriterium der Schlafspindeln wird zwar beibehalten, obschon gerade sie bei Registrierung mit 3 mm/sec schwer zu erkennen sind. Für unseren eigenen Gebrauch beschränken wir uns auf die Unterscheidung der folgenden Stadien:

— Wachzustand (α-Rhythmus und Lidschlagartefakte).

— Einschlafstadium (flache EEG-Kurve, langsame laterale Augenbewegungen).
— Leichtschlaf (intermittierende Gruppen von langsamen Wellen mit flachem Intervall).
— Tiefschlaf (kontinuierliche langsame Wellen).
— Paradoxe Phase (EEG potentialarm, schnelle Augenbewegungen).

Damit umgehen wir einen Teil der Schwierigkeiten, welche sich sonst bei der Bestimmung und Zuordnung der Schlafaktivität ergeben. Die eine wurde schon genannt: Die elektrische Hirnaktivität pflegt vor allem in den leichten Schlafphasen zwischen den verschiedenen Unterstadien hin und her zu pendeln. Die allmähliche Verschiebung gegen tiefere Stadien erfolgt durch sukzessives Überhandnehmen von vorher nur vereinzelt eingestreuten Graphoelementen bzw. durch Längerwerden von Perioden, welche tieferem Schlaf entsprechen. Es ist weitgehend eine Ermessensfrage, auf welchen Zeitpunkt man den Beginn eines neuen Stadiums festlegt, und dieser Unsicherheitsfaktor wirkt sich um so stärker aus, je feiner man die Schlafstadien unterteilt. Es wäre in dieser Hinsicht schon ein Fortschritt, wenn man sich auf die minimale Dauer einer bestimmten Hirnaktivität einigen könnte, um sie als Schlafstadium gelten zu lassen. Die Größenordnung von 30 Sekunden scheint mir angemessen. Gemäß dem Grundsatz, daß ein Meßwert nicht mit größerer Genauigkeit angegeben werden darf, als mit der durch die Fehlerquelle der Meßmethode gestatteten, muß man viele mitgeteilte Zahlen betreffend Dauer der einzelnen Stadien mit Vorsicht betrachten.

Trotz dem fluktuierenden Verlauf entwickeln sich die Schlafstadien beim ungestörten Einschlafen in einer festen Reihenfolge, und entsprechen einer zunehmenden verhaltensmäßigen Schlaftiefe. Daß bei kleinen Kindern und bei älteren Personen die Schlafaktivität stark von den „klassischen" Kurvenbildern abweicht, wird — obschon von *Gibbs* und *Gibbs* (1950) ausführlich dargestellt — zu wenig beachtet. Beim Erklären der biologischen Bedeutung des Schlafes müßte diese Tatsache berücksichtigt werden, wie auch eine in der Literatur kaum erwähnte Beobachtung: die straffe Sukzession der typischen Schlafstadien findet sich gewöhnlich nur in der ersten Einschlafphase. Wenn nach einer Aufwachreaktion — aus tiefem Schlaf — eine Phase Leichtschlaf folgt, verläuft die neu einsetzende Entwicklung in Richtung Tiefschlaf im allgemeinen schneller und auch andersartig; die nahe der Vertexregion entstehenden Transienten, welche mit zunehmender Häufigkeit die niedrig gespannte Kurve unterbrechen, bilden seltener so scharfe Zacken wie beim ersten Einschlafen. Die abgerundeten Varianten und Übergangsformen zu K-Komplexen sind die Regel. Zu immer dichter aufeinanderfolgenden Gruppen geordnet kombinieren sie sich mit δ-Wellen und leiten bald wieder zum Tiefschlaf über. Nach noch längerem Schlaf wickelt sich der Vorgang wieder anders ab: als erstes folgt der Aufwachreaktion, die häufig nur an Muskel- und Bewegungsartefakten zu erkennen ist, eine Periode, die von diffus ausgebreiteten Rhythmen der α-Frequenz beherrscht ist. Meist überlagern sich reichlich β- und oft auch ϑ-Wellen. Wenn diese Mischaktivität sich nicht in den α-Rhythmus des Wachzustandes umwandelt, überlagern sich erst sporadische, dann immer mehr sich häufende langsame K-Komplexe, bis das Bild des D-Stadiums gewöhnlich rasch wieder erreicht ist. Der Unterschied zwischen erstem Einschlafen und Wiedereinschlafen ist vielen aus eigener Erfahrung bekannt: Wird man beim ersten Einschlafen gestört, hat man oft lange Zeit Mühe, den Schlaf wieder zu finden, während man gewöhnlich leicht wieder einschläft, wenn man mitten in der Nacht erwacht (es sei denn durch einen heftigen oder stark emotional getönten Reiz). Diese Beobachtungen lassen sich am ehesten mit humoralen Veränderungen erklären, welche sich mit dem Schlafeintritt allmählich ausbilden und die Aufrechterhaltung des Zustandes unterstützen. Die schon früher diskutierten Schlafhormone werden

von *Jouvet* (1961) und von *Monnier* und *Hösli* (1965) auf Grund experimenteller Befunde erneut postuliert. Die Aufwachreaktion muß dagegen rasch sein und ist sicher neuronal gesteuert; die Mechanismen sind seit *Moruzzi* und *Magoun* (1949) gut bekannt. Die zusätzliche Ausschüttung eines aktivierenden Hormons erfolgt unter analogen Bedingungen wie im Wachen und kann das Wiedereinschlafen erschweren (s. dazu S. 85 ff.).
Nicht nur der Einschlafmechanismus erscheint im EEG je nach dem Zeitpunkt im Gesamtzyklus verschieden. Auch die Schlafstadien selbst zeigen je länger desto stärkere Abweichungen von den bekannten Mustern des Frühschlafes, und es kommt zu EEG-Bildern, welche in der üblichen Einteilung überhaupt nicht unterzubringen sind. Die eben beschriebene diffuse, aus α-, β- und ϑ-Rhythmen gemischte Aktivität nach Weckreiz in späteren Schlafphasen kann bei verhaltensmäßig ungestörtem Schlaf einige Zeit bestehen bleiben. Aus einem D-Stadium mit hohen langsamen Wellen kann sich ein relativ stabiles Bild mit niedrig gespannter, langsamer Aktivität entwickeln, welche mit ruhigem Schlaf einhergeht und auf Weckreiz wieder von höher gespannten δ-Wellen abgelöst wird. Im „konventionellen" Tiefschlaf können einige weitere elektroenzephalographische Unterstadien individualisiert werden, doch fehlt es an Korrelationen mit anderen biologischen Funktionen, weshalb eine genaue Darstellung zur Zeit nicht sinnvoll ist.
Seit der Diskussion über die „Tiefe" des „paradoxen Schlafes" hat man an der Gesetzmäßigkeit solcher Wechselbeziehungen überhaupt zu zweifeln begonnen. Die früher als Maß der Schlaftiefe ausschließlich verwendete akustische Weckschwelle repräsentierte bestenfalls einen Einzelaspekt. Der Wert der Methode ist außerdem durch den Nachweis relativiert worden, daß nicht nur die Intensität, sondern auch der Bedeutungsgehalt des Stimulus für den Erfolg bestimmend ist (*Williams*, 1966). *Werner* (1961) hat vorgeschlagen, als Maß der Schlaftiefe die Häufigkeit der langsamen Augenbewegungen anzunehmen, welche sich leicht und ohne Störung des Schlafverlaufes kontinuierlich registrieren lassen. Auch damit erfassen wir aber nur ein einzelnes Funktionssystem, dessen Bedeutung für den Schlaf zudem im dunkeln liegt. Wir haben auch festgestellt, daß mit großen individuellen Unterschieden zu rechnen ist und daß im Einzelfall die Augenmotorik im ersten Schlafzyklus eine ziemlich konstante Beziehung zum EEG-Stadium aufweist, daß sich diese aber in späteren Zyklen zusehends lockert. Auf die Veränderungen der paradoxen Phasen im Laufe der Nacht haben *Passouant* und Mitarb. (1965) hingewiesen.
Ähnlich scheint es sich mit anderen Funktionen zu verhalten. *Batini* und Mitarb. weisen darauf hin, daß die Organisation des Schlafes im Verlaufe der Nacht immer anarchischer werde, daß die von *Kleitman* et al. entdeckten Schlafabschnitte sich einem gesamten Schlaf-Wach-Zyklus überlagern und ein Teil der Körperfunktionen, z. B. grobe Bewegungen und Temperatur, nach *Rohmer* und Mitarb. (1965) auch die Hüllkurven von Herz- und Atmungsfrequenz, mehr an den globalen Zyklus gebunden sind. Wenn man mit *Halberg* (1966) annimmt, daß dauernd zyklische Veränderungen von Organfunktionen ablaufen und sich gegenseitig superponieren, kann die Resultante nicht anders als komplex sein. Die relativ straffe Organisation des Schlafes am Anfang, ihre weitgehende Lockerung am Ende der Nacht, lassen annehmen, daß zuerst eine weitgehende Synchronisierung der periodischen Vorgänge stattfindet, welche sich im weiteren Verlauf graduell auflöst. *Monod* und *Dreyfus-Brisac* (1965) haben nachgewiesen, daß die den „paradoxen" Schlafphasen zugehörigen Erscheinungen bei Frühgeburten noch nicht gemeinsam auftreten. Ihre Organisation zu einem einheitlichen Schlafstadium erfolgt im Verlaufe der ersten Lebenswochen. In der während des ganzen späteren Lebens vorkommenden typischen Ausprägung ist der paradoxe Schlaf selbst dadurch charakterisiert, daß Funktionszustände miteinander kombiniert

vorkommen, welche im konventionellen Schlaf verschiedenen Stadien angehören (weshalb die Bezeichnung „paradox"). Die hohe Weckschwelle für undifferenzierte Stimuli kontrastiert mit der Fähigkeit, Afferenzen nach ihrer Bedeutung zu werten und in Träume zu verarbeiten. Das Weckzentrum scheint gedämpft, die Hirnrinde auf einem höheren Erregungsniveau zu sein, was ja auch tierexperimentell nachgewiesen worden ist. Weitgehend blockiert ist das diffuse Projektionssystem, wiederum gemäß neurophysiologischer und klinischer Befunde; die ersteren sind durch elektrische Stimulation in den intralaminären Thalamuskernen erhalten worden (*Rossi* et al. 1961), die letzteren wurden bei zentrenzephalen Epilepsien erhoben, deren hirnelektrische Erscheinungen in diesen Schlafphasen stark gehemmt sind. Mit *Scollo-Lavizzari* (1967) habe ich die Reaktion auf intermittierende Lichtreize untersucht: Bei photosensiblen Personen, welche im Wachen mit massiven paroxysmalen Potentialausbrüchen reagieren, findet sich im paradoxalen Schlaf nicht die Spur eines solchen Effektes (siehe auch *Corletto* et al., 1967). Fokale Epilepsien sind dagegen gleich aktiv wie im Wachzustand; nachdem sie sich im Leichtschlaf gewöhnlich noch stärker manifestieren, ist der Rückschluß auf das Erregbarkeitsniveau des Kortex nicht zwingend, auch weil es sich großenteils um Temporalepilepsien handelt, bei denen das limbische System die grundlegende Rolle spielt. Entscheidend sind vielmehr die Einzelzellableitungen *(Evarts)*, welche die erhöhte Aktivität wenigstens eines Teiles der kortikalen Neuronensysteme direkt nachweisen lassen. Auch die Untersuchungen von CO_2-Spannung, Hirndurchblutung und -temperatur haben Werte ergeben, welche nahe denen des Wachzustandes liegen (*Buelow, Kanzow, Kawamura* et al.). — Das Hirnstrombild stimmt gut mit diesen Gegebenheiten überein: Die Neurophysiologen haben von einer desynchronisierten Kurve gesprochen; dies scheint auf das EEG beim Menschen nicht ganz zuzutreffen: Wir finden bald eine niedrig gespannte ϑ-Aktivität ähnlich dem Leichtschlaf, oft superponieren sich Gruppen von Wellen aus dem α-Bereich, die aber niedriger und langsamer sind als im Wachen. Selten ist ein vom Wachzustand nicht zu unterscheidender α-Rhythmus dominant. Bei jugendlichen Personen sind oft gegenüber dem Wachen eher vermehrte, okzipital betonte δ-Wellen eingelagert. Schon die relativ großen Unterschiede im Hirnstrombild der paradoxen Schlafphase lassen vermuten, daß dem Zustand der Hirnrinde nicht die entscheidende Bedeutung zukommt; wichtiger ist wahrscheinlich, daß die während diesem Stadium einwirkenden exogenen Reize im EEG nur seltene und abortive K-Komplexe, meistens dagegen das Auftreten eines okzipitalen α-Zuges, wie im allerersten Einschlafstadium bewirken. Trotz frontaler Muskelpotentiale kommt es selten zu wirklichem Erwachen (*Scollo-Lavizzari* et al., 1966).
Ob das Fehlen von K-Komplexen und Spindeln der Blockade des intralaminären Systems des Thalamus zuzuschreiben ist, über welches die genannten Phänomene fortgeleitet werden, mag dahingestellt bleiben; die Erklärung könnte auch in der anderen Reaktionslage der Hirnrinde liegen (weiter über den paradoxen Schlaf s. S. 103 bei *Jouvet*).

Schlußfolgerungen

Es ist offensichtlich, daß das klinische EEG zum Verständnis der biologischen Bedeutung weder der paradoxen Phase noch des Schlafes überhaupt viel beitragen kann. Wenn man die Gesamtheit der bekannten Daten zu interpretieren versucht, kann man sich folgende hypothetische Vorstellung machen: Von den vielen untereinander in komplexen Wechselbeziehungen stehenden Funktionssystemen des Gehirns benötigen alle ihre individuellen

Restitutionsphasen, die verschiedenartig und ungleich lang sind. Wichtigkeit der Funktion und Größe des Bedarfes bestimmen die Prioritätsordnung. Bei allgemein starkem Erholungsbedürfnis am Anfang der Nacht wird der Erholungszyklus für die meisten Systeme gleichzeitig eingeleitet, später werden nur noch diejenigen Strukturen beteiligt sein, deren Restitution noch nicht abgeschlossen ist. Dies würde das Auseinanderfallen der vorher zusammen ablaufenden Funktionen erklären. Es ist aber im Interesse des Gesamtorganismus nicht tragbar, daß sämtliche Systeme gleichzeitig ihre Funktion unterbrechen. Vor allem der völlige Ausfall der Aufwachzentren im Hirnstamm könnte das Individuum gefährden. Es behält deshalb eine partielle Reaktionsfähigkeit bei, solange die eine erste Priorität genießende Hirnrinde ihrem Erholungszyklus obliegt. Wenn diese ihren dringendsten Bedarf gestillt hat, kommt das Substrat des Aufwachzentrums an die Reihe und wird weitgehend von den peripheren Afferenzen abgeschaltet. Unterdessen übernimmt die Hirnrinde eine subsidiäre Wächterfunktion, indem sie die eintreffenden Informationen auf ihre Bedeutung für den Organismus analysiert und nötigenfalls durch deszendierende Bahnen das Wachzentrum alarmiert.

Solche teleologisch orientierte Überlegungen wollen nicht mehr sein, als ein Rahmen für den Versuch, die viel komplizierteren wirklichen Verhältnisse zu erklären.

Literatur

Adrian, E. D.: Potential changes in the isolated nervous system of dytiscus marginalis. J. Physiol. 72: 132–148 (1931)

Adrian, E. D., and Matthews, B. H. C.: The Berger rhythm: Potential changes from the occipital lobes in man. Brain 57: 355–385 (1934)

Aserinsky, E., and Kleitman, N.: Two types of ocular motility occurring in sleep. J. Appl. Physiol. 8: 1–10 (1955)

Bancaud, J., Bloch, V., et Paillard, J.: Contribution EEG à l'étude des potentiels évoquées chez l'homme au niveau du vertex. Rev. Neurol. 89: 399–418 (1953)

Batini, C., Fressy, J., et Coquéry, J.-M.: Critères polygraphiques du sommeil lent et du sommeil rapide. In: Le sommeil de nuit normal et pathologique. Paris 1965, p. 156–183

Beck, A.: Die Bestimmung der Lokalisation der Gehirn- und Rückenmarksfunktionen vermittels der elektrischen Erscheinungen. Zbl. Physiol. 4: 473–476 (1890)

Berger, H., 1902; 1925; nach Berger, 1929

Berger, H.: Über das Elektrencephalogramm des Menschen. Arch. Psychiat. Nervenkr. 87: 527–570 (1929)

Brazier, M. A. B.: The electrical fields at the surface of the head during sleep. Electroenceph. clin. Neurophysiol. 1: 195–204 (1949)

Brooks, D. C.: Effekt of bilateral optic nerve section on visual system monophasic wave activity in the cat. Electroenceph. clin. Neurophysiol. 23: 134–141 (1967)

Buelow, K.: Respiration during sleep. Electroenceph. clin. Neurophysiol. 17, 441 (1964)

Caton, R.: The electric currents of the brain. Brit. Med. J. 2: 278 (1895)

Caveness, W. F.: Atlas of Electroencephalography in the developing Monkey, Macaca Mulatta. Reading, Mass. (1962)

Corletto, F., Gentilomo, A., Rosadini, G., Rossi, G. F.: Comportamento durante il sonno delle scariche EEG epilettiche, provocate dalla stimulazione luminosa intermittente. Riv. Neurol. 37: 109–116 (1967)

Davis, H., Davis, P. A., Loomis, A. L., Harvey, E. N., and Hobart, G. A.: Changes in human brain potentials during the onset of sleep. J. Neurophysiol. I: 24–38 (1938)

Dement, W., and Kleitman, N.: Cyclic variations in EEG during sleep and their relation to eye movements, body motility and dreaming. Electroenceph. clin. Neurophysiol. *9*: 673–690 (1957)

Evarts, E. V.: Activity of neurons in visual cortex of the cat during sleep with low voltage fast EEG activity. J. Neurophysiol. *25*: 812–816 (1962)

Foerster, O., und Altenburger, H.: Elektrobiologische Vorgänge an der menschlichen Hirnrinde. Dtsch. Z. Nervenheilk. *135*: 272–288 (1935)

Gastaut, Y.: Les pointes négatives évoquées sur le vertex. Leur signification psycho-physiologique et pathologique. Rev. Neurol. *89*: 382–399 (1953)

Gibbs, F. A., Davis, H., and Lennox, W. G.: The electroencephalogram in epilepsy and in conditions of impaired consciousness. Arch. Neurol. Psychiat. *34*: 1133–1148 (1935)

Gibbs, F. A., and Gibbs, E. L.: Atlas of electroencephalography 2d. ed. Vol. I. Cambridge, Mass. (1950)

Halberg, F.: Short and long-period rhythms in the sleep-wakefulness pattern. Neurosciences Research Program Bulletin *4*, 30–33 (1966)

Hughes, J. R., and Mazurowski, J. A.: Studies on the supracallosal mesial cortex of unanesthetized, conscious mammals. II. Monkey. D. Vertex sharp waves and epileptiform activity. Electroenceph. clin. Neurophysiol. *16*: 561–574 (1964)

Jasper, H. H.: Localized Analyses of the Function of the Human Brain by the Electroencephalogram. Arch. Neurol. Psychiat. (Chicago) *36*: 1131–1134 (1936)

Jouvet, M.: Telencephalic and rhombencephalic sleep in the cat. In: The nature of sleep. Wolstenholme, G. E. W., and O'Connor, M. Ed. London 1961, p. 188–208

Jouvet, M.: Paradoxical sleep – a study of its nature and mechanisms. In: Sleep mechanisms, Akert, K., Bally, C., Schadé, J. P. Ed. Amsterdam, London, New York 1965, p. 20–62

Jouvet, M., Michel, F., et Mounier, D.: Analyse électroencéphalographique comparée du sommeil physiologique chez le chat et chez l'homme. Rev. Neurol. *103*: 189–205 (1960)

Jung, R.: Hirnelektrische Untersuchungen über den Elektrokrampf. Die Erregungsabläufe in cortikalen und subcortikalen Hirnregionen bei Katze und Hund. Arch. f. Psychiat. und Z. Neurol. *183*: 206–244 (1949)

Kawamura, H., Whitmoyer, D. I., and Sawyer, C. H.: Temperature changes in the rabbit brain during paradoxical sleep. Electroenceph. clin. Neurophysiol. *21*: 469–477 (1966)

Kanzow, E.: Changes in blood flow of the cerebral cortex and other changes during paradoxical sleep periods in the unrestrained cat. In: Aspects anatomo-fonctionels de la physiologie du sommeil. Paris (1965)

Kellaway, P., and Fox, B. J.: Electroencephalographic diagnosis of cerebral pathology in infants during sleep. J. Pediat. *41*: 262–287 (1952)

Kleitman, N.: Sleep and wakefulness. Chicago and London 1963

Kornmüller, A. E.: Architektonische Lokalisation bioelektrischer Erscheinungen auf der Großhirnrinde: I. Untersuchungen am Kaninchen bei Augenbelichtung. J. Psychol. Neurol. (Leipzig) *44*: 447–459 (1932)

Kornmüller, A. E.: Bioelektrische Charakteristika architektonischer Felder der Großhirnrinde. Psychiat-Neurol. Wochenschr. *34*: 25–26 (1932)

Loomis, A. L., Harvey, E. N., and Hobart, G. A.: Potential rhythms of the cerebral cortex during sleep. Science *81*: 597–598 (1935)

Monnier, M., and Hösli, L.: Humoral regulation of sleep and wakefulness by hypnogenic and activating dialysable factors. In: Sleep mechanisms, Akert, K., Bally, C., and Schadé, J. P. Ed. Amsterdam, London, New York 1965, p. 118–123

Monod, N., et Dreyfus-Brisac, C.: Les premières étapes de l'organisation du sommeil chez le prématuré et le nouveau-né. In: Le sommeil du nuit normal et pathologique. Paris 1965, p. 116 bis 148

Moruzzi, G., and Magoun, H. D.: Brain stem reticular formation and activation of the EEG. Electroenceph. clin. Neurophysiol. *1*: 455–473 (1949)

Naquet, R., Denavit, M., Lenoir, J., and Albe-Fessard, D.: Temporary or definitive alterations of diencephalic zones in the cat: Their relationship with EEG, cortical activity and sleep. Electroenceph. clin. Neurophysiol. *17:* 448 (1964)

Passouant, P., Cadilhac, J., Delange, M., Callamand, M., et El Kasabgui, M.: Age et sommeil de nuit. Variations électrocliniques du sommeil de la naissance à l'extrême vieillesse. In: Le sommeil de nuit normal et phatologique. Paris, 1965, p. 87–115

Prawdicz-Neminski, W. W.: Zur Kenntnis der elektrischen und der Innervationsvorgänge in den funktionellen Elementen und Geweben des tierischen Organismus. Electrocerebrogramm der Säugetiere. Pflügers Arch. ges. Physiol. *209:* 362–382 (1925)

Rohmer, F., Schaff, G., Collard, M., et Kurtz, D.: La motilité spontanée, la fréquence cardique et la fréquence respiratoire au cours du sommeil chez l'homme normal. In: Le sommeil normal et pathologique. Paris 1965, p. 192–207

Rossi, G. F., Favale, E., Hara, E., Giussani, A., and Sacco, G.: Researches on the nervous mechanisms underlying deep sleep in the cat. Arch. ital. biol. *99:* 270–292 (1961)

Roth, M., Shaw, J., and Green, J.: The form, voltage, distribution and physiological significance of the K-complex. Electroenceph. clin. Neurophysiol. *8:* 385–402 (1956)

Schwartz, B. A., et Fischgold, H.: Introduction à l'étude polygraphique du sommeil de nuit. Mouvements oculaires et cycles de sommeil. Vie Médicale *41:* 39–46 (1960)

Scollo-Lavizzari, G., Hess, R., und Guggenheim, P.: Hirnelektrische Reizantworten im Schlaf. Schweiz. Arch. Neurol. Neurochir. Psychiat. *98:* 47–55 (1966)

Scollo-Lavizzari, G., and Hess, R.: Photic stimulation during paradoxical sleep in photosensitive subjects. Neurology *17:* 604–608 (1967)

Verzeano, M., and Negishi, K.: Neuronal activity in wakefulness and in sleep. In: The nature of sleep. Wolstenholme, G. E. W., and O'Connor, M. Ed. London 1961, p. 108–130

Vetter, K., und Böker, W.: Die Analyse von Einschlaf- und Schlaf-Elektroencephalogrammen. Psychiat. et Neurol. *147:* 30–43 (1964)

Walter, W. G.: The Location of Cerebral Tumours by Electroencephalography. Lancet *2:* 305–308 (1936)

Walter, G. W.: The living brain. London 1953

Werner, J.: Eine Methode zur weckreizfreien und fortlaufenden Schlaftiefenmessung beim Menschen mit Hilfe von Elektroencephalo-, Elektrooculo- und Elektrocardiographie (EEG, EOG, EKG). Z. ges. exp. Med. *134:* 187–209 (1961)

Williams, H. L., Morlock, H. C., and Morlock, J. V.: Instrumental behaviour during sleep. Psychophysiology *2:* 208–216 (1966)

Probleme der elektroenzephalographischen Schlafdeskription

Johann Kugler, München

Im Jahre 1937, als *Berger* die letzte entscheidende Ehrung seines Lebens beim 11. Internationalen Psychologenkongreß in Paris zuteil wurde, entrollte dort *Loomis* eine der ersten EEG-Kurven, die im Nachtschlaf registriert worden war *(Fischgold 1969)*. Auf seinen weiteren Untersuchungen über den Schlaf beruht die ordnende Beschreibung der elektroenzephalographischen Schlafstadien mit den Buchstaben A bis E *(Loomis 1937)*. Bald stellten andere Untersucher fest, daß der Schlaf eine große Vielfalt zyklisch wechselnder Vorgänge bietet und daß die Beziehungen zwischen den elektroenzephalographischen Stadien und den Zeichen klinischer Schlaftiefe nicht einheitlich sind. *Gibbs* (1950) kennzeichnete als „early morning sleep" Stadien einer dem Wachzustand nahekommenden elektrischen Aktivität, bei der jedoch im Gegensatz zu den Ermüdungsstadien die Aktivitätsschwankungen sehr gering erschienen. Damit stand man vor einem Paradoxon, dem sich zuvor *Blake* u. a. (1939) mit der Analyse der sogenannten „Nullphasen" zugewandt hatten. *Aserinsky* (1953), *Dement* und *Kleitman* (1957) erkannten, daß dem simultanen Registrieren anderer Größen, wie dem Okulogramm, für die Schlafdeskription ebensogroße Bedeutung zukommt, wie dem EEG. Sie schufen somit die Basis für systematische experimentelle Untersuchungen an Tieren und Menschen und für klinische Untersuchungen bestimmter Schlafstörungen (*Hess* 1966, *Jovanović* 1965, *Kaiser* 1966, *Kuhlo* 1965, *Oswald* 1962, Societé d' Electroencephalographie 1965). Paradoxe Phasen und REM-Stadien (Rapid Eye Movements) zogen soviel Aufmerksamkeit auf sich, daß die Gefahr einer unkritischen Interpretation groß wurde. Mit den zahlreich gewordenen Untersuchungsergebnissen mehrten sich Widersprüche in gewissen Einzelheiten der Befunde, und daneben gibt es noch immer viele Einzelheiten, die allein in der Deskription nicht genügend bewertet werden. Deshalb versuchen wir, einige Probleme wieder aufzugreifen.

Methode und Material

Für die nachstehende generelle Darstellung einzelner Probleme beziehen wir uns auf die folgenden Erfahrungen:
1. Mit Schlafmitteln induzierte Schlafstadien, die untertags im klinischen Routinebetrieb zur Aktivation von EEG-Kurven von Kranken durchgeführt wurden. Die routinemäßige Schlaf-Aktivation hat in den letzten Jahren solche Bedeutung gewonnen, daß sie bei uns außer Hyperventilation und Flimmerlichtaktivation alle anderen Aktivationsmethoden fast völlig verdrängt hat. In den letzten sechs Jahren haben wir jährlich etwa 300 Schlafableitungen (bei insgesamt 5000 jährlichen Ableitungen) durchgeführt.
Zum Registrieren bedienten wir uns 12- oder 16-kanäliger, handelsüblicher Geräte *(Hellige, Schwarzer, Siemens)*, wobei für das EEG meist 12 oder 14 Kanäle benützt wurden. Ein Kanal war dem Okulogramm, ein weiterer dem EKG oder dem Mechanogramm vorbehalten. In vielen Fällen wurden auch Atmung und Plethysmogramm registriert. Wir sind dabei von der Papiergeschwindigkeit 30 mm/sec in letzter Zeit vollständig auf 15 mm/sec übergegangen. Die Elektrodenverteilung entsprach der internationalen Standardposition.

Bei den meisten Schlafableitungen des Jahres 1967 wurde ein EEG-Kanal mit der Aktivität des Elektrodenpaares rechts parieto-okzipital über einen *Siemens*-Integrator einem Langsamschreiber (Papiergeschwindigkeit 0,2 mm/sec) zugeführt (Abb. 8).
Bei bestimmten Gruppen von Kurven erfolgte neben der klinischen Beurteilung eine graphische Darstellung der visuell ermittelten Schlaftiefe (Abb. 8). Es wurde dabei entsprechend einer modifizierten Einteilung der Schlafstadien nach *Loomis* (s. *Kugler* 1966) die mittlere Schlaftiefe aus allen zeitlich nacheinander folgenden 40-Sekunden-Perioden (entsprechend zwei Blättern der Kurve bei Registriergeschwindigkeit 15 mm/sec) geschätzt und in ein Koordinatensystem (Abszisse = Zeit in Minuten, Ordinate = Schlaftiefe) eingezeichnet.

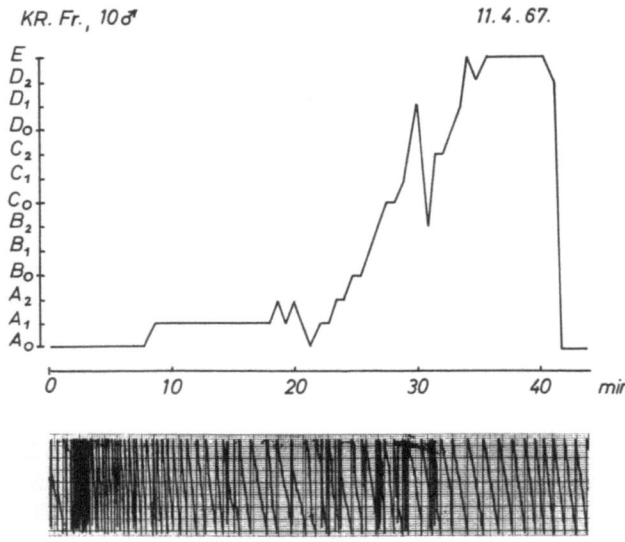

Abb. 8. Graphische Darstellung des visuell ermittelten Verlaufes der Schlaftiefe bei medikamentös induziertem Schlaf (100 mg Allylbarbiturat).
Darunter Analysekurve von dem Elektrodenpaar rechts parietookzipital mit dem *Siemens*-Integrator. Dieser Integrator liefert proportional der Fläche der EEG-Kurve Ausschläge; längere Intervalle bei kleinen Amplituden und kürzere Intervalle bei großen Amplituden. Zu erkennen ist an der Dichte der senkrechten Striche, daß die Amplituden der EEG-Kurve in den Ermüdungs- und Einschlafstadien abnehmen und beim Übergang in die tiefen Schlafstadien zunehmen. Der Vergleich der beiden Kurven zeigt eine ausreichende Übereinstimmung. Den gleitenden Übergang von den Wach- zu Ermüdungsstadien von der 4. zur 10. Minute erfaßt die Integration besser als die visuelle Auswertung. Die Bewegungsartefakte in der 15., 27. und 31. Minute und beim Erwachen in der 41. Minute kann der Integrator nicht differenzieren!

2. Ableitung des Nachtschlafes an 40 gesunden Versuchspersonen. Sie diente dazu, die Reaktionen des Schläfers auf akustische, verbale Reize, die Fähigkeit zum Erinnern an Weckreize und auch den Einfluß von Schlafstörungen auf die psychoexperimentell getestete Lernfähigkeit von Studenten zu untersuchen *(Kugler* und *Kaumann* 1967, *Piper* und *Kugler* 1966).
Bei diesen Untersuchungen wurde das EEG nur mit 4 oder 8 Kanälen registriert. In der Regel wurden dazu bipolare paramediane Reihenableitungen benützt. Weitere Kanäle dienten zum Registrieren von Okulogramm, EKG, Atmung und Mechanogramm. Von diesen Kurven wurde systematisch nach der visuellen Auswertung eine zeitlich stark geraffte Schlaftiefenkurve gezeichnet und mit den graphischen Darstellungen von Perioden der Augenbewegungen, Körperbewegungen, Puls- und Atemschwankungen verglichen.
3. Ableitung zum Feststellen der Ermüdungs- und Schlafneigung nach Narkosen an ge-

sunden Versuchspersonen (*Doenicke* et al. 1966). Wir haben insgesamt mehr als 400 Narkosen an Studenten, die sich zur Verfügung stellten, elektroenzephalographisch kontrolliert, um die Wirkungsunterschiede von Narkosemitteln und die unterschiedliche Schlafneigung im Anschluß an die Narkosen zu prüfen.

Dabei wurde das EEG mit 8 Kanälen von bipolaren paramedianen Reihen registriert und weitere 4 Kanäle blieben zusätzlichen Meßgrößen vorbehalten. Bei bestimmten Untersuchungen wurde die Aktivität des Elektrodenpaares rechts parieto-okzipital dem Intervall-Analysator von *Tönnies* (1967; Abb. 9) zugeführt oder auf Band gespeichert und nach-

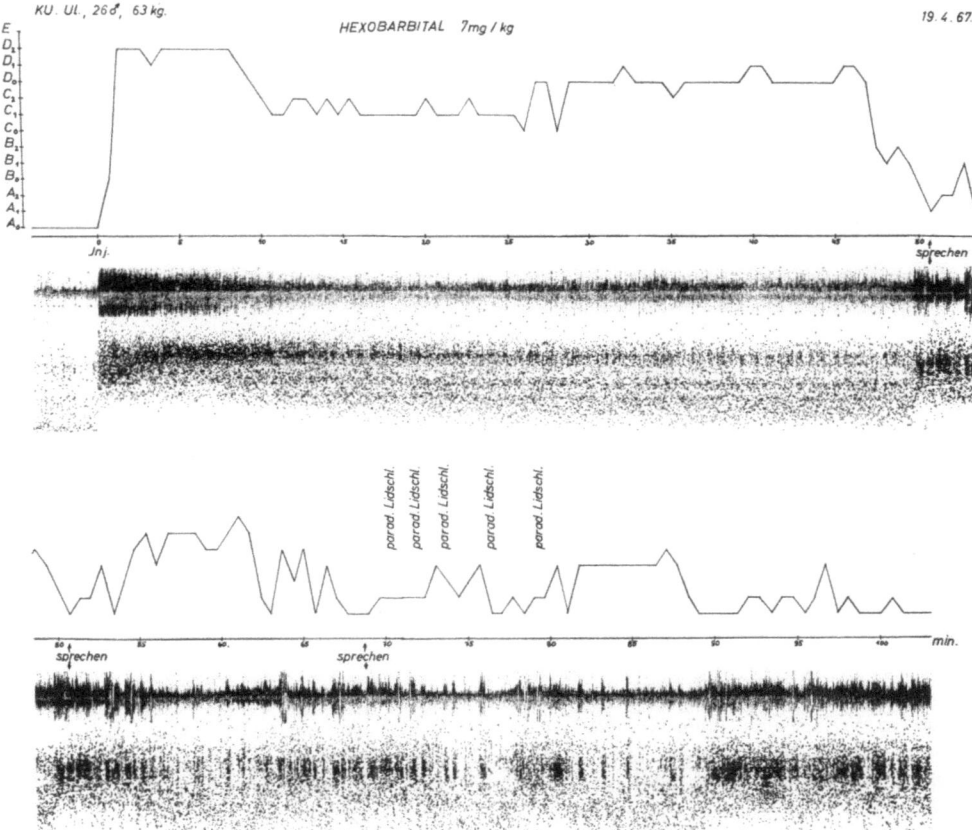

Abb. 9. Verlauf einer Barbituratnarkose (i. v.-Injektion von 7 mg/kg Hexobarbital binnen 35 Sekunden) und der nachfolgenden Schlafstadien bei einer gesunden Versuchsperson. Darunter EEG von dem Elektrodenpaar rechts präzentral-parietal (Registriergeschwindigkeit 1 mm/sec) und dessen Analyse mit dem Intervallanalysator von *Tönnies* (EMIR): Die Punkteschwärme entsprechen in den untersten Bereichen den langsamen δ-, in den mittleren den α- und in den obersten den raschen β-Frequenzen. Die kontinuierlich zunehmende Schlafneigung von der 15.–45. Minute wird vom Analysator besser erfaßt als bei der visuellen Auswertung. Die wechselnde Ermüdung in der 50. bis 100. Minute kommt in beiden Darstellungsformen gut zum Ausdruck; es besteht ausreichende Übereinstimmung, doch kann der Analysator Artefakte nicht von echten Potentialen unterscheiden!

34 *Probleme der elektroenzephalographischen Schlafdeskription*

träglich der kombinierten Frequenz- und Amplitudenanalyse durch das Gerät von *Schwarzer* (*Reetz* 1967; Abb. 10) zugeführt.
Die Auswertung von Schlaftiefe und Augenbewegungen oder anderen Meßgrößen erfolgte grundsätzlich getrennt. Die Schlaftiefe wurde nur von einem Arzt beurteilt.
Die Papiergeschwindigkeit betrug bei den Nachtschlaf- und Narkose-Kontrollen 15, 7,5 oder 5 mm/sec.

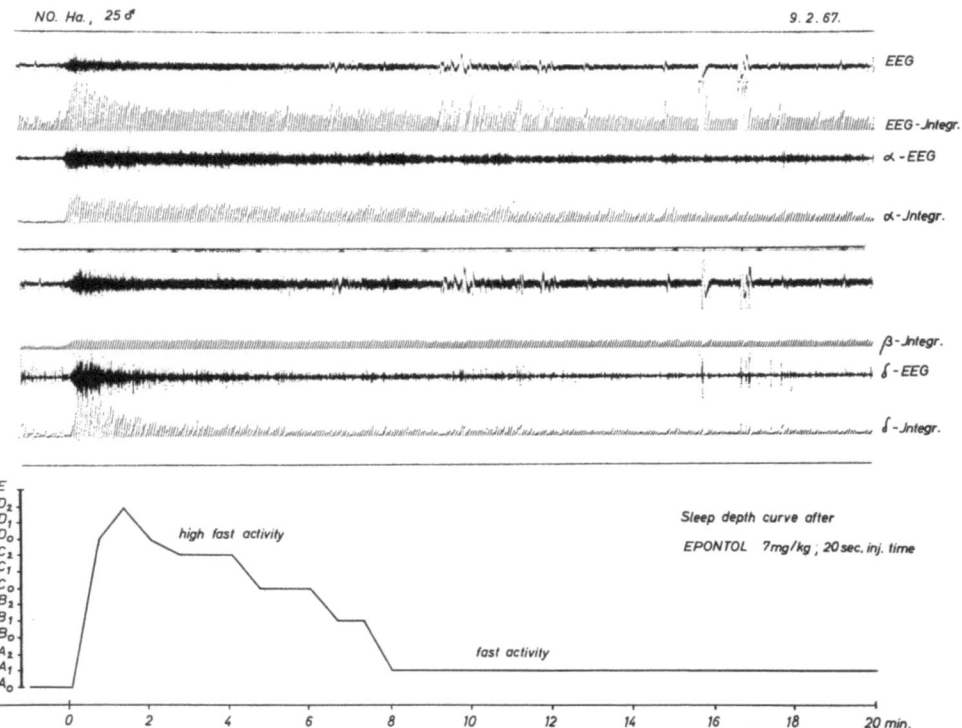

Abb. 10. Verlauf einer Propanidid-Narkose (i. v.-Injektion von 7 mg/kg binnen 20 Sekunden) bei einer gesunden Versuchsperson. EEG von dem Elektrodenpaar rechts präzentral-parietal (Registriergeschwindigkeit 0,2 mm/sec; Schmierkurve Zeile 1), Amplitudenintegration des EEG (Zeile 2), Schmierkurve der gefilterten α-Frequenzen (Zeile 3), zugehörige Amplitudenintegration (Zeile 4), Wiederholung von Zeile 1 (Zeile 5), Amplitudenintegration der gefilterten β-Frequenzen (Zeile 6), Schmierkurve der gefilterten δ-Frequenzen (Zeile 7), zugehörige Amplitudenintegration (Zeile 8). Darunter graphische Darstellung der visuell ermittelten Narkosestadien. Der Vergleich der Kurven zeigt eine langsame, progressive Abnahme der Integratorausschläge in fast allen Frequenzbereichen, die bei der visuellen Mittelung nicht in gleichem Maße erfaßt wird. Bewegungsartefakte nach dem Ausklingen der Narkose stören die Analysekurven und können nur durch vergleichendes Beurteilen des Originals der EEG-Kurve festgestellt werden!

Resultate und Diskussion

1. Schlaftiefe

Der Vergleich vom Verlauf der Kurven bei automatischer Analyse und dem nach visueller Bestimmung der Schlaftiefe zeigt ein praktisch ausreichendes Übereinstimmen, jedoch liefern die automatischen Analyseverfahren (Abb. 8, 9 und 10) Bilder, die langsame, progressive Änderungen im Laufe der Zeit getreuer wiedergeben. Schwankungen von kürzerer Dauer als 40 oder 80 Sekunden gehen bei der visuellen Auswertung verloren und kontinuierliche, langsame Änderungen können visuell nicht ausreichend erfaßt werden. Die Abweichung wird größer, wenn die Schlaftiefe nur in Minutenintervallen oder größeren Abständen ausgezählt wird. In den methodischen Unterschieden beruht eine der Möglichkeiten zum Erklären der abweichenden Untersuchungsergebnisse mehrerer Autoren. Der Einfluß der Registriergeschwindigkeit ist nicht zu vernachlässigen.

2. Korrelation zwischen EEG-Stadien und Augenbewegungen

Bei unserer Art der getrennten Auswertung ergaben sich trotz strenger zeitlicher Koordination zahlreiche Überschneidungen: Es bestehen Stadien mit flacher, rascher EEG-Aktivität und nachträglichen Berichten der geweckten Personen über traumhafte Erlebnisse ohne Augenbewegungen. Es gibt kurze Serien von raschen Augenbewegungen auch in mittleren, „orthodoxen" (C-) Schlafstadien, wobei es uns mißlang, von den Schläfern nachträglich Angaben über zeitlich korrelierbare Träume zu erhalten. Wenn die raschen Augenbewegungen unbeeinflußt von der Kenntnis der elektroenzephalographischen Stadien ausgewertet werden, sind sie formal von Serien rascher Augenbewegungen im Wachzustand und nystagmusähnlich ablaufenden Bewegungen nicht unterscheidbar.

Wir haben bei unseren Untersuchungen viel häufiger Perioden von langsamen, pendelförmigen Augenbewegungen in Ermüdungs- und Einschlafstadien beobachtet, die beim Einschlafen oft mit oneiroiden traumhaften Erlebnissen und auch in intermittierenden paradoxen Schlafstadien bisweilen mit Träumen vergesellschaftet sind. Diese Pendelbewegungen können am Schläfer auch durch die geschlossenen Lider beobachtet werden (Abb. 11b).

Wir gelangen damit zu einer Kritik an der einseitigen Überbewertung der raschen Augenbewegungen als Folgebewegungen bei Träumen. Es bedarf zunächst die Hypothese weiterer Prüfung, daß sowohl die raschen, ruckartigen, wie auch die langsamen, pendelförmigen Augenbewegungen bei Einschlafvorgängen und in intermittierenden paradoxen Schlafstadien einen rhythmischen Wechsel der koordinierenden Leistung von Hirnstammzentren ausdrücken.

3. Steile Wellen über den Okzipitalregionen

Rasche, steile, positive Wellen mit Amplituden bis zu 60 Mikrovolt treten in arhythmischen Serien in Ermüdungs- und Einschlafstadien auf. Manchmal berichten die Untersuchten danach traumhafte Erlebnisse. In einem Fall gelang es uns, das Auftreten dieser Wellen zum passiven Öffnen der Augen in Beziehung zu setzen: Es wurden Pupillenweite und Kornealreflex in den Schlafstadien nach einer Narkose systematisch kontrolliert. In Abhängigkeit von den ausklingenden Schlafstadien traten die Serien von steilen Wellen anfänglich beim Berühren der Lider und während des passiven Öffnens der Augen auf, knapp vor dem Erwachen setzten sie erst nach dem passiven Lidschluß ein, während des Augenöffnens waren ihnen kurze Serien einer spindeligen, alphaähnlichen Tätigkeit vorangegangen (Abb.

11a). Wir nehmen an, daß diese Serien von raschen Wellen an einen bestimmten Funktionszustand des visuellen Systems gebunden sind, der sowohl durch taktile Afferenzen von den Augenlidern und der Cornea, wie auch durch Belichtung der Retina und bestimmte Erinnerungen (ekmnestisch) ausgelöst werden kann.

Bei diesen Serien von raschen, steilen Wellen konnten wir bisher in einigen Kurven eine Bindung an langsame Augenbewegungen feststellen (vgl. Abb. 11b).

Die Ähnlichkeit dieser Serien von raschen Wellen mit den aus der Literatur bekannten „Lambdawellen" fällt auf: Diese sollen bei der Lektüre auftreten, mit den ruckartigen Augenbewegungen beim Abtasten der Zeilen und besonderer Aufmerksamkeitszuwendung gekoppelt sein (*Evans* 1953, *Gastaut* 1951, *Green* 1957, *Remond* 1956, *Roth* 1953). Es ist möglich, daß sie in Ermüdungs- und Einschlafstadien in den EEG-Kurven besser sichtbar werden und wir sie deshalb bei Schlafableitungen feststellen (*Roth* et al. 1956), im Wachzustand unter Standardbedingungen jedoch nicht erkennen können. Unter diesen Voraussetzungen wäre zu erwarten, daß sie auch in den Ermüdungs- und Einschlafstadien häufig von raschen Augenbewegungen begleitet werden, was wir bisher nur vereinzelt feststellen konnten.

Ein besonderer Einfluß von Schlaf- oder Narkosemitteln scheidet aus, da die Serien von

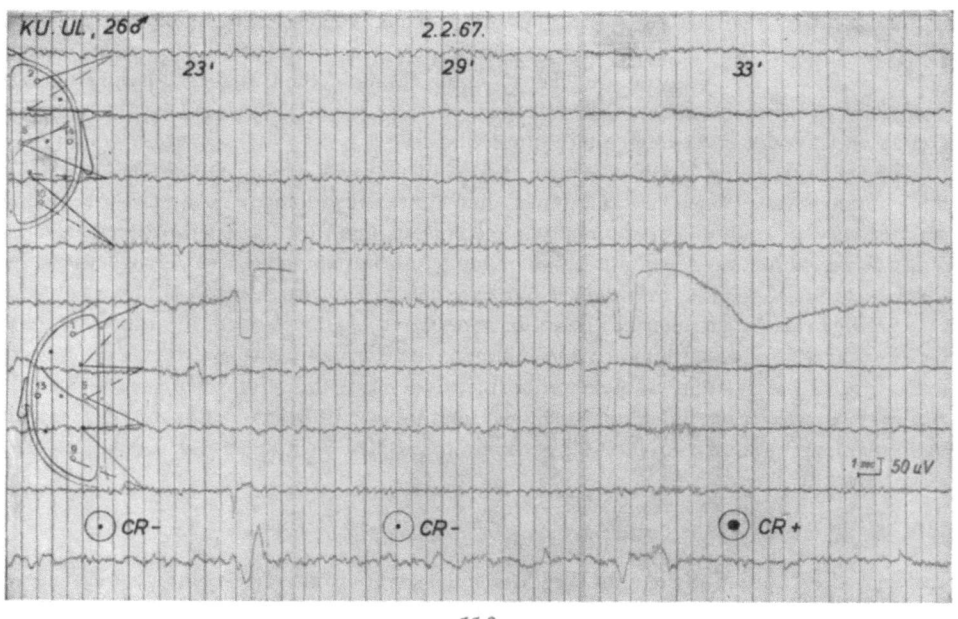

11 a

Abb. 11. Ermüdungs- und Schlafstadien nach einer Narkose (Thiopental, Methoxyfluorane) bei einer gesunden Versuchsperson. EEG-Ableitung in bipolaren, paramedianen Reihen von frontal nach okzipital (rechts = Zeile 1–4, links = Zeile 5–8) bei Registriergeschwindigkeit 7,5 mm/sec, Okulogramm der horizontalen Bulbusbewegungen (Zeile 9).
In der 23. Minute beim Berühren der Oberlider vor passivem Öffnen der Augen (Artefakte links frontal und im Okulogramm) Serie von steilen Wellen okzipital. In der 29. Minute bei passiv ge-

steilen Wellen über der Okzipitalregion auch spontan und nach Plazebogabe auftreten. Sie kommen jedoch bei jungen Erwachsenen häufiger vor als im höheren Lebensalter und bei Jugendlichen, und wir sahen sie häufig bei Zwillingen und Geschwistern. Das spricht für ihre Abhängigkeit vom Reifungsgrad des Gehirns und für eine konstitutionelle Bedingtheit.

Zusammenfassung

1. Unsere Erfahrung an mehr als 2000 medikamentös induzierten Schlafkurven bei Routine-Ableitungen, an 400 Narkosekontrollen und 40 Nachtschlafkurven führen zur Diskussion einiger Probleme der elektroenzephalographischen Schlafdeskription und ihrer Interpretation.
2. Das visuelle Bestimmen der Schlaftiefe aus der EEG-Kurve hat Grenzen. Es gibt sowohl flüchtige, weniger als 40 Sekunden dauernde, wie auch langsame, progressive Aktivitätsänderungen, die visuell nicht genügend beurteilt werden können. Beim Darstellen der Ergebnisse von Schlafuntersuchungen muß jeder Auswerter seine methodischen Grundlagen (Papiergeschwindigkeit, Auswertungsintervalle) genau angeben.

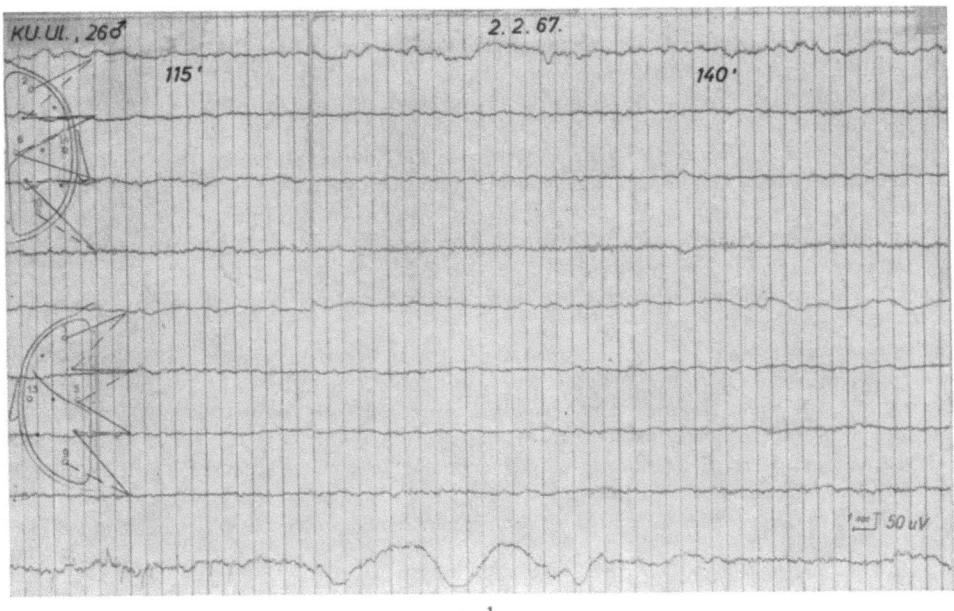

11 b

öffneten Augen und erloschenem Cornealreflex Serie von steilen Wellen okzipital. In der 33. Minute beim passiven Öffnen der Augen (Artefakte links frontal und im Okulogramm) flüchtige Aktivation von α-Tätigkeit, nach Lidschluß eine kurze Serie von kleinen, steilen Wellen okzipital. In der 115. Minute rasche Bulbusbewegungen. In der 140. Minute ausklingende Serie von langsamen Bulbusbewegungen und dabei kleine, steile Wellen okzipital. Anschließend Reaktivation von α-Wellenspindeln. Sodann wieder Abnahme der α-Tätigkeit

3. Den Perioden von raschen Augenbewegungen – bekannt unter dem Schlagwort REM oder paradoxer Schlaf – wird für das Traumgeschehen große Bedeutung beigemessen. Wir beobachten jedoch weit mehr Perioden von langsamen, pendelförmigen Augenbewegungen. Es muß geprüft werden, ob die raschen wie die langsamen Augenbewegungen eine Änderung der koordinierenden Leistung von Hirnstammzentren während des Schlafes ausdrücken.

4. Es ist noch kein endgültiger Beweis dafür erbracht, daß es sich bei den raschen Augenbewegungen tatsächlich um Folgebewegungen der Augen bei traumhaften visuellen Erlebnissen handle. Dieser Beweis ist schwer zu erbringen, da man Tiere nicht fragen kann, was sie geträumt haben, und uns auch die Menschen im Traum nicht erzählen, wohin sie blicken.

5. Sogenannte Nullphasen und Perioden rascher Augenbewegungen kommen nicht nur nach orthodoxen Tiefschlafzyklen, sondern auch beim Einschlafen vor. Es besteht kein grundsätzlicher Unterschied zwischen den elektroenzephalographischen Kurven bei traumhaften Einschlaferlebnissen und Träumen nach vorangegangenen Tiefschlafstadien.

6. Wir beobachten sehr häufig Serien von steilen, positiven Wellen über den Okzipitalregionen in Einschlaf- und Ermüdungsstadien. Ihre Bedeutung im Zusammenhang mit den λ-Wellen bei der Lektüre wird diskutiert.

Literatur

Aserinsky, E., and Kleitman, N.: Regularly occurring periods of eye motility and concomitant phenomena during sleep. Science, 118 (1953), 173–274

Blake, H., Gerard, R. W., and Kleitman, N.: Factors influencing brain potentials during sleep. J. Neurophysiol. 2 (1939), 48–60

Dement, W., and Kleitman, N.: Cyclic variations in EEG during sleep and their relation to eye movements, body motility and dreaming. EEG Clin. Neurophysiol. 9 (1957), 673

Doenicke, A., Kugler, J., Spann, W., Liebhardt. E., und Kleinert, H.: Hirnfunktion und psychodiagnostische Untersuchungen nach intravenösen Kurznarkosen und Alkoholbelastungen. Der Anaesthesist, 15/11 (1966), 349–355

Evans, C. C.: Spontaneous excitation of the visual cortex and association areas-lambda waves. EEG Clin. Neurophysiol. 5 (1953), 69

Fischgold, H., und Dreyfus-Brisac, C.: Kunst und Lehre zu erkennen: ein Elektroenzephalogramm. Stuttgart (1969). In Vorbereitung

Gastaut, Y.: Un signe électroencéphalographique peu connu; les pointes occipitales, survenant pendant l'ouverture des yeux. Rev. Neurol. 84 (1951), 640–643

Gibbs, F. A., and Gibbs, E. L.: Atlas of Electroencephalography. Vol. I. Methodology and Controls. Sec. Edit., Cambridge, Mass. (1950)

Green, J.: Some observations on lambda waves and peripheral stimulation. EEG Clin. Neurophysiol. 9 (1957), 691

Hess, R.: Der paradoxale Schlaf. Fortschr. Med. 84/9 (1966), 363–368

Jovanović, U. J.: Der normale, abnorme und pathologische Schlaf. Verh. Dt. Ges. Inn. Med., 71. Kongr., München (1965), 807–810

Kaiser, H.: Schlafstörungen im Alter und ihre Behandlung. Stuttgart (1966)

Kugler, J.: Elektroencephalogramm in Klinik und Praxis, 2. Aufl. Stuttgart (1966)

Kugler, J., and Kaumann, A.: The effect of acoustic stimulation during sleep. EEG Clin. Neurophysiol. 22 (1967), 98

Kuhlo, W.: Das Hirnstrombild im Schlaf. Münchn. Med. Wschr. 107/39 (1965), 1842–1843

Loomis, A. L., Harvey, E. N., and Hobart, G. A.: Cerebral states during sleep as studied by human brain potentials. J. exp. Psychol. 21 (1937), 127–144

Oswald, J.: Sleeping and waking. Amsterdam (1962)
Piper, E., and Kugler, J.: Learning during sleep. EEG Clin. Neurophysiol. 21 (1966), 205
Reetz, H.: Frequenzanalyse des EEG. 13 Jahresversamml. Dtsch. EEG-Ges., München, 27.–29. April 1967
Remond, A., and Lesevre, N.: Comments upon the conditions of manifestation and the statistical importance of lambda waves in the normal subjects. Rev. Neurol. 94 (1956), 160–161
Roth, M., and Green, J.: The lambda wave as a normal physiological phenomenon in the human EEG. Nature, 172 (1953), 864–866
Roth, M., Shaw, J., and Green, J.: The form, voltage, distribution and physiological significance of the K-complex. EEG Clin. Neurophysiol. 8 (1956), 385–402
Societé d' Electroencephalographie et de Neurophysiologie Clinique de Langue Francaise: Le sommeil de nuit normal et pathologique. Paris (1955)
Tönnies, J. F.: Vorteile und Grenzen des EEG-Intervall-Spektrum-Analysator-Verfahrens. 13. Jahresvers. Dtsch. EEG-Ges., München, 27.–29. April 1967

EEG-Frequenzanalyse nach dem Intervall-Meßprinzip

Heinz Reetz, München

Neben der Auswertung von Intensitätsmerkmalen des EEG steht bei der derzeitigen Anwendung automatischer Analyseverfahren die Bewertung der zeitlichen Merkmale der Potentialverläufe, allgemein als „Frequenzanalyse" bezeichnet, im Vordergrund. Die Auswahl eines geeigneten Verfahrens zur Frequenzanalyse setzt jedoch einige grundsätzliche Überlegungen voraus. Hierzu gehört beispielsweise die Frage, wie die Begriffe „Frequenz" bzw. „Frequenzinhalt" überhaupt auf die elektroenzephalographische Kurve anzuwenden sind. Im Zusammenhang damit wiederum steht die Überlegung, welche Informationen die Frequenzanalyse letztlich liefern soll und in welcher Form — analog oder/und digital — die Analyseergebnisse benötigt werden, und zwar nicht zuletzt auch im Hinblick auf eine Weiterverarbeitung nach statistischen Gesichtspunkten. Weitere Überlegungen haben schließlich der Frage zu gelten, welchen apparativen Aufwand das in Erwägung gezogene Analyseverfahren erfordert.

Im Nachstehenden sollen nun einige der wichtigsten Gesichtspunkte aufgezeigt werden, die sich bei der Entwicklung eines Intervallanalysators (System Schwarzer) für die EEG-Frequenzanalyse im Zusammenhang mit den obigen Überlegungen ergeben haben.

Zunächst zum Begriff „Frequenz", wie er sich aus rein technischer Sicht darstellt.

In Abb. 12 ist links oben eine Sinusschwingung dargestellt. Die Zeitdauer „T" kennzeichnet eine Periode. Läuft diese Periode in genau 1 sec ab, beträgt die Frequenz f dieser Schwin-

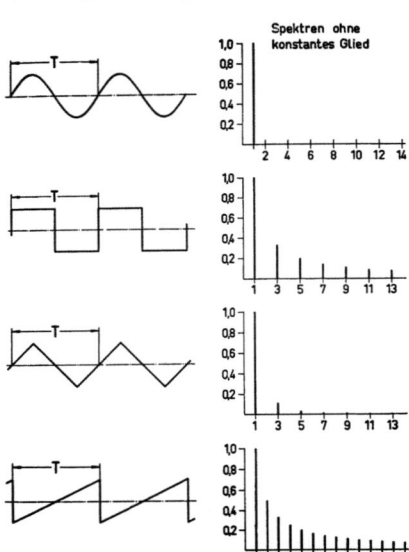

Abb. 12. Beispiele periodischer Schwingungsformen mit zugehörigen Oberwellenspektren

gung 1 Hz. Bei T = 0,5 sec wird f = 2 Hz; umgekehrt wird bei T = 2 sec die Frequenz f = 0,5 Hz. Allgemein ausgedrückt ist also f(Hz) = 1/T(sec).

Unterhalb der Sinusschwingung ist eine Rechteckschwingung in ihrer speziellen Form als Mäander dargestellt. Auch hierfür gilt, daß sich die Frequenz f auf 1/T errechnet, ebenso wie für die darunter befindliche Dreieckschwingung. Letztlich ist noch eine sogenannte Sägezahnschwingung gezeigt, die z. B. in elektrischen Systemen vor allem bei periodischen Entladungsvorgängen auftritt und deren Frequenz ebenfalls aus 1/T zu errechnen ist.

Allen 4 Schwingungsformen ist die periodische Wiederkehr der einzelnen Schwingungsabschnitte gemeinsam. Die Grundfrequenz für diese Schwingungsformen ergibt sich daher ebenfalls übereinstimmend aus der Periodendauer T.

Die wenigsten in der Natur auftretenden Schwingungsvorgänge laufen rein sinusförmig ab. Sie sind meist von komplizierterer Form. Jede periodische Schwingung beliebiger Kurvenform läßt sich jedoch als aus harmonischen Einzelschwingungen zusammengesetzt ansehen. Die Zerlegung einer solchen Schwingung in eine Summe sinusförmiger Einzelschwingungen als Analyse periodischer Funktionen wird allgemein als „Fourieranalyse" bezeichnet. Eine solche Zerlegung ergibt jeweils neben einer Grundschwingung, die der Periodendauer T entspricht, eine mehr oder minder große Anzahl von Oberschwingungen mit unterschiedlicher Amplitude, deren Frequenzen jeweils ganzzahlige Vielfache der Grundschwingung sind. Dazu kann dann noch ein konstantes Glied (Gleichstromglied) kommen, und zwar je nach Asymmetrie des Kurvenverlaufs.

Zur Verdeutlichung dieser Verhältnisse sind zu den oben besprochenen Schwingungsformen im rechten Teil von Abb. 12 deren Oberwellenspektren dargestellt. Wie hieraus zu erkennen, ist bei der reinen Sinusschwingung nur die Grundschwingung selbst vorhanden. Die Rechteck- und Dreieckschwingungen zeigen dagegen ausgeprägte Oberschwingungen, wobei auffällt, daß bei diesen beiden Schwingungsformen nur ungradzahlige Oberschwingungen auftreten. Die darunter abgebildete Sägezahnschwingung enthält dagegen auch die gradzahligen Oberschwingungen.

Wie sind nun diese Begriffe auf die EEG-Kurve anzuwenden und welche Informationen soll das Analyseverfahren liefern?

Zu den wesentlichsten Gesichtspunkten, die bei Beantwortung dieser Frage zu berücksichtigen sind, dürften die folgenden gehören:

1. Die verschiedenen für die Diagnostik interessierenden Formen und Muster der typischen EEG-Potentialverläufe treten völlig unregelmäßig auf, und zwar sowohl hinsichtlich ihres Einsetzens, als auch hinsichtlich ihrer zeitlichen Dauer.
2. Die EEG-Kurven bestehen vielfach aus überlagerten Potentialverläufen unterschiedlicher Frequenz, z. B. α-Wellen mit überlagerter β-Tätigkeit, die ihrerseits aber auch völlig selbständig auftreten können, so daß es sich nicht um zusammengehörige Grund- und Oberschwingungen handelt, sondern auch die höherfrequenten überlagerten Schwingungen als Grundschwingungen mit evtl. eigenem Oberwellenspektrum anzusehen sind.
3. Die Analyseeinheit sollte analog zur visuellen Kurvenauswertung, bzw. dem Ausmessen der Kurve von Hand, die Frequenz jeder einzelnen Schwingung, auch einander überlagerter, messen; außerdem müßte die Häufigkeit des Auftretens der einzelnen Frequenzwerte und ihre Gruppenbildung bestimmbar sein.

Wird von diesen Gegebenheiten und Vorstellungen ausgegangen, scheiden alle diejenigen Analyseverfahren aus, die mit einer Zerlegung in einzelne harmonische Komponenten im Sinne der Fourieranalyse arbeiten, so wie dies auch schon *Tönnies* (1958) näher erläutert und begründet hat. Hierzu gehören also auch diejenigen Apparaturen, die mit einer Anzahl schmaler Frequenzfilter ausgerüstet sind. Mit solchen Apparaturen werden nämlich Grund- und Oberschwingungen, und zwar auch die der überlagerten Frequenzen, über Zeiträume von 5 oder 10 sec in den einzelnen Filterbereichen integriert. Das Analyseergebnis gibt somit keinen zahlenmäßigen Aufschluß über Häufigkeit und Gruppenbildungen, sondern liefert gewissermaßen nur die frequenzmäßige Verteilung der Zeit-Spannungs-Integrale über den Meßzeitraum.

Es ist nun ein Verdienst von *Tönnies,* in seinem oben erwähnten Referat die Möglichkeiten der aperiodischen Bewertung von EEG-Potentialverläufen in Form der sogenannten Intervallanalyse aufgezeigt zu haben, die den genannten Kriterien gerecht wird.

Ausgehend von diesen Erkenntnissen wurde von *Schwarzer* (1964) ein Intervallanalysator entwickelt, dessen prinzipielle Arbeitsweise Abb. 13 zeigt.

Die in der oberen Kurve dargestellten 4 Schwingungszüge unterscheiden sich in ihrer zeitlichen Dauer, d. h. also in ihrer Grundfrequenz. Die markierten Zeiträume T 1 ... T 4 entsprechen jeweils einer vollen Schwingung.

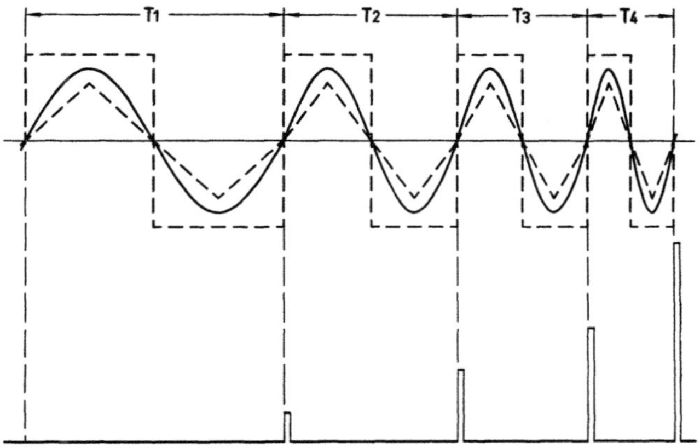

Abb. 13. Arbeitsprinzip des Intervallanalysators (System *Schwarzer*). Obere Kurve: 4 Schwingungszüge unterschiedlicher Periodendauer (T1...T4). Untere Kurve: zugehörige Meßimpulse des Intervallanalysators mit frequenzproportionaler Amplitudenänderung

Diese Zeiträume werden elektronisch gemessen und das Ergebnis jeder einzelnen Messung in einen kurzen Impuls umgesetzt, dessen Höhe sich im umgekehrten Verhältnis zur gemessenen Zeitdauer (1/T) ändert. Eine niedrige Frequenz wird also durch einen kleinen Impuls, eine höhere Frequenz durch einen größeren Impuls als analoger Meßwert dargestellt. Die Aufzeichnung dieser Meßimpulse erfolgt auf einer zweiten Schreibspur in exakter zeitlicher Zuordnung zu den gemessenen Schwingungen.

Die Auslösung der Zeitmeß-Schaltung erfolgt jeweils im ansteigenden Schenkel eines Schwingungszuges, und zwar unmittelbar nach dem Durchtreten durch die Null-Linie. Amplitudenänderungen der auslösenden Schwingungen bleiben ohne Einfluß auf die Messung, sofern der einstellbare Mindestauslösepegel nicht unterschritten wird.

Ebenfalls ohne Einfluß bleibt die Form des zu analysierenden Signals, wie an den gestrichelt eingezeichneten Rechteck- und Dreieckschwingungen zu erkennen ist.

Die Voraussetzungen für eine fortlaufende aperiodische Messung sind somit erfüllt, denn für jede einzelne Schwingung wird unabhängig von der vorausgegangenen Messung und auch unabhängig von Form und Amplitude die zeitliche Dauer, d. h. ihre Grundfrequenz, bestimmt. Der Meßwert stellt also eine reine, mit keiner weiteren Größe verknüpfte Frequenzinformation dar.

Bei dem beschriebenen Verfahren ist es in relativ einfacher Weise möglich, den Frequenzmaßstab zu verändern, nämlich dadurch, daß die Registrierempfindlichkeit für die Meßimpulse verändert wird. Die praktische Nutzanwendung besteht darin, den gesamten interessierenden Frequenzbereich des EEG von ca. 2 ... 30 Hz in mehrere Teilbereiche zu untergliedern und die Meßimpulse jedes Bereiches auf getrennten Schreibspuren aufzuzeichnen, wobei auch diese Aufzeichnungen simultan zur auslösenden Kurve erfolgen, so daß die exakte zeitliche Zuordnung erhalten bleibt.

In Anlehnung an die üblichen EEG-Bereiche wurde die Normalausführung des Intervallanalysators zunächst für 4 Teilbereiche ausgelegt. Eine weitergehende Unterteilung, wie auch die Hinzunahme weiterer Teilbereiche für höhere oder auch tiefere Frequenzbänder ist ohne weiteres möglich.

Besondere Bedeutung erhält diese Teilbereichsdarstellung in der praktischen Anwendung zur EEG-Analyse vor allem noch dadurch, daß auch gleichzeitig auftretende Potentialverläufe unterschiedlicher Frequenz, wie sie sich im EEG etwa in Form einer von β-Frequenzen überlagerten α-Tätigkeit darstellen, in den einzelnen Teilbereichen zur gleichen Zeit, aber völlig unabhängig voneinander, analysiert werden können. Hierbei wird auf einer der Schreibspuren das Ausgangs-EEG registriert, während auf den übrigen die gleichzeitige Darstellung der Meßimpulse der gewünschten EEG-Bereiche erfolgt.

Mitbestimmend für das hohe Maß der Auftrennung bei gleichzeitiger Analyse in verschiedenen Frequenzbereichen bei überlagerten EEG-Potentialformen ist vor allem auch noch eine weitere technische Besonderheit dieser neuen Einrichtung, die darin besteht, daß das Meßprinzip der Intervallanalyse mit einer breitbandigen Vorfilterung der einzelnen Bereiche kombiniert wurde. Die Bandbreite der entsprechenden Filter wurde dabei so groß bemessen, daß die Ein- und Ausschwingvorgänge vernachlässigbar sind.

Eine simultane Registrierung der Meßimpulse aller 4 Bereiche sowie auch der Ausgänge der einzelnen Breitbandfilter zeigt Abb. 14.

Bei allen gezeigten Beispielen wurden die Ergebnisse der Intervallanalyse in analoger Form dargestellt. Die Einrichtung ist aber so aufgebaut, daß diese Meßergebnisse auch einer digitalen Weiterverarbeitung zugeführt werden können, wie es z. B. für die Anwendung statistischer Methoden notwendig wird. So wurde eine Zähleinheit entwickelt, die an die Analyseausgänge des Intervallanalysators angeschlossen wird und die auf dem jeweiligen Meßbereich eintreffenden Impulse in einer elektronischen Zählschaltung weiter verarbeitet. Diese Zähleinheit ist gleichzeitig mit einem sogenannten Fensterverstärker ausgestattet, der die Einstellung einer unteren und einer oberen Begrenzung erlaubt. Nur diejenigen Impulse, deren Amplituden in dieses Fenster fallen, d. h. also bestimmten Frequenzen entsprechen, werden an die Zählschaltung weitergeleitet. Man kann auf diese Weise innerhalb der einzelnen Analysebereiche nochmals eine Auftrennung in weitere, auch sehr schmale Unterbereiche durchführen, ohne dadurch das aperiodische Verhalten der Einrichtung zu beeinträchtigen.

Die Ausgangsimpulse der Zähleinheiten können dann zu sogenannten Zählspeichern geleitet werden, die ihrerseits Zählwerke enthalten, die über einstellbare Meßzeiträume, z. B. 10 sec, die eintreffenden Impulse summieren. Nachdem für jeden Analysebereich eigene Zähleinheiten und Zählspeicher vorgesehen sind, erhält man nach Ablauf jedes Meßzeitraumes getrennt für jeden Analysebereich die Summe der innerhalb dieses Meßzeitraumes aufgetretenen Potentialabläufe. Die Zählspeicher ihrerseits werden von einem Drucker abgefragt, der diese Summen als Zahlenwerte ausdruckt.

Eine derartige Anlage enthält im rechten Teil eines 19″-Doppelschrankes in mittlerer Höhe eingebaut den Intervallanalysator. Darüber befinden sich 4 Zähleinheiten für die 4 Analysebereiche mit ihren Reglerknöpfen für die Einstellung der elektrischen Fenster. Im oberen Einschubfeld sind die Zählspeicher sowie der zentrale Zeit- und Programmgeber für die gesamte Anlage untergebracht. Die linke Schrankhälfte enthält Platz für den später

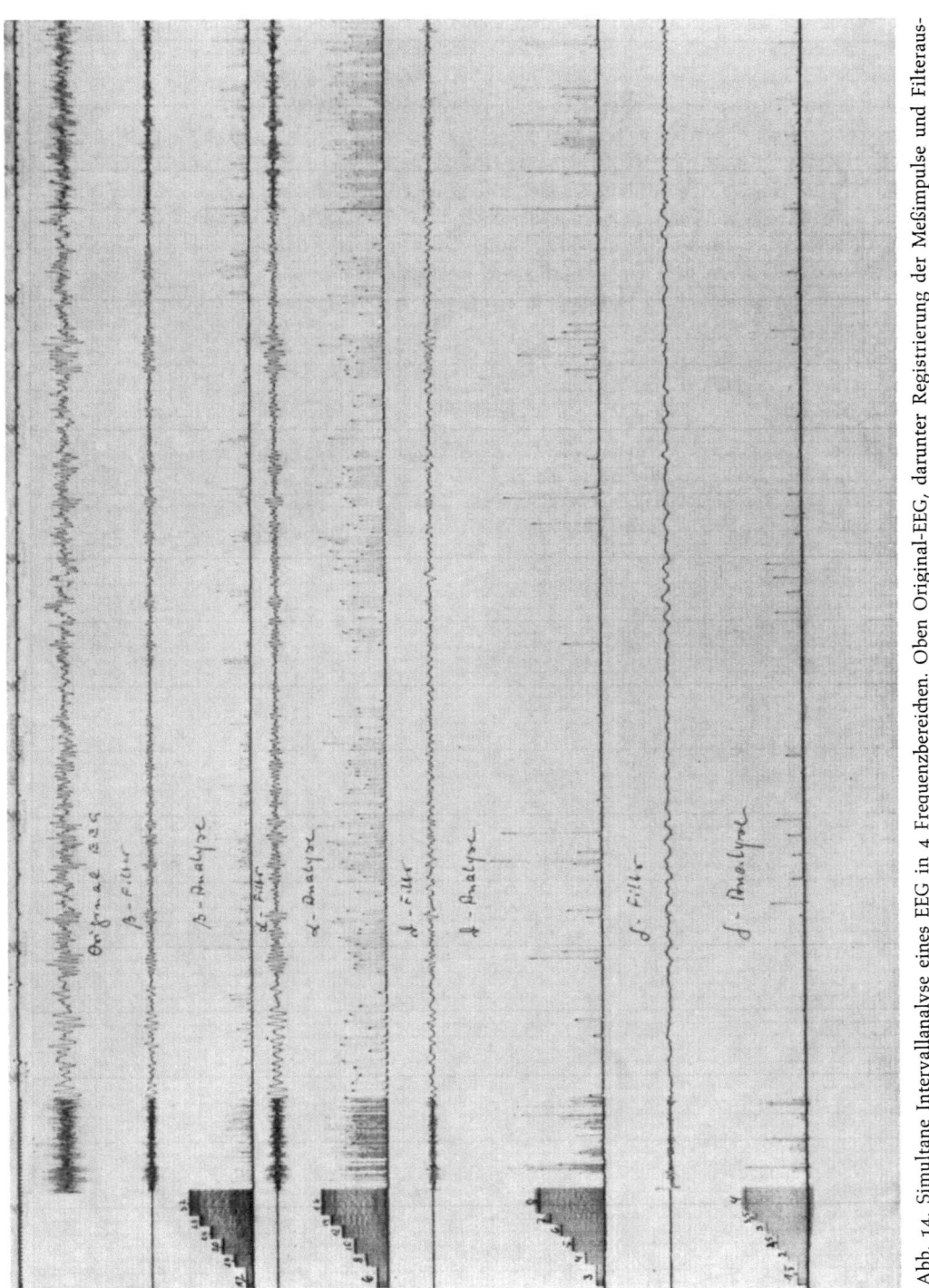

Abb. 14. Simultane Intervallanalyse eines EEG in 4 Frequenzbereichen. Oben Original-EEG, darunter Registrierung der Meßimpulse und Filterausgänge der 4 Bereiche

vorgesehenen weiteren Ausbau der Anlage mit der zusätzlichen Einheit für die Amplitudenklassierung.

Eine Registriereinrichtung zur Aufzeichnung der Meßimpulse kann sowohl in den 19''-Schrank mit eingebaut oder aber auch als örtlich unabhängiges Registriergerät vom Analysator gesteuert und betrieben werden. Der Springwagendrucker ist als Tischgerät ausgeführt. An seiner Stelle kann über entsprechende Umcodiereinheiten auch ein Lochstreifenstanzer angeschaltet werden, womit man die Daten in einer Form verfügbar hat, die eine unmittelbare Eingabe in einen Computer zur statistischen Weiterverarbeitung erlaubt.

Zu den weiteren Ausbaumöglichkeiten einer solchen Analyseeinheit, die den Intervallanalysator gewissermaßen als Grundbaustein enthält, sei an dieser Stelle nur noch die Einfügung von sogenannten Recheneinheiten genannt, die die Analyse von Gruppenbildungen u. ä. ermöglichen.

Literatur

Schwarzer, F., und Reetz, H.: Technische Auswertehilfen für das EEG. 12. Jahrestagung der Deutschen EEG-Gesellschaft, Stuttgart 1964

Tönnies, J. F.: Die physikalischen Grundlagen des EEG. In „Klinische Elektroencephalographie", herausgegeben von R. Janzen. 39–74. Berlin–Göttingen–Heidelberg 1961

II. Interpretationen der Schlaf-Wach-Mechanismen

Neuroanatomische Gesichtspunkte der Schlaf-Wach-Regelung*

Hans Orthner, Göttingen

Vorbemerkungen

Wenn ein Neuropathologe aufgefordert wird, einen Beitrag über die funktionelle Anatomie des Schlafens und Wachens zu schreiben, dann kann seine Aufgabe nicht in erster Linie darin liegen, das neurophysiologische Schrifttum zu interpretieren, das in den letzten Jahren in so reichem Maße Hinweise für die funktionelle Zuordnung dieser psychisch-vegetativen Grundphänomene zu bestimmten Hirnstrukturen geliefert hat. Er kann sich aber andererseits auch nicht auf den Standpunkt stellen: Davon verstehe ich nichts, das geht mich nichts an, das berücksichtige ich gar nicht. Denn mit einer solchen Einstellung würde er seine Erkenntnismöglichkeiten um 50 Jahre und mehr zurückschrauben, in jene Jahre vor und nach der Jahrhundertwende, als Nervenärzte wie *Mauthner* (1890), *Max Meyer* (1913), *v. Economo* (1918) und manche andere sich ihre Gedanken über die Schlafsteuerung bloß auf Grund neuropathologischer Beobachtungen machten, weil es eine differenzierte Neurophysiologie noch nicht gab. Heute muß der Neuropathologe versuchen, seine Befunde und das, was die Klinik über die betreffenden Patienten berichtet, einzufügen in das imponierende und rasch wachsende Gebäude neurophysiologischer Forschung. Er ist hier in erster Linie der Nehmende; er möchte die durch die anatomische Veränderung bewirkten Krankheitserscheinungen mit Hilfe der neurophysiologischen Ergebnisse deuten. — Aber vielleicht können die Pathologen in der Begegnung mit den Physiologen doch auch einige kleine Bausteine zum allgemeinen Wissenszuwachs beitragen. Gerade auf dem Gebiet der seelischen Hirnleistungen fallen der menschlichen Hirnpathologie, zusammen mit guten psychiatrischen, neurologischen und neurophysiologischen Analysen des Krankheitsbildes, besondere Aufgaben zu, die vom Tierexperiment allein nicht gelöst werden können, weil wir durch die sprachliche Kommunikation und sonstigen Ausdrucksmittel in die Erlebniswelt unserer Mitmenschen besser eindringen können als in die der Tiere. — Vor einer Besprechung der anatomischen Aspekte der Schlaf-Wach-Regelung muß indessen Klarheit über das Wesen des Geregelten bestehen. *Was ist Schlaf und was ist Wachheit?*
Betrachtet man die beiden Phänomene in ihrer phylogenetischen und ontogenetischen Entwicklung, dann erscheint der Schlaf als der primäre, allen Lebewesen gemeinsame Zustand. Pflanzen, vielleicht auch niedere Tiere, und Embryonen „schlafen" dauernd, denn es fehlt ihnen offenbar die Wachheit. Sie leben ein *bewußtloses* Leben, sie „vegetieren". Das *Bewußtsein*, das die höheren Tiere und den Menschen kennzeichnet, ist das psychische Grundphänomen im Gegensatz zum bewußtlosen Vegetieren; naturwissenschaftlich gesehen ist es Wachheit im Gegensatz zum traumlosen Schlaf. Geisteswissenschaftlich gesehen umfaßt es eine Fülle von Vorgängen und Zuständen, die infolge ihrer kategorialen Verschiedenheit eine Definition erschweren (*Specht* 1963). Nach *Conrad* (1960) entzieht sich der Begriff des Bewußtseins notwendigerweise einer Definition; dennoch befaßt sich *Conrad* in seinem Handbuchbeitrag über die exogenen Psychosen eingehend mit den Bewußtseinsstörungen. Wenn man über einen Begriff redet, sollte man sagen, was man darunter versteht. In einem Symposion, das Psychiater, Psychologen, Neurologen, Physiologen und Anatomen zur Diskussion über Bewußtseinsfragen zusammenführte (*Staub u. Thölen* 1961), bemühte man

---

* Mit Unterstützung der Deutschen Forschungsgemeinschaft.

sich um eine einheitliche Definition, konnte aber keine finden. Die Aspekte sind je nach Forschungsrichtung sehr verschieden, vor allem ob mehr von der geisteswissenschaftlichen oder mehr von der biologischen Seite an das Problem herangetreten wird.
Bleibt man im biologischen Bereich, dann wird man feststellen, daß Bewußtsein eine *Lebenserscheinung* ist. Kein naturwissenschaftlicher Befund sagt aus, daß es Bewußtsein außerhalb von Lebewesen gibt. Die metaphysische Überzeugung, daß ein höheres Bewußtsein über allem biologischen Geschehen waltet, bleibt dabei außer Betracht.
Zweitens: Bewußtsein gibt es nur bei *tierischen* Wesen und beim Menschen. Nichts deutet darauf hin, daß Pflanzen – und seien sie noch so hoch organisiert – irgendetwas haben, was dem Bewußtsein ähnlich wäre. Das führt uns schon näher an die gesuchte Definition heran: Bewußtsein ist eine Lebenserscheinung, aber nicht identisch mit Leben. Es sieht so aus, als ob es eine *Steigerung des Lebens*, des bloßen pflanzenhaften Vegetierens wäre.
Nun stellt sich drittens aber eine Schwierigkeit ein: Bewußtsein ist keiner direkten naturwissenschaftlichen Beobachtung zugänglich; wir kennen es nur von unserem eigenen Erleben her. Wenn wir annehmen, daß ein Mitmensch oder ein Tier bei Bewußtsein oder bewußtlos ist, dann geschieht dies auf Grund eines Analogieschlusses auf unser eigenes Seelenleben. Es kommt darauf an, das Verhalten des beobachteten Menschen oder Tieres mit geisteswissenschaftlicher Methodik richtig zu verstehen und kritisch auszulegen. Für *Jaspers* (1946) ist Bewußtsein die *Innerlichkeit des Erlebens* im Gegensatz zur Äußerlichkeit des erforschbaren biologischen Geschehens.
Vor allem die *Zuwendung* eines Lebewesens zur Umwelt ist es, die uns zur Annahme auf vorhandenes Bewußtsein veranlaßt. Das ist aber schon eine höhere Stufe; aus der Zuwendung schließen wir auf die Wahrnehmung von Gegenständen oder von Teilen des eigenen Körpers. Dieses *Gegenstandsbewußtsein* ist nicht das Grundphänomen. Denn auch ohne Zuwendung nehmen wir unter bestimmten Umständen Bewußtsein an, nämlich einfach dann, wenn wir in dem Verhalten eines Lebewesens jenen *Rhythmus* wiedererkennen, der unser eigenes inneres Erleben kennzeichnet, den *Wechsel zwischen Schlaf und Wachzustand*. Das wache Neugeborene ist nicht bewußtlos, obwohl es noch keine Zuwendung zeigt. Diese primitivste Form des Bewußtseins bezeichnen wir als *Wachbewußtsein*. Bei bestimmten Hirnkrankheiten kann auch das Bewußtsein des erwachsenen Menschen wieder die unterste säuglingshafte Stufe annehmen. Wir werden darauf zurückkommen.
In der menschlichen Entwicklung wird das gegenstandslose Wachbewußtsein sehr bald von zunehmendem Gegenstandsbewußtsein überbaut. Im Kindesalter kommt das Bewußtsein seiner selbst, das Ich-Bewußtsein, hinzu, zur Zeit der Pubertät eine weitere, mit höherem Freiheitgrad und Selbstbesinnung verbundene Bewußtseinsstufe. Irgendwie hängt die Fähigkeit zu den verschiedenen Stufen mit der Hirnentwicklung zusammen. Das gehört aber nicht mehr zum Thema der Schlaf-Wach-Regelung.
Wichtig für dieses Thema ist vielmehr die *Frage nach dem ersten Schritt*: Welche Vorgänge führen vom bewußtlosen Leben des Embryonalzustandes oder des traumlosen Tiefschlafs zur Wachheit – und sei es auch nur zu dem primitiven gegenstandslosen Wachbewußtsein des Säuglings –, vom pflanzenhaften Vegetieren zum Seelenleben? So wie die Biologie ganz allgemein nicht die Lehre vom Leben sondern bloß von den Lebensäußerungen ist (*Orthner* 1949), so kann sie auch diesen rätselhaften Schritt nicht wirklich erklären sondern nur seine physiologischen Begleiterscheinungen studieren und zu ergründen trachten, unter welchen anatomischen Voraussetzungen er zustande kommt.
Schlaf ist der *primäre Zustand des Organismus* (*Camp* 1940). In die Schichtenlehre von *N. Hartmann* (1940) übersetzt, gehört der erlebnisfreie Tiefschlaf zur zweiten (organischen) Schicht. Der

Übergang vom Vegetieren zum Erleben bedeutet das Hervorwachsen der dritten (seelischen) Schicht aus der zweiten. *Dieser Schritt im Aufbau der realen Welt ist uns seiner Natur nach unbegreiflich*, zum Unterschied von den Schritten, die die beiden unteren (räumlichen, materiellen) und die beiden oberen (unräumlichen, immateriellen) Schichten miteinander verbinden: Unter welchen Bedingungen aus anorganischem Sein (1. Schicht) Lebewesen (2. Schicht) im Schöpfungsprozeß entstehen können, lernen wir mit naturwissenschaftlicher Methodik allmählich verstehen. Wie aus dem primitivsten Erleben und weiteren Zwischenstufen der 3. Schicht schließlich das dem Menschen eigentümliche geistige Sein (4. Schicht) mit seinem reflektierenden Selbstbewußtsein entsteht, können wir an unseren Kindern mit geisteswissenschaftlicher Methodik studieren. Zwischen der 2. und 3. Schicht „klafft aber der Hiatus der Seinsstruktur", wie *Hartmann* sagt. „Das große Rätsel ist gerade, daß der Schnitt mitten durch das Menschenwesen hindurchgeht, und zwar ohne es zu zerschneiden. Die Schichtendistanz zwischen Organischem und Seelischem bedeutet eben nicht Geschiedenheit, sondern gerade Verschiedenheit in der Verbundenheit; aber freilich eine radikale, in der kategorialen Struktur selbst verwurzelte Verschiedenheit."

Bewußtsein ist also mehr als einfaches (pflanzliches) Leben. Diese Steigerung wird in der deutschen Sprache mit dem Präfix „Er-" gut ausgedrückt: *Überall wo Leben sich in Erleben steigert, ist Bewußtsein vorhanden.*

Hierzu ist zweierlei festzustellen: 1) *Die Steigerung kann von keinem Lebewesen dauernd aufrecht erhalten werden.* Aus dem Zustand des Erlebens sinkt der Organismus *zum Zwecke der Erholung* in rhythmischem Wechsel in den Zustand des bloßen Vegetierens, des traumlosen Tiefschlafes zurück. 2) *Die Fähigkeit, das Leben zum Erleben zu steigern, ist*, wenigstens bei den höheren Wirbeltieren und beim Menschen, *untrennbar gebunden an die Intaktheit eines bestimmten Neuronensystems im Hirnstamm.* Das ergibt sich ohne jeden Zweifel aus der tierexperimentellen Forschung, aus der Entwicklungsgeschichte und aus den Befunden der Neuropathologie. Die folgenden Ausführungen sollen ein Beitrag zu dieser Erkenntnis sein. Jene Teile des Hirnstamms, deren Funktion es dem Lebewesen ermöglicht, aus dem Zustand des bloßen Lebens zeitweise in den Zustand des Erlebens überzutreten, bezeichnen wir als *Wachzentrum.*

Zum Erleben gehört auch das *Traumerleben.* Die mit Träumen verbundenen Phasen des „paradoxen" Schlafes sind Unterbrechungen des „langsamen" traumlosen Schlafes. Nach Untersuchungen an Tieren hängt die Fähigkeit zu „paradoxem" Schlaf mit der Unversehrtheit rhombenzephaler Areale zusammen (Näheres s. *Jouvet* S. 103 ff.). Wahrscheinlich ist es auch beim Menschen so; wir haben darüber noch kaum Befunde. Die zentralnervöse Erholung bleibt unvollständig, wenn die Traumphasen unterdrückt werden (*Moruzzi* 1966).

Zur Beantwortung von zerebralen Zuordnungsfragen eignen sich pathologische Prozesse in erster Linie dann, wenn man aus ihrem Gewebsbild schließen kann, daß sie die normale Funktion ausgeschaltet haben. Das ist vor allem bei vaskulär bedingten Nekrosen und bei zerstörend wuchernden Geschwülsten der Fall, weniger bei entzündlichen Prozessen, die die Funktion oft nur im Sinne der Störung oder Erregung beeinträchtigen. Akute Kreislaufstörungen sind häufig nur bedingt geeignet, denn hier reicht die Funktionsstörung zunächst viel weiter als die anatomisch nachgewiesene Nekrose. Bei rasch wachsenden Tumoren muß sich der Vergleich mit dem klinischen Bild oft auf die Zeit wenige Tage vor dem Tod beschränken; auch ist zu bedenken, daß eine intrakranielle Drucksteigerung die ganze Hirnfunktion beeinträchtigt, weshalb z. B. eine Bewußtseinstrübung nicht ohne weiteres auf eine etwa nachgewiesene lokale Schädigung des Hirnstamms bezogen werden kann, wenn gleichzeitig Hirndruck bestand. Schließlich: Die Atmungsregulationszentren im oberen verlängerten Mark reagieren offenbar sehr empfindlich sowohl auf lokale Drucksteigerung als auch auf dysorische Vorgänge in der Nachbarschaft von Geschwülsten, Entzündungen oder

Kreislaufstörungen. Deshalb ist bei Hirnstammprozessen stets zu erwägen, ob eine klinisch festgestellte Bewußtseinstrübung nicht etwa mit allgemeinem Sauerstoffmangel infolge Störung des Atemzentrums zusammenhängt. — Aus all dem ergibt sich, daß auch von den klinisch ausreichend analysierten Fällen nur ein Bruchteil für lokalisatorische Fragestellungen herangezogen werden kann.

Die Kenntnis eines sehr großen Materials von Fällen der Literatur und der eigenen Beobachtung hat folgendes immer wieder gezeigt: Erstens, Störungen des Bewußtseins treten vornehmlich bei Schädigungen *ventrikelnaher Hirngebiete des basalen Zwischenhirns und des Mittelhirns* auf. Prozesse in Hirngebieten, die weiter vom 3. Ventrikel und Aquädukt abliegen, können das Bewußtsein indirekt beeinflussen, sei es durch allgemeine Hirndrucksteigerung, sei es durch eine Massenverschiebung, die zur Einklemmung ventrikelnaher Gebiete am Tentoriumschlitz oder zur Behinderung der Blutversorgung geführt hatte. Zweitens, innerhalb der für die psychischen Grundfunktionen (die das *Erleben* aufbauen und modifizieren) wesentlichen ventrikelnahen Gebiete des basalen Zwischenhirns und des Mittelhirns zeichnen sich funktionelle Schwerpunkte ab: 1) Die Wachfunktion bedarf der Intaktheit eines Areals, das die ventrikelnahen Gebiete des hinteren Hypothalamus und des Mittelhirns umfaßt; es entspricht der ergotropen oder dynamogenen Zone von *W. R. Hess* (1947). Hier liegt ein System, das die Tätigkeit des Großhirns desynchronisiert und damit aktiviert: Aktivierendes Hirnstammsystem (*Moruzzi* und *Magoun* 1949). Die Abgrenzung der ergotropen Zone in der Abb. 15 nimmt das Ergebnis der hier darzustellenden Untersuchungen vorweg.

Auf die Befunde, die für die Abgrenzung der übrigen Zonen sprechen, wird, da nicht zur Schlaf-Wach-Regelung gehörig, nur kurz hingewiesen: 2) Die trophotrope Zone (*Hess* 1947) enthält den

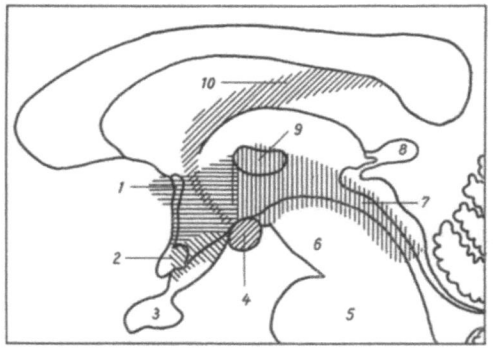 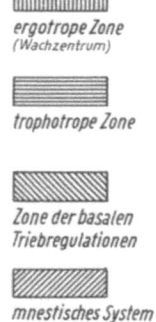

1 = vordere Kommissur, 6 = Mittelhirn;
2 = Chiasma opticum;   7 = Aquädukt;
3 = Hypophyse;   8 = Zirbeldrüse;
4 = Corpus mamillare;   9 = Massa intermedia;
5 = Brücke;   10 = Fornix

Abb. 15. Schema eines Sagittalschnittes durch den menschlichen Hirnstamm mit Darstellung der durch klinisch-anatomische Analysen von pathologischen Prozessen ermittelten Zonen, die wie die meisten zerebralen „Zentren" nicht als streng umschriebene Areale, sondern als Funktionsschwerpunkte aufzufassen sind (nach *Orthner* 1957)

funktionellen Gegenspieler der ergotropen Zone, der als endophylaktisches System der Wiederherstellung und Schonung des Organismus und der affektiven Entspannung dient. Zerstörende Prozesse lösen gehobene Stimmungslagen, Erregungen und Halluzinationen aus. Siehe die Fälle 14 und 15, Seite 77. 3) Die Zone der basalen Triebregulationen im Tuber cinereum enthält ein die Fortpflanzungsabläufe regulierendes Sexualzentrum und, in teilweisem Antagonismus zu diesem, ein Nahrungszentrum, das den Freßtrieb entfacht (*Orthner* 1968). Das Tuber cinereum hat nicht nur grundlegende Bedeutung für die beiden Grundtriebe des Lebens, sondern darüber hinaus für

den allgemeinen psychischen Antrieb. 4) Eingebettet in die primitiven markarmen Areale der Zonen 1–3 liegt das anatomisch höher differenzierte markreiche Corpus mamillare. Es dient der Merkfähigkeit und gehört deshalb mit seinen Bahnverbindungen, insbesondere dem in Archikortex entspringenden Fornix, zum mnestischen System (*Orthner* und *Rettinger* 1965).
Bei der Sichtung der Hirnstammprozesse, die für eine nähere Ortsbestimmung des Wachzentrums in Frage kommen, gehen wir von Prozessen aus, die im tieferen Hirnstamm oralwärts zerstörend vordringen; sie erscheinen geeignet, die kaudale Grenze jenes Hirnareals zu ermitteln, das für die Bewußtseinsfunktionen nötig ist. Von Prozessen, die diese Grenze in erheblichem Maße überschreiten oder von solchen, die primär oral von der zu ermittelnden Grenze entstehen, ist zu erwarten, daß sie gesetzmäßig zu Bewußtseinsstörungen führen. In gleicher Weise kann die orale Grenze anhand von Tumoren bestimmt werden, die in das Wachzentrum von oral her eindringen. Zur kaudalen und oralen Einengung der strittigen Gebiete tritt die laterale, dorsale und basale Grenzziehung durch entsprechende Krankheitsprozesse.

Neuropathologische Befunde, die zur Bestimmung der kaudalen Grenze des Wachzentrums beitragen können

Die älteren Tierversuche (*Breslauer* 1917) und klinischen Beobachtungen (*Reichardt* 1928, *Foerster* u. *Gagel* 1933) haben zu der weit verbreiteten Meinung geführt, daß das *verlängerte Mark* etwas mit der Bewußtseinsregulation zu tun habe. Es folgte die Entdeckung des aktivierenden Hirnstammsystems; da viele Physiologen dieses System der Formatio reticularis zuordneten und da die Formatio reticularis bis ins verlängerte Mark reicht, schien die Meinung der früheren Untersucher durch die moderne Physiologie bestätigt zu sein. Dieser Meinung mußte aber auf Grund neuropathologischer Befunde widersprochen werden (*Orthner* 1957). *Schädigungen der Medulla oblongata führen nicht durch Störung eines Wachsystems, sondern auf dem Umweg über atemlähmungsbedingten allgemeinen Sauerstoffmangel zu Bewußtseinsverlust.*
Die Formatio reticularis (*Feremutsch* u. *Simma* 1959, 1961) ist nicht einheitlich gebaut. Man versteht darunter die Summe der Grisea in der Haube des verlängerten Marks, der Brücke und des Mittelhirns, die nicht zu den Hirnnervenkernen, nicht zu den Relaiskernen des Kleinhirnsystems und auch nicht zu den Relaiskernen des Schleifensystems gehören (*Olszewski* 1954). Gegen die Gleichsetzung von aktivierendem System und Formatio reticularis ist vor allem einzuwenden, daß die oralen und kaudalen Grenzen nicht übereinstimmen. Oral reicht das aktivierende System ohne Zweifel bis ins Zwischenhirn; es gibt aber keine dienzephale Formatio reticularis. Kaudal reicht die Formatio reticularis bis zum Ende der Medulla oblongata. Die neuropathologischen Bedenken, Teile der Brücke und des verlängerten Marks noch zum Wachzentrum zu rechnen, finden eine Bestätigung in der Entdeckung, daß Brücke und verlängertes Mark keine weckenden, sondern im Gegenteil schlaffördernde Funktionen haben (*Moruzzi* 1963). Andererseits sprechen viele Beobachtungen dafür, daß auch die unmittelbar an den inneren Liquorraum grenzenden Gebiete des Mittel- und Zwischenhirns zum aktivierenden System gehören, also das zentrale Höhlengrau, das anatomisch nicht zur Formatio reticularis gehört. *Die neuropathologischen Befunde lassen es nicht zu, der Formatio reticularis eine uniforme Funktion im Sinne der Bewußtseinsaktivierung zuzuweisen, und die neueren physiologischen Befunde stimmen damit überein.*
Olszewskis (1954) negativer Definition der „klassischen" Formatio reticularis stehen Befunde (s. *Pilleri* 1965) gegenüber, die eine positive Definition ermöglichen könnten: Die meisten retikulären Nervenzellen teilen sich T-förmig in lange, stark verzweigte auf- und absteigende Äste, die weit auseinanderliegende Gebiete miteinander verbinden. Dieses Kriterium unterscheidet die retikuläre Formation von den spezifischen motorischen und sensorischen Kernen des Hirnstamms. Solche und

54 *Neuroanatomische Gesichtspunkte der Schlaf-Wach-Regelung*

andere Eigentümlichkeiten zeigt nach *Leontowich* u. *Zhukowa* (1963) aber nicht nur die klassische Formatio reticularis, sondern eine viel ausgedehntere Zellsäule, die vom Rückenmark bis zu den Stammhirnanteilen des Endhirns reicht. Zu diesem erweiterten „retikulären System" rechnen *Leontowich* u. *Zhukowa* auch das Höhlengrau des Hypothalamus und Mittelhirns. Ein wesentlicher Unterschied bleibt indessen: Das Höhlengrau ist kleinzellig und markarm, die klassische Formatio reticularis hingegen hat größere Nervenzellen und ist ausgesprochen reich an markhaltigen Axonen (*Spatz* 1935). Es ist vorerst nicht zu erkennen, auf welche Weise diese beiden Strukturen beim Zustandekommen der psychischen Grundphänomene zusammenwirken.

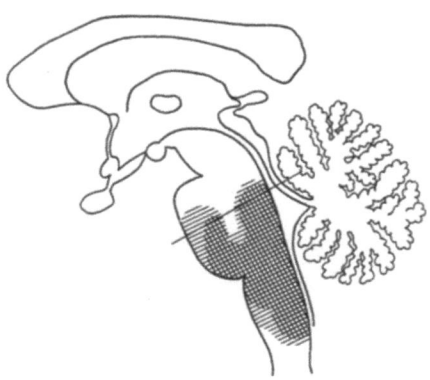

Fall 1. 116/53 Alwin L., 14 Jahre. *Gangliozytom mit maligner Entartung des gliösen Anteils. Krankheitsdauer: 21 Monate. Bewußtsein:* Verständigungsmöglichkeit bis zum vorletzten Lebenstag. Dann allmähliche Atemlähmung. Siehe Abb. 18 und 19

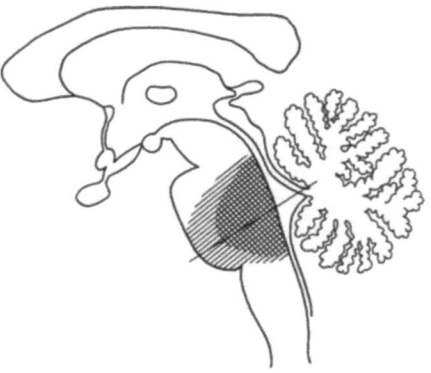

Fall 2. 73/50 Anna H., 54 Jahre. *Malignes Glioblastom. Krankheitsdauer: 11 Monate. Bewußtsein:* Wenige Stunden vor dem Tod an plötzlicher Atemlähmung noch Stereognosieprüfung möglich. Siehe Abb. 20

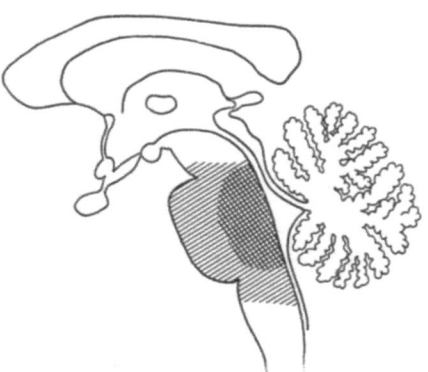

Fall 3. 37/61 Angelika F., 8½ Jahre. *Malignes Glioblastom mit spongioblastomatöser Umgebung. Krankheitsdauer: 3 Monate. Bewußtsein:* Perioden heiterer Erregtheit mit Redeschwall. Narkolepsie. Noch 1 Stunde vor dem Tod an plötzlichem Atemversagen sprachliche Verständigung

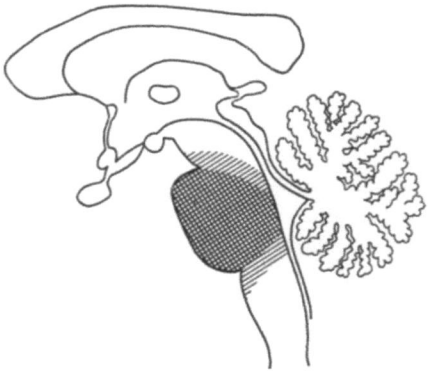

Fall 4. 2/60 Rosemarie, 4,11 Jahre. *Malignes Glioblastom. Krankheitsdauer: 3 Monate. Bewußtsein:* Durch wechselnde Behinderung der Liquorzirkulation zeitweise getrübt, aber noch 4 Tage vor dem Tod Verständigung möglich. Gelegentlich Zwangslachen

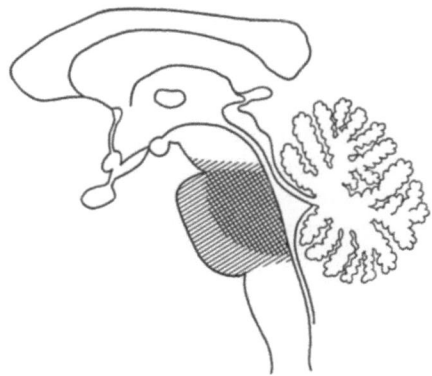
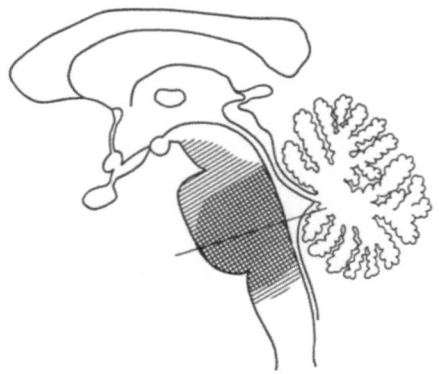

Fall 5. 258/56 Waltraud W., 16 Jahre. *Malignes Glioblastom. Krankheitsdauer:* 32 Tage. *Bewußtsein:* Bis zum plötzlichen Tod an Atemversagen klar. Leichte Euphorie. Siehe Abb. 21 und 22

Fall 6. 30/55 Ferdinand S., 8,5 Jahre. *Malignes Glioblastom. Krankheitsdauer:* ½ Jahr. *Bewußtsein:* Bis 1 Woche vor dem Tod klar. Dann Trübung durch zunehmenden Hirndruck. Siehe Abb. 23

Abb. 16. Der Fall 1 ist als Fall 3 von *Kasch* (1961) eingehend beschrieben; = Fall 2 von *Specht* (1964). – Der Fall 2 ist als Fall 7 von *Kasch* (1961) eingehend beschrieben; = Fall 4 von *Orthner* (1957) = Fall 3 von *Specht* (1964). – Der Fall 3 = Fall 4 von *Specht* (1964). – Fall 4 = Fall 5 von *Specht* (1964). – Der Fall 5 ist als Fall 4 von *Kasch* (1961) eingehend beschrieben; = Fall 7 von *Specht* (1964). – Der Fall 6 ist als Fall 2 von *Kasch* (1961) eingehend beschrieben; = Fall 8 von *Specht* (1964)

Eine wesentliche Antwort auf die Frage, welche Bereiche des tieferen Hirnstammes für die Wachfunktion nötig sind, brachte die systematische Untersuchung von *Tumoren der Brücke.* Nicht nur die Lokalisation, sondern auch der Umstand, daß sie – im Gegensatz zu den Gewächsen des Kleinhirns und des verlängerten Marks – sehr oft ohne Hirndruckerscheinungen einhergehen, machen die Brückentumoren für die Ermittlung der Bewußtseinssubstrate geeignet.

Da einer operativen Behandlung nicht zugänglich, enden sie immer tödlich. Der Tod erfolgt in der Regel an Atemlähmung; die Tätigkeit des Atemzentrums im oberen verlängerten Mark wird durch den kaudalwärts vordringenden Tumor gestört, wobei nicht immer ein direkter Befall der Medulla oblongata nachzuweisen ist; offenbar kann die Läsion zentraler Instanzen zu einem reflektorischen Aussetzen der Atmungsautomatik führen.

Aus einem größeren Material erschienen 9 Fälle, die in den Jahren 1950–1963 zur Untersuchung gelangt waren, für die Fragestellung geeignet. Über das Ergebnis haben *Kasch* (1961) und *Specht* (1964) bereits berichtet. 7 dieser Fälle sind in den Abbildungen 16 bis 25 dargestellt. Eine Patientin war älter (54 Jahre). Die übrigen 6 waren Kinder und Jugendliche im Alter von 5 bis 16 Jahren.

Die bekannte Erfahrung, daß Tumoren der ontogenetisch alten Hirnteile, wie die des Hirnstamms und des medialen Kleinhirns, vorwiegend im Kindes- und Jugendalter auftreten, bestätigt sich hier. *Kautzky* (1959) führt dieses Phänomen auf das individuelle Alter der verschiedenen Hirnregionen zurück. Die Neigung zu blastomatöser Entartung wird von den ontogenetisch alten Hirnteilen früher erreicht, weil ihre Zellen früher ausgereift sind.

Die Möglichkeiten, etwas über das Bewußtsein kleinerer Kinder in Erfahrung zu bringen, haben gewisse Grenzen. Wie *Specht* (1964), der die klinische Beobachtung in unseren Fällen vorgenommen hat, ausführt, lassen sich aber auch bei Kindern, bei denen eine verbale Kommunikation noch nicht statthat, die Grundfunktionen des Bewußtseins, wie Wachheit, unterscheidende Aufmerksamkeit, Fixierbarkeit und einfache Orientierung, vom Verhalten her beurteilen.

In allen Fällen handelte es sich um solitäre Gewächse der Brücke. Fünfmal wurde ein malignes Glioblastom diagnostiziert, einmal ein maligne entartetes Astrozytom und einmal ein Gangliozytom, dessen gliöser Anteil maligne entartet war. Die Prozeßausbreitung wurde in histologischen Stufenschnitten genau bestimmt. In den Abbildungen sind in das

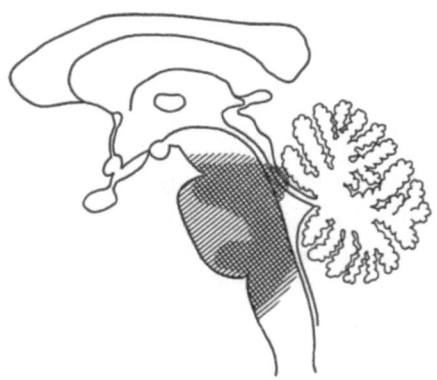

Fall 7. 135/57 Christa B., 5,3 Jahre. *Maligen entartetes Astrozytom. Krankheitsdauer: 74 Tage. Bewußtsein:* Anfänglich heitere Erregtheit. Bis in die letzten Lebensstunden vor der Atemlähmung wird das Verhalten der Umgebung mit Gesten und Lallen beantwortet. Siehe Abb. 24 und 25

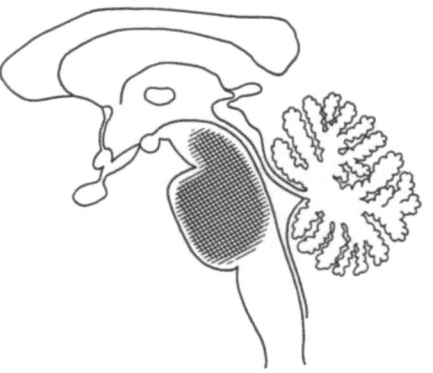

Fall 8. 38/52 Johann Z., 48 Jahre. *Magenkarzinommetastase.* 11 Tage vor dem Tod an Bronchopneumonie zunehmende Benommenheit, schließlich tiefe Bewußtlosigkeit. Kein Hirndruck, keine Zeichen ergotroper Erregung

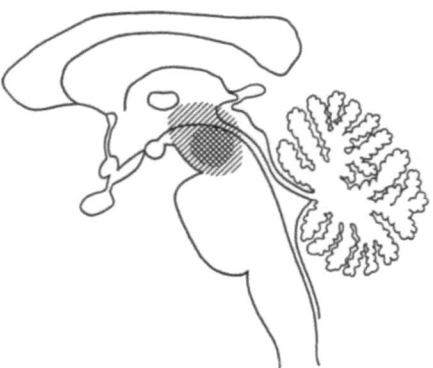

Fall 9. 72/58 Hermann F., 55 Jahre. *Retikulom des Mittelhirns und Hypothalamus. Krankheitsdauer:* 2 Monate. Zunächst erregt und euphorisch, später hochgradig verlangsamt. Zuletzt *Dauerschlaf*

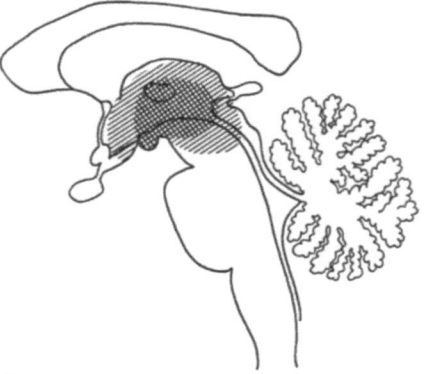

Fall 10. 75/53 Lina A., 49 Jahre. *Monstrozelluläres Sarkom. Krankheitsdauer:* 9 Monate. Müdigkeit, Schlafsucht, Dauerschlaf, zuletzt *schlafähnliche Bewußtlosigkeit*

Neuropathologische Befunde 57

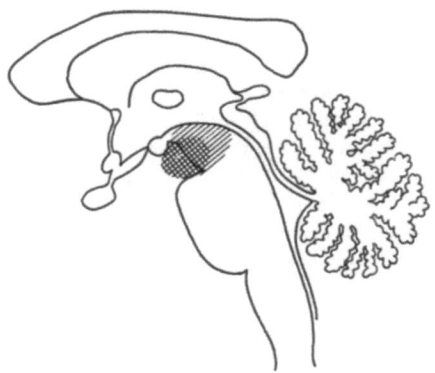

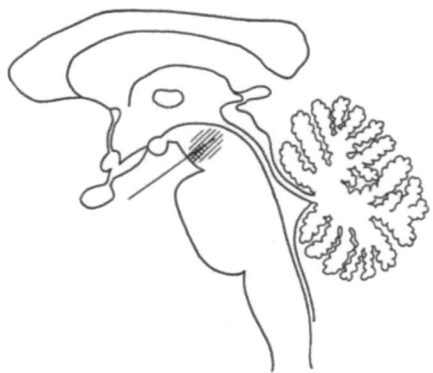

Fall 11. 19/55 Otto R., 47 Jahre. *Aneurysmablutung. Krankheitsdauer: 4 Monate.* Zunächst Somnolenz, in den letzten Lebenswochen *Stupor* („apallisches Syndrom")

Fall 12. 73/57 Georg E., 47 Jahre. *Doppelseitige Mittelhirnerweichung* bei Endokarditis. *Krankheitsdauer: 27 Tage.* Zunächst Bewußtlosigkeit, dann traumhaft-halluzinatorische Verwirrtheit („*Hallucinose pedonculaire*")

Abb. 17. Der Fall 7 ist als Fall 1 von *Kasch* (1961) eingehend beschrieben; = Fall 9 von *Specht* (1964). – Der Fall 8 ist als Fall 6 von *Kasch* (1961) eingehend beschrieben. – Der Fall 9 ist als Fall 6 von *Orthner* (1961) näher beschrieben. – Der Fall 10 = Fall 1 von *Orthner* (1957) und als Fall 14 von *Orthner* (1961) näher beschrieben. – Der Fall 11 ist als Fall 6 von *Orthner* (1957) und als Fall 1 von *Orthner* (1961) näher beschrieben

Schema der Sagittalschnitte die Totalzerstörungen dicht, die Teilzerstörungen dünn schraffiert. Unter „Totalzerstörung" sind nur Prozesse gemeint, die mit Sicherheit die Funktion links und rechts vernichtet haben. Bei den „Teilzerstörungen" handelt es sich entweder um doppelseitige infiltrative Prozesse, bei denen Nervenzellen und Nervenfasern möglicherweise noch funktioniert haben, oder um einseitige Zerstörungen. Man sieht, daß die Brückenhaube und damit die Formatio reticularis pontis in den Fällen 3, 5, 6 und 7 total zerstört war, in den Fällen 1, 2 und 4 partiell.

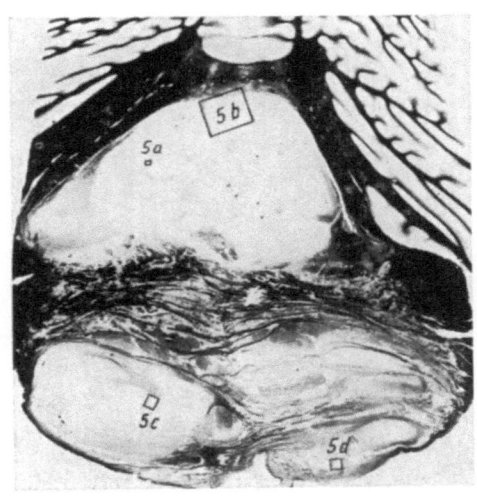

Abb. 18. Fall 1. Querschnitt durch die mittlere Brücke (Lage und Richtung des Schnitts s. Abb. 16). Ein Ganglozytom der Brückenhaube wölbt sich als ein total entmarkter Knoten in den 4. Ventrikel vor und engt diesen spaltförmig ein. Der basale Teil des Brückenfußes ist durch ein infiltrierend wucherndes Gewächs aufgetrieben und mehr oder weniger entmarkt. Markscheidenfärbung nach Heidenhain-Woelcke, 1,5·1. 5a–5d = Ausschnitte aus Nachbarschnitten, in Abb. 19 stärker vergrößert

Im Falle 1 lag eine seltene Mischgeschwulst der Brückenhaube vor, deren Hauptstruktur ein sehr zelldichtes, in Zügen und Quirlen durcheinanderwachsendes, mitosenhaltiges Sponglioblastom ist (Abb. 19b). Es handelt sich aber nicht um ein gewöhnliches malignes Sponglioblastom, sondern die Anwesenheit von zahlreichen großen, vielfach atypischen, auch doppelkernigen Nervenzellen, die nicht Reste des normalen Parenchyms sein können (Abb. 19a), lehrt, daß ein *Gangliozytom* vorliegt, dessen gliomatöser Anteil maligne entartet ist. Auch lipomatöse Partien kommen vor (Abb. 19a). Die Abbildung 18 zeigt den völlig entmarkten, den 4. Ventrikel spaltförmig einengenden Tumorknoten, durch welchen die bodenständigen Gewebe der Haube und damit der Formatio reticularis in den unteren ²/₃ der Brücke vollkommen zerstört sind. Der Brückenfuß ist teils infiltrierend (Abb. 19d) teils zerstörend (Abb. 19c) von einem mehr oder weniger bösartigem Gliom durchsetzt. (Die Benennung „Gangliozytom" richtet sich nach der Nomenklatur von *Zülch* (1956), die darauf verzichtet, die in den Ganglienzellgeschwülsten fast immer mehr oder weniger starken Glia- und Bindegewebswucherungen im Namen zum Ausdruck zu bringen. Nach *Henschen* (1955) könnte man von einem „amyelinischen Ganglioneurom mit lipomatösen Gewebspartien" sprechen.)

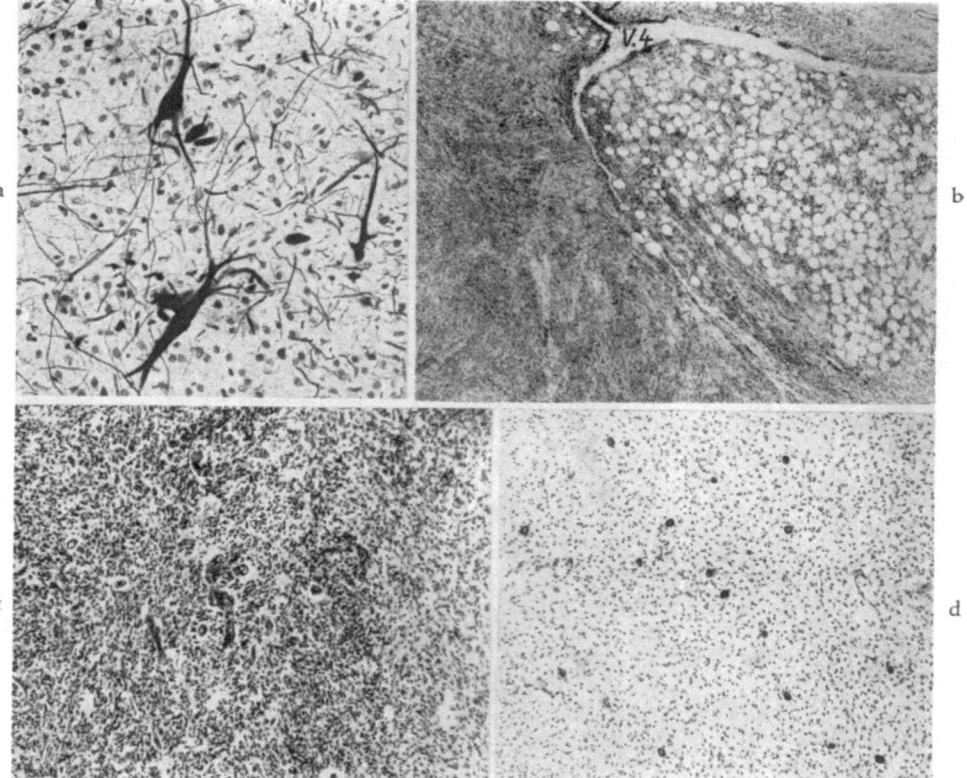

Abb. 19. Fall 1. Einzelheiten aus dem Gangliozytom der Brücke, Nachbarschnitte von Abb. 18.
a) Große tumoröse Nervenzellen aus der Brückenhaube links, Silberimprägnation nach Rogers, 137:1.
b) Li. spongioblastomatöse, re. lipomatöse Partie aus dem in den spaltförmig eingeengten 4. Ventrikel (V. 4) vorragenden Tumor. Kresylviolett, 18:1.
c) Maligen entartete Tumorpartie des Brückenfußes, Kresylviolett, 57:1
d) Astrozytomartige Partie aus dem Brückenfuß, Kresylviolett, 57:1

Abb. 20. Fall 2. a) Von Blutungen durchsetztes Glioblastom der Brückenhaube, das sich kegelförmig in den 4. Ventrikel vorwölbt. Keine deutliche Windungsabplattung. Geringfügige Erweiterung des 3. Ventrikels.
b) Frontalschnitt durch die li. Brückenhälfte in der in a) dargelegten Richtung. Die tumorös aufgetriebene Brückenhaube ist durch ein typisches, am Rand sehr gefäßreiches, zu nekrotischer Verödung neigendes Glioblastom substituiert, das alle bodenständige Elemente vernichtet hat. Kresylviolett-Färbung, 4,3:1.
1 = der spaltförmig eingeengte 4. Ventrikel

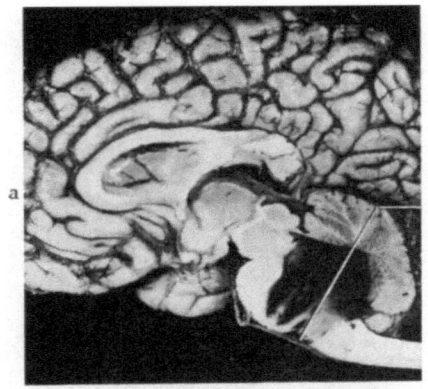

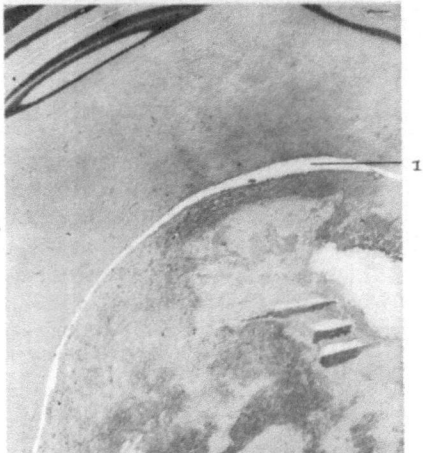

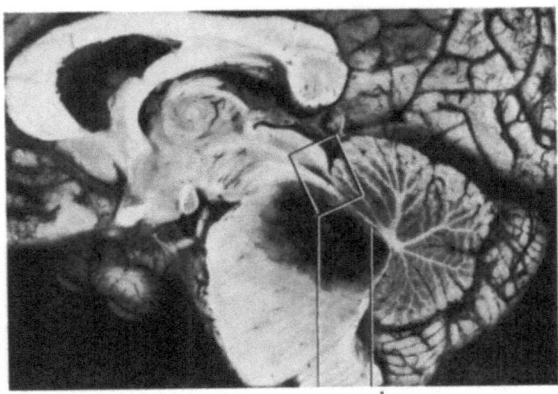

Abb. 21. Fall 5. Glioblastom der Brücke, dessen von Blutungen durchsetzter Haubenteil kegelförmig in den spaltförmig eingeengten 4. Ventrikel ragt. 22a: Ausschnitt des histologischen Schnittes Abb. 22a. 22b: Stelle des Ventrikelbodens, in Abb. 22b stark vergrößert

60 Neuroanatomische Gesichtspunkte der Schlaf-Wach-Regelung

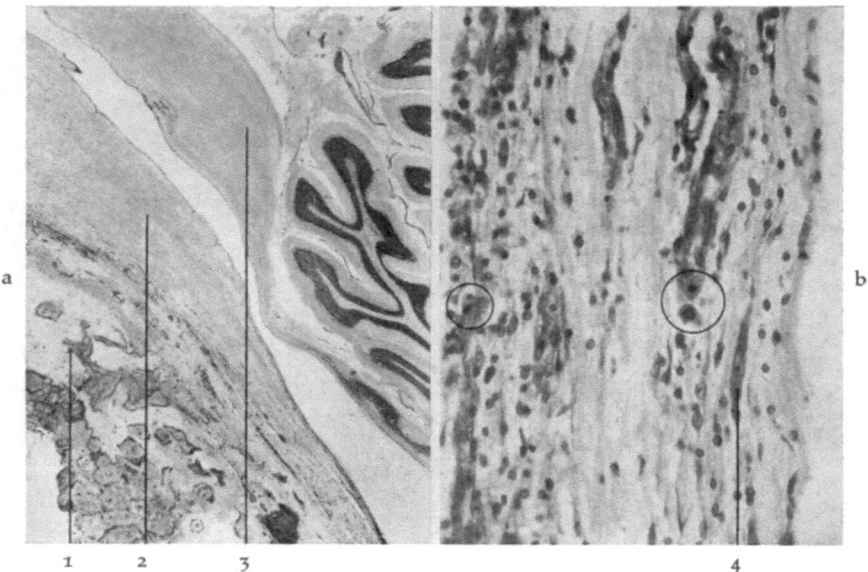

Abb. 22. Fall 5. Ausschnitte aus einem mit Kresylviolett gefärbten Schnitt der Schnittfläche Abb. 21.
a) Das Glioblastom (1) ist im Zentrum von Nekrosen und Zerfallszysten durchsetzt. Es weicht im Bereich der Mittelhirnhaube (2) vom Ventrikelboden zurück. 3 = Vierhügelplatte. Maßstab 5,3:1.
b) Boden des 4. Ventrikels. Die tumorösen Gefäßschlingen reichen bis an die Oberfläche. Mit Ausnahme einzelner plattgedrückter Nervenzellen (4) ist alles bodenständige Gewebe zerstört. Innerhalb der Kreise mesenchymale Mitosen. Maßstab 203:1.

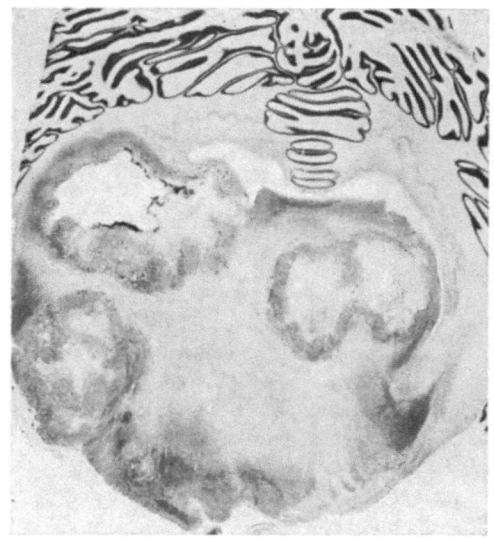

Abb. 23. Fall 6. Ein malignes Glioblastom, das 3 große Zerfallszysten bildet, hat die Brückenhaube total zerstört. Schnittrichtung siehe Abb. 16. Kresylviolett, 1,3:1

Abb. 24. Fall 7. Maligne entartetes Astrozytom, das die ganze Brücke durchsetzt und hochgradig auftreibt. 25 = Bereich des histologischen Schnittes Abb. 25

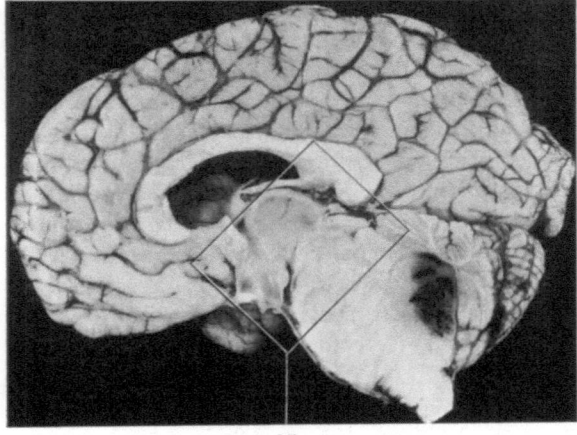

Die meisten dieser Tumoren sind histologisch als *maligne Glioblastome* vom fusiformen Typ anzusprechen. Sowohl der gliöse als auch der mesenchymale Gewebsanteil zeigt alle Kennzeichen der Bösartigkeit: Mitosen, unruhige Webung und starke Zelldichte der überwiegend spindeligen Gliazellen; die am Rand in Schlingen, Girlanden und Knäueln wuchernden Kapillaren (Abb. 20b, 22b) zeigen ebenfalls Teilungsfiguren (Abb. 22b). Blutungen (Abb. 20a, 21), große zentrale Nekrosen (Abb. 20b) und Zerfallszysten (Abb. 22a, 23) charakterisieren diese Geschwülste. – Im Falle 7 war (Abb. 24, 25) die Wucherung rein gliös, ohne deutliche Beteiligung des Bindegewebes an der malignen Entartung.

In allen Fällen entwickelte sich nach unterschiedlichen Initialsymptomen ziemlich rasch eine charakteristische Brückensymptomatik mit Hirnnervenparesen, Blickparesen, Nystagmus,

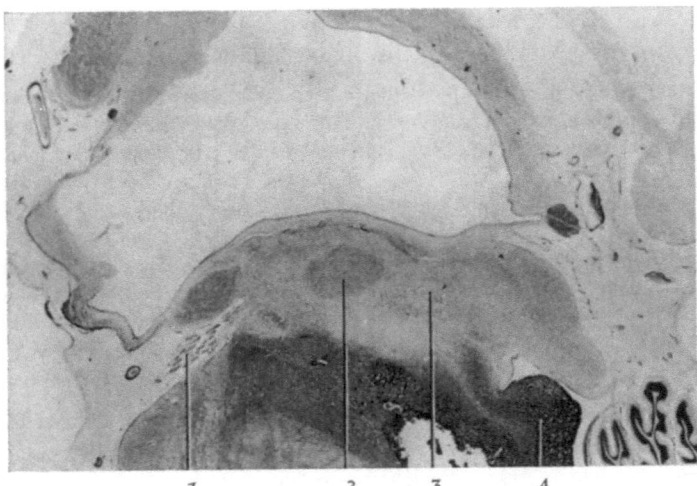

Abb. 25. Fall 7. Sagittalschnitt, ein wenig re. von der Mittellinie. Von der Brücke her wächst ein sehr zellreiches malignes Gliom zerstörend in das Mittelhirn ein. Kresylviolett, 2,2:1.
1 = III-Wurzel; 2 = Nucleus ruber; 3 = Formatio reticularis mesencephali; 4 = besonders zelldichter, gegen den oberen Teil des 4. Ventrikels vorspringender Tumorzapfen

Ataxie und je nach Beteiligung des Brückenfußes ein- oder doppelseitiger Spastik. Schwindel und Erbrechen waren immer vorhanden. Die Höhenlokalisation der Hirnnervenausfälle stimmte stets mit der anatomisch nachgewiesenen Prozeßausbreitung überein: Immer waren beide Abducentes und das pontine Blickzentrum, bei den höher hinaufreichenden Geschwülsten auch der motorische Trigeminusanteil betroffen. — Das Elektroenzephalogramm zeigte insgesamt viel Übereinstimmung, nämlich eine leichte Beeinträchtigung der bioelektrischen Erscheinungen, keine schwereren Veränderungen (Näheres s. *Specht* 1964). — Obwohl bulbäre Sprachstörungen, Spastik und Ataxie die Mitteilungsfähigkeit in den meisten Fällen stark einschränkten, gaben die allgemeinen Umweltsbeziehungen (Kontakt mit dem Pflegepersonal, Verhalten bei Besuchen, bei pflegerischen und ärztlichen Maßnahmen) noch genügend Aufschlüsse hinsichtlich Wachheit, Aufmerksamkeit, Fixierbarkeit, Unterscheidungsvermögen und Wiedererkennen.

Fall 5 als Beispiel: Die Brückenhaube war total zerstört (Abb. 16, 21, 22), der Brückenfuß jedoch weniger geschädigt, so daß die motorischen und sprachlichen Leistungen nicht völlig aufgehoben waren. Bis zu dem unvermittelt einsetzenden Atemversagen war aus dem Verhalten und den Äußerungen dieses 16jährigen Mädchens Bewußtseinsklarheit abzulesen. Da niemals Hirndrucksymptome beobachtet wurden, schloß das Krankenblatt mit der Vermutungsdiagnose einer Entmarkungsenzephalitis des Hirnstamms.

Es kann nach diesen und anderen Befunden (siehe z. B. *Kristiansen* 1965; *Paillas* et al. 1965, Fall 3) *keinem Zweifel unterliegen, daß die Unversehrtheit der Formatio reticularis pontis nicht zu den unerläßlichen Voraussetzungen der Bewußtseinsgrundfunktionen gehört.*
Nach *Batini* et al. (1958) ist das rostrale Segment der Formatio reticularis pontis ein besonders wirksamer Aktivator des Wachzustandes. Rostropontine Durchtrennungen (etwas vor den Trigeminuswurzeln) führen bei der Katze zu Dauerschlaf mit Miosis und synchronisiertem EEG. Betrachtet man die Zerstörungen in unseren Fällen 3, 5, 6 und 7, dann kann dieses Areal für die Wachfunktion des Menschen nicht sehr wesentlich sein. Auch bei akuter Totalzerstörung der Brücke kann der Mensch zum Unterschied von den Tieren ein rasches Wach-EEG zeigen (*Chatrian* et al. 1964). Ist das der Ausdruck eines echten Unterschiedes zwischen Tier und Mensch, der für den Menschen charakteristischen „Zerebration"?

Rupp et al. (1966) beschreiben Bewußtseinsstörungen in 53 Fällen von Kreislaufschäden der Brücke. Die Läsionen reichten 8mal bis ins Mittelhirn, 2mal waren beide Hinterhauptslappen mitbefallen. — Da bei vaskulären Insulten die Funktionsstörung erfahrungsmäßig zunächst viel weiter reicht als die anatomisch nachweisbare Nekrose (Seite 51), beweisen diese Fälle nicht, daß die Ausschaltung der Brückenhaube allein und ohne funktionelle Mitbeteiligung höherer Hirnstammabschnitte Bewußtseinsminderungen erzeugen kann. — Patienten mit Thrombosen der A. basilaris sind wegen der Schädigung der zentralen motorischen Neurone unterhalb des N. oculomotorius häufig stumm und akinetisch; dieser Zustand ist von der Bewußtseinsminderung des „akinetischen Mutismus" (s. Seite 69 f.) zu trennen, weil aus den Bewegungen der Augen und Oberlider bewußte Zuwendung abgelesen werden kann (*Kemper* u. *Romanul* 1967). *Halsey* u. *Downie* (1966) berichten über Fälle von Enthirnungsstarre durch ausgedehnte Brückenzerstörung mit erhaltenem Bewußtsein.

Der *Schlaf-Wach-Rhythmus* war bei keinem unserer Patienten auffällig. Polygraphische Registrierungen wurden nicht durchgeführt, so daß wir vorläufig nicht wissen, ob die Phasen des paradoxen Schlafes auch beim Menschen wie bei der Katze (s. *Jouvet* S. 103 ff.) nach Zerstörungen in der Brücke, insbesondere der Gegend des Locus coeruleus, verschwinden.

Lenard (1968) fand bei einem 7jährigen Kind 75 Tage nach einem stumpfen Schädeltrauma eine Störung des zyklischen Schlafablaufs mit deutlicher Verminderung der REM-Phasen. Der Junge war

„immer gut gelaunt", er wirkte bei der Untersuchung übertrieben kooperativ und etwas distanzlos. Eine doppelseitige Abduzens-Parese, verbunden mit linksseitiger Hypoglossus-Parese und Rumpfataxie, wies auf eine doppelseitige Schädigung des Pons hin, die man als sekundäre Traumafolge im Sinne von *Jellinger* (1967) deuten muß.

Batini et al. (1958) haben gezeigt, daß die Durchtrennung der Brücke kaudal von den Trigeminuswurzeln bei der Katze zu verlängerten Wachzuständen auf Kosten seltenerer und kürzerer Schlafzustände führt. Das niedervoltige schnelle Wach-EEG macht bei diesen Tieren 70—90% gegenüber normalerweise 20—50% aus: Der normale Schlafrhythmus sei bei der „mittelpontinen Katze" gestört und durch einen *Dauerzustand von Vigilanz* (bis zu siebentägiges Überleben) ersetzt. — Bei unseren Kranken konnten wir zwar Schlafminderungen nicht sicher objektivieren. Eine besondere Vigilanz fiel uns jedoch bei zerstörenden Brückenprozessen schon lange auf, was dazu beigetragen hat, der weit verbreiteten Meinung zu widersprechen, die Formatio reticularis pontis gehöre zum aktivierenden System (*Orthner* 1957). Die durch die italienischen Autoren eingeleitete Umwälzung in den physiologischen Vorstellungen, die zur Entdeckung der *rhombenzephalen Schlafzentren* führte, bestätigte diese klinisch-neuropathologische Auffassung. Wie *Kasch* (1961) und *Specht* (1964) berichteten, war bei 4 unserer Fälle (Nr. 3, 4, 5, 7) eine auffallende heiter-gehobene Stimmung festzustellen, die zu dem schweren Leidenszustand und dem Vernichtungsgefühl des drohenden Atmungsversagens kontrastierte. Die oben geschilderte Beobachtung von *Lenard* (1968) gehört wahrscheinlich hierher. Es ist zu erwägen, ob das erethische Wesen und die psychomotorische Enthemmung dieser Kinder der besonderen Wachheit der mittelpontinen Katzen vergleichbar ist und als *pontine Vigilanzsteigerung* (Tabelle 1, Nr. 1) bezeichnet werden kann.

Pathologisches Lachen und Weinen ist nach *Cantu* u. *Drew* (1966) ein Frühsymptom von raumbeengenden Prozessen, die vom Klivus her gegen die Brücke vordringen.

Die Tierversuche von *Jouvet* (s. S. 103 ff.) bringen eine *lokalisatorische Gliederung der pontinen Schlafzentren*: Danach ist ein medianes Serotonin-reiches Raphe-System für den langsamen Schlaf verantwortlich, das Noradrenalin-reiche System des Locus coeruleus hingegen für den paradoxen Schlaf. Zerstörungen des letzteren unterdrücken den paradoxen Schlaf, ohne zunächst den langsamen Schlaf und die Wachzustände zu verändern; nach 2 Wochen können aber halluzinatorische Zustände auftreten (Seite 71). — Subtotale Zerstörungen des Raphe-Systems führen in den ersten 3 bis 4 Tagen zu permanenter Wachheit, gefolgt von hochgradiger Schlafminderung. Beschränkt sich die Läsion auf rostrale Gebiete der Brückenraphe, dann können Episoden paradoxen Schlafes auftreten, die — bei fehlendem langsamen Schlaf — wie narkoleptische Anfälle aus dem Wachstatus heraus erfolgen. Der Fall 3 (Abb. 16) enthält eine Parallele zu diesem Experiment: Dieses 8½jährige Mädchen zeigte in der 4. Krankheitswoche wiederholt, schließlich bis zu 60mal am Tage, kurzdauernde narkoleptische Zustände, die sich durch Ephetonin verhindern ließen.

Das Bild wird schlagartig anders, wenn der *zerstörende Prozeß von der Brücke her in stärkerem Maße in das Mittelhirn eindringt*: Das Bewußtsein ist dann in irgendeiner Form getrübt oder eingeengt, wobei die ganze Skala der Bewußtseinsstörungen beobachtet wird, die von der leichten Benommenheit bis zum tiefen Koma reicht. Das EEG verhält sich entsprechend. Freilich fällt die Entscheidung, ob eine festgestellte Bewußtseinstrübung auf die lokale Beeinträchtigung des Wachsystems oder aber auf allgemeinen Hirndruck zu beziehen ist, besonders schwer, kommt es doch in der Enge des Tentoriumschlitzes fast regelmäßig zur Einklemmung und auf dem Wege über Liquorabflußstauung zu einer allgemeinen Drucksteigerung im supratentoriellen Schädelraum. Will man nicht, wie *Pia* (1957), in allen

Bewußtseinsminderungen durch Hirndruck ein Schädigungssymptom des aktivierenden Systems durch Mittelhirneinklemmung erblicken – wofür der anatomische Nachweis fehlt –, so kann eine solche Störung nur dann mit Sicherheit auf eine autoptisch verifizierte Schädigung des Hirnstamms bezogen werden, wenn Hirndruckzeichen weder klinisch (Stauungspapille) noch anatomisch (allgemeine Windungsabplattung, Erweiterung der oralen Ventrikelabschnitte) nachzuweisen sind. Das ist verhältnismäßig selten. Der Fall 8 (Abb. 17) gehört hierher.

Die Gesamtheit dieser Befunde läßt den Schluß zu, daß die kaudale Grenze des Wachzentrums an der Mittelhirn-Brücken-Grenze oder in der obersten Brücke liegt.

Tabelle 1: Bewußtseinsstörungen bei Schädigungen des Hirnstamms

Nr.	Bezeichnung	Definition und Symptomatologie	Lokalisation der Schädigung	Kasuistische Beispiele
1	**Pontine Vigilanz-Steigerung**	heiter-gehobene Stimmung. Affektive oder psychomotorische Enthemmung mit Zwangslachen, Witzelneigung, Redeschwall oder Bewegungsdrang. Euphorie.	Läsion der Formatio reticularis pontis.	Lenard (1968) Eigene Fälle 3, 4, 5, 7.
2	**Zerebrales Koma**	mit Erregung des aktivierenden Systems verbundene Bewußtlosigkeit: durch ergotrope Einstellung des Vegetativums (Steigerung von Körpertemperatur, Blutdruck, Puls- und Atemfrequenz, Reflexerregbarkeit) rasch tödlich.	nicht zu lokalisieren, da bei allen Arten gesteigerten Hirndrucks beobachtet.	die häufigste Form des zerebralen Todes. In den meisten Fällen keine direkte Schädigung des Hirnstamms nachweisbar. Gänshirt (1951), Jellinger (1968)
			dem Mittelhirn nur zuzuordnen, wenn mit anderen Mittelhirnzeichen (III-Lähmung) verbunden: akutes Mittelhirn-Einklemmungssyndrom.	Pia (1957)
3	**Schlafsucht** (Typologie s. Michaelis 1965 und S. 223 ff.).	erhöhte Schlafneigung bei erhaltener Erweckbarkeit	diffuse oder lokale Teilschädigung des Wachzentrums.	Encephalitis lethargica (v. Economo 1918, Spatz 1930). Andere Prozesse s. Pilleri (1958), Castaigne et al. (1962), Haberland (1965, Fall 1) und Fotakis u. Stammler (1965). Eigener Fall 13.
4	**Schlafähnliche Bewußtlosigkeit**	Bewußtlosigkeit mit trophotroper Einstellung des Vegetativums: Verminderung der Reflexerregbarkeit, Senkung von Körpertemperatur, Puls- und Atemfrequenz, Herabsetzung des Grundumsatzes, Einschränkung der Magen-, Darm- und Nierentätigkeit. Kann lange überlebt werden.	erheblichere elektive Schädigung des gesamten Wachzentrums. Fehlen des gesamten Wachzentrums bei Mißbildungen.	Kaplan et al. (1952). Eigene Fälle 8, 9, 10. Lange-Cosack (1944, Fall 1).

Nr.	Bezeichnung	Definition und Symptomatologie	Lokalisation der Schädigung	Beispiele Kasuistische
5	**Hirnorganischer Stupor** („apallisches Syndrom", Kretschmer 1940; „akinetischer Mutismus", Cairns et al. 1941; „Stupeur lucide", Ajuriaguerra et al. 1954)	verlängerte Schlafphasen; in den wachen Perioden einfaches gegenstandsloses Wachbewußtsein, dem Wachzustand normaler Neugeborener, aber auch end- und zwischenhirnloser Mißbildungen (Gamper 1926, Lange-Cosack 1944, Fall 2) vergleichbar: offene Augen, Umherblicken, aber keine Kontaktaufnahme mit der Umwelt; keine sprachlichen Äußerungen, keine spätere Erinnerung. Zum Unterschied von normalen Neugeborenen Steigerungen des Muskeltonus, kataleptische Erscheinungen.	Teilschädigungen des aktivierenden Systems, u. a. durch traumabedingte Kreislaufstörungen, auch in Form eines reversiblen Drucks durch Tumorzysten. Diffuse Gesamtschädigung des Gehirns durch Entzündung oder Trauma bei teilweise erhaltener Funktion des aktivierenden Systems.	French (1952), Mayer (1968) Eigener Fall 11. Strich (1956)
6	**Traumhaft-halluzinatorische Verwirrtheit** („Hallucinose pédonculaire", v. Bogaert 1927)	Traumhaft unbestimmtes Erleben von optischen und taktilen Trugbildern bei stärkerer Bewußtseinstrübung und -einengung.	Teilschädigung im hinteren Anteil des aktivierenden Systems, vor allem im Bereich des limbischen Mittelhirnareals.	Eigener Fall 12.
7	**Amnestisches Syndrom** (Korsakow 1890)	Verlust der Merkfähigkeit, meist verbunden mit Konfabulationen.	Doppelseitige Schädigung des Ammonshorns, des Fornix, des Corpus mamillare, wahrscheinlich auch des Vicq d'Azyrschen Bündels.	s. Orthner u. Rettinger (1965), ferner Haberland (1965), Fälle 1, 3, 4, 5), Malamud (1967, Fall 13), Dejong et al. (1967), Környey (1967). Eigene Fälle 14 und 15.
8	**Halluzinatorische, maniakalisch-zornmütige Erregtheit und Hyperemotionalität**	zum Unterschied von der „Hallucinose pédonculaire" (Nr. 6) Bewußtsein nur leicht eingeengt und kaum getrübt; deshalb besonders heftige „leibhaftige" Sinnestäuschungen oft sexuellen Inhalts; durch Enthemmung des ergotropen Systems mit zornmütiger Erregung gepaart. Wegen Mitschädigung des Fornix meist gleichzeitig Merkschwäche. Schlafminderung.	Läsionen im vorderen Hypothalamus und in der Area praeoptica. Bei Läsionen des Septums von Zeman u. King (1958) als „anterior midline structure syndrome" beschrieben.	Elsaesser (1950; Fall 2). Fälle 14 und 15.
9	**Hypothalamische Antriebsminderung**	Verlust an Schwung, Tatkraft und Interesse; Verlust des Sexualtriebs; meist Appetitsteigerung; hypophysäre Ausfälle. Bei Erkrankung in der Kindheit: Infantilismus.	Läsion der hypophysennahen „Zone der basalen Triebregulationen"; bei Prozessen, die sich von der Hypophysengegend in den Hypothalamus hinein ausbreiten, meist zu Beginn der Krankheit.	Orthner (1957, Fall 11). Eigener Fall 13.
10	**Hypothalamische Antriebssteigerung**	Hypomanische Umtriebigkeit, motorische Unruhe, erethische Drangzustände; Pubertas praecox.	Hyperplastische Mißbildungen (Hamartome) des Hypothalamus. Andere Prozesse, die als Reizzustände des hypophysennahen Hypothalamus aufgefaßt werden können. Schlafminderung.	s. Orthner (1958).

Neuropathologische Befunde bei hirnstammbedingten Minderungen des Wachbewußtseins

Der zentrale Tod läuft am häufigsten über eine Form von Bewußtseinsverlust ab, die man als *zerebrales Koma* (Tabelle 1, Nr. 2) bezeichnet. Das typische Koma ist offenbar nicht mit Lähmung, sondern *Erregung des aktivierenden Systems* verbunden. Die vegetativen Begleiterscheinungen weisen auf eine ergotrope Einstellung des Vegetativums hin: Hyperthermie, Blutdrucksteigerung, Tachykardie, Tachypnoe, allgemeine Steigerung der Reflexerregbarkeit. Anatomisch findet man, wenn ein Tumor zugrunde liegt, eine allgemeine Erhöhung des intrakraniellen Drucks und deshalb fast immer eine Einklemmung des Mittelhirns am Tentoriumschlitz, gleichgültig, in welchem Hirnteil der Tumor wuchert. Eine Schädigung des Mittelhirns ist oft in Form von Ödem und Stauungsblutungen nachweisbar; dennoch erscheint es schwierig, den komatösen Bewußtseinsverlust auf diese Schädigung zu beziehen. Man müßte annehmen, daß dasselbe Substrat, im wesentlichen die mesenzephale Formatio reticularis und der oral anschließende Hypothalamus, hinsichtlich der vegetativen Steuerungen in einen Zustand höchster Aktivität gerät, hinsichtlich der Bewußtseinsfunktionen aber abgeschaltet wird. Näher liegt die Vorstellung, daß im typischen Koma ein intaktes ergotropes System infolge der allgemeinen Notsituation der zerebralen Versorgung reflektorisch in eine Alarmsituation versetzt wird. Der Bewußtseinsverlust wäre dann Ausdruck der allgemeinen Notsituation (Sauerstoffmangel) und nicht eine Komponente des Alarmreflexes. *Nur wenn neurologische Zeichen eindeutig auf eine erhebliche Mittelhirnschädigung hinweisen* (z. B. eine doppelseitige Okulomotoriuslähmung) *wird man die Bewußtlosigkeit des Hirndruck-Komas teilweise auf eine Schädigung des aktivierenden Systems beziehen können.* Stärkere Schädigungen des aktivierenden Systems dürften die typische Alarmreaktion, insbesondere die Blutdrucksteigerung, verhindern: Das Krankheitsbild nähert sich mehr oder weniger der für ausgedehnte Hirnstammschäden charakteristischen „schlafähnlichen Bewußtlosigkeit". Nur ausnahmsweise sind die Stauungsblutungen im aktivierenden System durch Mittelhirneinklemmung so ausgedehnt, daß dieses Bild bei mittelhirnfernen Tumoren resultiert; *Kaplan* et al. (1952) haben einen solchen Fall beschrieben. *Im ganzen erscheint das zerebrale Koma zur Beantwortung von Zuordnungsfragen der Schlaf-Wach-Regulation wenig geeignet.*

Die ergotrope Erregung des zerebralen Komas, gleichgültig ob durch Hirndruck oder andere Prozesse ausgelöst, erschöpft sich rasch und weicht, wenn sie nicht in eine trophotrope Heilungsphase übergeführt werden kann, der *Agonie*. Die Agonie ist durch ein allmähliches Schwinden jeder Reaktionsfähigkeit und, damit verbunden, durch charakteristische und meist irreversible Stoffwechselveränderungen gekennzeichnet (*Laves* u. *Berg* 1965).

Zum Unterschied vom Koma ist die *Schlafsucht* (Tabelle 1, Nr. 3) für Teilschädigungen des Wachzentrums charakteristisch. Schlafsucht ist gesteigerte Schlafneigung. In den geringeren Graden schlafen die Kranken abnorm lange und tief, in den stärkeren Graden dauernd. Als Kriterium gegenüber der „schlafähnlichen Bewußtlosigkeit" gilt die Erweckbarkeit. Die Kranken können wachgerüttelt werden, wenn man auch stärkere Reize als beim normalen Schläfer anwenden muß; sie essen, trinken und erledigen ihre Bedürfnisse, um alsbald wieder in tiefen Schlaf zu versinken. Oft schlafen sie in Situationen ein, die normalerweise den Schlaf verscheuchen, im Sitzen, Stehen, während einer Untersuchung.

Reine Schlafsucht ist selten. Häufiger ist sie mit anderen Bewußtseinsminderungen gemischt. Nach Beseitigung des Schlafes durch Weckreize bleibt dann eine mehr oder weniger starke Benommenheit bestehen.

Unter den mit Schlafsucht verbundenen Krankheiten ist in erster Linie das akute Stadium der *Encephalitis lethargica* (*v. Economo* 1918) zu nennen. Diese — heute ausgestorbene — Entzündung befiel den Hirnstamm fast elektiv. Hauptsitz war neben der Substantia nigra das Höhlengrau des Mittelhirns und kaudalen Hypothalamus (*Spatz* 1930). Schon *v. Economo* (1918) hat die Schlafsucht auf die Entzündung dieser Hirnstelle bezogen. Es handelte sich nicht um ein Reiz-, sondern um ein *Lähmungssyndrom:* Die Toxine des örtlichen Entzündungsprozesses betäubten das Wachzentrum. In den typischen Fällen gingen Reizerscheinungen in Form einer schlaflosen Erregungsphase der Schlafsucht voraus. Nach Abklingen der Enzephalitis bildeten sich Schlafsucht und sonstige Bewußtseinsstörungen in vielen Fällen restlos zurück.

Anders bei zerstörenden Prozessen oder irreversiblem Tumordruck im aktivierenden System. Hat die Schädigung ein bestimmtes Maß erreicht, dann kann der Patient nicht mehr zu Bewußtseinsklarheit gebracht werden (Fall 9). Der typische Verlauf führt zur *schlafähnlichen Bewußtlosigkeit* (Tabelle 1, Nr. 4), die zum Unterschied vom Koma mit trophotroper Einstellung des Vegetativums verbunden ist: Verminderung der Reflexerregbarkeit, Senkung von Körpertemperatur, Puls- und Atemfrequenz, Herabsetzung des Grundumsatzes, Einschränkung bestimmter viszeraler Funktionen. Während das Koma durch zentralnervöse Erschöpfung rasch zum Tode führt, kann die schlafähnliche Bewußtlosigkeit länger überlebt werden, weil sie dem Schlaf, der Erholungsphase des Organismus, nähersteht (Fall 10).

Die Bedeutung des Mittelhirns und hinteren Hypothalamus für den Wachstatus geht auch aus Befunden bei *menschlichen Mißbildungen* hervor: Hierher gehört der Fall 1 einer Hydranenzephalie von *Lange-Cosack* (1944): Das Gehirn war nur bis zum kaudalen Abschnitt des Mittelhirns erhalten; dieses Kind hatte in den 57 Tagen seines extrauterinen Lebens fast dauernd geschlafen (Abb. 26). Hingegen unterscheiden sich menschliche Zwischenhirnwesen (*Lange-Cosack* 1944, Fall 2) im Schlaf-Wach-Rhythmus nicht vom normalen Säugling.

Sie erreichen aber nicht den monophasischen Tagesrhythmus des Kleinkindes, auch wenn sie mehrere Jahre alt werden, sondern bleiben polyphasisch (*Edinger* u. *Fischer* 1913). Für die Entstehung des einphasischen Rhythmus ist offenbar die Großhirnrinde nötig, wie auch aus den Tierversuchen von *Kleitman* u. *Camille* (1932) hervorgeht.

Auch wenn der größte Teil des Zwischenhirns fehlt, werden neben dem Schlaf deutliche Wachzustände beobachtet, wie *Gamper* (1926) an einem Mittelhirnwesen gezeigt hat (Abb. 27). Im wesentlichen das gleiche ergibt sich aus anderen Mißbildungsbefunden (*Heubner* 1909, *Brouwer* 1913, *Pagel* 1922, *Környey* 1928, *Jakob* 1931, *Elo* u. *Otila* 1939, *Hunziker* 1947, *Klöppner* 1950, *Cairns* 1952, *Monnier* u. *Willi* 1953, *Pilleri* 1965: Abb. 32): *Für den Übertritt aus dem bloßen Vegetieren in das primitive gegenstandslose Wachbewußtsein des Neugeborenen muß zumindest das Mittelhirn funktionsfähig sein. Fehlt es oder ist es geschädigt, dann treten keine Phasen auf, die als „Wachheit" gedeutet werden können.*

Das ergibt sich im wesentlichen auch aus den Tierexperimenten mit Dezerebrierung: *Goltz* machte 1892 an seinem berühmten großhirnlosen Hund (anatomische Beschreibung des Gehirns durch *Holmes* 1901) die Entdeckung, daß der Schlaf-Wach-Rhythmus ungestört war. Man konnte das schlafende Tier mit denselben Mitteln wecken wie ein normales, nur brauchte es stärkere Reize: „Am wirksamsten erwies sich der fürchterliche Ton des Instruments, welches den Radfahrern zur Benutzung empfohlen ist, um harmlose ihnen in den Weg kommende Wanderer zu warnen." Ein mehr oder regelmäßiger Wechsel zwischen Schlafen und Wachen bei endhirnlosen Tieren wurde

68 Neuroanatomische Gesichtspunkte der Schlaf-Wach-Regelung

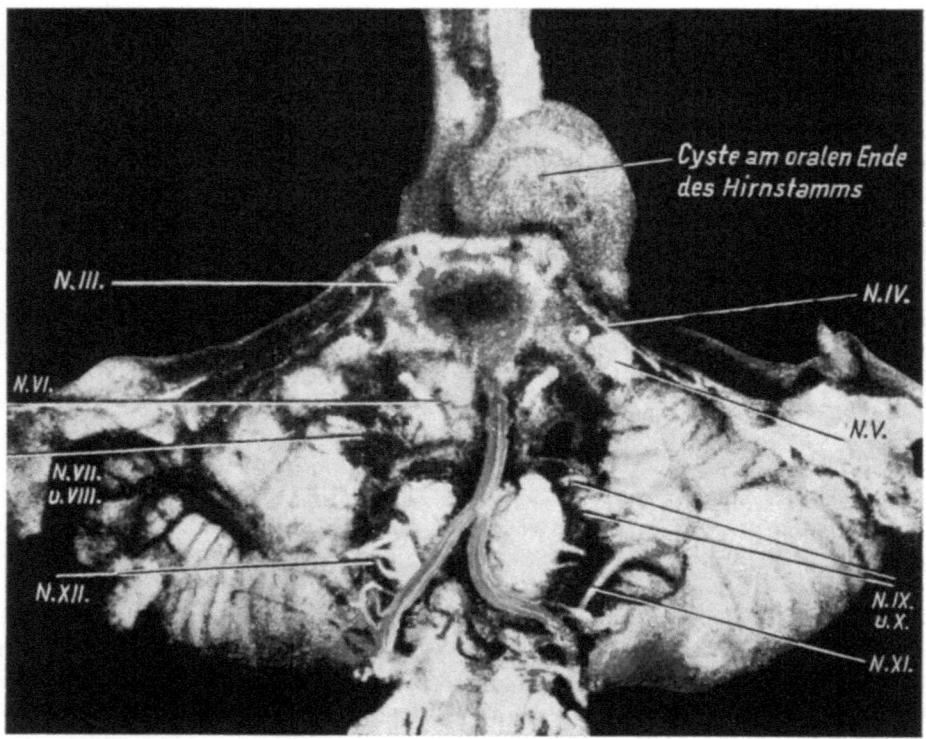

Abb. 26. Menschliches Brückenwesen. Durch Hydranenzephalie Ende des Zentralnervensystems im unteren Mittelhirn. Dauerschlaf, Tod 57 Tage nach der Geburt. Fall 1 von *Lange-Cosack* (1944)

durch viele Untersucher bestätigt: zum Beispiel beobachteten *Kleitman* u. *Camille* (1932) täglich 5—6 Perioden eines ein- bis zweistündigen Schlafes gewöhnlich nach der Nahrungsaufnahme. — Ist hingegen auch der ganze obere Hirnstamm einschließlich des Mittelhirns entfernt oder geschädigt, dann fehlt der Rhythmus und resultiert ein komatöser Dauerzustand (z. B. *Boellard* et al. 1966).

Bei manchen Hirnkrankheiten kann das Bewußtsein des erwachsenen Menschen auf die Stufe eines bloßen Wachbewußtseins bei fehlendem Gegenstands- und Ich-Bewußtsein zurückgeschraubt werden. Die Patienten schlafen länger als normal, im Wachzustand liegen sie mit offenen Augen da, fixieren aber nicht und reagieren auf Anrede nicht. Sie gleichen darin dem Neugeborenen, unterscheiden sich von diesem aber oft durch Steigerungen des Muskeltonus und durch kataleptische Erscheinungen: Organischer *Stupor* (Tabelle 1, Nr. 5).

Kretschmer (1940) prägte hierfür die Bezeichnung „apallisches Syndrom", weil er das Wesen dieser Bewußtseinsminderung in einer Abschaltung des durch diffuse Prozesse schwerer geschädigten Hirnmantels von dem weniger geschädigten Hirnstamm erblickte. *Cairns* et al. (1941) berichteten

---

Abb. 27. Menschliches Mittelhirnwesen. Durch sogenannte Arhinenzephalie (= Anenzephalie) endet das Zentralnervensystem im Zwischenhirn; Mittelhirn und zentrales Höhlengrau des kaudalen Zwischenhirns sind gut ausgebildet. Der Schlaf wurde durch deutliche Wachzustände unterbrochen; Tod 98 Tage nach der Geburt. Aus *Gamper* (1926)

Neuropathologische Befunde 69

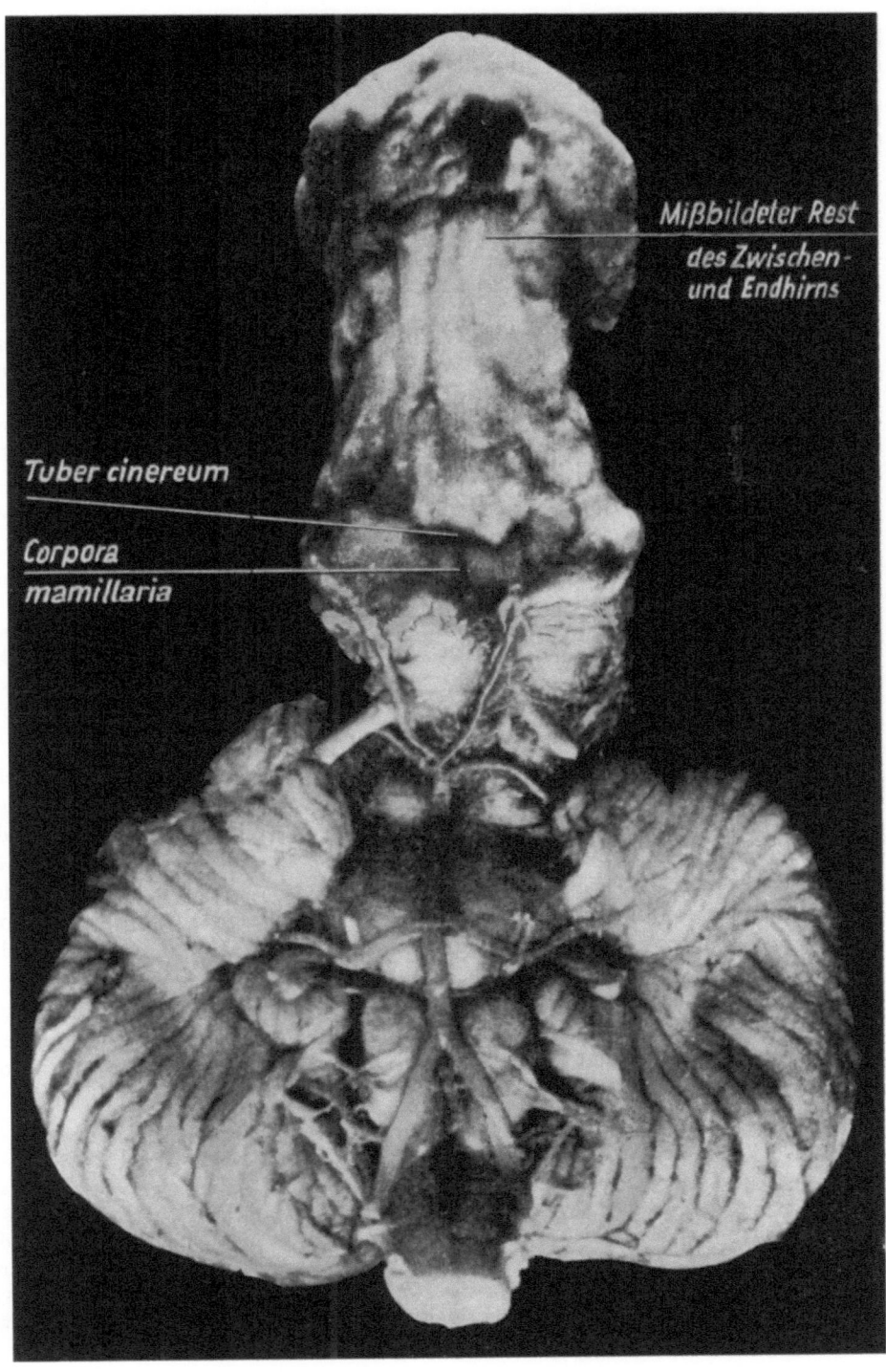

bei einer Zyste des 3. Ventrikels über ähnliche Zustände, die sie „akinetic mutism" nannten. Und *Ajuriaguerra* et al. (1954) sprachen von „stupeur lucide".

Der Fall 11 zeigt, daß isolierte Teilschädigungen des Hirnstamms stuporöse Zustände auslösen können. Er schließt an den Fall von *Cairns* et al. (1941) und an zahlreiche weitere Beobachtungen (s. *Orthner* 1957, S. 84f, ferner *Brage* et al. 1961, *Klee* 1961 und *Houdart* u. *Mamo* 1962) an.

Zum Unterschied von der Schlafsucht hat der Stupor aber keine große lokalisatorische Bedeutung, wie besonders auch die Befunde beim schweren gedeckten *Schädeltrauma* lehren: Seitdem es in zunehmendem Maße gelingt, die akute Lebensgefahr, die in der posttraumatischen Hirnschwellung liegt (*Orthner* u. *Meyer* 1967), durch geeignete Behandlung abzuwenden, gehört das „apallische Syndrom" zu den geläufigen Krankheitszuständen nach heftiger Kopfprellung (*Kaemmerer* u. *Dolce* 1966). *French* (1952) berichtete erstmalig darüber und bezog den viele Monate lang beobachteten „akinetischen Mutismus" auf ausgedehnte sekundäre Kreislaufstörungen in Mittel- und Zwischenhirn. *Strich* (1956) wies dann nach, daß das gleiche klinische Bild durch diffuse Ödemnekrosen im Mark des Großhirns – eine Folge des schweren posttraumatischen Hirnödems – ausgelöst werden kann. Heute weiß man, daß das anatomische Substrat des posttraumatischen apallischen Syndroms außerordentlich mannigfaltig ist und oft aber keineswegs immer mit Schäden im aktivierenden Hirnstammsystem zusammenhängt (*Gerstenbrand* 1967, *Jellinger* 1967).

Und schließlich gibt es auch *halluzinatorische Bilder* unter den hirnstammbedingten Minderungen des Bewußtseins.

Zum Verständnis der Trugwahrnehmungen ist es unerläßlich, die Bewußtseinsminderungen in *Trübungen* und *Einengungen* zu unterteilen. Zur Veranschaulichung hat *Jaspers* (1946) das Bewußtsein mit einer Bühne verglichen, auf der die Erlebnisse kommen und gehen. Bei Trübung sieht man das ganze Bild im Dämmerlicht, bei Einengung einen kleinen Bildausschnitt hell erleuchtet, während alles andere dunkel bleibt. Neben der emotionellen (abnorme Erlebnisreaktionen, exstatische Phänomene usw.) und intendierten (autogenes Training, Hypnose usw.) gibt es eine *somatische Bewußtseinseinengung* (*J.-E. Meyer* 1952).

Halluzinationen, insbesondere optischer Art, entstehen auf dem Boden der Bewußtseinseinengung, Trübung ist oft vorhanden, kann aber fehlen. Je größer die Trübung, desto unbestimmter und traumhafter wird das Erleben; fehlt die Trübung, dann wird besonders plastisch und klar halluziniert. Die neuropathologischen Erfahrungen ergeben nun, daß die vom Hirnstamm ausgelösten Halluzinosen verschiedenes Gepräge haben je nach dem, ob sie durch Prozesse des Mittelhirns und des angrenzenden hinteren Hypothalamus oder aber durch solche der Area praeoptica und des vorderen Hypothalamus ausgelöst werden: Während diese außerordentlich heftig, „leibhaftig" erlebt werden (s. Seite 76 f.), entspricht die Mittelhirn-Halluzinose einer *traumhaft-halluzinatorischen Verwirrtheit* (Tabelle 1, Nr. 6). In erster Linie sind es kleinere Läsionen im hinteren Teil des aktivierenden Systems, die solche Zustände herbeiführen (Fall 12; Abb. 17). *v. Bogaert* (1927) nannte diese Form von Hirnstamm-Halluzinose „Hallucinose pédonculaire".

Es erscheint bedeutsam, daß sowohl in dem Fall von *v. Bogaert* (1927) als auch in unserem Fall Nr. 12 (Abb. 28) die Schädigung im Bereich des *limbischen Mittelhirnareals* (*Nauta* 1958) – bestehend aus dem Nucleus intercrualis und kaudal anschließenden medialen Kerngebieten der oralen Brückenhaube – liegt, das über das mediale Vorderhirnbündel, den Fornix, das Meynert'sche Bündel, den Tractus mamillotegmentalis und den Pedunculus mamillaris vielseitig mit dem limbischen System verbunden ist, und dadurch als wichtigste Schaltstelle zwischen dem pontinen Zentrum des paradoxen Schlafes einerseits, dem Wachzentrum und dem limbischen System andererseits erscheint. Diese Verbindungen ermöglichen es, sich das anatomische Substrat jener zerebralen Abläufe vorzustellen, die das Auftauchen und die Verarbeitung von unterbewußten Engrammen, Ängsten und Triebwünschen im Traum bewirken. Aus den polygraphischen Ableitungen von *Jouvet* (1965) ist die funktionelle Koppelung des Traumschlafzentrums mit dem limbisch-mnestischen System ablesbar. In der Hallucinose pédonculaire dürften diese Abläufe in irgend einer Weise gestört sein. Sowohl beim Stupor als auch bei der Hallucinose pédonculaire können *Störungen der pontinen Schlafzentren* im Sinne der pontinen Vigilanzsteigerung (Seite 63) mitspielen und das psychische

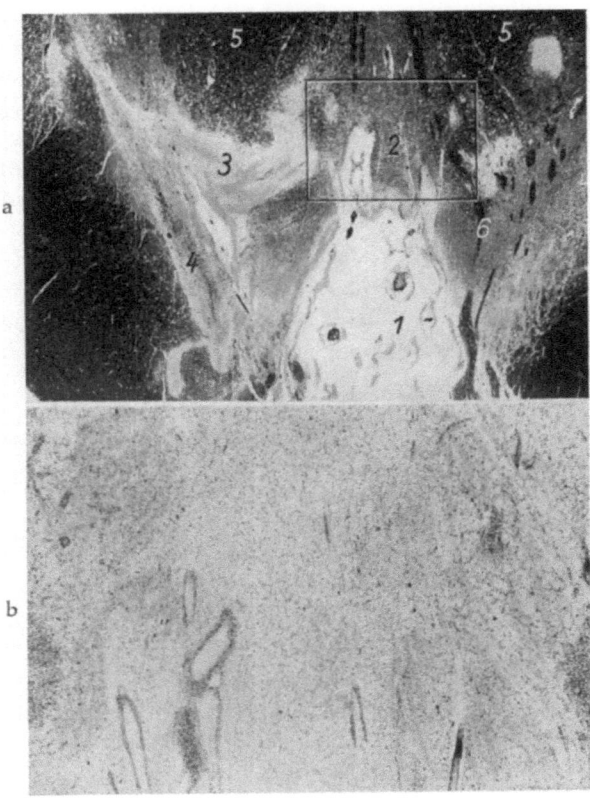

Abb. 28. Fall 12. Doppelseitige Erweichung im basomedialen Mittelhirn, wahrscheinlich durch embolischen Verschluß einer medianen Arterie der Cisterna intercruralis (1). Aufnahmen seitenverkehrt.
a) Markscheidenfärbung nach Heidenhain-Woelcke, 6,3:1. Beiderseits total entmarkte Erweichungen, von Ödemlockerungssäumen umgeben. Dazwischen liegt das Gebiet des Nucleus intercruralis (2), in das die großen Gefäße der „Substantia perforata posterior" einstrahlen. Die rechte größere Erweichung (3), die die Substantia nigra (4) teilweise zerstört hat, reicht weiter kaudal bis an die Mittellinie. 5 = Nucleus ruber; 6 = Fasern des III. Hirnnerven, durch die Erweichungen teilweise unterbrochen.
b) Auf dem mit Kresylviolett gefärbten Nachbarschnitt (21:1) sieht man den kleinzelligen Bereich des Nucleus intercruralis zwischen den Erweichungen deutlich ödemgeschädigt: Aktivierung der Mikro- und Makroglia, Untergang von Nervenzellen; nur wenige Nervenzellen unverändert

Bild modifizieren. So zeigte ein 13-jähriger Patient von *Steriade* et al. (1961; Fall 2), bei dem eine Blutung in der Brückenhaube anzunehmen war, einen akinetischen Mutismus ohne vermehrte Schlafneigung. – *v. Bogaert* (1927) beobachtete in seinem Fall neben den Halluzinationen hypomanische Krisen. Eine 36jährige Patientin von *Busch* et al (1961), bei der ein Medulloblastom von der Brücke in das Mittelhirn eingewachsen war, bot ein delirant-halluzinatorisches Bild mit nächtlicher Unruhe.
Im Tierexperiment sah *Jouvet* (s. S. 103 ff.), wenn der paradoxe Schlaf durch Läsionen im Bereich des Locus coeruleus bei der Katze 2 Wochen lang unterdrückt worden war (Seite 63), Perioden von Angst und Wut (bei engen Pupillen und fehlenden Reaktionen auf visuelle Reize), die halluzinatorischen Zuständen ähnelten. – Man muß deshalb erwägen, ob die „Hallucinose pédonculaire" des Menschen nicht auch durch Läsionen dieses Neuronensystems ausgelöst werden kann.

Neuropathologische Befunde, die zur Bestimmung der oralen Grenze des Wachzentrums beitragen können

Geschwülste, die aus der Gegend des Hypophysenstiels ins Gehirn vordringen, können durch Blockade der Liquorwege zu Hirndruck führen. Die dadurch bewirkte Bewußtseinstrübung hat keine lokalisatorische Bedeutung: Hirndruck-Koma (Seite 66). Breiten sie sich ohne Drucksteigerung im vorderen Hypothalamus aus, dann resultieren gewöhnlich keine einfachen Trübungen des Bewußtseins, sondern andere Störungen der psychischen Grundfunktionen (siehe Seite 75 ff.). Das Wachsystem scheint erst gestört zu werden, wenn der Prozeß die Mitte des 3. Ventrikels, etwa die Frontalebene der Corpora mamillaria und der Massa intermedia thalami überschreitet. Das geschah bei einem 49jährigen Mann (Abb. 30, Fall 13) mit einem suprasellären Kraniopharyngeom, dessen psychische Symptomatik 1½ Jahre vor dem Tode mit einer Antriebsminderung begann. In den letzten beiden Lebensmonaten bestand eine hochgradige Schlafsucht. Der basal solide, dorsal zystische Tumor war in die vorderen Teile des hinteren Zwischenhirns einschließlich der Massa intermedia vorgedrungen. — Ist die Geschwulst ähnlich lokalisiert, aber noch nicht in das hintere Zwischenhirn vorgedrungen (Abb. 30, Fall 14), dann bleibt die Schlafsucht aus. Solche Befunde lassen den Schluß zu, daß *das orale Ende des aktivierenden Systems, das den Wachzustand ermöglicht, beim Menschen etwa in der Frontalebene der Corpora mamillaria und der Massa intermedia liegt.*

Die sonstigen Grenzen des Wachzentrums

Die in Abbildung 15 gezeigte *dorsale Grenze* des Wachzentrums ist aus den neuropathologischen Erfahrungen gut abzulesen. Es gibt keine sicheren Hinweise, daß die Funktion der dorsalen Thalamusgebiete für das einfache Wachbewußtsein nötig ist. Doppelseitige Ausschaltungen des Dorsomedialkerns, wie sie aus psychochirurgischer Indikation vorgenommen werden (*Spiegel* et al. 1951, *Roeder* 1967), stören die Schlafwachregulation nicht. So weit bei Thalamusprozessen Schlafsucht beobachtet wurde (z. B. *Kleist* 1934, 3 Fälle, Abb. 424; *Schuster* 1936, 1937, Fall 11; *Schaltenbrand* 1949; *Pilleri* 1958, Fall 1), reichte die Läsion stets in die hinteren mediobasalen Thalamusgebiete hinein, zumindest bis in die Massa intermedia. *H. Hoff* (1950) lokalisiert mit *Penfield* u. *Jasper* (1947) in das Gebiet des Nucleus reuniens der Massa intermedia das „Zentrum der höchsten Bewußtseinslage". Geht man von den Erfahrungen an menschlichem Untersuchungsgut aus, dann kann die *laterale Begrenzung* des Wachzentrums nicht sehr weit vom Ventrikelufer abgelegen sein. Denn wir kennen keine überzeugenden pathologisch-anatomischen Beobachtungen von Schlafsucht durch ventrikelferne Läsionen. Dadurch wird das Wachzentrum im Mittelhirn auf das Höhlengrau und die medialen Anteile der Formatio reticularis, im Zwischenhirn auf das kaudale Höhlengrau und die Massa intermedia beschränkt.

Nach physiologischen Befunden rechnet man die *intralaminären Kerngebiete des Thalamus*, aus denen das diffuse unspezifische Projektionssystem in die Großhirnrinde einstrahlt, zum aktivierenden Hirnstammsystem (siehe z. B. *Bradley* 1961). Man könnte erwarten, daß hier lokalisierte Zerstörungen die Wachfunktion beeinträchtigen. Es hat sich aber gezeigt, daß ausgedehnte doppelseitige stereotaktische Läsionen in diesen ventrikelferneren Thalamusgebieten weder zu Störungen des Schlafwachrhythmus noch zu nennenswerten Veränderungen des Wach-EEG führen. Der Wachstatus hängt offenbar nicht wesentlich von der Intaktheit des unspezifischen Projektionssystems ab. Wie schon die Beobachtungen am gesunden Neugeborenen und an großhirnlosen Mißbildungen gezeigt haben (S. 67), beruht der rhythmische Wechsel zwischen Schlaf- und Wachzustand im wesentlichen auf einer *autonomen Potenz der ventrikelnahen Gebiete des Mittelhirns und hinteren Zwischenhirns*. Diese Potenz wird von anderen Teilen des Zentralnervensystems modifiziert, kann aber von keinem ersetzt werden.

So haben die Versuche fehlgeschlagen, Zustände, die man als „Schlafsucht" definieren könnte, auf Schädigungen in anderen Hirnteilen zu beziehen. Hier sind vor allem die Untersuchungen von *Davison* u. *Demuth* (1945a) zu erwähnen; die Deutung der Bewußtseinsveränderungen von 9 Patienten mit *Rindenläsionen* als Schlafsucht kann nicht überzeugen. Teils scheint es sich um stirnhirnbedingten Initiativemangel, teils um Bewußtseinstrübungen durch allgemeinen Hirndruck (S. 66) gehandelt zu haben. Auch die zahlreichen Fälle, die *Davison* u. *Demuth* (1945b) zum Beweis einer Auslösbarkeit von Schlafsucht durch Schädigung der kortikodienzephalen Verbindungen anführen, erwecken den Eindruck, als ob es sich hauptsächlich um Fälle von Benommenheit durch intrakranielle Drucksteigerung gehandelt habe. Die Autoren (1946) glauben, daß Schlaf ohne Großhirnrinde unmöglich sei. Der Hypothalamus als Hauptregulator bedürfe verschiedener Faserzüge zum Thalamus und zum Endhirn, um den Schlaf zu regulieren; deshalb sollen Unterbrechungen dieser Bahnen zu Schlafstörungen führen können. – Der von *Davison* u. *Demuth* vertretene Begriff von „Schlaf", der offenbar auch verschiedene Formen von Bewußtseinstrübung umfaßt und die Erweckbarkeit nicht als Kriterium benutzt, läßt sich nicht mit der hier gebrauchten Schlafdefinition vereinbaren.

Basalwärts reicht das Wachzentrum in der *Mittellinie* des hinteren Hypothalamus und des Mittelhirns sehr wahrscheinlich bis an die äußere Oberfläche des Gehirns. Denn man weiß, daß Prozesse, die von der Basalzisterne her gegen diesen Raum vordringen, wie z. B. die Aneurysmablutung im Falle 11 (Abb. 17), frühzeitig, ohne sekundäre Kreislaufstörungen und ohne allgemeinen Hirndruck das Bewußtsein beeinträchtigen können und daß kleine Läsionen in der basalen Mittellinie des Mittelhirns (Abb. 17, Fall 12) zu nachhaltigen Bewußtseinsstörungen führen, die durch Beteiligung des limbischen Mittelhirnareals besonders gefärbt sind („Hallucinose pédonculaire", Seite 70 f.). – Orobasal endet das Wachzentrum noch hinter den Corpora mamillaria. Es gibt keinen morphologischen Anhalt, daß die Mamillarkörper etwas mit der Bewußtseinsfunktion im engeren Sinne zu tun haben; wir rechnen sie deshalb nicht zum Wachzentrum, sondern zum mnestischen System, in welchem sie als ein wichtiger Knotenpunkt erscheinen (siehe Seite 75 f.). – Auch die motorischen und vegetativen Kerne der inneren und äußeren Augenmuskeln sind vom Wachzentrum auszunehmen; die enge anatomische Nachbarschaft und Verflechtung weisen aber auf die wichtige Rolle der Augenmotorik im Ablauf der Wach-, Schlaf- und Traumzustände hin. – Schließlich sind auch die extrapyramidalmotorischen Kerngebiete des Mittelhirnfußes (Substantia nigra), der Mittelhirnhaube (Nucleus ruber) und des medialen Subthalamus (Corpus Luys, Nucleus entopeduncularis, Zona incerta) einschließlich der Faserzüge der Forelschen Felder nicht zum Wachzentrum zu rechnen.

Dadurch wird das Wachzentrum, jene Hirnstelle, die dem Lebewesen den naturwissenschaftlich nicht erklärbaren Schritt vom pflanzenhaften Vegetieren zum Erleben ermöglicht (S. 50 f.), auf eine verhältnismäßig kleine Hirnstelle eingeengt. Diese Stelle im ventrikelnahen Mittelhirn und hinteren Zwischenhirn allein befähigt den Organismus zu einem primitiven Wachbewußtsein, das im Zusammenspiel mit anderen Hirnleistungen die verschiedenen Bewußtseinsphänomene hervorbringt. Die tierexperimentellen Erfahrungen (z. B. *French* u. *Magoun* 1952) stimmen damit überein.

Klinisch-neuropathologische Erfahrungen zur Lokalisation der schlafsteuernden Mechanismen

Kleist (1934) neigte dazu, in den dorsal und oral von der Massa intermedia gelegenen Gebieten des thalamischen Höhlengraues (Nucleus paramedianus nach *Malone* 1910 = vorderer Teil des Territorium periventriculare nach *Feremutsch* u. *Simma* 1953) den „Schlafkern" zu erblicken, der im Antagonismus zum „Wachkern" (Nucleus reuniens) den Schlafrhythmus steuert; seine Zerstörung sollte „Wachsucht" erzeugen; doch gibt es hierfür keine überzeugenden klinisch-neuropathologischen Befunde.

Hassler (1949) und *Akert* (1965) sehen in den *intralaminären Kernen des Thalamus* (siehe *Feremutsch* u. *Simma* 1954) das wichtigste Schlafsteuerungsareal und schließen sich dabei der Meinung von *Hess* (1947) an, der auf Grund seiner Versuche eine *somnogene Zone* im medialen Thalamus, an die Massa intermedia lateral angrenzend, postuliert hatte. Durch doppelseitige Koagulation des mediozentralen intralaminären Thalamus bei Kaninchen erzielten *Hösli* u. *Monnier* (1963) Zustände erhöhter Wachsamkeit und motorischer Aktivität.

Bei den durch intrazerebrale Reizung experimentell erzeugten Schlafzuständen kommt es, wie *Hess* (1947) betont, weniger auf exakte Lokalisation der Elektroden in der somnogenen Zone als auf geringe Spannung und Frequenz der Impulse an, also auf eine gewisse *leise Monotonie*. Bei Steigerung der Spannung auf 2 bis 4 Volt führt die Reizung der somnogenen Zone aus dem eben erzeugten tiefen Schlaf zum Erwachen. Leise monotone Impulse wirken auch über sensorische Afferenzen einschläfernd; besonders wirksam sind solche auf den Sinnesgebieten des Nervus vestibularis und der Muskelpropriozeptivität. Da die somnogene Zone in jener Thalamusgegend liegt, in welche das vestibulo-propriozeptive System einstrahlt, da ferner die Latenzen des Reizschlafes oft außerordentlich lange sind, reihen sich die *Hess*'schen Schlafreize zwanglos den äußeren hypnogenetischen Reizen an. Auch für die Auslösung des Elektroschlafes (*Müller* 1966) ist die leise Monotonie der Impulse entscheidend.

Nach dem heutigen Kenntnisstand, insbesondere auch den Versuchen mit lokaler Applikation cholinergischer Überträgerstoffe von *Hernández-Peón* (1965), ist das anatomische Substrat des Schlafsystems viel ausgedehnter. Es enthält – neben hypogenetischen Gebieten in Thalamus und Stammganglien – 2 konvergierende Neuronenketten, nämlich eine aszendierende, spino-bulbo-pontine, die von der grauen Substanz des Brustrückenmarks ausgeht, und eine deszendierende, die die orbitale und limbische Rinde über das mediale Vorderhirnbündel mit dem limbischen Mittelhirnareal verbindet. Beide Systeme haben ihre gemeinsame Endstrecke in den Elementen des rhombenzephalen Schlafzentrums (S. 63), die mit Hemmimpulsen auf das Wachzentrum einwirken. Damit würde übereinstimmen, daß Zustände abnormer Wachheit im Tierexperiment und in der menschlichen Pathologie nicht nach Läsionen im Thalamus, wohl aber nach solchen in der Brücke (pontine Vigilanzsteigerung, S. 63) und im vorderen Hypothalamus, in der Area präoptica und im Septum (maniakalisch-zornmütige Erregtheit, S. 76 f.) beobachtet werden.

Im ganzen lehren Tierexperiment und menschliche Pathologie, daß *das Schlafsystem*, im Gegensatz zu dem umschriebenen Wachzentrum (Seite 73), *viel ausgedehnter und nicht als „Zentrum" zu umgrenzen ist*. Ungleich dem „Dauerschlaf" der Pflanze, des Embryo und des Brückenwesens mit fehlendem oder zerstörtem Wachzentrum ist der in rhythmischem Wechsel mit dem Wachzustand eintretende Schlaf des höher organisierten Vertebraten nicht bloß Mangel an Wachheit, sondern eine Leistung, die vom gesamten Zentralnervensystem vollzogen wird (aktive Deaktivierung des Wachzentrums, *Dell* et al. 1961), in deren Mittelpunkt eng gekoppelte Hemmimpulse der Brückenhaube und bestimmter Teile des limbischen Systems auf das Wachzentrum stehen. So wird man *Henry Ey* (1967) kaum zustimmen können, wenn er Schlaf und Traum „periodische zerebrale Desorganisationen" nennt. Die besondere Aktivität des schlafenden Gehirns geht auch aus den Befunden von *Kety* (1961) hervor, nach denen die zerebrale Durchblutung im Schlaf einen leichten aber signifikanten

Anstieg zeigt, der zerebrale Sauerstoffverbrauch aber nicht sicher vermindert ist. Der Wechsel vom Wach- zum Schlafzustand kann durch hypnogenetische Reize beschleunigt werden, deren Charakteristikum eine bestimmte leise Monotonie ist. Dieser Wechsel gleicht einem Schutzreflex, der die für das bewußte Erleben charakteristische zentralnervöse Aktivität ausschaltet, wenn ein bestimmtes Maß von Ermüdung eine Restitution erfordert. Je abwechslungsreicher die zentralnervöse Erregung ist, desto weniger ermüdend wirkt sie. Bei monotonen Reizen wird das zum Eintritt des Reflexes nötige Maß von Ermüdung in einer kleinen Zellgruppe besonders rasch erreicht. So betrachtet sind die Ergebnisse der modernen Schlafforschung (s. *Eccles* 1966) gut mit den Vorstellungen von *Pawlow* (1923) zu vereinbaren.

Die für Läsionen des vorderen Hypothalamus charakteristischen Bewußtseinsstörungen und die zugehörigen Veränderungen des Schlaf-Wach-Verhaltens

In der Abb. 15 stehen dem Wachzentrum 3 Funktionssysteme im vorderen Hypothalamus gegenüber: Das mnestische System, die trophotrope Zone und die Zone der basalen Triebregulationen. Die klinisch-neuropathologischen Befunde, die zu dieser Einteilung geführt haben, brauchen hier nur insoweit dargelegt werden, als sie zur Aufklärung der Wach-, Schlaf- oder Traummechanismen beitragen.

1. Beziehungen des mnestischen Systems zum Traumschlaf

Der Papez-Ring (*Papez* 1937), einer der bekanntesten geschlossenen Erregungskreise des Gehirns, der die Limbusrinde mit bestimmten Teilen des Zwischenhirns verbindet, dient nicht nur den in den Emotionen zum Ausdruck kommenden seelischen Gestimmtheiten, sondern auch dem Prozeß des Lernens (*Orthner* u. *Rettinger* 1965). Die Emotionalität ist an der Lernleistung in hohem Maße beteiligt; diese Koppelung hat in der Zugehörigkeit des mnestischen Hippokampus-Fornix-Corpus mamillare-Systems (Tabelle 1, Nr. 7) zum limbischen System seine anatomische Grundlage. Über das limbische Mittelhirnareal ist das limbisch-mnestische System mit dem pontinen Zentrum des Traumschlafes verbunden (S. 70 f.).

Die engen Beziehungen des Traumlebens mit den Funktionen der Limbusrinde ergeben sich u. a. aus den Befunden von *Sawyer* et al. (1966), wonach die vom Hippokampus des Kaninchens abgeleiteten Spannungskurven während des paradoxen Schlafes das Bild der EEG-Nachreaktion zeigen. Diese Form von Hippokampusüberaktivität ist auch durch Koitus oder vaginale Reizung auszulösen, ein Hinweis auf die Zusammenhänge zwischen Traumschlaf und Sexualität. Über den Einfluß von Läsionen im limbisch-mnestischen System auf das Träumen ist noch sehr wenig bekannt. *Jouvet* (1965) berichtet über eine Minderung des paradoxen Schlafes bei Korsakow-Patienten. Ein eigener überraschender Befund schließt hier an:

Fall 16. Bei einem 51jährigen Patienten wurde zur Behebung einer sexuellen Triebstörung eine kleine stereotaktische Läsion im rechten Tuber cinereum gesetzt (*Roeder* 1966). Ziel der Operation war die einseitige Ausschaltung des als „Sex-behavior-Center" (s. *Orthner* 1968) anzusehenden Nucleus hypothalamicus ventromedialis in der „Zone der basalen Triebregulationen". Der Patient ist seither in 7jähriger Nachbeobachtungszeit von quälenden pädophilen Triebimpulsen befreit, die früher zu vielen strafbaren Handlungen geführt hatten. Als unerwarteter Nebeneffekt zeigt sich bei der psychologischen Testung eine Leistungsminderung der Visialisation und Synthese wacherlebter Bilder und die *Angabe des Patienten, überhaupt keine Träume mehr zu erleben*. Nicht nur die früher sehr lebhaften sexuellen Traumphantasien sind verschwunden, sondern alle Träume. Die polygraphische Schlafanalyse 4 Jahre nach dem Eingriff (Jovanović) ergab jedoch keine Abweichung der physiologischen Abläufe, insbesondere REM-Phasen von normaler Frequenz und Dauer. Jedesmal aber, wenn der Patient während des paradoxen Schlafes wachgerüttelt wurde, verneinte er, irgend etwas geträumt zu haben. – Aus verschiedenen Gründen, über die an anderer Stelle (*Orthner* et al. 1969) ausführlich berichtet wird, ist hier ein organischer und nicht ein psychologischer Effekt der Operation anzunehmen, der mit den engen Beziehungen des Traumerlebens zu den Funktionen des limbischen Systems zusammenhängen dürfte: Wahrscheinlich wurde die Pars tecta fornicis (Abb. 15:3) vor ihrem Eintritt in das Corpus mamillare geschädigt und damit ein System alteriert, das die mnestische Speicherung der Traumerlebnisse ermöglicht.

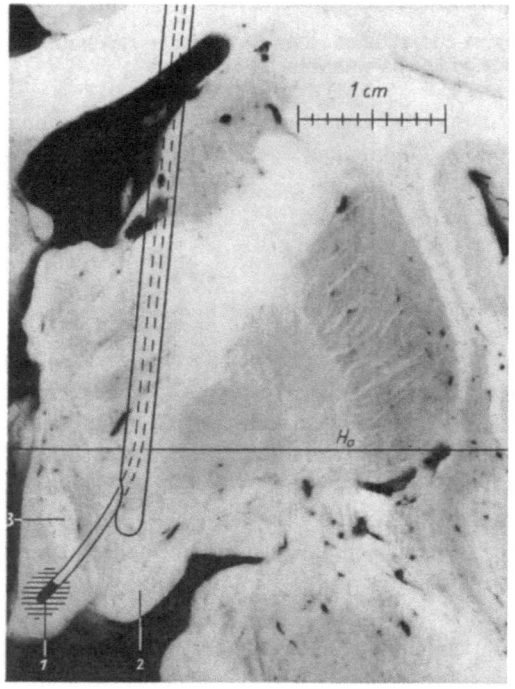

Abb. 29. Fall 16. Frontalschnitt durch die rechte Hemisphäre eines Modellgehirns, 4,0 mm hinter dem Hinterrand der vorderen Kommissur. Darstellung der Lage und Stellung der Sonde und Elektrode bei der 3. der 4 zur Ausschaltung des Nucleus ventromedialis hypothalami (Nucleus principalis tuberis Cajal) durchgeführten Elektrokoagulationen mit Hilfe einer für diese Operation konstruierten besonders kleinen isolierten Seitenelektrode. Das stumpfe Ende des Sondenrohrs blieb seitlich und oberhalb des Operationsgebietes. H_0 = die durch die beiden Kommissuren gelegte horizontale Basisebene. 1 = der schraffierte Denaturierungsbezirk im Umkreis der schwarz gezeichneten Elektrode. 2 = Tractus opticus. 3 = Pars tecta fornicis

2. Die Beziehungen der trophotropen Zone zur Schlaf-Wach-Regelung

Nauta berichtete 1946, daß die bilaterale Durchschneidung der präoptischen Region bei der Ratte einen Zustand von Insomnie auslöst, der in wenigen Tagen zu tödlicher Erschöpfung führt. Seine Annahme, daß dieser Effekt mit einer Durchtrennung des medialen Vorderhirnbündels zusammenhängt, wurde durch *Hernández-Peón* (1965) bekräftigt, der im medialen Vorderhirnbündel eine cholinergische hypnogenetische Bahn von wesentlicher Bedeutung erblickt (S. 74). Läsionen in der ganzen trophotropen Zone (vorderer Hypothalamus, Area praeoptica und Septum), die hauptsächlich der vegetativen Dämpfung und affektiven Entspannung dient, können schwere Erregungszustände bewirken, das „septal rage syndrom" (s. *McCleary* u. *Moore* 1965), das offenbar durch Enthemmung antagonistischer ergotroper Mechanismen zustande kommt. In der menschlichen Pathologie sind ähnliche Zustände als „anterior midline structure syndrome" von *Zeman* u. *King* (1958) beschrieben worden. Diese Hyperemotionalität und maniakalisch-zornmütige Erregtheit (Tabelle 1,

Nr. 8) kann mit besonders lebhaften Halluzinosen sexuellen Inhalts verbunden sein (Abb. 30, Fall 15). Gleichzeitige Mitschädigung des Fornix erzeugt ein amnestisches Syndrom (Abb. 30, Fall 14). Die Schlafminderung führt rasch zu tödlichem Ausgang.

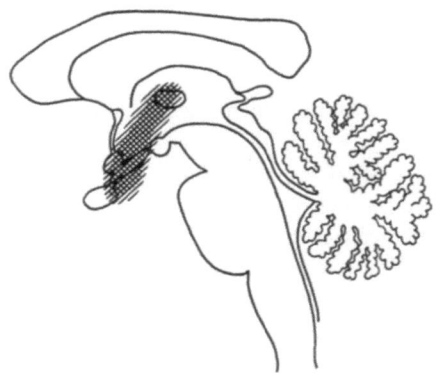

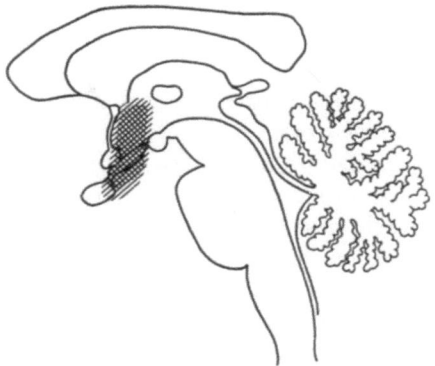

Fall 13. 20/50 Max U., 49 Jahre. *Suprasellāres Kraniopharyngeom. Krankheitsdauer:* 1½ Jahre. Antriebsverlust, Impotenz, Diabetes insipidus, Merkschwäche. In den letzten 2 Monaten hochgradige Schlafsucht

Fall 14. 99/52 Josef St., 37 Jahre. *Karzinommetastase* der suprasellären Hypophyse. *Krankheitsdauer:* 6 Wochen. Halluzinatorische Erregung und amnestisches Syndrom

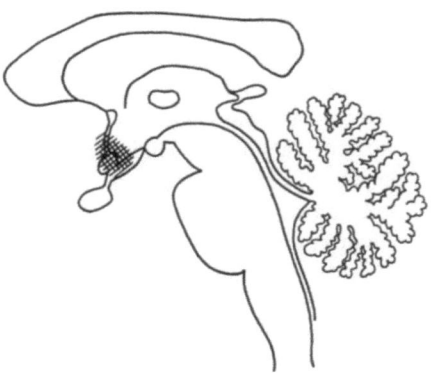

Fall 15. 28/55 Elsa B., 36 Jahre. *Hypothalamusgranulose vom Typ Gagel. Krankheitsdauer:* 5 Jahre. Diabetes insipidus, Amenorrhoe, Galaktorrhoe. Zunehmende Gesichtsfeldeinschränkung. In den letzten beiden Wochen maniakalisch-zornmütige Aggressivität und lebhafte sexuell gefärbte Halluzinationen

Abb. 30. Der Fall 13 ist als Fall 2 von *Rettinger* (1961) eingehend beschrieben; = Abb. 28–35 von *Orthner* (1955) = Fall 2 von *Orthner* (1957) = Fall 10 von *Orthner* (1961). – Der Fall 14 ist als Fall 3 von *Orthner* (1957) und Fall 19 von *Orthner* (1961) näher beschrieben; = Abb. 36–38 von *Orthner* (1955). – Der Fall 15 ist von *Hartung* (1961) eingehend beschrieben; = Fall 7 von *Orthner* (1957) = Fall 5 von *Orthner* (1961).

3. Die Beziehungen der Zone der basalen Triebregulation zur Schlaf-Wach-Regelung

scheinen geringer zu sein. Größere Läsionen in dieser hypophysennahen Hypothalamusgegend führen bei Mensch und Tier neben typischen Störungen auf dem Gebiete des Art- und Selbsterhaltungstriebs und des Endokriniums (s. *Orthner* 1968) zu einer *Minderung des allgemeinen seelischen Antriebs* (Tabelle 1, Nr. 9; Abb. 30, Fall 13). Dabei kann, ähnlich wie bei Funktionsminderungen der Hypophyse, das Schlafbedürfnis erhöht sein, niemals aber so stark wie bei Läsionen des Wachzentrums. — Umgekehrt ist die *hypothalamische Antriebssteigerung,* wie sie bei Pubertas praecox infolge von Hypothalamushamartomen beobachtet wird, oft mit Schlafminderung verbunden (Tabelle 1, Nr. 10).

Zusammenfassung

1. Bewußtsein, naturwissenschaftlich betrachtet, ist *Erleben* im Gegensatz zum bloßen Leben (Vegetieren).
2. *Bei der Erforschung der seelischen Hirnleistungen fallen der menschlichen Hirnpathologie besondere Aufgaben zu,* da wir durch die sprachliche Kommunikation in die Erlebniswelt unserer Mitmenschen besser eindringen können als in die der Tiere. Die klinisch-neuropathologische Analyse vieler menschlicher Krankheitsfälle, von denen 15 beispielhaft herangezogen werden, lehren, daß die rätselhafte Fähigkeit, Leben zu Erleben zu steigern, an ein eng umschriebenes Hirnstammareal gebunden ist, nämlich die ventrikelnahen Gebiete des hinteren Zwischenhirns und des Mittelhirns: *Wachzentrum.*
3. Hingegen kann das neuropathologische Untersuchungsgut die Existenz eines umschriebenen „Schlafzentrums" nicht wahrscheinlich machen.
4. Wesen mit fehlendem, unausgereiftem oder zerstörtem Wachzentrum „schlafen" dauernd. Bei intaktem Wachzentrum beruht der in rhythmischem Wechsel eintretende Schlaf auf einer autonomen Potenz des Wachzentrums, die durch Einflüsse aus dem übrigen Zentralnervensystem modifiziert wird. Im Mittelpunkt dieser *Schlafregulationen* stehen die Funktionskreise der Brückenhaube und des limbischen Systems.
5. Die neuropathologischen Befunde bei Krankheitsprozessen des Hirnstamms lassen erkennen, daß die dadurch ausgelösten *Bewußtseinsstörungen* je nach dem Sitz der Zerstörung verschieden sind. Die Hauptschwierigkeiten einer zuordnenden Interpretation liegen in dem Umstand, daß in allgemeinen Notsituationen des Gehirnstoffwechsels — z. B. durch Hirndruck, Sauerstoffmangel bei Mangeldurchblutung oder Schädigung des Atemzentrums, diffuse Entzündungen, Toxikosen — das Bewußtsein auch ohne spezifische Schädigung des Hirnstamms schwindet: *Zerebrales Koma.* Nur klinisch gut untersuchte Fälle von umschriebenen Hirnstammprozessen ohne Hirndruck sind zur lokalisatorischen Auswertung geeignet. *Unser wirkliches Wissen ist daher noch bruchstückhaft und unsicher.* Aus den Befunden wurde eine vorläufige Gliederung der für die Bewußtseinsfunktionen wesentlichen Hirnstammanteile in 4 Zonen vorgenommen, die nicht als fest umrissene Areale, sondern als Funktionsschwerpunkte aufzufassen sind (Abb. 15).

Im einzelnen hat sich ergeben:
a) Die Formatio reticularis pontis gehört nicht zu den unerläßlichen Voraussetzungen der Bewußtseinsgrundfunktionen.
b) Bei mehreren Kranken mit Zerstörungen in der Brückenhaube wurde eine inadäquat gehobene Stimmung und psychomotorische Enthemmung beobachtet. Diese Zustände werden mit jenem „Dauerzustand von Vigilanz" verglichen, der bei der Katze durch Zerstörung des rhombenzephalen Schlafzentrums erzeugt werden kann: *Pontine Viginanzsteigerung.*
c) Bei Läsionen im Wachzentrum kann man 4 Formen von Bewußtseinsstörungen unterscheiden:
Schlafsucht, definiert als erhöhte Schlafneigung bei erhaltener Erweckbarkeit,

schlafähnliche Bewußtlosigkeit, definiert als Dauerschlaf ohne Erweckbarkeit, aber mit den sonstigen Kriterien des Schlafs im Gegensatz zum Koma,

Stupor, definiert als einfaches gegenstandsloses Wachbewußtsein (= apallisches Syndrom),

traumhaft-halluzinatorische Verwirrtheit (Hallucinose pédonculaire).

d) Auf die durch Prozesse im vorderen Hypothalamus ausgelösten Bewußtseinsstörungen wird insoweit hingewiesen, als sie zur Deutung der Schlaf-Wach-Traum-Mechanismen beitragen können:

Die Beziehungen des Traumschlafs zur Limbusrinde und die Rolle des mnestischen Systems bei der Speicherung von Traumerlebnissen,

die Schlafminderungen durch Zerstörungen in der trophotropen Zone,

die Beziehungen des hypophysennahen Hypothalamus zur Schlaf-Wachregelung.

6. In einer Tabelle wird eine Form von Bewußtseinsstörung aufgezeigt und deren Symptomatologie der Lokalisation der auslösenden Schädigungen gegenübergestellt.

Literatur

Ajuriaguerra, J. de et al. *(H. Hecaen et R. Sadoun):* Les troubles mentaux au cours des tumeurs de la région méso-diencéphalique. L'encéphale 5, 406–478 (1954)

Akert, K.: The anatomical substrate of sleep. Progr. Brain Res. 18, 9–19 (1965)

Batini, Cesira et al. *(G. Moruzzi, M. Palestini, G. F. Rossi* a. *A. Zanchetti):* Persistent Patterns of Wakefulness in the pretrigeminal midpontine preparation. Science 128, 30–32 (1958)

Boellaard, J. W. et al. *(W. Jacoby* u. *H. Schievelbein):* Totale Dezerebrierung bei Hunden im Mittelhirnbereich. Zbl. Neurochir. 27, 41–50 (1966)

Bogaert, L. van: L'Hallucinose pédonculaire. Rev. neurol. 34/1, 608–617 (1927)

Bradley, P. B.: The pathophysiology of consciousness. In „Bewußtseinsstörungen", herausgeg. von H. Staub u. H. Thölen, S. 14–22; Stuttgart (1961)

Brage, D. et al. *(R. Morea et A. R. Copello):* Syndrome nécrotique tegmento-thalamique avec mutisme akinétique (Etude clinique et anatomo-pathologique). Rev. neurol. 104, 126–137 (1961)

Breslauer, F.: Hirndruck und Schädeltrauma. Mitteilungen Grenzgebiete Med. Chir. 29, 715–751 (1917)

Brouwer, B.: Über partielle Anencephalie, mit Diastematomyelie ohne Spina bifida. J. Psychol. 20, 173–218 (1913)

Busch, G. et al. *(D. Fotopulos, H. Deckart):* Beitrag zur klinischen Diagnostik der Medulloblastome. Zbl. Neurochir. 22, 24–36 (1961)

Cairns, H.: Disturbances of consciousness with lesions of the brain-stem and diencephalon. Brain 75, 109–146 (1952)

Cairns, H. et al. *(R. C. Oldfield, J. B. Pennybacker* a. *D. Whitteridge):* Akinetic mutism with an epidermoid cyst of the 3rd ventricle. Brain 64, 273–290 (1941)

Camp, C. D.: The question of the existence of a separate sleep center in the brain. J. Nerv. Ment. Dis. 92, 5–7 (1940)

Cantu, R. C. a. *J. H. Drew:* Pathological laughing and crying associated with a tumor ventral to the pons. J. Neurosurg. 24, 1024–1026 (1966)

Castaigne, P. et al. *(A. Buge, R. Escourolle* et. *M. Masson):* Ramollissement pédonculaire médian, tegmento-thalamique avec ophtalmoplégie et hypersomnie (Étude anatomo-clinique). Rev. Neurol. 106, 357–367 (1962)

Chatrian, G. E. et al. *(L. E. White,* jr. a. *Cheng-Mei Shaw):* EEG pattern resembling wakefulness in unresponsive decerebrate state following traumatic brain-stem infarct. EEG clin. Neurophys. 16, 285–289 (1964)

Conrad, K.: Die symptomatischen Psychosen. Psychiatrie der Gegenwart 2, 367–436 (1960)

Davison, Ch. a. E. L. Demuth: Disturbances in sleep mechanism: a clinicopathologic study. I. Lesions at the cortical level. Arch. Neurol. *53,* 399–406 (1945a)

Davison, Ch. a. E. L. Demuth: Disturbances in sleep mechanism: a clinicopathologic study. II. Lesions at the corticodiencephalic level. Arch. Neurol. *54,* 241–255 (1945b)

Davison, Ch. a. E. L. Demuth: Disturbances in sleep mechanism: a clinicopathologic study. V. Anatomic and neurophysiologic consideration. Arch. Neurol. *55,* 364–381 (1946)

Dejong, R. N. et al. (H. H. Itabashi a. J. R. Olson): „Pure" memory loss with hippocampal lesions. A case report. In „Zukunft der Neurologie", herausgegeben von H. G. Bammer. Stuttgart, S. 146–156 (1967)

Dell, P. et al. (M. Bonvallet a. A. Hugelin): Mechanisms of reticular deactivation. Ciba Foundation Symp. on the Nature of Sleep. London, S. 86–107 (1961)

Eccles, J. C. (Ed.): Brain and conscious experience. Berlin (1966)

Economo, C. v.: Die Encephalitis lethargica. Jb. Psychiatr. *38,* 253–331 (1918)

Edinger, L. u. B. Fischer: Ein Mensch ohne Großhirn. Arch. Physiol. *152,* 535–561 (1913)

Elo, O., u. Otila: Zum Entstehungsmechanismus der früh erworbenen Hydrocephalie. Acta Paediatr. *23,* 503–544 (1939)

Elsaesser, K.-H.: Psychose und basaler Hirnprozeß. Sammlung zwangloser Abhandlungen aus dem Gebiete der Psychiatrie und Neurologie 2, Halle (1950)

Ey, H.: Das Bewußtsein. Aus dem Französischen übersetzt und eingeführt durch eine Vorrede von K. P. Kisker. Berlin (1967)

Feremutsch, K. u. K. Simma: Strukturanalysen des menschlichen Thalamus. Das ventrikelnahe Grau, griseum periventriculare thalami. Mschr. Psychiat. Neurol. *126,* 209–229 (1953)

Feremutsch, K. u. K. Simma: Strukturanalysen des menschlichen Thalamus. II. Die intralaminären Kerne (Intralaminar nuclei). Mschr. Psychiat. *127,* 88–102 (1954)

Feremutsch, K. u. K. Simma: Beitrag zur Kenntnis der „Formatio reticularis medullae oblongatae et pontis" des Menschen. Z. Anat. Entwickl.-Gesch. *121,* 271–291 (1959)

Feremutsch, K. u. K. Simma: Die Formatio reticularis mesencephali und die Regio praetectalis des Menschen. Z. Ant. Entwickl.-Gesch. *122,* 289–313 (1961)

Foerster, O. u. O. Gagel: Ein Fall von Ependymcyste des III. Ventrikels. Ein Beitrag zur Frage der Beziehungen psychischer Störungen zum Hirnstamm. Z. ges. Neurol. Psychiat. *149,* 312–344 (1933)

Fotakis, N. S. u. A. Stammler: Schlaf-Wach-Rhythmus-Störungen bei umschriebenen Mittelhirnläsionen. Fortschr. Neurol. *33,* 409–416 (1965)

French, J. D.: Brain lesions associated with prolonged unconsciousness. Arch. Neurol. Psychiat. *68,* 727–740 (1952)

French, J. D. a. H. W. Magoun: Effects of chronic lesions in central cephalic brain stem of monkeys. Arch. Neurol. Psychiat. *68,* 591–604 (1952)

Gamper, E.: Bau und Leistungen eines menschlichen Mittelhirnwesens (Arhinencephalie mit Encephalocele). Zugleich ein Beitrag zur Teratologie und Fasersystematik. Z. ges. Neurol. *102,* 154–235; *104,* 49–120 (1926)

Gänshirt, H.: Über den zentralen Tod beim Hirntumor. Dtsch. Z. Nervenheilk. *166,* 247–267 (1951)

Gerstenbrand, F.: Das traumatische apallische Syndrom. Klinik, Morphologie, Pathophysiologie und Behandlung. Wien (1967)

Goltz, F.: Der Hund ohne Großhirn. 7. Abhandlung über die Verrichtungen des Großhirns. Arch. Physiol. *51,* 570–614 (1892)

Haberland, Catherine: Psychiatric manifestations in brain tumors. Bibliotheka Psychiatr. Neurol. *127,* 65–86 (1965)

Halsey, J. H. a. A. W. Downie: Decerebrate rigidity with preservation of consciousness. J. Neurol. Neurosurg. Psychiatr. *29,* 350–355 (1966)

Hartmann, N.: Der Aufbau der realen Welt. Grundriß der allgemeinen Kategorienlehre. Berlin (1940)

Hartung, G.: Über das Hypothalamusgranulom vom Typ Gagel. Dissertation Göttingen (1961)
Hassler, R.: Über die Rinden- und Stammhirnanteile des menschlichen Thalamus. Psychiat. Neurol. med. Psychol. *1*, 181–186 (1949)
Henschen, F.: Tumoren des Zentralnervensystems und seiner Hüllen. Hb. Pathol. 13/3, 413–1040 (1955)
Hernández-Peón, R.: Die neuralen Grundlagen des Schlafes. Arzneimittelforschung *15*, 1099–1118 (1965)
Hess, W. R.: Vegetative Funktionen und Zwischenhirn. Helv. Physiol. Pharm. Acta, Suppl *IV*. Basel (1947)
Heubner, O.: Mißgeburt mit vollständigem Mangel des Großhirns. Charité-Ann. *33*, 146–157 (1909)
Hoff, H.: Der Thalamus, seine Anatomie, Physiologie und Pathologie. Wien. Z. Nervenheilk. *3*, 42–69 (1950)
Holmes, G.: The nervous system of the dog without a forebrain. J. Physiol. *27*, 1–25 (1901)
Hösli, L. u. M. Monnier: Wirkung der bilateralen Koagulation des mediozentralen intralaminären Thalamus auf die elektrische Hirnaktivität und das Verhalten des Kaninchens. Helv. Physiol. Acta *21*, 109–113 (1963)
Houdart, R. et H. Mamo: Le mutisme akinétique. Essai d'interprétation physiopathologique. Neurochirurgie *5*, 129–138 (1962)
Hunziker, K.: Über einen Fall von Hydranencephalie. Mschr. Psychiat. *114*, 129–160 (1947)
Jakob, A.: Über ein 3½ Monate altes Kind mit totaler Erweichung beider Großhirnhemisphären („Kind ohne Großhirn"). Dtsch. Z. Nervenheilk. *117–119*, 240–265 (1931)
Jaspers, K.: Allgemeine Psychopathologie. 4. Auflage. Berlin (1946)
Jellinger, K.: Häufigkeit und Pathogenese zentraler Hirnläsionen nach stumpfer Gewalteinwirkung auf den Schädel. Wiener Z. Nervenheilk. *25*, 223–249 (1967)
Jellinger, K.: Zur Neuropathologie des Komas und postkomatöser Enzephalopathien. Wien. klin. Wschr. *26*, 505–517 (1968)
Jouvet, M.: Paradoxical sleep – A study of its nature and mechanisms. Progr. Brain Res. *18*, 20–62 (1965)
Kaemmerer, E. u. G. Dolce: Zur Kenntnis des sog. apallischen Syndroms. Münch. med. Wschr. *108*, 263–265 (1966)
Kaplan, H. A. et al. (J. C. Hart a. J. Browder): Hypothermia associated with a mesencephalic lesion. J. Neuropath. *11*, 116–136 (1952)
Kasch, Renate: Über das Verhalten des Bewußtseins bei Geschwülsten der Brücke. Dissertation Göttingen (1961)
Kautzky, R.: Gedanken zur Altersdisposition bei Hirntumoren. Zbl. Neurochirur. *19*, 224–235 (1959)
Kety, S. S.: Sleep and the energy metabolism of the brain. In „The nature of sleep", Ciba Foundation Symp. London, S. 374–385 (1961)
Kemper, Th. L. a. F. A. Romanul: State resembling akinetic mutism in basilar artery occlusion. Neurology *17*, 74–80 (1967)
Klee, A.: Akinetic mutism: review of the literature and report of a case. J. Nerv. Ment. Dis. *133*, 536–553 (1961)
Kleist, K.: Kriegsverletzungen des Gehirns in ihrer Bedeutung für die Hirnlokalisation und Hirnpathologie. Hb. der ärztlichen Erfahrungen im Weltkrieg 1914/18 4/2, 343–1416 (1934)
Kleitman, N. a. Camille: Studies on the physiology of sleep. VI. the behavior of decorticated dogs. Amer. J. Physiol. *100*, 474–480 (1932)
Klöppner, K.: Menschliches Zwischenhirn-, Mittelhirn- und Rückenmarkswesen. Arch. Gynäk. *177*, 82–104 (1950)
Környey, St.: Physiologisch-anatomische Beobachtungen bei merencephalen Mißbildungen. Arch. Psychiat. *85*, 304–328 (1928)
Környey, St.: Geschwulst des Hirnstamms mit der Symptomatologie des Wernicke-Korsakow-Prozesses. In „Zukunft der Neurologie", herausgegeben von H. G. Bammer, S. 157–168. Stuttgart (1967)

Korsakow, S. S.: Über eine besondere Form psychischer Störung, kombiniert mit multipler Neuritis. Arch. Psychiat. 21, 669–704 (1890)
Kretschmer, E.: Das apallische Syndrom. Z. ges. Neurol. 169, 576–579 (1940)
Kristiansen, K.: Neurosurgical considerations on the brain mechanisms of consciousness. Acta neurochir. 12, 289–314 (1965)
Lange-Cosack, Herta: Die Hydranencephalie (Blasenhirn) als Sonderform der Großhirnlosigkeit. Arch. Psychiat. 117, 1–51; 595–640 (1944)
Lenard, H. G.: Veränderungen im Schlafzyklus bei Kindern nach Schädelhirntraumen. Vortrag in der Universitätskinderklinik Göttingen, 19. 10. 1968
Leontovich, T. A. a. G. P. Zhukova: The specificity of the neuronal structure and topography of the reticular formation in the brain and spinale cord of carnivora. J. comp. Neurol. 121, 347–379 (1963)
Laves, W. u. St. Berg: Agonie. Physiologisch-chemische Untersuchungen bei gewaltsamen Todesarten. Unter Mitarbeit von Minuro Asano. Arbeitsmethoden der medizinischen und naturwissenschaftlichen Kriminalistik 2. Lübeck (1965)
Malamud, N.: Psychiatric disorder with intracranial tumors of limbic system. Arch. Neurol. 17, 113–124 (1967)
Malone, E.: Über die Kerne des menschlichen Diencephalon. Abhandlungen der preußischen Akademie der Wissenschaften, physiologisch-mathematische Klasse, Anhang 1 (1910)
Mauthner, L.: Über die Pathologie und Physiologie des Schlafes. Wien. Klin. Wschr. 3, 445–446 (1890)
Mayer, E. Th.: Zur Klinik und Pathologie des traumatischen Mittelhirn- und apallischen Syndroms. Ärztliche Forschung 22, 163–172 (1968)
McCleary, R. A. a. R. Y. Moore: Subcortical mechanisms of behavior. The psychological functions of primitive parts of the brain. New York (1965)
Meyer, J.-E.: Der Bewußtseinszustand bei optischen Sinnestäuschungen. Arch. Psychiat. 189, 477 bis 502 (1952)
Meyer, M.: Klinischer Beitrag zur Kenntnis der Funktionen des Zwischenhirns (Encephalitis corporum mamillarium). Z. ges. Neurol. Psychiat. 20, 327–342 (1913)
Michaelis, R.: Zur Typologie der Hypersomnien. Fortschr. Neurol. 33, 587–599 (1965)
Monnier, M. u. Willi: Die integrative Tätigkeit des Nervensystems beim meso-rhombo-spinalen Anencephalus. II. Anatomischer Teil. Mschr. Psychiat. 126, 259–273 (1953)
Moruzzi, G.: Active processes in the brain stem during sleep. Harvey Lecture 58, 233–297 (1963)
Moruzzi, G.: The functional significance of sleep with particular regard to the brain mechanisms underlying consciousness. In „Brain and conscious experience", herausgeg. von J. C. Eccles. S. 345–388. Berlin (1966)
Moruzzi, G. a. H. W. Magoun: Brain stem reticular formation and activation of the EEG. EEG clin. Neurophysiol. 1, 454–473 (1949)
Müller, H.: Über Elektroschlaf und Elektrotranquillisation. Psychophysiologie 2, 25–40 (1966)
Nauta, W. J. H.: Hypothalamic regulation of sleep in rats. An experimental study. J. Neurophysiol. 9, 285–316 (1946)
Nauta, W. J. H.: Hippocampal projections and related neural pathways to the midbrain in the cat. Brain 81, 319–340 (1958)
Olszewski, J. The cytoarchitecture of the human reticular formation. Brain mechanisms and consciusness. Oxford, S. 54–80 (1954)
Orthner, H.: Zur Frage des psychiatrischen Krankheitsbegriffes. Psyche 3, 561–574 (1949)
Orthner, H.: Pathologische Anatomie und Physiologie der hypophyser-hypothalamischen Krankheiten. Hb. spez. pathol. Anat. Histol. 13/5, 543–939 (1955)
Orthner, H.: Pathologische Anatomie der vom Hypothalamus ausgelösten Bewußtseinsstörungen 1. internationaler Kongreß der neurologischen Wissenschaften, gemeinsame Sitzungen, Acta med. Belgica (Brüssel) 2, 77–96 (1957)
Orthner, H.: Zur Psychopathologie endokriner Krankheiten. Wien. med. Wschr. 108, 163–170 (1958)

Orthner, H.: Tumoröse Veränderungen im Sellabereich. Beiträge zur modernen Therapie *3,* 313 bis 372. Jena (1961)

Orthner, H.: Anatomie und Physiologie der Steuerungsorgane der Sexualität. In „Die Sexualität des Menschen. Handbuch der medizinischen Sexualforschung". Herausgegeben von H. Giese. Stuttgart, S. 446–545 (1968)

Orthner, H. u. *Eu. Meyer:* Der posttraumatische Diabetes insipidus. Befunde am neurosekretorischen System beim stumpfen Schädeltrauma, nebst Bemerkungen zum posttraumatischen Hirnödem. Acta Neuroveg. 30, 216–250 (1967)

Orthner, H. u. *E. Rettinger:* Ein intraventrikuläres Kraniopharyngeom, zugleich ein Beitrag zum hypothalamisch ausgelösten Korsakow-Syndrom. Vergleichende Übersicht über die hypothalamisch auslösbaren Störungen der Merkfähigkeit und des Trieblebens bei Mensch und Tier. Fortschr. Neurol. *33,* 299–331 (1965)

Orthner, H. et al. *(Erna Duhm, U. J. Jovanovic, A. König, R. Lohmann, W. Schwidder, J. v. Wehren* u. *St. Wieser):* Zur Therapie sexueller Perversionen. Heilung einer homosexuell-pädophilen Triebabweichung durch einseitigen stereotaktischen Eingriff im Tuber cinereum. Beitr. Sexualforsch. *46.* Stuttgart (1969)

Paillas, J. E. et al. *(R. Sedan* a. *J. Bonnal):* On the changes of consciousness produced by subtentorial lesions. Acta neurochir. *12,* 315–338 (1965)

Papez, J. W.: A proposed mechanism of emotion. Arch. Neurol. *38,* 725–743 (1937)

Pawlow, I. P.: „Innere Hemmung" der bedingten Reflexe und der Schlaf- ein und derselbe Prozeß. Skand. Arch. Physiol. *44,* 42–58 (1923)

Penfield, W. a. *H. H. Jasper:* Highest level seizures. Res. Publ. Ass. nerv. ment. dis. 26, 252–271 (1947)

Pia, H. W.: Die Schädigung des Hirnstammes bei den raumfordernden Prozessen des Gehirns. Ein Beitrag zur Pathogenese, Klinik und Behandlung der Massenverschiebungen des Gehirns. Acta neurochir., Suppl. *IV.* Wien (1957)

Pagel, W.: Über Hydranenzephalie (Cruveilhier). Mschr. Psychiat. *51,* 161–187 (1922)

Pilleri, G.: Der pathologische Schlaf im Lichte der Lokalisationslehre und Neurophysiologie. Psychiat. Neurol. *136,* 36–58 (1958)

Pilleri, G.: Zur Anatomie, Physiologie und Pathologie der Formatio reticularis des Hirnstammes. In „Die retikuläre Formation des Hirnstammes und ihre Bedeutung für das vegetativ-affektive Verhalten. Basel, S. 9–81 (1965)

Reichardt, M.: Hirnstamm und Psychiatrie. Mschr. Psychiat. *68,* 470–506 (1928)

Rettinger, E.: Zur Klinik und pathologischen Anatomie der suprasellären Kraniopharyngeome. Dissertation, Göttingen (1961)

Roeder, F. D.: Stereotaxic lesion of the tuber cinereum in sexual deviation. Confin. neurol. 27, 162 bis 163 (1966)

Roeder, F.: Über die maximale Behandlung des Parkinsonsyndroms. Materia Medica Nordmark, wissenschaftliches Beiblatt Nr. *59,* Hamburg (1967)

Rupp, C. et al. *(W. Anderson, B. Smith* a. *J. Gylfe):* Disturbances of consciousness associated with primary pontile lesions. Proc. internat. Congr. Neuropath. *5,* 807–808 (1966)

Sawyer, Ch. H. et al. *(M. Kawakami* a. *S. Kanematsu):* Neuroendocrine aspects of reproduction. Res. Publ. Ass. nerv. ment. dis. *43,* 59–85 (1966)

Schaltenbrand, G.: Thalamus und Schlaf. Allgem. Zeitschr. f. Psychiatrie *125,* 48–62 (1949)

Schuster, P.: Beiträge zur Pathologie des Thalamus opticus, I. Mitteilung: Kasuistik. Gefäßgebiet der A. thalamo-geniculata, der A. thalamo-perforata, der A. tubero-thalamica und der A. lenticulo-optica. Arch. Psychiat. *105,* 358–432 (1936)

Schuster, P.: Beiträge zur Pathologie des Thalamus opticus. IV. Mitteilung. Motorische Störungen, Thalamus-Hand, mimische und affektive Bewegungen, dysarthrische Bewegungen, vegetative Funktionen, Blicklähmung, Beziehungen zu den psychischen Funktionen. Arch. Psychiat. *106,* 201–233 (1937)

Spatz, H.: Encephalitis. Handbuch der Geisteskrankheiten *11*, 157–288 (1930)
Spatz, H.: Anatomie des Mittelhirns. Hb. Neurol. *1*, 474–540 (1935)
Specht, F.: Das Bewußtsein bei zerstörenden Prozessen der Brücke. Klin. Wschr. *41*, 106 (1963)
Specht, F.: Ponstumoren und Bewußtseinszustand. Arch. Psychiat. *206*, 323–344 (1964)
Spiegel, E. A. et al. *(H. T. Wycis, H. Freed* a. *C. Orchinik):* The central mechanisms of the emotions (experiences with circumscribed thalamic lesions). Amer. J. Psychiat. *108*, 426–431 (1951)
Staub, H. u. *H. Thölen* (Ed.): Bewußtseinsstörungen. Stuttgart (1961)
Steriade, M. et al. *(M. I. Botez* a. *I. Petrovici):* On certain dissociations of consciousness levels within the syndrome of akynetic mutism. Psychiat. Neurol. Basel *141*, 38–58 (1961)
Strich, Sabina J.: Diffuse degeneration of the cerebral white matter in severe dementia following head injury. J. Neurol. Neurosurg. Psychiat. *19*, 163–185 (1956)
Zeman, W. a. *F. A. King:* Tumors of the septum pellucidum and adjacent structures with abnormal affective behavior: an anterior midline structure syndrome. J. Nerv. Ment. Dis. *127*, 490–502 (1958)
Zülch, K. J.: Biologie und Pathologie der Hirngeschwülste. Hb. Neurochir. *3*, 1–702 (1956)

Biochemische, pharmakologische und humorale Aspekte des Schlaf-Wachseins

Marcel Monnier, Basel

Eine Besprechung der neuen biochemischen und pharmakologischen Aspekte der Schlaf-Wach-Steuerung ist nur fruchtbar, wenn man sie in Beziehung zu den neurophysiologischen Fakten bringt. Durch eine solche Konfrontation lassen sich die neuralen und humoralen Regulationsmechanismen einheitlich erfassen.

Die neuropharmakologische Forschung benutzt die gleichen Methoden wie die Neurophysiologie, mit dem Unterschied, daß die Strukturen chemisch gereizt oder ausgeschaltet werden.

Als Parameter einer pharmakologischen Wirkung pflegt man das viszerale und somatische Verhalten, die spontane elektrische Hirnaktivität und die durch Reizung einer bestimmten Struktur ausgelöste Antwort des Kortex zu berücksichtigen (sogenannte „evoked potentials").

Die spontane bioelektrische Aktivität des Gehirnes muß womöglich mit einem automatischen Frequenz-Analyzer ausgewertet werden. Nur so läßt sich z. B. die Menge der für den normalen Schlaf charakteristischen δ-Wellen quantitativ erfassen. Im Wachzustand verschwinden diese δ-Aktivitäten der Hirnrinde (sog. Desynchronisierung), während sich ein synchronisierter ϑ-Rhythmus im Hippokampus entwickelt.

Wertvolle Kriterien für die Bestimmung des Angriffsortes einer chemischen Substanz sind unseres Erachtens die Potentiale, die im Kortex durch Reizung des aktivierenden Retikularsystems, des mediozentralen Thalamus oder des limbischen Systems ausgelöst werden.

Durch Anwendung eines modernen Computers gewinnen die Informationen, die man durch die Technik der ausgelösten Potentiale erhalten kann, stark an Präzision. So läßt sich z. B. an der kortikal ausgelösten Antwort auf Reizung des medialen Thalamus die initiale, positive Komponente als Ausdruck eines aktivierenden Systems von der späteren rekrutierenden Komponente viel besser unterscheiden.

Bei der Auswertung der pharmakologischen Befunde muß man sich immer sowohl auf das Verhalten wie auch auf das EEG stützen. Das EEG allein genügt nicht, da paradoxe Dissoziationen zwischen beiden Kriterien (wie auch nach Acetylcholin und Atropin) vorkommen können.

Die Ergebnisse der *Injektion von Mikrokristallen* in bestimmte Regulationszentren sollen mit Vorsicht beurteilt werden, besonders wenn verschiedene Kristalle im gleichen Substrat gleiche Effekte hervorrufen.

Sehr lehrreich ist die *Technik der Mikroreizung und Mikroableitung*. Hier wird mit Hilfe einer doppelten Mikropipette ein Stoff in die Nähe eines Neurons elektrophoretisch appliziert und die Entladung des Neurons gleichzeitig abgeleitet (Double barril method). Die Fehlerquellen bei dieser Methodik sind aber beträchtlich.

Schließlich verdanken wir den *histochemischen Untersuchungen*, vor allem in Kombination mit der *Elektronenmikroskopie*, einige der wertvollsten Informationen.

Wir werden nach Besprechung der *metabolischen Aspekte* zuerst die *neuralen Mechanismen* der Wach- und Schlafzustände, dann mit jedem dieser Mechanismen die dazugehörigen *biochemischen* und *pharmakologischen* Befunde behandeln.

Stoffwechsel in Schlaf-Wachzuständen

Man würde erwarten, daß im Schlaf erhebliche Stoffwechseländerungen gegenüber dem Wachzustand eintreten. In der Tat ist die Hirndurchblutung im Schlaf nicht wesentlich verändert gegenüber dem Wachzustand (*Kety* 1961; *Ingvar* und *Söderberg* 1958). Unverändert sind auch in verschiedenen Schlaf- und Wachzuständen die O_2-*Spannung des arteriellen Blutes* sowie der O_2-*Verbrauch des Gehirnes*. Die $^PCO_2$-*Spannung des arteriellen Blutes* soll dagegen beim schlafenden Menschen um 15% zunehmen.

Diese Befunde wie auch die elektrophysiologische Feststellung, daß die *Entladungsfrequenz der zerebralen Neurone* im Schlaf nicht wesentlich abnimmt, bestätigen, daß der *Energieumsatz* des Gehirnes sich im Schlaf nicht wesentlich verändert (*Creutzfeldt* und *Jung* 1961; *Evarts* 1961).

Biochemisch wurde im Schlaf eine *Verminderung der Milchsäure und des Phosphokreatins* bei der Ratte (*Richter* und *Dawson* 1948) sowie eine Herabsetzung des Quotienten ADP/ATP festgestellt, wobei der gesamte Gehalt an ATP + ADP + Phosphokreatin im Schlaf und im Wachzustand gleich bleibt (*Dawson* und *Richter* 1950).

Zu erwarten wären auch Veränderungen des *Zellstoffwechsels* und der *Enzymaktivität*. In der Tat konnte *Hydén* in den Neuronen und Gliazellen des kaudalen Teils der Formatio reticularis beim Kaninchen signifikante Änderungen der Sukzinooxydaseaktivität im Wach- und Schlafzustand nachweisen: Beträchtliche Zunahme des Ferments in den Neuronen während des Schlafes gegenüber dem Wachzustand. Dagegen war die Enzymaktivität der Gliazellen im Schlaf niedriger als im Wachzustand. Im Nucleus reticularis pontis oralis wurde eine Änderung der Enzymaktivität nur in den Neuronen festgestellt. Die Fermentaktivität nahm während des Schlafs gegenüber dem Wachzustand um 60% zu.

	Nervenzellen	*Gliazellen*
Wach	1,30 ± 0,25	3,06 ± 0,24
Barbituratschlaf	0,98 ± 0,15	1,96 ± 0,31
Physiologischer Schlaf	3,41 ± 0,51	2,34 ± 0,18

Diese gegensinnigen Änderungen der Enzymaktivität sind bedingt durch die Synthese von Enzymproteinen, die mit einer *Veränderung des Proteingehaltes* der Neurone und der Gliazellen einhergeht. Daneben zeigt auch die Ribonukleinsäure (RNS) gegensinnige Veränderungen in Neuronen und Glia. Möglicherweise können RNS-Moleküle oder Nukleotide von den Gliazellen in die Neurone gelangen.

Neurophysiologische und biochemische Mechanismen der Wach- und Schlafzustände

Die Hauptaspekte der Schlaf-Wach-Periodizität sind der *Wachzustand* mit desynchronisiertem Elektroenzephalogramm, der *normale Schlaf* mit synchronisierten Spindelerscheinungen und δ-Aktivitäten im Kortex und Thalamus, schließlich der *paradoxe Schlaf* von *Jouvet* (1962) mit desynchronisiertem EEG im Kortex und ϑ-Rhythmus im Hippokampus, Muskelatonie und Augenbewegungen. Wir werden die neurophysiologischen und biochemischen Mechanismen dieser drei Zustände sukzessiv behandeln müssen.

A. Mechanismen des Wachseins

1. *Neurophysiologische Mechanismen*

Weckreaktion mit desynchronisiertem EEG. Die Neurophysiologie hat eine funktionelle Klassifizierung der vielfältigen Erscheinungen des Wachseins gestattet. Die Wachaktivitäten lassen sich von der elementaren Weckreaktion bis zu den affektiven triebhaften Reaktionen und bis zu den höheren Aufmerksamkeitsleistungen einstufen. Auf einem Längsschnitt durch das Kaninchengehirn läßt sich diese funktionelle Hierarchie der verschiedenen Wachsysteme am besten skizzieren. Unter den aktivierenden Systemen finden wir von unten nach oben: das Retikularsystem, den posteroventralen Hypothalamus, den Hippokampus und die thalamokortikalen Projektionen (Abbildung 31).

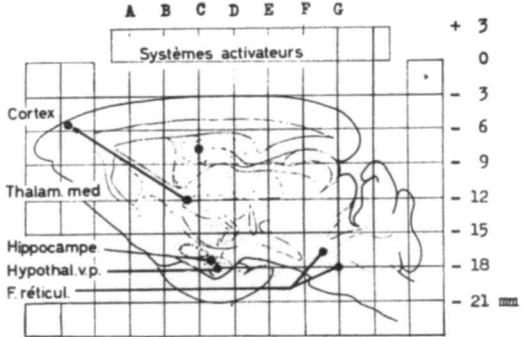

Abb. 31. Funktioneller Aufbau der zerebralen Aktivierungssysteme
1. F. reticularis
2. Hypothalamus ventralis posterior
3. Hippokampus bzw. Rhinenzephalon
4. Thalamokortikale Projektionen
(*Monnier* 1965)

Die massive *Weckreaktion* wird durch das aufsteigende aktivierende *Retikularsystem* des Hirnstammes induziert. Dieser polysynaptische Apparat erstreckt sich von der Medulla bis zum Thalamus. Er empfängt Kollaterale aus den spezifischen afferenten Systemen, integriert sie und projiziert seine Erregungen auf Thalamus und Kortex. Eine kontinuierliche Bombardierung der Hirnrinde durch diese aufsteigenden Impulse ist die wichtigste Bedingung zur Aufrechterhaltung des Wachzustandes. Nach experimenteller oder pathologischer Zerstörung des aktivierenden retikulären Systems (wie dies bei Encephalitis lethargica der Fall ist), tritt Stupor auf.

Das retikuläre System des Hirnstammes ist durch seine polysynaptische Beschaffenheit sehr *chemosensibel*. So wird es durch Kohlensäure bei Sauerstoffmangel oder durch Abnahme der Blutzuckerkonzentration in verschiedenen Notzuständen erregt. Aus demselben Grund erweist es sich als sehr empfindlich auf die meisten *Pharmaka*.

Die Weckreaktion, die nach elektrischer Reizung der mesenzephalen Formatio reticularis (F. R.) auftritt, zeichnet sich bioelektrisch durch seine rasche, desynchronisierte Aktivität im Kortex und beim Kaninchen durch eine synchronisierte ϑ-Aktivität im Hippokampus und Thalamus aus.

Die dienzephale Stufe organisiert die triebhaften Reaktionen im posteroventralen *Hypothalamus*, vor allem im *dynamogenen Feld* von W. R. Hess (1943). Die erhöhte Wachbereitschaft steht hier im Dienste der Selbsterhaltung des Individuums, seiner Abwehr gegen Umweltbedrohung. Die affektive Abwehrreaktion wird von einer ausgesprochenen elektrographischen Weckreaktion begleitet.

Auf einer höheren Stufe finden wir eine Aktivierung des Verhaltens durch den phylogenetisch alten Teil der Hirnrinde: *Paläokortex, Rhinenzephalon oder limbisches System.* Hier wird das emotionelle Verhalten, das im Hypothalamus schon partiell organisiert war, moduliert und der Umweltsituation angepaßt. Jede Aktivierung des emotionellen Verhaltens geht auch hier mit entsprechenden elektrographischen Weckeffekten einher: Desynchronisierung im Neokortex, ϑ-Rhythmen im Paläokortex.

Die Reizung des dorsalen Hippokampus mit zunehmender Intensität führt beim Kaninchen zu folgenden Reaktionen:

1,5 Volt (V): Weckreaktion mit ϑ-Rhythmus von 5—6/sec;
2,5 V: Ergotrope Reaktion mit beschleunigtem ϑ-Rhythmus von 8/sec;
3,5 V: Motorische Erregung mit Flucht und präparoxysmalen ϑ-Rhythmus (sharp waves).

Eine höhere Aktivierung führt schließlich zu einer kritischen Erregung mit Stupor (Hippokampusanfall). In ähnlicher Weise läßt sich der Hippokampus durch allerlei chemische Reize aktivieren.

Auf der Ebene des *Thalamus* entwickelt sich die Aktivierung zu einer Aufmerksamkeitsreaktion. Hochfrequente Reizung (150/sec) des mediozentralen Thalamus führt zu einer kurzen „Orientierungsreaktion" mit Aufrichten des Kopfes im Sinne *Pawlow's* (1923) und phasischer Desynchronisierung des EEG (je nach Art der Ableitung: EEG = Elektroenzephalogramm oder ECoG = Elektrokortikogramm).

Wenn wir die neurophysiologischen Befunde *zusammenfassen*, ergibt sich eine etagenweise Organisation der Wachfunktion, die einerseits vom Retikularsystem über den Thalamus zum Kortex, andererseits aber auch über Hypothalamus und Rhinenzephalon zum Kortex führt. Daneben kann auch eine Erregung durch Ausschaltung des mediothalamischen Hemmungssystems (wie im Fall des Coffeins) zustande kommen (*Hösli* und *Monnier* 1963; *Monnier* und *Krupp* 1960).

2. Biochemische Mechanismen

Eine Übersicht der pharmakologischen Befunde der 15 letzten Jahre ergibt, daß *drei neurohumorale Mechanismen* für die Weckreaktion infrage kommen (Abbildung 32):

a) *Adrenergischer Mechanismus* mit vorwiegender Wirkung auf das aufsteigende Retikularsystem. Die Stoffe, welche diesen Mechanismus anregen, sind *Noradrenalin, Adrenalin und Dopa* als Vorstufe des Adrenalins sowie die *Blocker der Monoaminoxydase*. Die Blockierung dieses Ferments, das den Abbau der Katecholamine fördert, führt zu einer Konzentration dieser Monoamine in den adrenergischen Neuronen des Hirnstammes.

Unter den zahlreichen Pharmaka, die über den adrenergischen Mechanismus stimulierend wirken, muß man ihren Prototyp *Amphetamin* an erster Stelle erwähnen. *LSD* hat auch einen aktivierenden Einfluß auf die Formatio reticularis.

Im Gegensatz zum Amphetamin dämpfen die *Phenothiazine* (vor allem *Chlorpromazin* als Vertreter der Neuroleptika) den adrenergischen Weckmechanismus.

An dieser Stelle sei die Aufhebung des thalamischen Dämpfungsmechanismus zu erwähnen. *Dopa* und Amphetamin entfalten ihre erregende Wirkung sowohl durch den desynchronisierenden adrenergischen Mechanismus wie auch durch Aufhebung dieses synchronisierenden thalamischen Hemmungsmechanismus.

b) *Ein zweiter* neurohumoraler Mechanismus ist *serotonergisch* und vorwiegend im Hirnstamm (Rhombo-Mesodienzephalon) wie auch im limbischen System verankert. Durch diesen serotonergischen Mechanismus wirken halluzinogene Stoffe wie LSD stark erregend. Dieser Mechanismus wird auch durch die Blocker der Monoaminoxydase (*Mao*-Blocker) verstärkt, da sie den Abbau des Serotonins verhindern.

c) *Der dritte* neurohumorale Mechanismus ist *cholinergisch*, d. h. durch Acetylcholin und Blocker der Cholinesterase aktiviert, dagegen durch Atropin gedämpft. Er ist vorwiegend im Mesodienzephalon und Kortex lokalisiert.

Die Aktivierung des adrenergischen Mechanismus *(Dopa)* und des cholinergischen Mechanismus (Physostigmin) bewirkt eine deutliche Desynchronisierung des motorischen und sensorischen Kortex bei gleichzeitiger Synchronisierung des Hippokampus und Thalamus in Form eines deutlichen ϑ-Rhythmus *(Monnier 1960)*.

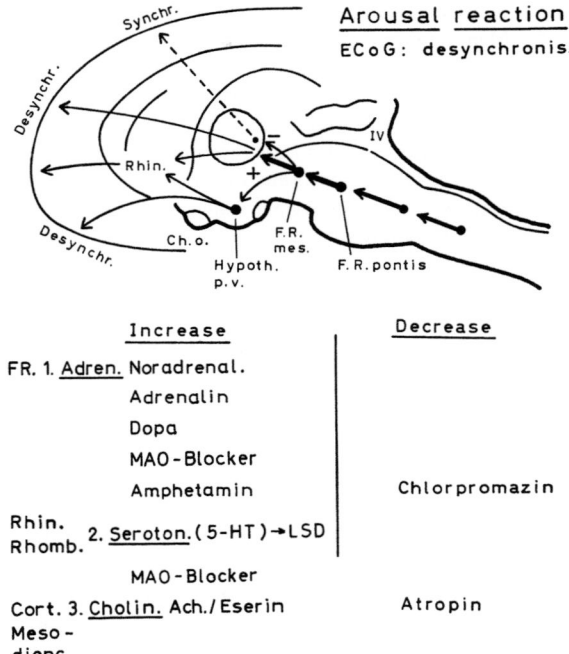

Abb. 32. Neurohumorale Mechanismen, welche die Wachfunktion aktivieren

Der serotonergische Aktivierungsmechanismus unterscheidet sich von adrenergischen und cholinergischen Mechanismen durch das Fehlen des ϑ-Rhythmus. Möglicherweise treten an seiner Stelle Aktivitäten von hoher Frequenz und tiefer Spannung auf.

Die Weckwirkung der meisten zentralen Stimulantien beruht auf Grund unserer Untersuchungen auf einer Aktivierung der retikulären und rhinenzephalen Wecksysteme bei gleichzeitiger Herabsetzung der thalamischen Dämpfungsmechanismen. Eine besondere Stellung nimmt das Coffein ein, welches vorwiegend durch Aufhebung der thalamischen Dämpfung stimulierend wirkt.

Interessanterweise erzeugt *Serotonin* und das chemisch verwandte *LSD* auch eine Erregung des Rhinenzephalons (Paläokortex), was bei den Krampfgiften Pikrotoxin ebenso vorkommt.

Zu a) *Der adrenergische Mechanismus.* Die *biochemischen* Untersuchungen haben ergeben, daß im aufsteigenden Retikularsystem ein adrenergischer Mechanismus nachweisbar ist. So wurden Noradrenalin und Adrenalin in großer Konzentration im Hypothalamus, Infundibulum und in der Area postrema (weniger im Mesorhombenzephalon) gefunden. *Morphin* vermindert den Catecholamingehalt im Hypothalamus sowie im Mesenzephalon.

Der Noradrenalingehalt des Gehirnes ist während des Schlafes beim Hamster tief und steigt nach dem Erwachen auf 120% *(Matussek* und *Petschke 1963)*.

Adrenalin wirkt noch aktivierend auf das Gehirn nach Durchschneidung des Hirnstammes auf mittlerer Höhe des Pons (sogenannte mid-pontine preparation; *Knapp* und *Domino* 1963). Pharmakologisch erzeugt die lokale Applikation von *Adrenalin* auf die bulbäre, pontine und mesenzephale Formatio reticularis eine Weckreaktion (*Cordeau*, *Moreau*, *Beaulnes* und *Laurin* 1963; *Hernández-Peón* 1966). *Dopa* (30–50 mg/kg) bewirkt (am besten mit Vitamin B6) nach einer Stunde einen längeren Wachzustand (im Verhalten und EEG). Es handelt sich hier um Dihydroxyphenylamin, welches durch Decarboxytyramin (Dopamin) in eine Vorstufe des Adrenalins übergeht (*Kikucki* 1962; *Monnier* und *Graber* 1963).
Die *Monoamino-oxydase-Hemmkörper* (Mao-Blocker) wie Iproniazid erhöhen nach mehrtägiger Applizierung die motorische Aktivität. Dies geht oft mit einer Erhöhung des Gehirn-Noradrenalins einher. Zu einer EEG-Weckreaktion kommt es bei Kaninchen erst nach sehr hohen Dosen. Andere Mao-Blocker aktivieren das EEG eher durch eine Amphetamin ähnliche Reizwirkung als durch eine Steigerung der Hirnamine (Katecholamine, 5-HT). So führen die *Mao-Hemmer* (Marmalin, Tranylcypromin) zu einem *Amphetamin* ähnlichen Erregungszustand mit Mydriasis, Polypnea, Hyperthermie und Desynchronisierung des EEG (*Jouvet*, *Yimont* und *Delorme* 1965).
Amphetamin als eine eindeutige Wecksubstanz wirkt auch auf das aufsteigende Retikularsystem des „encéphale isolé" (*Bradley* und *Nicholson* 1962; *Monnier* und *Krupp* 1960). Es reduziert außerdem die thalamische Hemmung.
Der adrenergische Weckmechanismus des Retikularsystems wird durch Phenothiazinderivate, namentlich durch *Chlorpromazin* aufgehoben. Gleichzeitig wird die Weckwirkung der Kollateralen von afferenten, sensiblen Systemen auf die Formatio reticularis durch *Chlorpromazin* blockiert (*Bradley* und *Elkes* 1953). Außerdem verstärkt Chlorpromazin die thalamische Dämpfung (*Gangloff* und *Monnier* 1957; *Monnier* 1957; *Monnier* und *Krupp* 1960).

Zu b) *Der serotonergische Mechanismus*. Serotonin (5-HT) in starker Dosis soll an „midpontin"-dezerebrierten Kaninchen oder Katzen eine *aktivierende Wirkung auf den oralen Pons* mit Weckreaktion ausüben. Doch läßt sich diese tierspezifische Reaktion am Hund und Affen nicht erzielen (*Kikucki* 1962; *Knapp* und *Domino* 1963; *Ilyutchenok* 1963). Biochemisch wurde aber die größte Konzentration im Hypothalamus und limbischen System gefunden.
Die spätere erregende Wirkung des Serotonins beruht nicht auf Aktivierung des Retikularsystems, sondern des Hippokampus, vielleicht mit gleichzeitiger Abnahme der thalamischen Dämpfung (*Monnier* und *Tissot* 1958; *Monnier* 1960).

LSD und *Mescalin* sind Indolderivate wie das Serotonin; sie wirken als Wecksubstanz, aktivieren die Retikularformation auf sensorische (akustische) Reize oder direkt. Sie können gleichzeitig die thalamische Dämpfung herabsetzen und sogar den Hippokampus aktivieren (*Monnier* und *Krupp* 1960).

Zu c) *Der cholinergische Mechanismus*. Neben dem adrenergischen und serotonergischen Mechanismus wurde auch ein *cholinergischer* Weckmechanismus erforscht. Obwohl eine elektrographische Weckreaktion durch Acetylcholin/Eserin hervorgerufen wird, tritt keine entsprechende Aktivierung des Verhaltens auf. Möglicherweise beschränkt sich der cholinergische Mechanismus auf den Kortex; dafür spricht die Tatsache, daß eine elektrische Reizung des mesenzephalen Retikularsystems eine 5–6malige Zunahme der Konzentration von Acetylcholin (Ach) im ipsilateralen Kortex verursacht (*Kanai* und *Szerb* 1965).
Die EEG-Weckreaktion durch Acetylcholin und die Cholinesterase-Blocker wird nur teilweise durch die orale Formatio reticularis vermittelt; sie läßt sich durch Atropin und andere Parasympathikolytika aufheben (siehe auch Amyzil, Benactyzine, Methylamizil, Diphemin: *Ilyutchenok* 1962, 1963, 1965; *Rozanova* 1964; *Monnier* und *Romanowski* 1962, *Bradley* und *Key* 1958).

Aus diesen verschiedenen Beobachtungen geht also hervor, daß die Weckreaktion des Verhaltens und des EEG vorwiegend durch einen katecholaminergischen Mechanismus im aufsteigenden Retikularsystem vermittelt wird. Die Dämpfung dieses Mechanismus durch Phenothiazin-Derivate (Chlorpromazin) hat eine Herabsetzung der motorischen Aktivität mit leichtem Schlaf zur Folge (*Monnier* 1957; *Monnier* und *Tissot* 1958; *Monnier* 1960).

3. Humorale Vermittlung der Wachfunktion

Schließlich muß die Möglichkeit einer *humoralen Vermittlung der Weckfunktion* erwähnt werden. Aus früheren Versuchen geht hervor, daß die Reizung des mesenzephalen Retikularsystems das Gehirn und das Verhalten des Tieres nicht nur auf neuralem Wege, sondern auch auf extraneuralem, humoralem Weg aktiviert.

Um die Hypothese einer solchen humoralen Übertragung der Weckfunktion zu kontrollieren, haben *Monnier, Koller* und *Graber* (1963) an Kaninchen mit gekreuztem Blutkreislauf erforscht, ob Reizung des mesenzephalen Retikularsystems nicht nur den gereizten Spender, sondern auch das Empfängertier weckt. Unter diesen Bedingungen ließ sich feststellen, daß die retikuläre Reizung bei erhöhter Frequenz (150/sec) sowohl beim Spender als auch beim Empfänger eine elektrographische Weckreaktion hervorruft.

Diese Resultate ließen vermuten, daß ein *aktivierender Faktor* im Verlaufe der Reizung des Retikularsystems im Spender produziert wird, und daß dieser durch Blutübertragung eine Weckreaktion beim Empfänger auslöst. Diese Hypothese veranlaßte uns, eine Technik der Hämodialyse beim Kaninchen zu entwickeln (*Monnier* und *Hösli* 1964, Abb. 34). Nach einer vorangehenden Dialyse von 20 Minuten haben wir während 80 Minuten das Blut eines durch Retikularisreizung aktivierten Kaninchens dialysiert. Der Versuch endete mit der Einspritzung des Dialysats in die Ohrvene eines anderen Kaninchens. Bei solchen auf andere Weise unbeeinflußten Empfängern entwickelte sich oft ein hyperaktives Verhalten mit rhinodienzephalen Symptomen wie motorische Unruhe, Neigung zur Flucht und anhaltendes Lecken. Elektrographisch äußerte sich der Wachzustand durch eine Abnahme der δ-Aktivität im Kortex. Die pharmakologische Untersuchung des Dialysats lenkte die Aufmerksamkeit auf die Bedeutung des Histamins als Weckfaktor.

B. Mechanismen des Schlafes

Neben dem *normalen Schlaf* mit sogenanntem synchronisierten EEG gibt es einen *paradoxen Schlaf* mit desynchronisiertem EEG, der von *Jouvet* identifiziert wurde (s. auch S. 103 ff.). Beim Menschen hat man auf Grund der elektrischen Hirnaktivität folgende Schlafstadien unterschieden (s. auch S. 19 und 31 ff.):

Wachzustand = Stadium A;
Einschlafen = Stadium B;
Leichter Schlaf mit Spindeln von 14/sec = Schlafstadium C;
Mittlerer Schlaf mit δ-Aktivitäten von 3/sec = Schlafstadium D;
Tieferer Schlaf mit langsamen δ-Aktivitäten von 0,8–1/sec = Schlafstadium E, und
Paradoxer Schlaf (PS) mit raschen Augenbewegungen, Muskelatonie, Traumerlebnissen und desynchronisiertem EEG.

Der tiefe Schlaf tritt nur beim Menschen und Haustier auf, wenn jede Bedrohung von außen wegfällt. Er ist bei wildlebenden Tieren seltener, die ständig der Bedrohung durch

Umweltfaktoren ausgesetzt sind. Wir werden zunächst die neurophysiologischen und biochemischen Mechanismen des normalen Schlafs (gewöhnlicher, orthodoxer, langsamer Schlaf), dann des paradoxen Schlafes behandeln.

Die verschiedenen Systeme des Gehirnes, die den Wachzustand dämpfen, haben je nach ihrem Rang in der funktionellen Hierarchie der Hirnsysteme verschiedenartige Wirkungen. Dies trifft auf die hemmenden Systeme in Medulla, Pons, Thalamus, wie auch im Hypothalamus und Rhinenzephalon zu. Alle können bei elektrischer Reizung mit geringer Frequenz und Spannung, von langer Dauer des Stromimpulses *Schlaf* erzeugen. Ihre hemmende Wirkung geht meistens mit einer Synchronisierung der kortikalen bioelektrischen Aktivität in Form von Spindeln sowie δ-Tätigkeit einher (Abbildung 33).

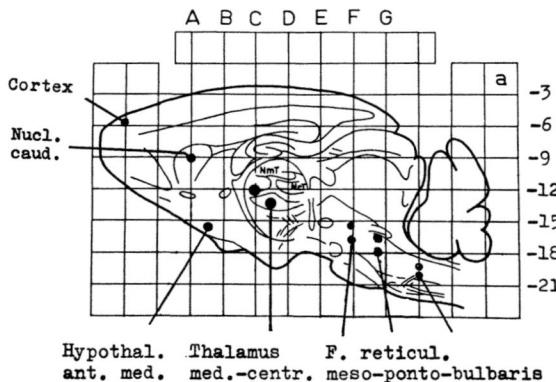

Abb. 33. Funktioneller Aufbau der Systeme, welche die Wachfunktion hemmen und Schlaf induzieren: F. reticularis bulbaris, oro-medialer Hypothalamus, medio-ventraler intralaminärer Thalamus usw. (*Monnier 1965*)

1. Normaler (orthodoxer) Schlaf mit synchronisiertem EEG

a) *Neurophysiologische Mechanismen.* Der wirksamste „Schrittmacher" des gewöhnlichen Schlafes ist das *somnogene Areal von W. R. Hess (1944) im zentromedialen Thalamus*. Die elektrische Reizung dieses Substrates mit niedriger Frequenz (6/sec), niedriger Spannung (0,7 V) und langer Impulsdauer (12 msec) führt zum Einschlafen, gefolgt von einem normalen reversiblen Schlafzustand.

Die optimalen Reizpunkte für Schlaf finden sich im intralaminären System zwischen dem medialen, lateralen und ventralen Thalamuskern (*Monnier 1950*; *Hess, Akert* und *Koella 1953* bei der Katze; *Monnier* und *Tissot 1958*; *Hösli* und *Monnier 1962*). Elektrophysiologisch entwickeln sich allmählich im Kortex synchronisierte Spindeln sowie hohe δ-Wellen (high voltage slow waves). Mit *Hösli* haben wir beim Kaninchen auf Grund des Verhaltens und der elektrischen Hirnaktivität den Wachzustand vom leichten Schlaf (Dösigkeit) und vom Schlaf mittlerer Intensität abgegrenzt (*Hösli* und *Monnier 1962*).

Das *Einschlafen* und daraufhin der *leichte Schlaf* treten kurz nach Reizende auf; sie zeichnen sich durch eine passivere, entspannte Körperhaltung und Verengung der Lidspalte aus. Im Elektrogramm des Thalamus und der Hirnrinde (sowie des Nucleus caudatus) erscheinen „Spindeln", zusammen mit δ-Wellen von durchschnittlich 2 bis 3,5 c/sec.

Der nachfolgende Schlaf *mittlerer Intensität* zeigt eine sitzende, hypotone oder liegende Haltung des Tieres. Die Lidspalte ist fast völlig geschlossen, die Atmung langsam und regelmäßig. Die

Spindeln im EEG sind verschwunden; es herrschen δ-Wellen von tiefster Frequenz vor (0,5 bis 3,5 c/sec).
Die automatische Analyse der Frequenz des EEG, namentlich die Bestimmung der Menge der tieferen δ-Frequenzen während einer definierten Zeitperiode, ist die objektivste quantitative Methode zur Prüfung des Wach-Schlafzustandes.

Der *oro-medio-ventrale Hypothalamus* enthält auch einen hypnogenen Mechanismus, der mit dem adynamischen Feld von W. R. Hess weitgehend übereinstimmt. Die elektrische Reizung dieses Areals beim Kaninchen dämpft progressiv den Wachzustand, das motorische Verhalten sowie die elektrische Hirnaktivität (Versuche mit G. Nosal). Der Tonus der Nackenmuskeln nimmt ab und der Kopf fällt nach vorn. Gleichzeitig kommt es zur Synchronisierung der bioelektrischen Wellen über den Neokortex. *Sterman* und *Clemente* (1961) in Los Angeles erzielten auch bei der Katze einen regelrechten Schlaf während beiderseitiger Reizung dieser präoptischen Region.

Der *supraotische oromediale Hypothalamus* steht in enger funktioneller Beziehung mit dem oro-medio-basalen Gebiet des Rhinenzephalons. Das erstgenannte Feld kontrolliert das affektive Verhalten, namentlich triebhafte Abwehrreaktionen, Fluchtreaktionen und Besitzergreifung. Es stellt somit den Antagonisten des „dynamogenen Feldes" von Hess im postero-ventralen Hypothalamus dar. Es tritt in Funktion in der Sättigungsphase nach Befriedigung des Freß- oder Sexualtriebes. In diesem Zustand der Entspannung und Schläfrigkeit wird Spindelaktivität in der Großhirnrinde beobachtet (*Sawyer* und *Kawakami* 1959).

Der *thalamische Schlafmechanismus* wird durch tiefere, dämpfende Mechanismen des Hirnstammes unterstützt. Unter diesen ist zuerst der hemmende Mechanismus der *Medulla oblongata im Bereich des Tractus solitarius* zu erwähnen (Moruzzi 1960; Favale, Loeb, Rossi und Sacco 1961; Magnes, Moruzzi und Pompeiano 1961). Die Reizung dieses Substrates mit Impulsen niedriger Frequenz führt zu einer Synchronisierung des EEG in Form von Spindeln und langsamen δ-Aktivitäten wie im gewöhnlichen Schlaf. Dieses bulbäre hemmende Substrat steht in enger Beziehung zu den depressorischen Afferenzen der Nervi vagus und glossopharyngeus (Karotissinus- und Aortenbogen-Rezeptoren). Es verstärkt über aufsteigende Bahnen des Rhombenzephalon die Hemmwirkung des Thalamus. Daneben läßt sich eine ähnliche *Hemmung des Wachzustandes* durch Reizung der bulbären, pontinen und mesenzephalen Formatio reticularis erzielen (Abb. 34).

Beim Kaninchen konnten wir ebenso durch Reizung der mesenzephalen Formatio reticularis (6/sec) das motorische Verhalten dämpfen und Dösigkeit auslösen. Gleichzeitig traten im motorischen Kortex Spindeln und δ-Aktivitäten auf (*Hösli* und *Monnier* 1963). Die hochfrequente Reizung (150/sec) desselben Substrates löste dagegen die übliche retikuläre Weckreaktion mit Desynchronisierung des kortikalen EEG (ECoG) aus.

Zusammenfassend unterscheiden wir folgende neurophysiologische Schlafmechanismen:
Ein *bulbärer aufsteigender Mechanismus* in der Nähe des Tractus solitarius hemmt das aufsteigende aktivierende Retikularsystem von *Moruzzi* und *Magoun*. (Die bilaterale Zerstörung dieses bulbären Mechanismus hat Enthemmung des retikulären Wecksystems zur Folge.) Gleichzeitig werden das thalamische hypnogene Feld von *Hess* (1944) und das oromediale hypothalamische Feld aktiviert. Schlaf mit Spindeln und δ-Aktivität tritt auf.

Absteigende Impulse aus dem Kortex sollen sich auch an der Hemmung des aufsteigenden Wecksystems, vielleicht auch des absteigenden Retikularsystems (Dämpfung des γ-Systems) beteiligen. Jedenfalls ist eine Dämpfung des aktivierenden aufsteigenden retikulären Mechanismus, vielleicht auch der aufsteigenden Substantia grisea — Hypothalamusaktivie-

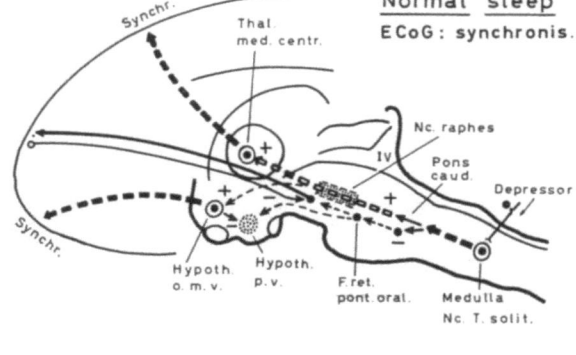

Increase	Decrease
Nc. raphes rhombenceph.	Lesion Nc. raphes
Seroton.: 5-HT storage	
5-HTP after Reserpin	
MAO - blocker	
Chlorpromazin	

Abb. 34. Mechanismen des gewöhnlichen Schlafes. Hemmung der retikulo-kortikalen und retikulo-hypothalamischen Wecksysteme durch den bulbären Schlafmechanismus. Dadurch die dämpfenden thalamischen und hypothalamischen Schlafmechanismen

rungssysteme — durch das bulbäre Substrat eine wichtige Voraussetzung für die Wirkung des thalamischen Schlafmechanismus.
Wird der thalamokortikale Schlafmechanismus selbst durch andere Hirnmechanismen gehemmt, so tritt paradoxer Schlaf auf.

b) *Biochemische Mechanismen.* Der normale oder gewöhnliche (orthodoxe) Schlaf mit Synchronisierung der thalamischen und kortikalen bioelektrischen Tätigkeit beruht vor allem auf einem *serotonergischen Mechanismus* (Abbildung 34). Ein wichtiges serotonergisches Substrat ist der *Nucleus raphes,* der sich von der Medulla oblongata bis zum Mittelhirn erstreckt. Die Zerstörung dieses Kernsystems reduziert beträchtlich den gewöhnlichen Schlaf, zum Teil auch den paradoxen Schlaf (*Jouvet* 1965, s. dazu S. 103 ff.).
Daneben kommt Serotonin in höchster Konzentration im Hypothalamus und Infundibulum vor, weniger im Mesenzephalon um den Aquaeductus Sylvii (*M. Vogt* 1954). Hamster zeigen während ihres spontanen Schlafes eine Erhöhung des Serotoningehaltes im Gehirn von 125 % gegen 100 % nach dem Aufwachen (*Matussek* und *Petschke* 1963).
Serotonin wird auch in der *Area postrema* der Medulla oblongata gespeichert. Ausschaltung dieser Struktur durch mid-pontine Durchtrennung hebt die hypnogene Wirkung auf. Nur eine Weckreaktion läßt sich noch auslösen.

Serotonin (0,1 – 1,0 mg/kg) führt anfänglich zur Dösigkeit mit Schlaf-EEG, Abnahme der EEG-Weckreaktion. Die Schlafkomponente beruht nicht auf Dämpfung des Retikulärsystems (*Gangloff* und *Monnier* 1957). Danach entwickelt sich ein „mixed arousal and relaxation-pattern" mit Indifferenz des Tierverhaltens durch Aktivierung des Hippokampus und Abnahme der thalamischen Dämpfung (*Monnier* 1960).
Auch bei Küken entwickelt sich nach 5-HT (14 mg/kg) Schlafverhalten mit Schlaf-EEG (*Kramer* und *Seifter* 1966).
Die intrakarotideale Injektion von Serotonin bei der Katze erzeugt nach 2 Minuten eine Synchronisierung des EEG während 30 Minuten mit Steigerung der vom Thalamus ausgelösten rekrutierenden Antworten bei Versuchstieren (*Koella* 1965, 1966).

Die hypnogene Wirkung des Serotonins wird noch dadurch bestätigt, daß es in der Dosis von 20 mg/kg den Hexobarbital-Schlaf potentiert (was Reserpin auch tut). Offenbar wird der Abbau des Hexobarbitals in der Leber dadurch verzögert. Hier ist also weniger die Konzentration des Pharmakons im Gehirn als sein Stoffwechsel von Bedeutung (*Mahler* und *Humoller* 1964).

5-Hydroxy-Tryptophan (5-HTP) als permeierende Vorstufe des Serotonins (5-HT) am besten mit Vitamin B_6, induziert (30—50 mg/kg, i. v. oder i. p.) einen normalen Schlaf (NS) während 5—6 Stunden (*Green* und *Sawyer* 1964). Nach 6 Stunden wird dieser NS rückschlagartig vom PS (paradoxer Schlaf) ersetzt. Ähnliche Beobachtungen bestätigen, daß der NS mit einer Zunahme der Konzentration im Gehirn einhergeht.

Reserpin, das Hauptalkaloid der indischen Pflanze Rauwolfia serpentina hat die Fähigkeit, Serotonin aus ihrem Substrat auszuschütten (Depletion). Serotonin entfaltet zu Beginn dieser Freisetzung seine maximale Wirkung: Sedierung oder Indifferenz gegenüber Umweltreizen, Tendenz zu Schlaf trotz leichter Weckbarkeit. Elektrographisch läßt sich meistens vor allem ein biphasisches oder ein gemischtes Wach-Schlaf-Bild beobachten, wobei zuerst und vorübergehend die Weckkomponente, dann die Schlafkomponente vorherrscht (mixed arousal and sleep pattern of *Gangloff* and *Monnier* 1957). In der viszeralen Sphäre überwiegen parasympathische Erscheinungen wie Miosis, Erschlaffung der Nickhaut, Abnahme des Blutdruckes, Herz- und Atemfrequenz, Anregung der Peristaltik, Hypothermie.

Die Wirkung des Reserpins wird nur durch Serotonin-Antagonismus blockiert (Isopropyl-Noradrenalin und *Dopa*).

Die Dämpfung des Verhaltens durch Reserpin kommt nicht nur durch die 5-HT-Ausschüttung zustande. Eventuell schüttet Reserpin noch andere Substanzen aus (vielleicht Histamin). Möglicherweise übt Reserpin auch eine Hemmung der zentralen, ergotropen Systeme aus.

Die *Mao-Blocker* (Iproniazid und Nialamid) beeinträchtigen nicht den normalen Schlaf, heben dagegen den paradoxen Schlaf (nämlich die Spitzenpotentiale) auf. Diese Wirkung ist möglicherweise auf eine Zunahme des Serotonins im Gehirn zurückzuführen (*Jouvet* 1965). Jede Zunahme des Serotonins im serotonergischen Substrat (5-HTP, ohne oder nach Reserpin, Mao-Hemmer) fördert den normalen Schlaf.

Chlorpromazin hat eine Schlafkomponente, die zum Teil auf Dämpfung des aktivierenden adrenergischen Mechanismus des Retikularsystems, zum Teil aber auch auf Förderung der thalamischen Hemmung zurückzuführen ist.

Die cholinergische Natur des gewöhnlichen Schlafes ist noch hypothetisch, da sichere pharmakologische Beweise mit antagonistischen Pharmaka noch fehlen. Immerhin soll im Schlaf die *Acetylcholinmenge* im Kortex vermehrt sein (*Bowers, Hartmann* und *Freedman* 1966). *Acetylcholin*, lokal appliziert auf den thalamischen „pace-maker" in zentro-medialen intralaminären Thalamus, erzeugt Schläfrigkeit mit synchronisiertem EEG und verstärkt den Effekt der elektrischen Reizung mit tiefer Frequenz, nämlich die rekrutierende Antwort (*Yamaguchi, Marzynski* und *Ling* 1963).

Auch auf die bulbäre, pontine und mesenzephale Formatio reticularis erzeugt die lokale Applikation von Acetylcholin (20 mg/kg) Schlaf (manchmal auch paradoxen Schlaf) bei der Katze, sogar mit Salivation und Erbrechen (*Cordeau, Moreau, Baulnes* und *Laurin* 1963). Ebenso tritt Schlaf auf nach Implantation von Acetylcholinkristallen im Rhinenzephalon (*Hernández-Peón* 1964, 1966).

c) *Humorale Vermittlung des Schlafes*. Schließlich muß auch die Möglichkeit einer *humoralen Übertragung* des Schlafes erörtert werden. Nachdem unsere Untersuchungen an Kaninchen mit gekreuztem Kreislauf gezeigt hatten, daß Reizung des medioventralen Thalamus beim Spender über den Blutweg die zerebrale Aktivität des Empfängers dämpft, haben wir geprüft, ob der vermutliche hypnogene Faktor dialysierbar ist. Zu diesem Zweck haben wir die bereits beschriebene Technik der Hämodialyse verwendet (*Monnier* und *Hösli* 1964; *Hösli, Monnier* und *Koller* 1965). Als wir während 80 Minuten das Blut des schlafenden Kaninchens dialysiert hatten, injizierten wir 20 ml Dialysat einem normalen, sich freibeweglichen Empfänger. Etwa 15 Minuten nach der Injektion des Schlafdialysats entwickelten sich ausgeprägte δ-Aktivitäten. Die Zunahme des δ-Wertes erwies sich als signifikant gegenüber den Werten der vorangehenden Periode. Diese Tatsachen lassen vermuten, daß ein hypnogener Faktor im Blut des schlafenden Spenders durch Hämodialyse extrahiert werden kann. Die Versuche sind hinreichend wiederholt worden (Abb. 35).

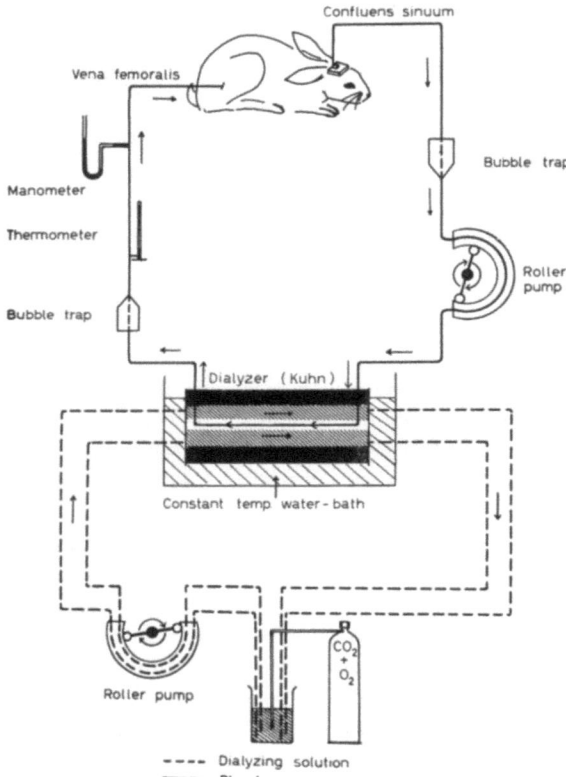

Abb. 35. Dialyse des Hirnvenenblutes beim wachen oder schlafenden Kaninchen (*Monnier* und *Hösli* 1964)

2. Paradoxer (paradoxaler) Schlaf mit desynchronisiertem EEG

Der paradoxe Schlaf (P. S.) beträgt nach *Jouvet* (s. S. 103 ff.) 30% des gesamten Schlafverhaltens. Er überwiegt bei neugeborenen Tieren (90% gegenüber 30% bei ausgewachsenen Tieren) und läßt sich bei der Katze im gewöhnlichen Schlaf durch hochfrequente Reizung der bulbären, pontinen und mesenzephalen Formatio reticularis auslösen (Frequenz 100–300/sec; Impulsdauer 0,1–1,0 msec und Spannung von 0,5–5 Volt).

a) *Neurophysiologische Mechanismen.* Jouvet hat zwei Phasen des paradoxen Schlafes unterschieden: eine initiale *phasische Komponente* und eine spätere *tonische Komponente.*
Die *initiale phasische Komponente* leitet den P.S. ein. Sie ist gekennzeichnet durch rasche Augenbewegungen und dauert im Durchschnitt 1–2 Minuten, geht hierauf mit ausgiebigen *Spitzenpotentialen* von hoher Frequenz (ca. 65/sec) einher (sog. ponto-genikulo-okzipitale Spitzen). Diese Spitzen (spikes) lassen sich im Nucleus reticularis pontis (Nucleus coeruleus pontis), Corpus geniculatum laterale, Thalamus medialis, Cortex occipitalis (z. T. auch im Nucleus fastigii) nachweisen. Beim Menschen treten während des P.S. Träume und Augenbewegungen auf; das Gehirn ist also zum Teil „wach", während der Körper tief schläft (*Jouvet* 1961, 1962, 1965 und S. 103 ff.).
Die phasische Komponente vor allem hat ihren Ursprung im kaudalen Ponsanteil; sie tritt nach Läsionen dieses Segmentes nicht mehr auf. Offenbar werden aus diesem Substrat aktivierende aufsteigende Impulse entladen, welche den Kortex erreichen durch Bahnen, die sich von denjenigen der retikulo-thalamischen Bahn des klassischen Weckmechanismus unterscheiden. Eine aufsteigende Bahn führt möglicherweise durch das mesenzephalo-limbische System von *Nauta* zur Hirnrinde. Andererseits beanspruchen die Impulse, die zur Entladung der ponto-genikulo-okzipitalen Spitzenpotentiale führen, eine dorsale Bahn. Es ist möglich, daß im normalen Schlaf dieser kaudale pontine Mechanismus durch den bulbären Hemmechanismus des Tractus solitarius-Bereiches aufgehoben wird. Wenn man diese bulbäre Hemmung, zum Beispiel durch Barbiturate, lokal aufhebt, tritt nämlich der paradoxe Schlaf wieder ein (Abb. 36).

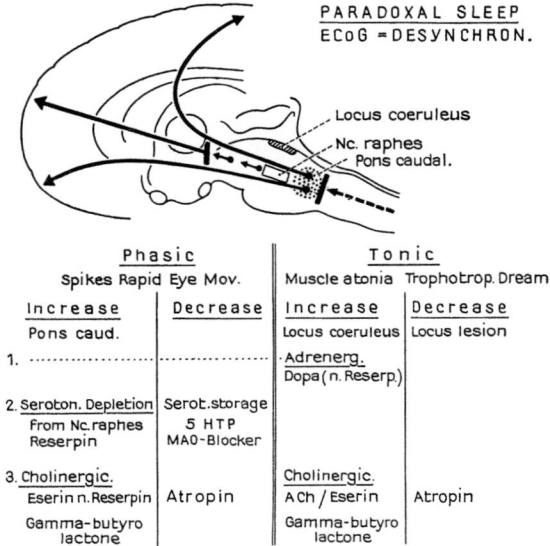

Abb. 36. Mechanismen des paradoxalen Schlafes. Die *phasische* Schlafkomponente mit raschen Augenbewegungen und Traum geht einher mit einer Abnahme der Seroninkonzentration im Nucleus raphes. Die *tonische* Schlafkomponente steht in Beziehung zum adrenergischen Mechanismus des Locus coeruleus

Die *spätere tonische Phase* des P.S. zeichnet sich durch viszerale Erscheinungen parasympathischer Natur aus: Miosis, Erschlaffung der Nickhaut, Blutdruckabfall, Bradykardie, Änderung der Atmung. Diese viszeralen Systeme gehen mit einer Tonusabnahme der Nackenmuskulatur einher. Elektrophysiologisch entwickelt sich eine Desynchronisierung des EEG sowie ein ϑ-Rhythmus im Hippokampus (5–7/sec).

Alles verhält sich im paradoxen Schlaf so, als ob ein bestimmtes Ponssubstrat eine gewisse psychische Aktivität auslösen würde, wobei der gewöhnliche Schlafmechanismus (Mechanismus des synchronisierten Schlafes) außer Funktion wäre.

b) *Biochemische Mechanismen der phasischen Komponente des paradoxen Schlafes:* Maßgebend für das Auftreten der phasischen Komponente ist die *Herabsetzung der Serotonin-Konzentration,* vorwiegend in den serotonergischen Neuronen des Nucleus raphes rhombencephali. Serotonin-Zunahme durch 5 HTP oder *Mao-Blocker* hebt dagegen die Entladung der Spitzenpotentiale und damit den phasischen P. S. auf (Abb. 36).

Reserpin, welches die Monoamine (Serotonin, Katecholamin) aus ihrem Substrat freisetzt, dämpft zuerst das Verhalten und das EEG. Nach 40–60 Minuten, im Zeitpunkt der zunehmenden Depletion, d. h. Entleerung der Neurone, tritt der phasische paradoxe Schlaf mit Spitzenpotentialen wieder auf.

Demgegenüber führt die Zunahme von Serotonin, vor allem durch Injektion seiner Vorstufe 5 HTP oder von *Mao-Blockern,* zu einer Aufhebung des phasischen P. S. Die Spitzenpotentiale hören auf. Es kommt zu einem *Erregungszustand* im Verhalten und zu den entsprechenden Korrelaten im EEG (Iproniazid 20–40 mg, Tranylcypromine 2–5 mg/kg, Harmalin) oder zu einem Ruhezustand mit Mydriasis und Spindeln im EEG (Nialamid 10 mg/kg), je nachdem der Abbau von Adrenalin oder Serotonin mehr beeinträchtigt wird.

Aus diesen Beobachtungen hat *Jouvet* (s. S. 103 ff.) geschlossen, daß die Herabsetzung des Serotoningehaltes (vor allem im Nucleus raphes) eine Voraussetzung für den phasischen paradoxen Schlaf ist.

Die tonische Komponente des P. S. ist vorwiegend adrenergisch und cholinergisch. *Der adrenergische Mechanismus* wird durch die noradrenergischen Neurone des Locus coeruleus im Pons gefördert. Die Zerstörung dieser Struktur hebt die tonische Komponente des paradoxen Schlafes auf. Für die Katecholamin-Abhängigkeit spricht die Reaktion auf *Dopa* (sowie Reserpin + *Dopa),* welches den Katecholamin-Spiegel wieder herstellt und damit auch den tonischen P. S. mit Muskelatonie.

Der cholinergische Mechanismus spielt ebenfalls bei der tonischen Komponente eine gewisse Rolle. Der P. S. ist anscheinend nicht nur Katecholamin-, sondern auch Acetylcholinabhängig. Bei der Mittelhirnkatze (Katze bei der eine Ausschaltung der tieferen Strukturen des Gehirnes durch eine Läsion im Mittelhirn vorgenommen worden ist) verlängert *Eserin* die phasischen und tonischen paradoxen Schlafperioden, während *Atropin* (1,5–2 mg/kg) diese während 4–6 Stunden aufhebt *(Jouvet* und *Jouvet* 1963). Die Ausschaltung des Rhombenzephalons durch einen Mittelhirnschnitt hebt den paradoxen Schlaf auf, woraus man geschlossen hat, daß der cholinergische Mechanismus oral des mittleren Mesenzephalon lokalisiert ist.

γ-*Butyrolacton,* ein Metabolit von γ-Amino-Buttersäure, in kleinen Dosen verabreicht, erzeugt nach 5–10 Minuten einen paradoxen Schlaf im EEG und im Verhalten *(Jeannerod, Mouret* und *Jouvet* 1965). Dieser Stoff erhöht die Acetylcholin-Konzentration im Tegmentum mesencephali und Kortex nach 15 Minuten *(Giarman* und *Schmidt* 1963). Dementsprechend würde γ-Butyrolacton einen cholinergischen Mechanismus des P. S. fördern. Dafür spricht auch, daß seine Wirkung nach Läsion der Formatio reticularis pontis verschwindet *(Jouvet* et al. 1965).

γ-Hydroxy-Buttersäure, ein anderer Metabolit der γ-Amino-Buttersäure, führt beim Hund zu normalem Schlaf mit Perioden von P. S. *(Hayasi* 1965).

Schlußfolgerungen

(1) Die Schlafmechanismen lassen sich von den Weckmechanismen kaum abstrahieren, da beide in funktioneller Wechselbeziehung zueinander stehen.

(2) Die *neuralen Weckmechanismen* stufen sich in kaudo-oraler Richtung von den massiven Weckreaktionen im Retikularsystem bis zu den affektiven triebhaften Reaktionen im postero-ventralen Hypothalamus und Hippokampus sowie zur Steigerung der Aufmerksamkeit durch die thalamo-kortikalen Projektionen.

(3) Biochemisch konnten folgende *neurohumorale Weckmechanismen* identifiziert werden: Adrenergisch im Retikularsystem und Hypothalamus, serotonergisch im Mesodienzephalon und limbischen System, cholinergisch im Mesodienzephalon und Kortex.

(4) Die *neuralen Schlafmechanismen* sind ebenso in verschiedenen Stufen kaudo-oralwärts gegliedert: a) in der bulbären Formatio reticularis in der Nähe des Tractus solitarius; b) im ventro-medialen intralaminären Thalamus; c) im oro-medioventralen Hypothalamus und im damit verbundenen oro-medio-basalen inhibitorischen Feld des temporalen Rhinenzephalons. Der *gewöhnliche Schlaf* mit synchronisiertem EEG (Spindeln um 14/sec und δ-Aktivitäten um 0,5–3/sec) läßt sich experimentell durch elektrische Reizung der obengenannten neuralen Schlafmechanismen erzeugen. Voraussetzung ist elektrische Reizung niedriger Spannung (0,7 V), tiefer Frequenz (6/sec) und langer Impulsdauer (12 msec).

(5) Die *humoralen Schlafmechanismen* lassen sich durch verschiedene biochemische und pharmakologische Methoden erfassen. Dem gewöhnlichen Schlaf liegt hauptsächlich ein *serotonergischer* Mechanismus zugrunde, der teilweise im Nucleus raphes des Hirnstammes lokalisiert ist.
Möglicherweise ist zusätzlich ein *cholinergischer* Mechanismus beteiligt. Eine humorale Übertragung des Schlafes von einem schlafenden Spender auf einen wachenden Empfänger ließ sich sowohl an Tieren mit gekreuztem Kreislauf wie auch durch Injektion von Dialysat eines schlafenden Spenders nachweisen. Die pharmakologische und chemische Analyse des Dialysats zeigte, daß verschiedene neurohumorale Faktoren an der Regulation der Schlaf-Wachfunktion beteiligt sind (Acetylcholin, Histamin, Serotonin und andere noch nicht identifizierte Substanzen).

(6) Der *paradoxe Schlaf* von *Jouvet* mit desynchronisierter bioelektrischer Aktivität im Kortex und ϑ-Rhythmen im Hippokampus zeigt eine phasische und eine tonische Komponente. Die phasische Periode mit Entladung von ponto-genikulo-okzipitalen Spitzen, raschen Augenbewegungen und Traum geht mit einer Abnahme der Serotoninkonzentration im Nucleus raphes einher. Dadurch überwiegt der aktivierende kaudale Ponsmechanismus. Der paradoxe Schlaf steht, vor allem mit seiner tonischen Periode, in Beziehung zum adrenergischen Mechanismus des Locus coeruleus.

Herrn Dr. M. *Fallert* möchte ich für seine Hilfe bei der bibliographischen Analyse meinen besten Dank aussprechen sowie der wissenschaftlichen Leitung von Ciba AG, Hoffmann La Roche AG und Sandoz AG für ihre finanzielle Unterstützung.

Literatur

Bowers M., Hartmann E. und *Freedman D. X.*: The effect of dream-deprivation on brain acetylcholine levels in the rat. Report to the Association for the Psychophysiological Study of Sleep. Gainesville (1966)

Bradley P. B. und *Elkes J.*: The effect of amphetamine and D-lysergic acid diethylamide (LSD 25) on the electrical activity of the brain of the conscious cat. J. Physiol. (London) 120, 13P–14P (1953)

Bradley P. B. und *Key B. J.*: The effect of drugs on arousal responses produced by electrical stimulation of the reticular formation of the brain. EEG clin. Neurophysiol. 10, 97–110 (1958)

Bradley P. B. und *Nicholson A. N.*: The effect of some drugs on hippocampal arousal. EEG clin. Neurophysiol. 14, 824–834 (1962)

Cordeau J. P., Moreau A., Beaulnes A. und *Laurin C.*: EEG and behavioral changes following microinjections of acetylcholine and adrenaline in the brain stem of cats. Arch. Ital. Biol. 101, 30–47 (1963)

Creutzfeldt O. und *Jung R.*: Neuronal discharge in the cat's motor cortex during sleep and arousal. In: The Nature of Sleep. CIBA Found. Symp. Ed. G. E. W. Wolstenholme and M. O'Connor. London, p. 131–170 (1961)

Dawson R. M. C. und *Richter D.*: Effect of stimulation on the phosphate esters of the brain. Amer. J. Physiol. 160, 203–211 (1950)

Evarts E. V.: Effects of sleep and waking on activity of single units in the unrestrained cat. In: The Nature of Sleep. CIBA Found. Symp. Ed. G. E. W. Wolstenholme and M. O'Connor. London, p. 171–187 (1961)

Favale E., Loeb C., Rossi G. F. und *Sacco G.*: EEG synchronization and behavioral signs of sleep following low frequency stimulation of the brain stem reticular formation. Arch. Ital. Biol. 99, 1–22 (1961)

Gangloff H. und *Monnier M.*: Topic action of Reserpine, Serotonin and Chlorpromazine on the unanesthetized rabbit's brain. Helv. Physiol. Acta 15, 83–104 (1957)

Giarman N. J. und *Schmidt K. F.*: Some neurochemical aspects of the depressant action of γ-butyrolactone on the central nervous system. Brit. J. Pharmacol. and Chemotherap. 20, 563–568 (1963)

Green H. und *Sawyer J. L.*: Biochemical-pharmacological studies with 5-hydroxytryptophan, precursor of serotonin. In: Biogenic Amines. Ed. Humwich, Amsterdam (1964)

Hayashi T.: Pavlov's sleep theory under a new light. Keio J. Med. 14, 135–144 (1965)

Hernández-Peón R.: Neurophysiological mechanisms of wakefulness and sleep. Acta Neurol. Latinoamer. 10, 18–34 (1964)

Hernández-Peón R.: Cholinergic and other humoral mechanisms: The problem of chemical specificity in the neural substratum of the sleep-wakefulness cycle. Neurosc. Res. Prog. Bull. 4, 43–47 (1966)

Hess R., Akert K. und *Koella W. P.*: Cortical and subcortical recordings in natural and artificially induced sleep in cats. EEG clin. Neurophysiol. 5, 75–90 (1953)

Hess W. R.: Das Zwischenhirn als Koordinationsorgan. Helv. Physiol. Acta 1, 549–565 (1943)

Hess W. R.: Das Schlafsyndrom als Folge diencephaler Reizung. Helv. Physiol. Acta 2, 305–344 (1944)

Hösli L. und *Monnier M.*: Schlaf- und Weckwirkungen des intralaminären Thalamus. Reizparameter und Koagulationsbefunde beim Kaninchen. Pflügers Arch. 275, 439–451 (1962)

Hösli L. und *Monnier M.*: Wirkung der bilateralen Koagulation des mediozentralen intralaminären Thalamus auf die elektrische Hirnaktivität und das Verhalten des Kaninchens. Helv. Physiol. Acta 21, 109–113 (1963)

Hösli L., Monnier M. und *Koller Th.*: Humoral transmission of sleep and wakefulness. I. Method for dialysing psychotropic humors from the cerebral blood. Pflügers Arch. 282, 54–59 (1965)

Hydén H. und *Lange P. W.:* Rhythmic enzyme changes in neurons and glia during sleep and wakefulness. In: Progress in brain research. Sleep mechanism. Amsterdam, Vol. 18, p. 92–95 (1965)

Ilyutchenok R. J.: The role of cholinergic systems of the brain stem reticular formation in the mechanism of central effects of anticholinesterase and cholinolytic drugs. I. Int. Pharmacol. Meeting Oxford, London 8, 211–216 (1962)

Ilyutchenok R. J.: Problems of chemical perceptibility of the brain stem reticular formation. Psychopharmacol. Methods, Prague, p. 115–122 (1963)

Ilyutchenok R. J.: Hemato-encephalic barrier and EEG changes in effects of cholinergic substances. 6. Int. Congress EEG and Clin. Neurophysiol., Wien, p. 513–515 (1965)

Ingvar D. und *Söderberg U.:* Cortical blood flow related to EEG patterns evoked by stimulation of the brain. Acta Physiol. Scand. 42, 130–143 (1958)

Jeannerod M., Mouret J. und *Jouvet M.:* Etude de la motricité oculaire au cours de la phase paradoxale du sommeil chez le chat. EEG clin. Neurophysiol. 18, 554–566 (1965)

Jouvet M.: Telencephalic and rhombencephalic sleep in the cat. In: The Nature of Sleep. Ciba Found. Symp. Ed. G. E. W. Wolstenholme and M. O'Connor, London, p. 188–206 (1961)

Jouvet, M.: Recherches sur les structures nerveuses et les mécanismes responsables des différentes phases du sommeil physiologique. Arch. Ital. Biol. 100, 125–206 (1962)

Jouvet M.: Paradoxical sleep – a study of its nature and mechanisms. In: K. Akert, C. Bally und J. P. Schadé: Progress in Brain Research, Vol. 18, p. 20–57, Amsterdam (1965)

Jouvet M. und *Jouvet D.:* A study of the neurophysiological mechanisms of dreaming. EEG clin. Neurophysiol. Suppl. 24, 133–157 (1963)

Jouvet M., Vimont P. und *Delorme F.:* Suppression élective du sommeil paradoxal chez le chat par les inhibiteurs de la monoamine oxydase. C. R. Soc. Biol. (Paris), 159, 1595–1599 (1965)

Kanai T. und *Szerb J. C.:* Mesencephalic reticular activating system and cortical acetylcholine output. Nature 205, 80–82 (1965)

Kety S. S.: Sleep and the energy metabolism of the brain. In: The Nature of Sleep. CIBA Found. Symp. Ed. G. E. W. Wolstenholme and M. O'Connor, London, p. 375–381 (1961)

Kikucki T.: Electroencephalographic studies on the action of reserpine, 2, 4-dihydroxyphenylalanine and 5-hydroxy-tryptophane in reference to the effects of pretreatment with β-phenylisopropylhydrazine. Japanese J. of Pharmacol. 11, 151–170 (1962)

Knapp D. R. und *Domino E. F.:* Species differences in the EEG response to epinephrine, 5-hydroxytryptamine and nicotine in brainstem transected animals. Int. J. Neuropharmacol. 2, 51–55 (1963)

Koella W. P.: Central EEG synchronizing effect of Serotonin. Neurosc. Res, Prog. Bull. 4, 47–49 (1966)

Koella W. P., Trunca C. M. und *Czicman J. S.:* Serotonin: effect on recruiting responses of the cat. Life Sciences 4, 173–181 (1965)

Kramer S. Z. und *Seifter J.:* The effects of GABA and biogenic amines on behaviour and brain electrical activity in chicks. Life Sciences 5, 527–534 (1966)

Magnes J., Moruzzi G. und *Pompeiano O.:* Electroencephalogram – synchronizing structures in the lower brain stem. In: The nature of sleep. Ciba Found. Symp., London, p. 57–78. Ed. G. E. W. Wolstenholme and M. O'Connor (1961)

Mahler D. J. und *Humoller F. L.:* The potentiation of hexobarbital hypnosis by 5-hydroxytryptamin. J. Neuropsychiat. 5, 252–258 (1964)

Matussek N. und *Patschke U.:* Beziehungen des Schlaf- und Wachrhythmus zum Noradrenalin- und Serotoningehalt im Zentralnervensystem von Hamstern. Med. exp. 11, 81–87 (1963)

Monnier M.: Action de la stimulation électrique du centre somnogène sur l'électro-corticogramme chez le chat (Réactions hypniques et réaction d'éveil). Rev. Neurol. 83, 561–563 (1950)

Monnier M.: Topic action of psychotropic drugs on the electrical activity of cortex, rhinencephalon and mesodiencephalon (excitement, tranquillization, sedation and sleep). In: „Psychotropic Drugs", Amsterdam (1957)

Monnier M.: Actions électro-physiologiques des stimulants du système nerveux central. I. Systèmes adrénergiques, cholinergiques et neurohumeurs sérotoniques. Arch. Int. Pharmacodyn. *124*, 281-301 (1960)

Monnier M.: Die Regulierung der Wach- und Schlafzustände als physiologisches Problem. Schweiz. med. Wschr. 49, 1406-1416 (1960)

Monnier M.: Régulations nerveuses et humorales des activités vigiles et du sommeil. J. de Psychologie normale et pathologique *1*, 1-31 (1965)

Monnier M., Bhattacharya I. C. und *Fallert M.:* The waking action of Histamine. Experientia *23*, 21-22 (1967)

Monnier M. und *S. Graber:* Action de DOPA et du blocage de la monoaminoxydase par l'Iproniazid sur le cerveau. Schweiz. Arch. Neurol., Neurochir., Psychiat. *92*, 410-414 (1963)

Monnier M. und *Hösli L.:* Dialysis of sleep and waking factors in blood of the rabbit. Science *146*, 796-298 (1964)

Monnier M., Koller Th. und *Graber S:* Humoral influences of induced sleep and arousal upon electrical brain activity of animals with crossed circulation. Exp. Neurol. *8*, 264-277 (1963)

Monnier M. und *Krupp P.* (en coll. avec *S. Graber*): Classification électrophysiologique des stimulants du système nerveux central. II. Action des stimulants hallucinogènes, psychotoniques, analeptiques sur les mécanismes d'éveil et de détente. Arch. int. Pharmacodyn. *127*, 337-360 (1960)

Monnier M. und *Romanowski W.:* Les systèmes cholinoceptifs cérébraux – Actions de l'acétylcholine, de la physostigmine, pilocarpine et de GABA. EGG clin. Neurophysiol. *14*, 486-500 (1962)

Monnier M. und *Tissot R.:* Correlated effects in behaviour and electrical brain activity evoked by stimulation of the reticular system, thalamus and rhinencephalon in the conscious animal. A CIBA Found. Symp.: On the Neurological Basis of Behaviour, London, p. 105-120 (1958)

Moruzzi G.: Synchronizing influences of the brain stem and the inhibitory mechanisms underlying the production of sleep by sensory stimulation. In: Jasper H. H. and Smirnov G. D., Moscow Colloquium on EEG and higher nervous activity. EEG clin. Neurophysiol. Suppl. *13*, 231-257 (1960)

Moruzzi G. und *Magoun H. W.:* Brain stem reticular formation and activation of the EEG. EEG clin. Neurophysiol. *1*, 455-473 (1949)

Nosal Gl.: Unpubl.

Pawlow J.: Innere Hemmung der bedingten Reflexe und der Schlaf – ein- und derselbe Prozeß. Skand. Arch. Physiol. *54*, 42 (1923)

Richter D. und *Dawson R. M. C.:* Brain metabolism in emotional excitement and in sleep. Amer. J. Physiol. *154*, 73-79 (1948)

Rozanova V. D.: Kanalizu osobennostey i roli kholinergicheskoy i adrenergicheskoy substantsiy retikulyarnoy formatsii u sobak v razlichnye vozrastnye periody. (On the analysis of the role and nature of cholinergic and adrenergic substances of the reticular formation in dogs of various ages). Trudy Instituta: Instit Normal' Noi i Pathologicheskoi Fitziologii, Akademnia Meditsingkikh Nauk SSR *7*, 75-76 (1964)

Sawyer Ch. H. und *Kawakami M.:* Characteristics of behavioral and electroencephalographic afterreactions to copulation and vaginal stimulation in the female Rabbit. Endocrinology *65*, 622-630 (1959)

Sterman M. B. und *Clemente C. D.:* Cortical recruitment and behavioral sleep induced by basal forebrain stimulation. Fed. Proc. *20*, 334 (1961)

Vogt M.: The concentration of sympathin in different parts of the central nervous system under normal conditions and after the administration of drugs. J. Physiol. *123*, 451-481 (1954)

Yamaguchi N., Marczinski T. J. und *Ling G. M.:* The effects of electrical and chemical stimulation of the preoptic region and some non-spezific thalamic nuclei in unrestrained, waking animals. EEG clin. Neurophysiol. *15*, 154 (1963)

Neurophysiologische Mechanismen im Schlaf

MICHEL JOUVET, Lyon

In den letzten 10 Jahren ist das Interesse am Schlaf und seinen Mechanismen enorm gestiegen. Seit 1958 (*Dement* 1958; *Jouvet* et al. 1959) ist es bekannt, daß der Schlaf kein einheitliches Phänomen ist, sondern daß man mit polygraphischen Kriterien zwei Komponenten differenzieren kann, die bei gewöhnlichem Schlafverhalten periodisch ablaufen: Den *orthodoxen Schlaf* mit langsamer bioelektrischer Rindentätigkeit (slow wave sleep) und den *paradoxen Schlaf* mit schneller Kortexaktivität und raschen Augenbewegungen (Rapid Eye Movements Sleep = REM-Sleep), der enge Beziehungen zur Traumaktivität beim Menschen zeigt.

Nach der ersten eingehenden Untersuchung der phänomenologischen, ontogenetischen und phylogenetischen Aspekte dieser beiden Schlafkomponenten wurde es klar, daß das klassische Konzept über den Schlaf als ein passives Phänomen (Schlaf als Folge der Ermüdung oder der passiven Hemmung des Wecksystems, des aszendierenden retikulären aktivierenden Systems) nicht mehr haltbar ist. Deshalb richteten sich neuere Arbeiten auf die Suche nach „hypnogenen Systemen", die dem Wecksystem *aktiv* entgegen wirken können. Diese Forschungen wurden mit Hilfe der klassischen Methoden der Neurophysiologie durchgeführt, nämlich *Reizung* und umschriebene *Zerstörung*. Die erste Methode war nicht allzu erfolgreich in der Lokalisierung hypnogener Systeme, da die Reizung fast des ganzen Gehirnes Schlaf zu induzieren in der Lage war. Deshalb bediente man sich der Experimente mit umschriebenen Läsionen. Diese Experimente basieren auf folgendem Axiom: Wenn der Schlaf ein aktives Phänomen ist, müßte es theoretisch möglich sein, Schlaflosigkeit durch umschriebene Zerstörung der betreffenden Hirnstrukturen zu erhalten. Die Abgrenzung eines hypnogenen Systems ist dann möglich, wenn man die kleinste Läsion findet, die eine besonders schwere und langdauernde Insomnie hervorrufen kann. Kürzlich ist die Vermutung aufgetaucht, daß die neuralen Strukturen, deren Zerstörung entweder zur totalen Schlaflosigkeit oder zur selektiven Beeinträchtigung des paradoxen Schlafes führt, spezifische histochemische Charakteristika aufweisen; die meisten ihrer Zellen enthalten nämlich Serotonin oder Noradrenalin. Diese Tatsache führte zu der Hypothese, daß monoaminergische Systeme für den Schlaf verantwortlich sein könnten (*Jouvet* 1967). Sie findet eine starke Stütze in zahlreichen neuropharmakologischen und biochemischen Experimenten.

Diese kurze historische Übersicht erklärt die Einteilung dieser Arbeit. Wir wollen zunächst kurz auf die phänomenologischen Aspekte der beiden erwähnten Schlafzustände sowie ihrer Onto- und Phylogenese eingehen und dann die Haupttheorien zur Erklärung der dem Schlaf zugrunde liegenden aktiven Prozesse erörtern. Zuletzt werden die neuropharmakologischen Befunde zusammengefaßt, welche auf das Mitwirken monoaminergischer Neurone hindeuten (s. dazu S. 85 ff.).

Phänomenologische Aspekte des Schlafes

A. SCHLAFZUSTAND CHARAKTERISIERT DURCH SYNCHRONISIERTE KORTIKALE AKTIVITÄT (SPINDELN UND LANGSAME WELLEN): „LANGSAMER" SCHLAF

1. Verhaltensaspekte des „langsamen" Schlafs

Ein solches Kapitel mag entbehrlich sein. Ein jeder kann eine schlafende Katze an ihrer Haltung erkennen (also am *Persistieren* eines gewissen Muskeltonus, an ihrem langsamen und regelmäßigen Atmen und am Ruhen der Augäpfel). Es gibt aber kein spezifisches Verhaltenskriterium des „langsamen" Schlafs, denn die Beziehung zwischen der synchronisierten oder langsamen Rindenaktivität und dem Schlafverhalten ist keine absolute. Tatsächlich kann ein Tier Spindeln oder langsame kortikale Wellen zeigen, auch wenn es ein waches Verhalten zeigt, nämlich steht, kriecht oder liegt.

Unter den Verhaltenskriterien des „langsamen" Schlafs gibt es bei einem normalen Tier nur wenige, die einen absoluten Wert haben. Augenzeichen sind von Bedeutung: Die Miose (die einem erhöhten Tonus der Neuronen des Edinger-Westphal-Kerns zugeschrieben wird) ist sehr ausgeprägt und die Nickhaut ist entspannt. Die Untersuchung der Muskelaktivität liefert keine Ergebnisse von pathognomonischem Wert. Es bleibt immer eine tonische Aktivität im Bereich der Halsmuskeln, die oft, aber nicht immer niedriger als im Wachzustand ist. Eine nähere Analyse des motorischen Systems zeigt keine bedeutenden Änderungen in Höhe der spinalen monosynaptischen oder polysynaptischen Reflexe, deren Amplitude sich im Vergleich zum Wachzustand nicht ändert (*Giaquinto* et al. 1964a–b). Das vegetative System spielt im Zustand des „langsamen Schlafs" keine wichtige Rolle. Bei der Katze kommt es nur zu einem leichten Abfall des Blutdrucks im Vergleich zum Wachzustand (*Candia* et al. 1962).

2. Elektrophysiologische Aspekte (Abb. 37)

Die Veränderungen des Elektroenzephalogramms (EEG) im „langsamen" Schlaf sind seit langem bekannt (*Derbyshire* et al. 1936; *Klaue* 1937; *Rheinberger* und *Jasper* 1937). Sie bestehen im Auftreten von 11–16/sec-Spindeln mit großer Amplitude, hauptsächlich in der Höhe des Stirnhirns und der benachbarten Gebiete; dagegen ist die synchronisierte Aktivität weniger bedeutend in akustischen und visuellen Hirnrealen, dem Bulbus olfactorius und im pyriformen Kortex. Bei der bipolaren Ableitung werden die Spindeln auch in Höhe der mesenzephalen Retikularformation (Formatio reticularis = F. R.) und im Pyramidaltrakt registriert. Sie erscheinen oft, aber nicht immer synchron mit kortikalen Spindeln und wer-

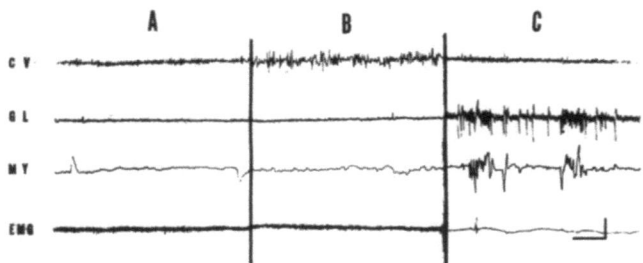

Abb. 37. Polygraphische Aspekte der beiden Schlafzustände
A. Wachzustand. Schnelle kortikale und subkortikale Aktivität.
B. Langsamer Schlaf. Kortikale Spindeln – (CV) (Sehrinde) – Fortdauer der Nacken-EMG-Aktivität (EMG) – keine Augenbewegungen – (M.Y.)
C. Paradoxer Schlaf. Schnelle kortikale Aktivität ähnlich wie bei A.
 Phasische Aktivität im lateralen Nucleus geniculatus (GL). Schnelle Augenbewegung und komplettes Verschwinden der Nacken-EMG-Aktivität
Gradeinteilung 3 sec 50 Mikrovolt

den gewöhnlich von 1–4/sec hochamplitudigen langsamen Wellen gefolgt, die man auch in Höhe der subkortikalen Strukturen registrieren kann. So findet man bei der Katze nur zwei aufeinanderfolgende EEG-Veränderungen während des „langsamen Schlafs": *Spindeln* und *langsame Wellen*. Bei einschlafenden Fleischfressern gibt es anscheinend kein Stadium, das dem ersten Schlafstadium beim Menschen entspricht (Abflachung und Auflösung des α-Wellen-Rhythmus). Ein ähnliches, kurzdauerndes Stadium ist bei Primaten beschrieben worden (*Adey* et al. 1963).

B. Der Schlafzustand mit schneller kortikaler Aktivität: Paradoxer Schlaf (Abb. 37)

Seit Menschengedenken haben Jäger beobachtet, daß Hunde im Schlaf Zustände plötzlicher motorischer Unruhe aufweisen (Schwanz- und Lippenbewegungen, Bellen), und schon *Lucretius* schrieb diesen Zuständen eine Traumaktivität zu. 1765 nannte *Fontana* diesen Schlaf mit Konvulsionen „sonno profondo" (Tiefschlaf). Von dieser Erkenntnis *Fontana's* bis zur Beschreibung der bioelektrischen Hirnaktivität dieses Schlafzustandes vergingen über 170 Jahre, und bis zu dessen Integration in die Neurophysiologie noch weitere 20 Jahre. Mit dem Beginn von EEG-Registrierungen bei chronischen Experimenten berichteten *Derbyshire* et al. (1936) über Perioden mit rascher kortikaler Aktivität „wie in vollem Wachzustand", wobei die Versuchstiere unruhiger als während der anderen Schlafperioden waren. Diese erste Beobachtung wurde von *Rheinberger* und *Jasper* bestätigt. Zur gleichen Zeit beschrieb *Klaue* ausführlich die beiden Schlafperioden bei der Katze mit chronisch implantierten Elektroden und veröffentlichte die ersten EEGs im „tiefen Schlaf" mit schneller kortikaler Aktivität und Niederspannung. Diese Arbeit wurde leider vergessen. Wir müssen uns jedoch vergegenwärtigen, daß bis 1958 trotz einiger kurzen Beschreibungen der kortikalen Desynchronisierung von *Hess* et al. (1953) und hippokampalem ϑ-Rhythmus (*Rimbaud* et al. 1955) im Schlaf nur der Zustand des „langsamen" Schlafs bei der Katze bekannt war. Es waren *Dement* und *Kleitman*, die als erste beim Menschen das periodische Auftreten von aktiviertem Schlaf mit raschen Augenbewegungen eingehend beschrieben haben. Später hat *Dement* auch an Katzen diesen gefunden. Zunächst wurde dieser Schlafzustand als intermediäre Phase (intermediate phase) zwischen langsamem Schlaf und Erwachen beschrieben. Bald darauf führte aber die Beobachtung, daß dieser Schlaf sogar „tiefer" als der langsame Schlaf war, und durch eine spezifische subkortikale bioelektrische Aktivität (pontine spikes) sowie durch spezifische Haltungskriterien (totale Atonie; *Jouvet* und *Michel* 1959) erkannt werden konnte, zum Nachweis seines rhombenzephalen Ursprungs und zu der Hypothese, daß es sich hier um einen besonderen Schlafzustand handeln müsse.

1. Verhaltensaspekte des paradoxen Schlafs (P. S.)

a) Somatische Phänomene

Im Gegensatz zum langsamen Schlaf, bei dem die Verhaltenskriterien nicht ganz verläßlich sind, kann Anfang und Ende des P. S. innerhalb weniger Sekunden aus Verhaltenskriterien allein genau definiert werden, nicht nur bei lebenden, sondern auch bei dekortizierten oder pontinen Katzen (dekortiziert: Abtragung des Kortex; pontin: Durchtrennung in Höhe des Pons). Die Verhaltensphänomene können in zwei Komponenten zerlegt werden: eine *tonische* und eine *phasische*.

Atonie: Die vollständige Aufhebung des Muskeltonus der gegen die Schwerkraft gerichteten Muskeln und vor allem der Nackenmuskeln ist die wichtigste Manifestation, die für den P. S. typisch ist (*Jouvet* et al. 1959). Einige Sekunden vor oder nach der kortikalen Desynchronisierung im P. S. kommt es zu einem Sistieren des EMG (Elektromyogramm) und gleichzeitig zu einem Herunterfallen des während des langsamen Schlafes überhängenden Kopfes. Das Ende des P. S. zeigt sich gewöhnlich durch plötzliches Wiederauftreten einer beträchtlichen EMG-Aktivität, sowohl beim Übergang in den Wachzustand als auch beim Übergang in den langsamen Schlaf. Diese typische Nackenmuskelatonie findet man auch bei der γ-Spastik (dezerebrierte Tierpräparate; *Jouvet* 1962) sowie bei α-Spastik (dezerebrierte Tierpräparate mit Entfernung des vorderen Lappens des Kleinhirns). Sie wird auch nach Durchschneidung der hinteren Wurzeln von C_1 bis C_7 beobachtet.

Spinale Reflexe: Während oder sogar einige Sekunden vor dem Auftreten der Atonie kann man eine Abschwächung oder eine Aufhebung heteronymer monosynaptischer und polysynaptischer Reflexe beobachten (*Giaquinto* et al. 1964 a–b; *Tokizane* 1965). Während des langsamen Schlafs verändern sich diese Reflexe kaum. Der homonyme monosynaptische Reflex wird während des P. S. nicht fortlaufend, sondern periodisch gehemmt und wird synchron von „bursts" der Augenbewegungen begleitet. Schließlich wird während des P. S. die posttetanische Verstärkung monosynaptischer Reflexe (nach Reizung der hinteren Wurzeln) aufgehoben, die während des langsamen Schlafes bestehen bleibt (*Giaquinto* et al. 1964 a–b).

Klonische Bewegungen: Unter den für den P. S. typischen phasischen Phänomenen sind besonders die Augenbewegungen hervorstechend und werden später gesondert abgehandelt. Sie treten bei kortikaler Aktivierung auf, und ihr Erscheinungsbild ist anders als im Wachzustand. Die Entwicklung des P. S. wird außer von raschen Augenbewegungen (Rapid Eye Movements = REM) in einer eigenartigen und unregelmäßigen Weise von anderen phasischen Bewegungen begleitet: Plötzlichen Bewegungen der Ohren, der Nasenhaare, der Finger (Beugung), des Schwanzes sowie manchmal von klonischen Zuckungen der Rückenmuskulatur. Diese phasischen Phänomene sind besonders bei neugeborenen Katzen ausgeprägt und nehmen in auffälliger Weise nach langer Verhinderung des P. S. zu.

b) Vegetative Phänomene

Diese Phänomene, die bei der Katze konstant auftreten, sind ebenfalls ein Ausdruck tonischer und phasischer Veränderungen in der vegetativen Sphäre. Am Anfang des P. S. kommt es zu einem Abfall des Blutdruckes (*Candia* et al. 1962). Dazwischen kann es zu kurzen hypertonen Phasen während der „bursts" von REM kommen. Der Blutdruckabfall wird von einer erheblichen Unregelmäßigkeit der Herzfrequenz begleitet (Bradykardie oder Tachykardie je nach Tierart). Er kann auch beobachtet werden, wenn der P. S. durch Hirnstammreizung experimentell hervorgerufen wird. Der Abfall des Blutdrucks ist besonders ausgeprägt nach bilateraler sino-aortaler Desafferentierung: Er kann während des P. S. soweit absinken, daß es manchmal zu Erscheinungen einer vorübergehenden zerebralen Ischämie kommt (elektroenzephalographische Abflachung des Rhythmus und klinische Anfälle; *Guazzi* und *Zanchetti* 1965). Die zerebrale Durchblutung ist mit Methoden untersucht worden, die sich der Veränderrung der Hirntemperatur oder der zerebralen Impedanz bedienen. Am auffälligsten ist die starke Abnahme der Temperatur während des allgemeinen Blutdruckabfalles (*Kanzow* et al. 1962). Es ist auch über eine Erhöhung der Hirntemperatur während der schnellen kortikalen EEG im P. S. berichtet worden (*Kawamura* und *Sawyer* 1965). Auch respiratorische Veränderungen müssen hier erwähnt werden; die meiste Zeit über bestehen sie in Unregelmäßigkeit und Frequenzzunahme, am Ende des P. S. beobachtet man dagegen häufig eine Apnoe.

Die spontan und durch Reizung des Nervus fibularis auftretenden galvanischen Hautreflexe (GHR) sind ebenfalls während des P. S. untersucht worden (*Tokizane*, 1965). Im Vergleich zum langsamen Schlaf besteht während des P. S. meistens eine erhebliche Abschwächung sowohl der spontanen als auch der induzierten galvanischen Hautreflexe.

c) Weckschwelle

Nach den im folgenden beschriebenen Kriterien handelt es sich beim P.S. offenbar um einen tieferen Schlafzustand als beim langsamen Schlaf: Die nach Verhaltenskriterien beurteilte Weckschwelle ist im Vergleich zum langsamen Schlaf stark erhöht (bis zu 300 %; *Jouvet* 1962).

Andere Verhaltenskriterien (Muskelatonie) und vegetative Zeichen (Blutdruckabfall) deuten ebenfalls auf einen tieferen Schlafzustand beim P. S. hin. Deswegen wird dieser Zustand manchmal „tiefer Schlaf" (deep sleep) im Gegensatz zum „leichten Schlaf" („light sleep" — slow sleep) genannt. Tatsächlich hängt aber die Vorstellung von der „Tiefe" oder „Schwere" des Schlafes von den benutzten Kriterien ab. Daß das Lernen bis zu einem gewissen Grad auch während des Schlafes möglich ist (mit Verknüpfungsmethoden) wurde eingehend untersucht (*Buendia* et al. 1963). Es scheint, daß eine gewisse klassische Verknüpfung während des langsamen Schlafs noch möglich ist, dagegen während des P. S. kaum vorkommt. Andererseits lassen phasische Augen- oder Beinbewegungen im P. S. einen ziemlich unruhigen, „weniger tiefen" Schlaf annehmen. Mehr und mehr bestätigt es sich, daß es sich beim P. S. und beim langsamen Schlaf um zwei *qualitativ* verschiedene Schlafkomponenten handelt. Deswegen ist es irreführend, sie mit dem *quantitativen* Gesichtspunkt der „Tiefe" oder „Oberflächlichkeit" zu vergleichen.

2. *Elektrophysiologische Gesichtspunkte* (Abb. 37)

Bei einer nicht gefesselten, gesunden und ausgewachsenen Katze kommt es nach verschieden langer Schlafperiode zum paradoxen Schlaf. Dieser kommt periodisch während des ganzen Schlafs vor und dauert im Durchschnitt *sechs* Minuten. Der paradoxe Schlaf (P. S.) nimmt, beurteilt nach Verhaltenskriterien, 20 bis 25 % des ganzen Schlafs ein (etwa 15 % der 24-Stunden-Periodik). Wie bei den Verhaltensaspekten kann man auch bei der bioelektrischen Hirnaktion während des P. S. zwei Hauptkomponenten unterscheiden: eine *tonische* (schnelle Rindenaktivität und regelmäßige hippokampale ϑ-Tätigkeit) und eine *phasische* (monophasische pontogenikulookzipitale spikes; rasche Augenbewegungen).

a) Tonische Aktivität

Die tonische Aktivität wird durch eine neokortikale, dienzephale und mesenzephale Niederspannung (20 bis 30/sec) charakterisiert, ähnlich der kortikalen Desynchronisierung, die gewöhnlich beim intensiven Wachsein oder bei gesteigerter Aufmerksamkeit auftritt. Durch die bioelektrische Aktivität einzelner kortikaler und subkortikaler Hirngebiete kann man aber die ganze elektrische zerebrale Aktivität des P. S. von der im Wachsein unterscheiden. Charakteristisch ist für den P. S. das Auftreten eines konstanten ϑ-Wellen-Rhythmus in Höhe des ventralen und dorsalen Hippokampus. Dieser ist stabiler und schneller (5 bis 7/sec) als der, den man in Höhe des dorsalen Hippokampus bei intensivem Wachsein beobachtet (4 bis 4,5 sec). (Ein anhaltender ϑ-Rhythmus kann aber auch im ventralen Hippokampus beobachtet werden, wo es im intensiven Wachsein nur ganz ausnahmsweise zu einem ϑ-Wellen-Rhythmus kommt.) Auch im Bulbus olfactorius kommt es im P. S. zur charakteristischen Veränderung der Aktivität, nämlich zu einem Sistieren des sinusoidalen Rhythmus von 50 bis 60/sec, den man im Wachzustand nicht sicher nachweisen konnte.

b) Phasische Aktivität

Die enge Beziehung zwischen der bioelektrischen phasischen Aktivität zu dem visuellen System macht es erforderlich, sie im gleichen Kapitel abzuhandeln.
Rasche Augenbewegungen (Rapid Eye Movements = REM). Sie kommen zuerst am Beginn der kortikalen Aktivierung vor und haben eine Frequenz von 60 bis 70 Bewegungen pro Minute. Man kann sie durch ihre Schnelligkeit und Frequenz, also ihre Entladungsmuster („pattern") von den Beobachtungsbewegungen während des Wachseins unterscheiden. Meist besteht eine maximale Miosis, die Nickhäute sind aber entspannt. Zuweilen kann aber auch eine plötzliche Mydriasis mit Retraktion der Nickhäute die Salven der Augenbewegungen begleiten. Die Analyse der Strukturen, die für das Auftreten der isolierten und der in Salven erscheinenden Augenbewegungen verantwortlich sind, hat folgende Resultate ergeben (*Jeannerod* et al. 1965): Die pontine Katze, deren Colliculus rostralis zerstört ist, hat nur isolierte, laterale und externe Bewegungen (die vom VI. Hirnnerven abhängig sind). Bei der mesenzephalen Katze, deren Colliculus rostralis intakt ist, bleiben stärkere Salven von Augenbewegungen bestehen. Im Gegensatz dazu werden diese Salven durch Koagulation einer Zone, die sich in Höhe des Colliculus rostralis und des Tegmentum mesencephali beim intakten Tier befindet, unterdrückt. Diese letzteren wiederum sind beim dekortisierten Tier erheblich verstärkt. Die Rolle der Hirnrinde ist jedoch nicht unumstritten, da die Entfernung der Sehrinde die isolierten Augenbewegungen und die Salven stark unterdrückt, wogegen frontale Dekortikation oder frontale Leukotomie eine deutliche Zunahme dieser Salven bewirkt.
Neuerdings wurde gezeigt, daß die Zerstörung der medialen und der deszendierenden vestibulären Kerne die Salven der REM ebenfalls unterdrückt, daß aber isolierte Augenbewegungen während des P. S. noch vorhanden sind. Diese Kerne, deren Aktivität während des P. S. verstärkt ist, kontrollieren offensichtlich die meisten phasischen Phänomene des P. S. (*Morrison* und *Pompeiano* 1965).
Phasische bioelektrische pontogenikulookzipitale Aktivität (Abb. 38). Die Schwierigkeiten und der zeitliche Aufwand einer umfassenden und systematischen Untersuchung der kortikalen und subkortikalen Strukturen bei chronischen Experimenten erklären, warum es mehrere Jahre dauerte, ehe ein verbindliches Glied zwischen den „spontanen" phasischen Potentialen während des P. S. gefunden wurde. Monophasische Spikes mit einer Amplitude von 100 bis 200 Mikrovolt und einer Dauer von 100 Millisekunden, die oft in Gruppen von 5 bis 6 vorkommen (daher ihre Ähnlichkeit mit Pseudospindeln), wurden zuerst in Höhe der pontinen Formatio reticularis (F. R.) beschrieben (*Jouvet* 1962), später aber auch in Höhe des lateralen Nucleus geniculatus und in Höhe der okzipitalen Hirnrinde, des Colliculus rostralis, der Kerne des III. Hirnnerven sowie noch später im Pulvinar thalami und in der parietalen Rinde beobachtet. Phasische im Pons und im Nucleus geniculatus auftretende Spitzenpotentiale (spikes) sind die ersten bioelektrischen Zeichen, welche das

Auftreten einer Phase des paradoxen Schlafes ankündigen. Sie können 1 oder 2 Minuten vor der kortikalen Aktivierung und dem Verschwinden des Muskeltonus der Nackenmuskulatur vorkommen und nehmen manchmal in unregelmäßigen Abständen 5 % der Zeit des langsamen Schlafes ein. Während des P. S. haben sie gewöhnlich eine Frequenz von 60 bis 70/min.

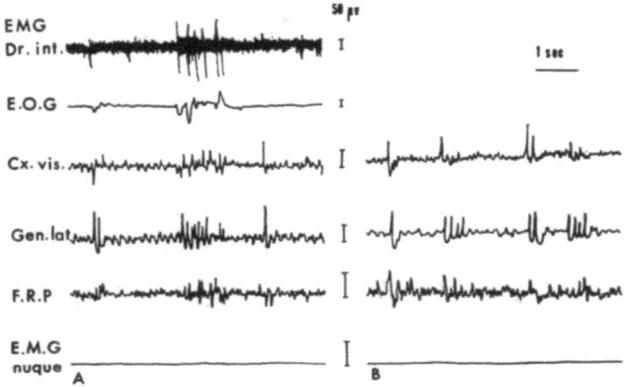

Abb. 38. Phasische pontogenikulookzipitale Aktivität während des paradoxen Schlafs
A. Phasische Aktivität in der pontinen retikulären Formation (FRP) im lateralen Genikulatum (Gen. lat.) Okzipitalrinde (CX Vis) mit gleichzeitigen Augenbewegungen (EOG) und EMG-Aktivität vom M. rectus oculi internus (EMG Dr. int) − Totales Verschwinden der EMG-Aktivität im Bereich des Nackens (EMG nuque) während des P. S. bei einer Katze im chronischen Experiment.
B. Vier Tage nach Enukleation der Augen − Persistenz der phasischen Aktivität während des P. S.
Aus *Michel* et al. (1964)

Die Latenz zwischen den monoperiodischen pontinen Spitzenpotentialen und den Entladungen des Nucleus geniculatus ist kurz (5 Millisekunden). Vom Nucleus geniculatus ausgelöste Reaktionen zeigen das gleiche Bild wie die spontanen Spikes und können durch Reizung der pontinen F. R. während des P. S. ausgelöst werden (gating Effect); (in diesem Falle haben sie eine Latenz von 25 bis 35 Millisekunden). Im Gegensatz dazu ist es nicht möglich, Reaktionen des lateralen Nucleus geniculatus durch Reizung des Pons während des Erwachens oder im langsamen Schlaf auszulösen (*Brooks* und *Bizzi* 1963).
Die Beziehung zwischen dieser phasischen Aktivität und den REM ist nicht einfach: Weder Dunkelheit noch Koagulation der Retina, ja nicht einmal eine vollständige Entfernung der Augen und der äußeren Augenmuskeln können diese pontogenikulookzipitalen Spitzenpotentiale unterdrücken (diese Wirkung hält mindestens für 2 bis 3 Tage nach der Operation an). Deshalb kann man diese Aktivität nicht als mögliche Rückkoppelung eines retinalen „on and off-Effect" oder als Ausdruck einer Tätigkeit der Augenmuskeln ansehen. In den meisten Fällen besteht aber eine enge zeitliche Beziehung zwischen den phasischen pontogenikulookzipitalen Spikes und der muskulären Aktivität der Außenaugenmuskeln (*Michel* et al. 1964): Die letztere tritt hauptsächlich in phasischen Salven auf, wogegen beim Erwachen eine tonische Komponente vorhanden ist.
Diese Tatsachen sprechen für eine aszendierende, pontine extra-retinale Projektion in Höhe des Nucleus geniculatus lateralis und dem optischen Kortex.

Wie komplex auch die anatomisch-funktionelle Organisation der Strukturen und Verbindungen des extraretinalen Eingangs zum Nucleus geniculatus lateralis sein mag, so ist es doch sehr wahrscheinlich, daß Endaufzweigungen des Tractus opticus bei der Genese der monophasischen, vom Nucleus geniculatus ausgehenden Spitzenpotentiale eine Rolle spielen. In der Tat verschwinden diese Spitzen 6 Tage nach der Enukleation beider Orbitae (*Mouret* 1964) oder nach retinaler Photokoagulation, obwohl REM und pontine Spikes bestehen bleiben.

Beziehung zur Traumaktivität beim Menschen

Der Nachweis von *Aserinsky, Kleitman* und *Dement*, daß der Traum in bestimmten Schlafphasen auftritt (im Schlafstadium I bzw. REM-Schlaf), hat eine neue Ära in der objektiven Untersuchung des Traumes eröffnet. Der Vergleich des paradoxen Schlafes der Katze mit der Traumaktivitätsphase (Phase der raschen Augenbewegungen — Rapid Eye Movements Phase = REMP) beim Menschen hat zu vielen Diskussionen Anlaß gegeben. Wenn wir heute die paradoxe Phase des Schlafes bei der Katze und die REM-Phase bei gesunden Menschen (*Dement* und *Kleitman* 1957 a–b; *Jouvet* und *Jouvet* 1963; *Dement* 1964, 1965) oder bei Patienten mit verschiedenen zerebralen Schädigungen (*Jouvet* et al. 1961) komparieren, so gibt es keine Zweifel an der Ähnlichkeit dieser Phänomene (*Dement* 1965; *Snyder* 1963). Bei selektiven Ausschaltungsexperimenten beim Menschen wurde nachgewiesen, daß eine aufgeschobene Traumphase in einer der nächsten Nächte nachgeholt werden muß (*Dement* 1960; *Dement* 1965). Bei diesen Experimenten wurden die Patienten immer wieder vor einer Traumphase geweckt, so daß die Zeit, die sonst in der Phase verbraucht wird, durch Wachsein verlorengeht. Auf diese Weise entsteht ein Defizit an Traumdauer, das in der nächsten Nacht, in der die Testpersonen nicht mehr gestört werden, nachgeholt wird. Der Nachweis des Zusammenhanges zwischen der psychischen Komponente der Traumaktivität und dem REM-Schlaf beim Menschen gibt zur Hoffnung Anlaß, daß eines Tages die Mechanismen und Strukturen, die nach und nach beim Versuchstier während des P. S. entdeckt werden, dazu dienen können, die Ursachen und Funktionen des Traumzustandes (beim Menschen) zu verstehen. Außerdem deuten subjektive Angaben von Testpersonen und Patienten, die unmittelbar nach den Phasen der raschen Augenbewegungen aus dem Traum erwachten, darauf hin, daß eine enge Beziehung besteht zwischen der Richtung der von ihnen wahrgenommenen Traumszenen und der Richtung, in welche ihre Augenbulbi während der Traumphasen gedreht werden. Es scheint möglich zu sein, daß die bei der Katze beschriebenen postsynaptischen Vorgänge im Genikulatum und in der Okzipitalregion, die im Pons ihren Ursprung haben, für die Traumvorstellungen verantwortlich sind. Bei Patienten mit Dekortikationssyndrom, die im Wachzustand keine Augenbewegungen aufweisen, bleiben solche im paradoxen Schlaf erhalten (*Jouvet* et al. 1961). Außerdem kommen schnelle Augenbewegungen im Schlaf bei Neugeborenen vor (*Roffwarg* et al. 1964) sowie bei blindgeborenen Erwachsenen (*Berger* et al. 1962), die beim Träumen keine visuellen Vorstellungen haben können. Wenn sowohl phasische bioelektrische als auch okulomotorische Phänomene in den anatomischen Strukturen des Pons ausgelöst werden, ist die genaue Bestimmung des zeitlichen Zusammenhanges zwischen pontookzipitalen Spikes und REM für das Verständnis der integrierenden Mechanismen der Traumvorstellungen wichtig.

Phylogenese der Schlafzustände

Bei einer phylogenetischen Untersuchung des Schlafs sieht man, wie sich im Verlaufe der Evolution der langsame Schlaf vom P. S. trennen läßt. Bei Reptilien (Schildkröte) fand man z. B. nur den langsamen Schlaf und nicht den P. S. Bei Vögeln (Küken, Hühnern, Tauben) ist der „langsame" Schlaf ziemlich typisch und ähnelt bioelektrisch dem der Säugetiere (*Klein* 1963), obwohl man hier keine Spindeln und nur wenige langsame Wellen findet; der P. S. ist extrem kurz (10 Sekunden, s. Abb. 39), jedoch ganz deutlich: Er wird von einer kurzen Beschleunigung der bioelektrischen Aktivität des Hyperstriatum, einer erheblichen Reduktion (aber nicht einem völligen Verschwinden) des Nackenmuskeltonus, Salven phasischer Augenbewegungen sowie von einer Bradykardie begleitet. Bis heute wurden bei allen beobachteten Säugetieren (Ratten, Mäusen, Kaninchen, Opossum, Katzen, Hunden, Schafen, Ziegen, Rhesus-Affen und Schimpansen) die beiden Schlafkomponenten gefunden, die wir oben erwähnt haben. Bei bestimmten Arten sind einige spezielle Merkmale bekannt, z. B. ist bei Kaninchen der P. S. von Hormonen abhängig und es ist bei ihnen eine lange Gewöhnung nötig, um ihn beobachten zu können. Auf der anderen Seite kann man bei neugeborenen Widerkäuern die beiden Schlafzustände leicht registrieren, der P. S. dagegen nimmt bei erwachsenen Tieren ab.

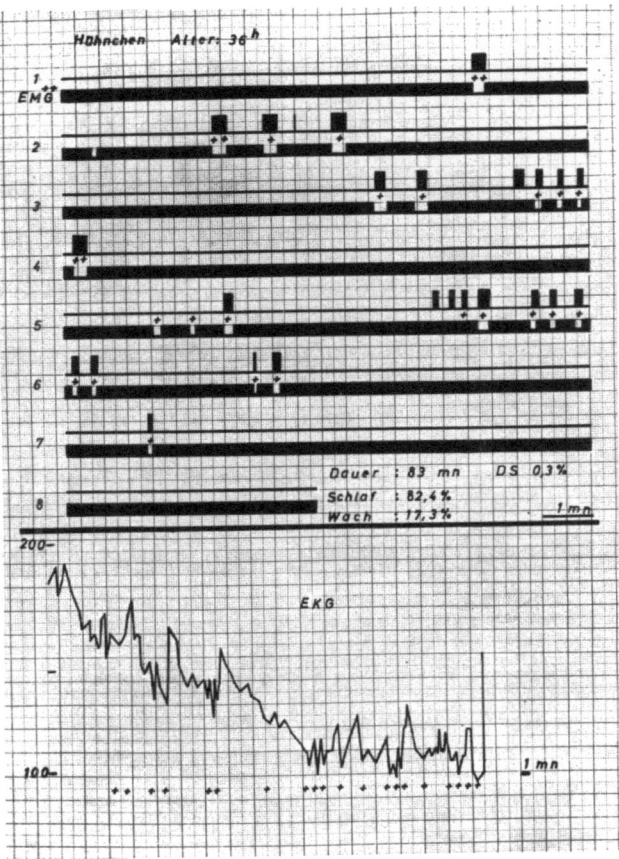

Abb. 39. Paradoxer Schlaf beim Küken
36 Stunden altes Küken. – Diagrammatische Darstellung einer 83 min dauernden Registrierung. Die schwarzen Rechtecke bezeichnen Perioden, die nie länger als 15 sec dauerten und von einer beträchtlichen Herabsetzung der Nacken-EMG-Aktivität und von Augenbewegungen (+) begleitet waren. Der Anteil des P. S. beträgt 0,3 % – Schlaf: 82,4 %, Wachzustand: 17,3 %. Zeitskala: 1 min. Unten: Veränderung der Pulsfrequenz (Bradykardie) während der gleichen Periode – die Kreuze bedeuten P. S. Zeitskala: (Abszisse): 1 min. Ordinate: Pulsfrequenz pro Minute. Aus *Klein* (1963)

Ontogenese der Schlafzustände

Während man in der Phylogenese die Dissoziation der beiden Schlafzustände im Laufe der Evolution beobachten kann, wird eine ähnliche während der Ontogenese bei der Katze registriert. Bei jungen Katzen und neugeborenen Ratten (*Valatx* et al. 1964) kann man den P. S. unmittelbar nach der Geburt beobachten, während man zu dieser Zeit kaum je einen langsamen Schlaf findet. Der P. S. hat eigenartige Züge: Phasische Phänomene überwiegen gegenüber tonischen, weswegen er auch „Schlaf mit Zuckungen" genannt wird. Er nimmt etwa 50% des Tages und 80 bis 90% des Verhaltensschlafes ein, tritt oft unmittelbar nach dem Einschlafen auf, da es keine Phase des langsamen Schlafes dazwischen gibt. Im Verlaufe der kortikalen Reifung tritt mehr und mehr der langsame Schlaf hervor, während der P. S. abnimmt, so daß im ausgereiften Alter der langsame Schlaf 70% und der P. S. 20 bis 25% des Gesamtschlafes beanspruchen. Das Auftreten rascher kortikaler Tätigkeit und des hippokampalen ϑ-Rhythmus während des P. S. geht dem Auftreten der tonischen Rindenaktivität (Desynchronisierung) um einige Tage voraus. Deshalb nimmt man an, daß für das Wachsein und die schnelle Rindenaktivität beim P. S. unterschiedliche Mechanismen verantwortlich sind.

Strukturen und Mechanismen des „langsamen" Schlafes

Es ist schwer, den Mechanismus des Schlafes zu erforschen, ohne kurz auf die klassische Konzeption des Wachsystems einzugehen. Deshalb sei letzteres kurz gestreift.

A. Überblick über die „klassische" Konzeption des Wecksystems (Magoun 1950; Rossi und Zanchetti 1957)

Seit 1949 hält man die Formatio reticularis des Hirnstammes sowohl für den kortikalen Weckeffekt (über das aszendierende retikuläre aktivierende System = ARAS), als auch für das Verhaltens-Erwachen (entweder über ARAS, und zwar über eine sekundäre kortikofugale Wirkung, oder über eine gleichzeitige Wirkung auf das deszendierende retikuläre bahnende System) verantwortlich. Es bestehen jedoch deutliche Unterschiede zwischen der Topographie des ARAS, die nach Reizung (die zum Weckeffekt führt) abgegrenzt wurde von derjenigen nach Läsionen (welche zum Koma führt). Nach den Resultaten der ersten Technik (*Moruzzi* und *Magoun* 1949) erstreckt sich das ARAS im Tegmentum des Hirnstammes von der Medulla oblongata bis zu den kaudalen Anteilen des Dienzephalons; nach der letzteren Technik jedoch nur bis zum Mesenzephalon. Es besteht also kein Zweifel, daß Experimente mit künstlichen Läsionen einen besseren lokalisierenden Wert aufweisen als die mit Stimulationstechnik. Wir werden dieser Tatsache wieder bei der Abgrenzung der hypogenen Hirnstrukturen begegnen. Nach der Entdeckung des Wachsystems bot sich das Problem des Schlafes folgendermaßen dar: Wie wird die Aktivität des ARAS während des Schlafes gedämpft? Folgende theoretische Antworten kamen in Frage:

— Wenn der Schlaf eine *passive* Dämpfung der Aktivität des ARAS ist, so braucht man keinen aktiven schlafinduzierenden Mechanismus zu postulieren.

— Ist aber der Schlaf ein *aktiver* Prozeß, dann muß man ihn durch Reizung irgendwelcher „hypnogener" Strukturen induzieren können oder, noch überzeugender, man müßte Schlaflosigkeit durch Zerstörung dieser Formationen (oder aber durch Unterbrechung ihrer Verbindungen zum ARAS) hervorrufen können.

B. Passive Schlaftheorie und die Hypothese vom retikulären Ursprung

Die historischen Wurzeln der passiven Schlaftheorie kann man weit in die Vergangenheit hinein verfolgen. *Kleitman*, der einer der Befürworter dieser Theorie war, erklärte die Grundlagen einfach: Einschlafen oder Unfähigkeit wach zu bleiben haben nicht die gleiche Bedeutung. Der erste Ausdruck setzt einen *aktiven Beginn* des Schlafes voraus, während der zweite das *Aufhören eines aktiven Wachzustandes* bedeutet, d. h. er wäre ein passiver Vorgang. Wenn das letztere der Fall ist, dann müßte man nicht den Schlaf, sondern das Wachsein erklären.

Später wurde der physiologische Schlaf als Ausdruck einer funktionellen Unterbrechung des ARAS interpretiert, als Ausschaltung der Weckeinflüsse des ARAS, also als Fehlen des Wachseins. Diese Hypothese vom retikulären Ursprung des Schlafes (*Lindsley* 1960) beruhte hauptsächlich auf folgenden Ergebnissen:

Koma nach ausgedehnter Zerstörung des mesenzephalen Tegmentums oder in der Barbituratnarkose (deren hemmender Einfluß auf das ARAS nachgewiesen ist) wurde auf die Unterbrechung des aszendierenden Flusses von retikulären Impulsen zurückgeführt. Der physiologische Schlaf wurde somit im Gegensatz zum Koma als eine funktionelle passive Herabsetzung des Tonus des ARAS erklärt. Zufolge dieser Hypothese ist er der Ausdruck einer „désactivation en avalanche" aszendierender Impulse des ARAS. Diese Unterbrechung der Aktivierung würde durch einen langsamen Prozeß neuronaler Ermüdung eingeleitet und im gegebenen Moment durch eine Herabsetzung der sensorischen, afferenten Impulse ausgelöst (*Bremer* 1954). Die „désactivation en avalanche" erklärt aber nicht, wieso der Schlaf durch zentrale oder periphere Reizung eingeleitet werden kann und warum er — wenn es sich um eine „neuronale Ermüdung" handelt — so lange andauert (60% des Tages bei der Katze in einem Käfig; $1/3$ des Tages beim Menschen). Schließlich erklärt die passive Theorie des Schlafes die totale Schlaflosigkeit nach umschriebenen Läsionen im Bereiche des Hirnstammes nicht (s. dazu S. 49 ff.).

Die passive Schlaftheorie gibt also keine befriedigende Erklärung des Einschlafens und der Schlafdauer. Deshalb muß man an eine *aktive Theorie* denken, deren Grundlagen im folgenden dargelegt werden.

C. Aktive Schlaftheorie

Zwei Arten von Experimenten sprechen für die Hypothese vom aktiven Schlaf. Sie müssen getrennt betrachtet werden, da sie von verschiedener Bedeutung sind.

1. Resultate elektrischer und chemischer Reizung

Die ersten Gedanken über eine Auslösung des Schlafes vom Zentralnervensystem hat — wie allgemein bekannt — *W. R. Hess* geäußert (1944). In Versuchen an Katzen mit chronisch implantierten Elektroden kann die Reizung zahlreicher Hirnstrukturen mittels Strom niedriger Frequenz (3 bis 15/sec) Spindeln oder langsame Wellen über den Kortex mit oder ohne Schlafverhalten hervorrufen. Bis heute hat man nacheinander folgende Hirnstrukturen als „hypnogen" bezeichnet (Literatur bei *Jouvet* 1967): Einige kortikale Gebiete (die frontale Region, somatästhische Rinde, Gyrus suprasylvianus anterior et posterior, Sehrinde und motorische Rinde), Caput nuclei caudati, Capsula interna, präoptische Regionen, Hippocampus dorsalis et ventralis, Amygdalae, einige Regionen im vorderen und hinteren Teil des Hypothalamus, Corpora mamillaria, Thalamus (Massa intermedia, diffuses thalamisches System), Nucleus interpeduncularis, Formatio reticularis mesencephali et pontis, das Zerebellum und schließlich die Medulla oblongata im Bereich des Nucleus tractus solitarii. Wir sehen also, daß fast das ganze Gehirn „hypnogene" Eigenschaften besitzt (Abb. 40). Deshalb hat die hypnogene elektrische Reizung kaum einen lokalisierenden Wert. Die Interpretation der mit dieser Methode erhaltenen Resultate ist vielmehr mit zahlreichen Schwierigkeiten verbunden. Die Reizung wirkt möglicherweise nicht auf die neuronalen Zellkörper, sondern auf deren afferente oder efferente Axone. Auf der anderen Seite kann die Reizung sowohl synchronisierende als auch aktivierende Elemente erregen, obwohl die meisten Reizungen mit einer niedrigeren Stromfrequenz durchgeführt wurden. Außerdem ist es schwierig zu erkennen, ob der Schlaf durch Reizung hervorgerufen wurde oder spontan aufgetreten ist. Die meisten Untersucher stimmen darin überein, daß der Schlafeintritt durch Reizung eines „entspannten" Tieres gefördert wird, jedoch bei einem Zustand der intensiven Aufmerksamkeit kaum induziert werden kann, es sei denn durch langdauernde wiederholte Stimulierung.

Die von *chemischen Stimulierungen* (Reizungen) erwartete Lösung in situ ist anscheinend bisher nicht erreicht worden. Neben berechtigter Kritik an der Spezifität der Arzneimittelwirkung hat letztere keinen höheren lokalisierenden Wert als elektrische Reizung. Die Gebiete, in denen chemische Stimulierungen einen langsamen Schlaf hervorrufen (sei es nach dem EEG, den anderen bioelektrischen Erscheinungen oder dem Verhalten), werden immer zahlreicher und es kann sein, daß sie in einigen Jahren überall dort zum Erfolg führen werden, wo auch elektrische Reizungen Schlaf induzieren. Obwohl Adrenalin, das in situ im Hirnstamm injiziert wird, tatsächlich einen Weckeffekt hervorruft, ist die Wirkung des Adrenalins und Noradrenalins noch nicht definitiv bewiesen; die Injektion von Adrenalin in die Arteria carotis hat keine aktivierende Wirkung (*Capon* 1959). Anderseits führt die Noradrenalininjektion bei jungen Vögeln und Katzen — deren Blut-Hirn-Schranke permeabel ist — zum Schlafverhalten (*Key* und *Marley* 1962). Ebenso kann ein schlafähnlicher

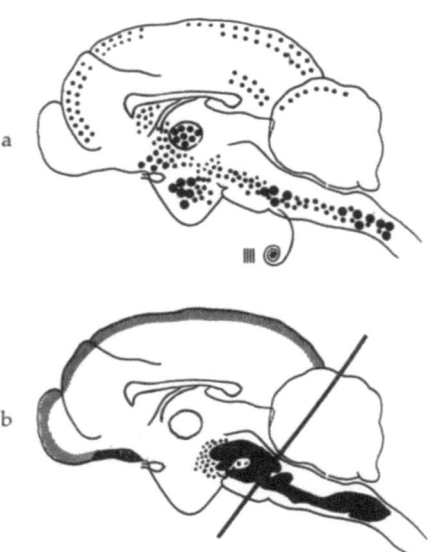

Abb. 40. Aktive Mechanismen beim langsamen Schlaf

a) *Ergebnisse zentraler Reizungen.* Schematische sagittale Darstellung des Katzengehirns. Die Punkte zeigen die Stellen wo eine Stimulierung mit niedriger Frequenz ein synchronisiertes EEG hervorrufen kann. Die großen Punkte zeigen die Stellen der deutlichsten Wirkung.

b) *Ergebnisse zentraler Läsionen.*

— In schwarz: Raphe-System im unteren Hirnstamm, dessen Zerstörung zur Schlaflosigkeit führt.

— In Punkten: Wecksystem.

— Die Ebene der prätrigeminalen Transsektion in der Mitte des Pons, wodurch der posteriore Teil des Raphe-Systems ausgeschaltet wird, ist dargestellt.

Im Stirnhirn: In grau und schwarz. Rostrale Strukturen, die für die EEG-Synchronisierung während des Schlafes verantwortlich sind

Zustand durch Injektion von Noradrenalin in Höhe der Ventrikel (*Feldberg* 1957) ausgelöst werden. Bei Injektionen in Form von Mikrokristallen kommt es offensichtlich zu einer echten hypnogenen Wirkung, und zwar bei Injektion in Höhe des Nucleus caudatus (*Yamaguch* et al. 1963), der präoptischen Region (*Hernández-Peón* 1965), des medialen Thalamus (*Yamaguchi* et al. 1963), der pontinen Formatio reticularis (*Courdeau* et al. 1963) und der limbischen Mittelhirnverbindungen (*Hernández-Peón* 1965).
Erzeugung von langsamem Schlaf durch periphere Reflexe ist eine weitere Methodik der Schlafforschung. „Langsamer Schlaf" kann nicht nur durch zerebrale Reizung, sondern auch durch Stimulierung zahlreicher afferenter Systeme hervorgerufen werden. Eine akustische Stimulierung, d. h. Wiederholung nicht signifikanter Töne bei der Gewöhnung oder Wiederholung von Tönen, die zu einem hemmenden Signalwert geworden sind (in der Terminologie von *Pawlow, Roitbak,* 1960), intermittierende Photostimulierung und Reizung von kutanen (Gruppe II) oder muskulären Nerven z. B. kann zum Schlaf führen. Vegetative afferente Einflüsse können ebenfalls zur Schläfrigkeit führen: vagale (*Dell* und *Padel,* 1964) oder laryngeale Reizungen (die wahrscheinlich über vagale afferente Nerven wirken) können EEG-Augen- oder Verhaltensmerkmale des Schlafes induzieren. Schließlich kann der von *Koch* (1932) durch Reizung von depressorischen Nerven beobachtete interessante schlafähnliche Zustand bei „encéphale isolé", bei dem es keine Veränderungen des Blutdruckes gibt, auch zu einem typischen Schlaf-EEG führen. Alle diese Befunde zeigen, daß der „langsame" Schlaf aktiv hervorgerufen werden kann, sie bringen aber keine Kenntnis über die ihm zugrunde liegenden aktiven Mechanismen.

2. Ergebnisse von Nervenläsionen: Experimentelle Schlaflosigkeit

a) Durchschneidung des Hirnstammes (Abb. 40)
Nach einer vollständigen durch die Mitte des Pons gehenden prätrigeminalen Durchtrennung (mid-pontine pretrigeminal preparation: M. P. P.; *Batini* et al. 1958, 1959) zeigt das kortikale EEG ein deutliches Vorherrschen einer schnellen Aktivität (78% anstelle von 37%). Außerdem führen die okulomotorischen Reaktionen dieses Präparates (über den III. und IV. Hirnnerven) eindeutig zu einer echten Aufmerksamkeitszuwendung: Eine Katze, bei welcher der Pons in der Mitte durchgeschnitten ist, folgt mit vertikalen Augenbewegungen jedem Objekt in ihrem Gesichtsfeld, und nach signifikanten visuellen Reizen (Maus) kann es zu einer Pupillenerweiterung kommen. Im Gegensatz dazu führt eine „cerveau isolé"-Durchschneidung, d. h. eine Durchtrennung, die rostral vom hinteren Teil des mesenzephalen Tegmentums liegt oder die eine Mitzerstörung dieses Teiles bewirkt, während der ersten Tage zu einem synchronisierten kortikalen EEG ohne irgendwelche Augenzeichen eines Wachzustandes. Da das „encéphale isolé"-Präparat noch alternativ im Wachzustand oder im langsamen Schlaf sein kann (*Bremer* 1936), kann man annehmen, daß gewisse das EEG synchronisierende Strukturen, die im unteren Hirnstamm lokalisiert und tonisch aktiv sind, die „Weckaktivität" des ARAS dämpfen können. Es sind zahlreiche Versuche unternommen worden, um die Strukturen, die bei dem vom unteren Hirnstamm ausgehenden Schlaf beteiligt sind, zu lokalisieren (*Moruzzi* 1963).
Es gibt einige Anzeichen dafür, daß hierbei die Medulla eine Rolle spielt, da eine präbulbäre Durchtrennung zu einer Verlängerung der EEG-Aktivierung führt, wenn eine solche durch retikuläre Reizung im „encéphale isolé"-Präparat hervorgerufen wird (*Bonvallet* und *Allen* 1963). Auch eine lokale reversible Kühlung des bulbären Bodens des VI. Ventrikels führt

bei der „encéphale isolé-Katze" zu EEG- und Verhaltensmerkmalen des Weckeffekts, was auf eine Inaktivierung der bulbären synchronisierenden Strukturen zurückzuführen ist (*Berluchi* et al. 1964).

Andere Experimente meist chronischer Art sprechen jedoch sehr für eine posteriore pontine Lokalisation: Eine Halbseitendurchschneidung des Hirnstammes in der Mitte des Pons führt zum Auftreten einer synchronisierten Aktivität in Höhe der homolateralen Hirnhemisphäre. Wenn die Halbseitendurchschneidung einige Millimeter davor durchgeführt wird, kommt es zu einer synchronisierten kortikalen Aktivität. Zu der ersteren kommt es durch Unterdrückung der aszendierenden synchronisierenden Einflüsse, zu der letzteren durch Hemmung der tonischen Aktivierung des ARAS. Eine Halbseitendurchschneidung einige Millimeter hinter der Mitte des Pons führt nicht zu einer kortikalen Asymmetrie (*Cordeau* und *Mancia* 1958); (obwohl sie logischerweise die aszendierenden synchronisierenden bulbären Einflüsse hemmen sollte). Die chronischen Experimente von *Rossi* et al. (1963) stehen mit der Tatsache im Einklang, daß retropontine Halbseitendurchschneidungen keinerlei kortikale EEG-Asymmetrie hervorrufen und damit eine wichtige Rolle bei der Auslösung der kortikalen Synchronisierung zur posterioren Zone des Pons spielen.

Alle diese Ergebnisse können mit neueren Angaben in Übereinstimmung gebracht werden, die zeigen, daß das Raphe-System, das sich von der Medulla zum Mesenzephalon erstreckt, beim Schlafmechanismus eine Rolle spielt.

b) Totale Schlaflosigkeit (Insomnie) durch umschriebene Läsionen des Hirnstammes: Mögliche Rolle der serotonergischen Neuronen (Raphe-System) im langsamen Schlaf

Dank der neuen Fluoroszenztechnik von *Falk* und *Hillarp* konnten zwei Systeme von monoaminergischen Neuronen im Hirnstamm vom *Dahlström* und *Fuxe* (1964) beschrieben werden. Die *katecholaminergischen* Neurone (die meisten davon noradrenergisch), die eine grüne Fluoreszenz zeigen, liegen meist in 12 Gruppen (A 1 bis A 12) im lateralen Teil der Medulla oblongata, des Pons und des Mesenzephalon. *Serotonergische* Neurone mit einer gelben Fluoreszenz (die sich nach Injektion starker Monoamino-Oxydase-Inhibitoren verstärkt) liegen dagegen fast ausschließlich in 9 Gruppen in den Raphe-Kernen des Hirnstammes. Endigungen dieser Neurone sind im Rückenmark, im Hirnstamm und im rostralen Teil des Gehirnes gefunden worden. Es konnte gezeigt werden, daß das Serotonin in diesen Endigungen 6 bis 8 Tage nach Zerstörung von serotonergischen Nervenzellen vollständig verschwindet, und daß nach 10 Tagen keine Monoamin-Färbungen beobachtet werden konnten. Wir haben deshalb einen ähnlichen Zeitraum (13 Tage) gewählt, um unsere Katzen nach Läsionen im Bereich des Raphe-Systems nachzuuntersuchen (s. Abb. 41).

Es ist ein glücklicher Zufall, daß die Topographie der serotonergischen Nervenzellen ihre fast komplette Zerstörung ermöglicht. Die Raphe-Kerne sind nämlich ziemlich klein und dünn. Es besteht deshalb die Möglichkeit, das Ausmaß der Zerstörung des Raphe-Systems, die darauffolgende Schlafdauer und die Menge der zerebralen Monoamine rostral von den Läsionen zu korrelieren (*Jouvet* und *Renault* 1966; *Jouvet* et al. 1966). Eine subtotale Zerstörung oder begrenzte Koagulation der vorderen und/oder der hinteren Gruppe des Raphe-Systems wurde durch stereotaktische Eingriffe in der Mittellinie vorgenommen. Kontrolläsionen wurden entweder in der Mittellinie mit Aussparung der Raphe-Kerne, oder 2 bis 2,5 mm lateral der Mittellinie mit dem gleichen Ausmaß kaudal und rostral gesetzt. Schließlich wurde bei 10 Katzen nur eine Scheinoperation durchgeführt (wobei die Elektrode das Zerebellum penetrierte, dann aber nicht koaguliert wurde). Vom 1. postoperativen Tag an wurden EEG, EKG, Atmung und Rektaltemperatur fortlaufend aufgezeichnet. Nach 300 Stunden (12 bis 13 Tagen) fortlaufender Registrierung wurden die Tiere paralysiert und unter Lokalanästhesie und künstlicher Beatmung wieder unter den stereotaktischen Apparat gebracht. Das Hirn wurde freigelegt, und dann wurden die Durchschneidungen durchgeführt. Die eine Durchtrennung wurde in der Ebene A 10 von *Hosley-Clark* gelegt, die zweite kaudal davon in der Ebene A 2 unmittelbar vor dem vorderen Teil der Raphe-Läsion. Die beiden Teile wurden in vivo entfernt und direkt in flüssigem Stickstoff zur Untersuchung auf Hirnmonoamine eingefroren. Dann wurden die Tiere getötet und es wurde der kaudale Teil des Gehirnes entfernt, in Formalin fixiert und in Paraffin zur Durchführung von Serienschnitten eingebettet.

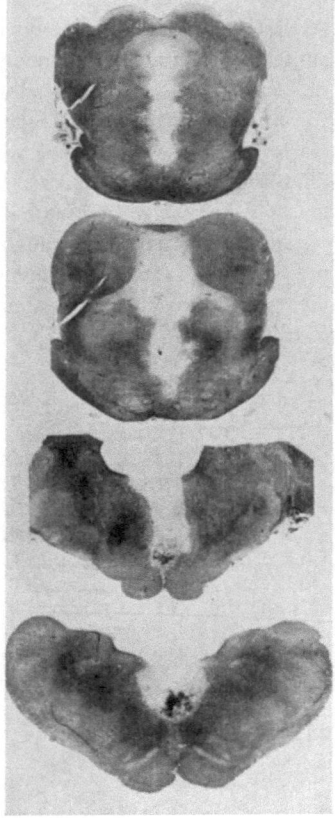

Abb. 41. Zerstörung des Raphe-Systems bei Katzen im chronischen Experiment, die zu einer fast totalen Schlaflosigkeit führt

Zerebrales Serotonin und Noradrenalin wurden nach der Spektrofluoroszenztechnik bestimmt. Bei jeder Dosierung wurde das Gehirn zweier gesunder Katzen und einer scheinoperierten Katze als Kontrolle benutzt (die Kontrollkatzen wurden für die gleiche Zeit wie die operierten Katzen der Registrierung unterworfen und auch in der gleichen Weise getötet). Die Ergebnisse werden als Prozentsatz der Kontrollen wiedergegeben.
Die Schlafmenge wurde durch tägliche Analyse des EEG bestimmt.
Die Menge des langsamen Schlafes und des paradoxen Schlafes wird als Prozent der Gesamtregistrierungszeit (im Mittel 300 Stunden) wiedergegeben.
Eine Bestimmung der Ausdehnung der Raphe-Läsionen wurde durchgeführt, indem aufgezogene und gefärbte Schnitte auf eine Zeichnung des Hirnstammes projiziert wurden. Dieser Teil der Raphe-Nuklei, der von den Läsionen ausgespart wurde, konnte auf Transparentpapier aufgezeichnet werden. Die Gesamtmenge wurde ausgeschnitten und gewogen. Die Ausdehnung der Läsionen wurde willkürlich ausgedrückt als Prozentsatz des Gesamtgewichtes eines intakten Raphe-Systems.

Nach einer subtotalen (80 bis 90%) Zerstörung des Raphe-Systems wurden die folgenden Beobachtungen gemacht:

Es trat ein Zustand permanenten Wachseins in den ersten 3 bis 4 Tagen ein. Die Katzen lagen auf der Seite und zeigten dauernde Laufbewegungen. Es kam zu einer Mydriasis. Gewöhnlich wurde eine Zunahme der Herzfrequenz und eine mäßige Polypnoe (40 bis 50/min) beobachtet. Es bestand die ganze Zeit über schnelle und Niederspannungsaktivität im EEG. Es kam zu dauernden Salven von monophasischen Spikes im lateralen Corpus geniculatum. Eine Zunahme der EMG-Aktivität wurde im Bereich des Nackens beobachtet, und die Katzen verfolgten jedes sich bewegende Objekt sofort mit den Augen. In den ersten 100 Stunden wurden keine Spindeln oder langsamen Wellen registriert (Abb. 42).

Nach 3 bis 4 Tagen kam es wieder zu einigen sehr kurzen Perioden von Verhaltens- und EEG-Zeichen eines langsamen Schlafes. Diese dauerten nie mehr als ein paar Minuten und machten nur 3 bis 5% innerhalb von 24 Stunden aus (im Vergleich zu 50% bei den scheinoperierten Katzen). Der mittlere Prozentsatz des langsamen Schlafes betrug bei diesen präparierten Katzen nicht mehr als 10% der Gesamtzeit. Ein paradoxer Schlaf wurde bei diesen Katzen mit subtotalen Zerstörungen des Raphe-Systems gewöhnlich nicht beobachtet.

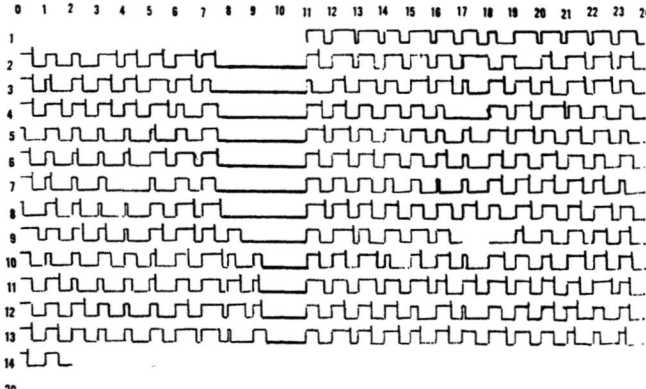

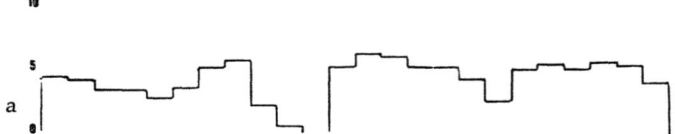

Abb. 42. Schlaflosigkeit nach Zerstörung von 90% des Raphe-Systems

a) Registrierung scheinoperierter Katzen während eines Zeitraums von 13 Tagen. Der Prozentsatz des Gesamtschlafs für jede Stunde des Tages ist durch weiße Rechtecke dargestellt. Mittelwert des Gesamtschlafs: 60% der Registrierung. Periodogramm des Auftretens von Schlaf (in Prozent des Gesamtschlafs; Ordinate). Der gewöhnlich vorhandene Wachzustand zwischen 8 und 10 Uhr vormittags fällt mit der Fütterungszeit zusammen. Es kommt nicht zu einer ausgeprägten Periodizität des Schlafs

Bei partiellen Zerstörungen des Raphe-Systems (vordere *oder* kaudale Läsionen) trat folgendes ein: In den ersten beiden Tagen kam es gewöhnlich zu einer totalen Schlaflosigkeit, der Schlaf trat aber schnell am dritten Tag wieder ein. Paradoxer Schlaf wurde beobachtet, wenn der Prozentsatz des langsamen Schlafes mehr als 15% pro Tag betrug. Die polygraphischen Aspekte dieses Schlafes waren normal. Es muß jedoch bemerkt werden, daß es bei rostralen Läsionen des Raphe-Systems (Nucleus Raphe dorsalis und centralis superior) am ersten Tag wieder zum paradoxen Schlaf kam, jedoch nicht zum langsamen Schlaf. In solchen Fällen folgte der paradoxe Schlaf direkt dem Wachzustand wie bei einem narkoleptischen Anfall. Dieses Phänomen wurde nie nach subtotalen Läsionen der Raphe oder nach kaudalen Läsionen beobachtet.

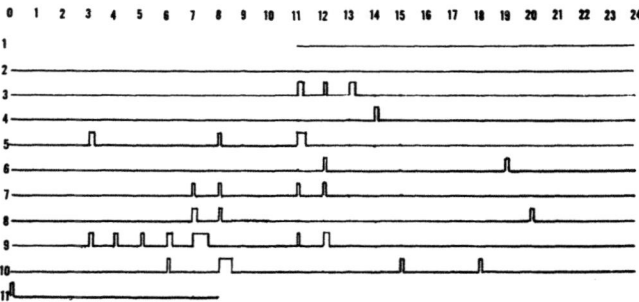

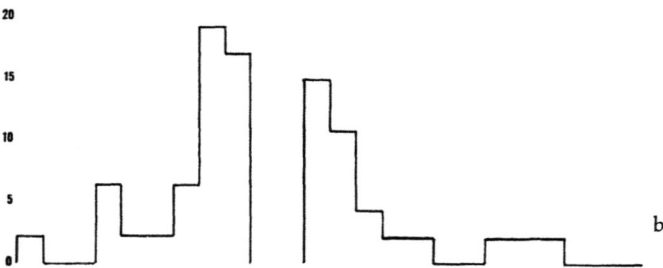

Abb. 42. b) Schwere Schlaflosigkeit (3,6 % der Registrierungszeit) während eines Zeitraums von 11 Tagen nach Zerstörung von 90 % des Raphe-Systems.
Das Periodogramm zeigt, daß es noch zu einer 24 Stunden-Periodizität des Schlafes kommt

Die Korrelationen zwischen der Schlafmenge und dem Ausmaß der Zerstörung der Raphe und den zerebralen Monoaminen ist in Abb. 43 gezeigt. Man kann sehen, daß eine signifikante Korrelation zwischen der Abnahme des Schlafes, der Zerstörung des Raphe-Systems und der selektiven Verminderung der Serotonine besteht, während sich das Noradrenalin nicht signifikant verändert (Tabelle 2).

Tabelle 2. Korrelationen zwischen Schlaf, zerebralem Serotonin und Zerstörung des Raphe-Systems

% SS und PS während 300 Std. nach der Läsion		% intaktes Raphe-System nach der Läsion	P
A (12)	SS 48,5 ± 7,5 PS 9,5 ± 2,5	95,4 ± 12	—
B (6)	SS 30 ± 2,7 PS 5,5 ± 2,7	77,5 ± 19	< 0,02
C (10)	SS 16,5 ± 2,2 PS 1 ± 0,7	64 ± 8,5	< 0,001
D (6)	SS 9 ± 1,5 PS 0	35 ± 10	< 0,001

% Serotonin im Gehirn rostral der Läsion	P	% Noradrenalin im Gehirn rostral der Läsion	P
90 ± 23	—	102 ± 12	—
68 ± 18	< 0,10	99 ± 22	N. S.
54 ± 22	< 0,01	93 ± 17	N. S.
29 ± 11	< 0,001	92,5 ± 17	N. S.

Ergebnisse in Mittelwerten mit Standardabweichung. SS = langsamer Schlaf; PS = paradoxer Schlaf; P = im Vergleich zur Gruppe A mit Student-t-Test; NS = nicht signifikant. Die Zahlen in Klammern bezeichnen die Anzahl der Tiere. A. B. C. D.: Gruppen von Tieren klassifiziert nach zunehmender Schlaflosigkeit.

Es gibt also Tatsachen, die darauf hindeuten, daß das Raphe-System für die Einleitung des Schlafes verantwortlich ist. Die Möglichkeit einer experimentellen Insomnie durch eine Läsion steht in Einklang mit der Hypothese, daß Schlaf ein aktiver Prozeß ist. Diese Resultate erklären auch die *relative* Insomnie bei Präparaten mit prätrigeminalen Durchschneidungen in Ponsmitte. Bei diesen Präparaten beträgt die Schlafmenge 20% der Ge-

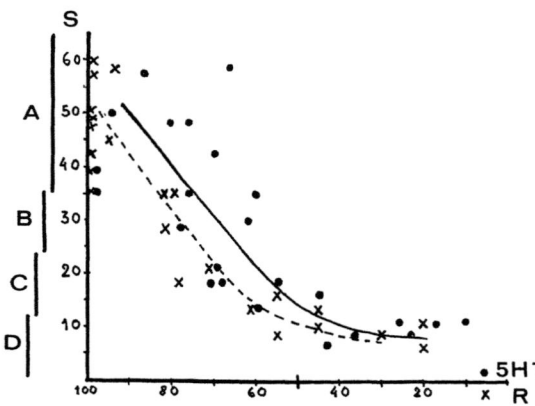

Abb. 43. Korrelation zwischen der Zerstörung des Raphe-Systems, dem zerebralen Serotonin und dem Schlaf
Ordinaten: Prozent des Gesamtschlafs im Vergleich zur gesamten Registrierungszeit (300 Std.) – A.B.C.D. Gruppen von Katzen klassifiziert nach Prozent des Schlafs (s. Abb. 42).
Abszisse. Kreuze: Prozentsatz des Raphe-Systems, das bei der Läsion ausgespart ist.
Punkte: Prozentsatz des Serotonins im Gehirn rostral der Läsion (im Vergleich zu den Kontrollen)

samtzeit in den ersten 2 bis 3 Tagen nach der Operation (*Batini* et al. 1959). In der Tat führt eine subtotale Zerstörung des Raphe-Systems kaudal der Ebene der prätrigeminalen Durchschneidung in der Mitte des Pons (d. h. Zerstörung von Kernen der Raphe obscurus, des Pallidum, des Pons und im Magnus-Bereich) während der gleichen Registrierungszeit in gleichem Ausmaß zur Schlaflosigkeit.
In jedem Falle liegen aber die den Schlaf einleitenden Strukturen nicht ausschließlich hinter der Mitte des Pons, da eine selektive Zerstörung von Kernen der Raphe centralis superior (medialis) und dorsalis, die rostral von der Durchschneidungsebene in der Mitte des Pons gelegen sind, zu einem schweren Grad von Schlaflosigkeit führt (17% des Schlafes bei 7 Katzen während der ersten 4 Tage). Die den Schlaf einleitenden Strukturen erstrecken sich also offensichtlich über das Raphe-System insgesamt, da wir die schwereren Grade von Schlaflosigkeit (weniger als 4% Schlaf in 250 Stunden) durch Zerstörung von 90% dieses Systems erzielt haben.
Wir müssen auch kurz die Abnahme des paradoxen Schlafes diskutieren, die bei unseren Präparaten beobachtet wurde. In den meisten Fällen kommt es nur dann zum paradoxen Schlaf, wenn eine erhebliche Menge von langsamem Schlaf erreicht ist (mehr als 15% pro Tag). Diese Tatsache spricht dafür, daß der paradoxe Schlaf von einem Aufladungsmechanismus während des langsamen Schlafes abhängt. Andererseits konnte gezeigt werden, daß der paradoxe Schlaf durch dorsolaterale pontine Läsionen unter Einschließung des Nucleus locus coeruleus selektiv unterdrückt werden konnte ohne Inhibition des mit langsamen Wellen einhergehenden Schlafes (siehe unten). Das beweist, daß die Strukturen, die für die Auslösung des paradoxen Schlafes verantwortlich sind, unabhängig vom Raphe-System arbeiten. Wir interpretieren die Abnahme des paradoxen Schlafs nach Zerstörung des Raphe-Systems nicht durch die Zerstörung dessen spezifischer Mechanismen (d. h. nicht durch die Aufhebung der für den paradoxen Schlaf verantwortlichen Hirnstrukturen),

sondern durch die Abnahme des langsamen Schlafes, dessen Mechanismen notwendig sind, um den paradoxen Schlaf aufzuladen und auszulösen.
Die enge Beziehung zwischen dem Zerstörungsausmaß des Raphe-Systems und der selektiven Reduktion des Serotonins des Kortex, Thalamus, Hypothalamus und des Mesenzephalons steht in Übereinstimmung mit den Befunden von *Dahlström* und *Fuxe* (1964), die zeigten, daß die meisten Serotonin-Neurone im Raphe-System lokalisiert sind, und daß Axone und Endigungen nur rostral vom kaudalen Mesenzephalon vorkommen.
Es muß darauf hingewiesen werden, daß die Abnahme des zerebralen Serotonins sehr selektiv ist, da Noradrenalin sich nicht signifikant ändert. In manchen Fällen nimmt der Serotoninspiegel um mehr als 80 % gegenüber den Kontrollen ab, ohne daß sich der Noradrenalinspiegel geändert hat. Wenn auch die Bestimmung der endogenen Spiegel der Monoamine nur mit einer ziemlich groben Technik durchgeführt wird, zeigen diese Befunde doch, daß die Serotonin- und Noradrenalinmechanismen ganz unabhängig voneinander wirken können.
Schließlich beweist die Tatsache, daß eine signifikante Korrelation zwischen der Verringerung von beiden Schlafzuständen und der selektiven Abnahme des zerebralen Serotonins besteht, natürlich nicht, daß Serotonin ein Schlaf induzierendes „Neurohormon" oder ein „Neuromodulator" ist. Nichtdestoweniger deutet die Tatsache, daß unsere Resultate bezüglich der Zerstörung des Raphe-Systems in gutem Einklang mit neuropharmakologischen Experimenten (siehe unten) stehen, doch darauf hin, daß das zerebrale Serotonin im Schlafmechanismus eine sehr wichtige Rolle spielt.

c) Rostrale Strukturen für die Synchronisierung des EEG

Während das Raphe-System des Hirnstammes sowohl bei der Auslösung des Verhaltensals auch des EEG-Schlafes eine Rolle spielt, gibt es einige Anzeichen dafür, daß rostrale Strukturen für die Synchronisierung des EEG während des langsamen Schlafes verantwortlich sind.
Der Thalamus scheint notwendig für das Auftreten von kortikalen Spindeln zu sein. Seine Zerstörung durch Koagulation, Durchschneidung oder Aspiration läßt die kortikalen Spindeln am Schlafbeginn verschwinden. Kortikale langsame Wellen bleiben dagegen bestehen (*Lindsley* et al. 1950; *Naquet* et al. 1965).
Andererseits kommt es anscheinend nach vollständiger Entfernung des Neokortex (*Jouvet* 1962) zu einem sofortigen und zwar einige Monate andauernden Verschwinden der synchronisierten oder langsamen Aktivität in den subkortikalen Strukturen (Thalamus und retikuläre Formationen), sowohl während des normalen Schlafes als auch sogar nach Nembutalinjektion.
Im Gegensatz dazu können langsame retikuläre Wellen im Schlaf bei subtotal dekortizierten chronischen Katzen bestehen bleiben, wenn man auch nur einen kleinen Teil des Gyrus orbitalis und coronalis anterior stehen läßt. Diese Tatsache läßt vermuten, daß der basale Teil des Kortex für die *subkortikale* Synchronisierung des langsamen Schlafes eine wichtige Rolle spielt.
Zusammenfassend kann man wohl sagen: Viele übereinstimmende Tatsachen deuten darauf hin, daß es Verhaltens- und EEG-Schlaf induzierende Strukturen im unteren Teil des Hirnstammes gibt, und es ist sehr wahrscheinlich, daß diese Strukturen zu einer Gruppe von serotonergischen Neuronen im Raphe-System gehören. Der Mechanismus, durch den Neurone das aktivierende System außer Kraft setzen, ist noch nicht bekannt. Andererseits spielen anscheinend die Orbitalrinde und der Thalamus eine bestimmte Rolle im Auftreten

der charakteristischen EEG-Zeichen des langsamen Schlafes (kortikale und subkortikale Spindeln und langsame Wellen), sind aber nicht für das Eintreten des Schlafverhaltens erforderlich.

Strukturen und Mechanismen des paradoxen Schlafes

Die Existenz tonischer und phasischer Verhaltenszeichen (Verschwinden der EMG-Aktivität im Bereich des Nackens, rasche Augenbewegungen) und subkortikaler bioelektrischer Zeichen (monophasische pontine Spikes), die spezifisch für den paradoxen Schlaf sind, hat uns in die Lage versetzt, mit einer relativen Sicherheit die Strukturen, die für die periodische Auslösung dieses Schlafzustandes notwendig und ausreichend sind, zu lokalisieren (*Jouvet* 1961, 1962, 1965 b; *Rossi* 1963; Abb. 44).

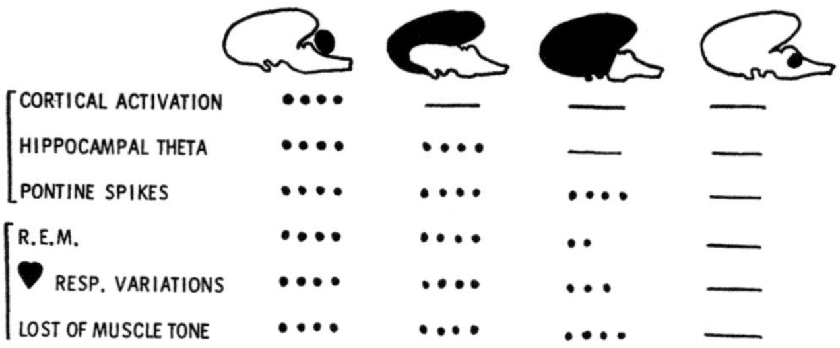

CORTICAL ACTIVATION	••••	—	—	—
HIPPOCAMPAL THETA	••••	••••	—	—
PONTINE SPIKES	••••	••••	••••	—
R.E.M.	••••	••••	••	—
♥ RESP. VARIATIONS	••••	••••	•••	—
LOST OF MUSCLE TONE	••••	••••	••••	—

Abb. 44. Abgrenzung der neuralen Strukturen die für den paradoxen Schlaf nötig und ausreichend sind
Die hauptpolygraphischen Charakteristika des paradoxen Schlafs sind durch Punkte bei dezerebellektomierten, dekortizierten, dezerebrierten Katzen dargestellt. Das letzte Präparat zeigt die Zerstörung des medio-lateralen Teils des pontinen Tegmentums, wobei der P. S. unterdrückt ist

Die Entfernung aller neuralen Strukturen (einschließlich des Hypothalamus und der Hypophyse) rostral von den pontinen Formationen kann das periodische Auftreten des P. S. bei chronischen pontinen Tieren nicht verhindern: Er tritt mit der Regelmäßigkeit einer „biologischen Uhr" auf; die mittlere Dauer ist die gleiche wie bei gesunden Tieren (6 Min.). Die Zeitdauer innerhalb eines Zeitraumes von 24 Stunden beträgt 10 % und ist damit etwas geringer als bei gesunden Tieren. Der P. S. ist durch das plötzliche Verschwinden des Muskeltonus mit einem totalen Abfall des EMG im Nacken, durch laterale Augenbewegungen (die Aktivität des VI. Hirnnerven), durch eine Erhöhung der Herz- und Atemfrequenz und das Vorhandensein monophasischer pontiner Spikes charakterisiert. Die Art und die regionale Verteilung dieser Phänomene gleichen den entsprechenden Merkmalen bei normalen Tieren im P. S. (Abb. 45 und 46).
Insgesamt zeigen diese Experimente, daß die Strukturen, die für das periodische Vorkommen der wichtigsten Verhaltens- und EEG-Zeichen des P. S. verantwortlich sind, in Höhe des unteren Hirnstammes liegen.
Eine andere Serie von Experimenten zeigt, daß gewisse pontine Strukturen *für den P. S. erforderlich sind* (*Jouvet* und *Delorme* 1965; *Carli* und *Zanchetti* 1965).
Die Zerstörung des Nucleus centralis superior (*Bechterew*) und des *medialen* Teils des Nucleus reticularis pontis oralis et caudalis haben keine signifikante Auswirkung auf eine der beiden Formen des Schlafes.

Strukturen und Mechanismen des paradoxen Schlafes 123

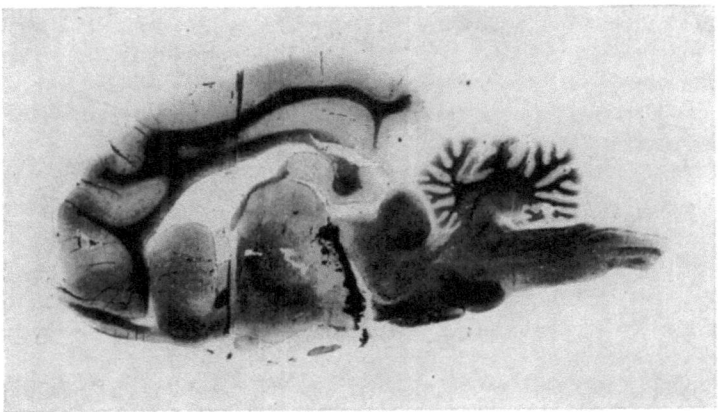

Abb. 45. Medio-sagittaler Schnitt eines mesenzephalen Präparates mit totaler Durchschneidung des Hirnstammes im kaudalen Teil des Mesenzephalon

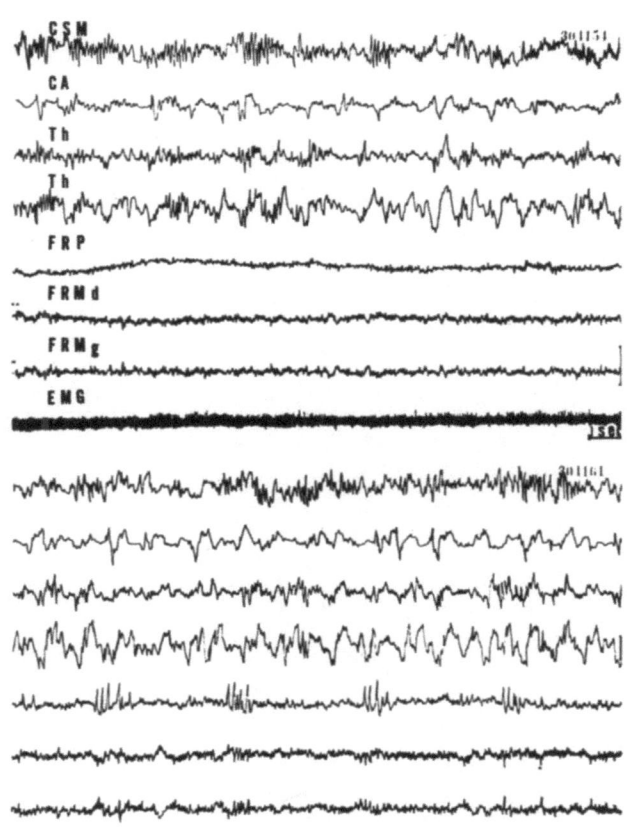

Abb. 46. Paradoxer Schlaf bei einer mesenzephalen Katze
I. „Wachzustand". Vor der Durchschneidungsebene besteht eine dauernde synchronisierte kortikale und thalamische Aktivität, da die Durchschneidung rostral vom Wecksystem durchgeführt ist. (CSM, CA : Sensorisch-motorische und akustische Rinde. Th : medialer Thalamus.)
Hinter der Transsektionsebene des Hirnstammes besteht eine schnelle Niederspannungsaktivität in der retikulären Formation des Pons (FRP) und im kaudalen Mesenzephalon (FRM).
Zu beachten ist die starke Aktivität des Nacken-EMG.
II. Paradoxer Schlaf. Keine Veränderung der EEG-Aktivität rostral der Transsektion, phasische Aktivität in der pontinen retikulären Formation, verbunden mit totalem Verschwinden des Nacken-EMG.
Gradeinteilung: 1 sec 50 Mikrovolt. Aus *Jouvet* (1962)

124 Neurophysiologische Mechanismen im Schlaf

Dagegen hemmt die bilaterale Zerstörung eines begrenzten Gebietes, das den Nucleus locus coeruleus und eine Zone unmittelbar medial und ventral davon im dorsalen Teil des mediolateralen pontinen Tegmentums einschließt, den P. S.; eine Veränderung des Wachzustandes und des langsamen Schlafes tritt währenddessen nicht ein. Es kommt zu einer permanenten EMG-Aktivität der Nackenmuskulatur, dagegen nur zu einer synchronisierten EEG-Aktivität während des Schlafverhaltens. Nach zwei Wochen können Verhaltensstörungen auftreten: Einer Periode des langsamen Schlafes folgend erscheinen plötzlich vermehrte Spikes im lateralen Genikulatum, wobei die Katze plötzlich aufstehen und Fluchttendenzen oder Wut zeigen kann.

In diesen Zeitabschnitten, die periodisch auftreten, kommt es zu einer Verstärkung der muskulären Aktivität im Bereich des Nackens, die Pupillen bleiben aber eng, die Nickhäute sind entspannt und das Tier reagiert nicht auf visuelle Stimuli. Die deutliche Dissoziation zwischen den Augenaspekten des „Tiefschlafs" und dem Verhaltensaspekt von Wut ist mit einem halluzinationsähnlichen Zustand verglichen worden. Der Mechanismus, durch den das mediolaterale pontine Tegmentum das periodische Auftreten des P. S. kontrolliert, ist noch nicht geklärt. Nichtsdestoweniger wird immer mehr klar, daß noradrenergische Mechanismen eine Rolle spielen könnten. Auf der einen Seite ist dieses Gebiet des Pons sehr reich an noradrenergischen Neuronen (Gruppe A 6 nach *Dahlström* und *Fuxe* 1964), die sich hauptsächlich im Locus coeruleus und unmittelbar ventral davon konzentrieren. Dieses Gebiet ist auch besonders reich an Monoaminooxydasen (*Hashimoto* et al. 1962; Abb. 47). Auf der anderen Seite haben wir gerade gezeigt, daß nach Zerstörung dieses Gebietes der Brücke, das den P. S. unterdrückt, es zu einem deutlichen Abfall von Noradrenalin im rostralen Teil des Gehirns kommt, wobei das Serotonin nicht wesentlich verändert ist (Tab. 3). Diese Ergebnisse stehen im Einklang mit neuropharmakologischen Angaben, die unten wiedergegeben werden.

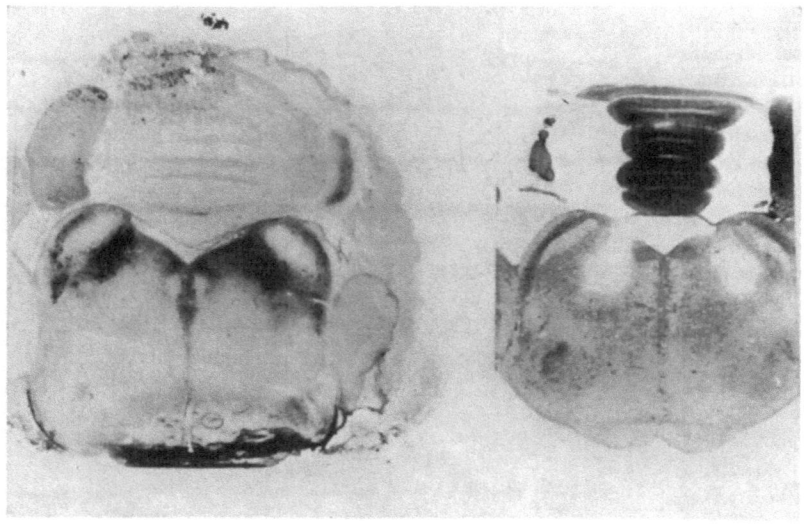

Abb. 47. Pontines Gebiet, das für den paradoxen Schlaf erforderlich ist
Links: In schwarz, Monoamino-oxydase-Färbung in den Gebieten des Locus coeruleus.
Rechts: Bilaterale Zerstörung des Nucleus locus coeruleus mit Unterdrückung des paradoxen Schlafs – (Cresyl-Violett-Färbung)

Tabelle 3. Korrelation zwischen paradoxem Schlaf, zerebralem Noradrenalin und Zerstörung des Gebietes des Nucleus locus coeruleus

% SS und PS während 300 Std. n. d. Operation	% des durch die Läsion zerstörten Gebietes des Locus coeruleus	% Noradrenalin im Gehirn rostral der Läsion
A SS 42,6 ± 9 (10) PS 8,6 ± 2	0	101 ± 11
B SS 45,6 ± 8 (14) PS 6,6 ± 4	17 ± 8	87 ± 16
C SS 40,5 ± 11 (13) PS 0	55 ± 16	43 ± 18

P	% Serotonin im Gehirn rostral der Läsion	P
–	89 ± 24	–
N. S.	96 ± 25	N. S.
< 0,01	86 ± 16	N. S.

Ergebnisse in Mittelwerten mit Standardabweichung.
A.: Scheinoperierte Katzen.
B.: Tiere mit Läsionen im dorsalen, pontinen Tegmentum lateral oder posterior des Gebietes des Locus coeruleus ohne Unterdrückung des P. S.
C.: Tiere mit größeren Läsionen im Gebiet des Locus coeruleus (bestimmt mittels der Monoamino-Oxydase-Färbung und Fluoreszenz) mit totaler Unterdrückung des P. S.
P.: Im Vergleich zu den Gruppen A u. B mit Student-t-Test.
Die Zahlen in Klammern bezeichnen die Anzahl der Tiere.

Zusammenfassend kann man wohl sagen, daß die neuralen Strukturen, die für die Auslösung des P. S. verantwortlich sind, hauptsächlich, wenn auch nicht ausschließlich, im mediolateralen Teil des dorsalen pontinen Tegmentum lokalisiert sind. Diese Strukturen, die offenbar zusammen mit einer Gruppe von Noradrenalin enthaltenden Neuronen auftreten, sind für eine schnelle kortikale Aktivität und das totale Nachlassen des Muskeltonus während des Schlafes notwendig. Es gibt einige Anzeichen dafür, daß der P. S. von Strukturen und Mechanismen abhängig ist, die sich von denen des langsamen Schlafes unterscheiden. Diese Hypothese wird auch durch die Tatsache unterstützt, daß der P. S. selektiv mit instrumentellen Methoden inhibiert werden kann.

Selektive Ausschaltung des paradoxen Schlafes (Abb. 48)

Der erste Versuch, den P. S. selektiv zu unterdrücken (inhibieren) wurde am Menschen von *Dement* (1960) durchgeführt, indem er die Versuchspersonen (Vpn) sofort nach Beginn des P. S. weckte. Wenn der P. S. auf diese Weise in einer Nacht verhindert oder sein prozentualer Anteil gegenüber dem „langsamen" Schlaf verkleinert wurde, so kam es in den Nächten nach dieser Störung zu einer Verlängerung der prozentualen Dauer (rebound phenomena). Dieses Phänomen wurde bereits oben kurz erwähnt.
Ähnliche Resultate wurden bei Tieren erzielt. Bei einer pontinen Katze führt die Hemmung des P. S. durch einen elektrischen Schock zum Wiedererscheinen dieses Schlaftyps in immer kürzeren Intervallen, so daß es nach einigen Stunden fast unmöglich wird, das Tier zu wecken, da es nach dem Schock sofort in den Zustand des P. S. zurückfällt (*Jouvet* 1965b). Es kommt also zu einem Zustand des Bedürfnisses nach P. S. — was für einen ziemlich aktiven Mechanismus im unteren Hirnstammgebiet spricht. Bei der intakten Katze

kann man die selektive Ausschaltung oder Verkürzung des P. S. auch erreichen, wenn man das Tier Bedingungen aussetzt, unter denen es den Muskeltonus nicht völlig entspannen kann (in einem schmalen Stand im Bad fixiert; *Vimont* et al. 1966). Unter diesen Bedingungen kann der langsame Verhaltens- und EEG-Schlaf normal sein (50 % des Tages)

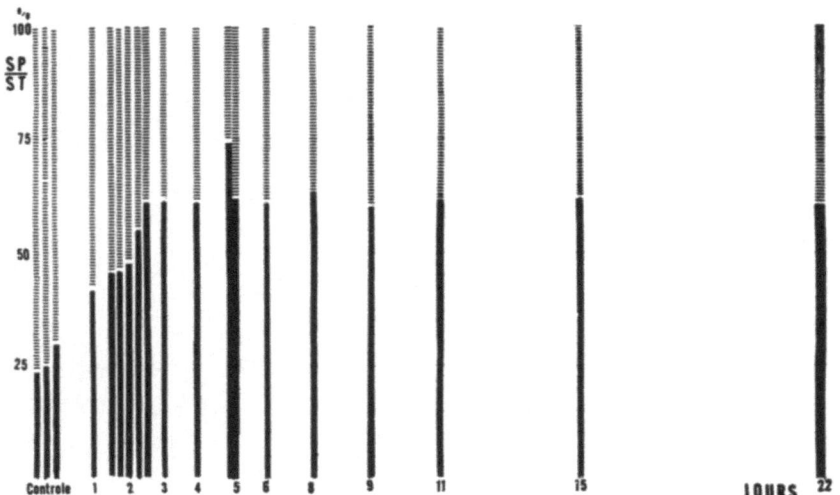

Abb. 48. Wiederherstellung des paradoxen Schlafs nach selektiver instrumenteller Ausschaltung
Ordinate: Schwarze Säulen: Prozentsatz des paradoxen Schlafes vom Gesamtschlaf.
  Schraffierte Säulen: Langsamer Schlaf nach den ersten 6 Stunden von Erholungsschlaf nach Ausschaltung.
Abszisse: Dauer der Unterdrückung des P. S. in Tagen. Werte bei 4 Katzen.
Zu beachten ist die bemerkenswerte Konstanz des relativen Verhältnisses des P. S. (60 %) nach über 72 Stunden dauernder Unterdrückung. Aus *Vimont* et al. (1965)

ohne Auftreten von P. S. Während der Beeinträchtigung des P. S. sind einige vegetative bioelektrische und Verhaltenszeichen beobachtet worden. Es kam zu einer dauernden Erhöhung der Herzfrequenz (*Vimont* et al. 1966), zu einer Verkürzung des Erholungszyklus nach Reaktionen auf Reize im kortikalen Bereich (*Dewson* et al. 1965) und zu einer Herabsetzung der Anfallsschwelle nach Elektroschock (*Cohen* und *Dement* 1965). Bei männlichen Katzen oder Ratten sind auch Störungen des Sexualverhaltens (Hypersexualität) beobachtet worden (*Dewson* et al. 1965; *Vimont* et al. 1966). Diese Ergebnisse lassen vermuten, daß die Erregbarkeit des Nervensystems zunehmen kann, wenn der P. S. selektiv unterdrückt wird. Im Verlaufe des Erholungsschlafes (nach einigen Tagen andauernder Inhibition des P. S.) wird eine erhebliche und andauernde Verlängerung des P. S. beobachtet (bis zu 60 % des Gesamtschlafs). Mit dieser Verlängerung des P. S. bei Ratten ist ein deutlicher Anstieg des Noradrenalinumsatzes verbunden, gemessen nach intrazisternaler Gabe von H^3Noradrenalin (*Pujol* 1967). Dieser Anstieg kann einige Tage lang bestehen bleiben und ist proportional der Dauer der Unterdrückung des P. S. (die Dauer beträgt die Hälfte der Unterdrückungszeit). Die Verlängerung des P. S. beginnt meist mit einer Zunahme der Häufigkeit der paradoxen Phasen und nicht mit einer Zunahme deren mittleren Dauer. Mit Beginn der Erholung kann der P. S. *unmittelbar* nach dem Einschlafen auftreten ohne eine intermediäre Phase des langsamen Schlafes. Dieses Phänomen führt zu kataleptischen Zuständen, womit gezeigt ist, daß der P. S. manchmal ohne einen vorangegangenen langsamen Schlaf auftreten kann.

Die Ergebnisse der selektiven Inhibition des P. S. stehen im Gegensatz zu der Wirkung einer Inhibition des *gesamten* Schlafes. In solch einem Fall ist der Erholungsschlaf anderer Natur. Es kommt zunächst zu einem Anstieg des SWS (slow wave sleep = langsamer Schlaf) und nur sekundär zu einer Zunahme des P. S. (*Vimont* et al. 1966). Die gleichen Verhältnisse sind beim Menschen gefunden worden (*Williams* et al. 1964).

Neuropharmakologische Basis für die Rolle der Monoamine im Schlafmechanismus (Jouvet 1965)

A. Serotonin und langsamer Schlaf

1. Zunahme des zerebralen Serotonins

Da Serotonin die Blut-Hirn-Schranke nicht passieren kann, wird eine Zunahme des zerebralen Serotonins entweder durch Injektion einer Vorstufe, 5-Hydroxytryptophan (5-HTP) oder durch Blockade der oxydativen Desaminierung des Serotonins durch Monoamino-Oxydase-Blocker (*Mao* I) erreicht (s. a. S. 85 ff.).

a) Injektion von 40 bis 50 mg/kg von 5-HTP führt bei der Katze zu einem Zustand, der einem langsamen Schlaf ähnelt; dieser dauert ununterbrochen etwa 5 bis 6 Stunden lang an. Während dieser Periode kommt es weder zur isolierten phasischen pontogenikulookzipitalen Aktivität noch zum paradoxen Schlaf. Der paradoxe Schlaf tritt später als Rückschlagphänomen auf und kann dann 30 % der Zeit des Verhaltensschlafes in der nächsten 6-Stundenperiode einnehmen.

b) Wenn sowohl das zerebrale Serotonin als auch das Noradrenalin durch Reserpin (0,5 mg/kg) gesenkt werden kann, verschwinden der langsame und der paradoxe Schlaf sehr schnell und es kommt zu einem andauernden schnellen kortikalen EEG mit andauernden Salven von pontogenikulookzipitalen Spikes (die charakteristisch für den paradoxen Schlaf sind). Das EMG ist ebenfalls verstärkt. Injektion von 50 mg/kg i. v. von 5-HTP, 6 Stunden nach Gabe von Reserpin, führt zu einem sofortigen Wiederauftreten des langsamen Schlafes, wogegen die Salven von Spikes aus der Gegend des Genikulatums verschwinden. 5 bis 6 Stunden nach Injektion von 5-HTP tritt das gewöhnlich nach Gabe von Reserpin beobachtete EEG wieder auf (*Delorme* et al. 1965; *Matsumo* und *Jouvet* 1964).

c) Die Injektion von *Mao*-Inhibitoren (Iproniazid, Phenylisopropyl-hydrazin, Nialamid) führt zu einer Vermehrung des langsamen Schlafs bei der Katze. Das wirksamste Mittel ist Nialamid. Nach einer Einzelinjektion von 10 mg/kg nehmen langsame Wellen fast 80 % der Zeit — über einen Zeitraum von 3 bis 4 Tagen — ein. Die Zunahme des langsamen Schlafes während dieser Periode wird allerdings von einem totalen Verschwinden des paradoxen Schlafes begleitet (*Jouvet* 1965).

2. Abfall des zerebralen Serotonins

Dies kann man wahrscheinlich durch eine Hemmung der Synthese des Serotonins auf der Stufe der Tryptophan-Hydroxylase (p-Clorphenylalanin; *Koe* und *Weisman* 1966) erreichen oder durch selektive Mobilisierung (p-Chloramphetamin; *Pletscher* et al. 1963).

a) Wirkung von p-Chlorphenylalanin (*Delorme* et al. 1966)

Bei Katzen (und Ratten) führen eine Einzelinjektion von 400 mg/kg oder zwei Injektionen von 200 mg/kg zu einer fast totalen Inhibition des Schlafes. Sie beginnt mit einer Latenz von 24 bis 30 Stunden, wobei der Schlaf zunächst normal ist. Danach kommt es zu einer parallelen Abnahme sowohl des langsamen als auch des paradoxen Schlafes, und nach 72 Stunden sind sowohl der Verhaltens-Wachzustand als auch das schnelle und niedergespannte EEG fast dauernd vorhanden. Eine Wiederkehr des Schlafes wird allmählich nach 80 Stunden beobachtet. Es ist charakterisiert durch das Auftreten permanenter phasischer pontogenikulookzipitaler Spikes, und es kann zu Episoden von paradoxem Schlaf direkt nach dem Wachzustand kommen. Eine normale Schlafmenge wird etwa 8 bis 10 Tage nach der Injektion erreicht. Wenn 5-HTP (40 bis 50 mg/kg) während des permanenten Wachseins injiziert wird (d. h. 60 Stunden nach Injektion von p-Chlorphenylalanin), kommt es zu einem fast sofortigen Wiederauftreten des langsamen Schlafes und 5 Stunden danach zum paradoxen Schlaf (Abb. 49).

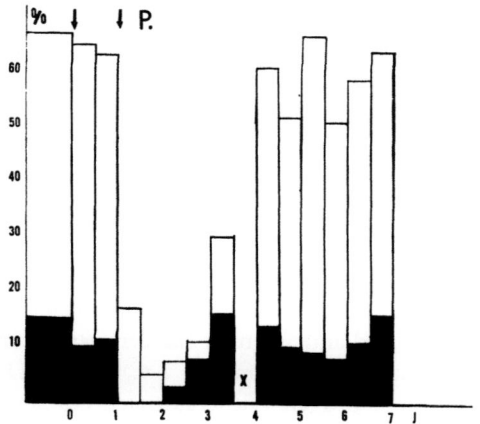

Abb. 49. Schlaflosigkeit nach p-Chlorphenylalanin
Ordinate: Prozent langsamen Schlafs (weiß) und paradoxen Schlafs (schwarz) alle 12 oder 24 Stunden.
Abszisse: Zeit (Tage).
Die Pfeile bezeichnen die intraperitoneale Injektion von 350 mg/kg p-Chlorphenylalanin (welches die Synthese des Serotonins hemmt). Zu beachten ist die fast totale Schlaflosigkeit, die zwei Tage andauert.
X: Zufällige Unterbrechung der Registrierung während der Nacht

b) Wirkung von p-Chloramphetamin

Es ist bekannt, daß dieses Mittel das 5-HTP im Gehirn selektiv verringert. Der Spiegel von Noradrenalin und anderer Katecholamine wird bei einer Dosis von 15 bis 30 mg/kg nicht beeinflußt. Das Mittel führt sofort zum Zustand totaler Schlaflosigkeit, begleitet von permanentem Wachsein mit motorischer Unruhe, was etwa 16 bis 18 Stunden anhält. Danach kommt es allmählich zu einer Erholung beider Schlafzustände. Während eines Zeitraumes von 48 bis 60 Stunden werden dauernde Salven von pontogenikulookzipitalen Spikes beobachtet. Der normale polygraphische Schlaftyp stellt sich nach 60 Stunden wieder ein (*Delorme* et al. 1966a).

B. Noradrenalin und paradoxer Schlaf

Die pharmakologische Erklärung der Mechanismen des paradoxen Schlafes ist unzuverlässiger im Vergleich zur Aufklärung des langsamen Schlafes. Eine pharmakologische Unterdrückung des P. S. hat nur dann einen Wert, wenn sie selektiv ist, d. h. ohne eine Veränderung des langsamen Schlafes. Andererseits bestehen die zerebralen Katecholamine aus Dopamin und Noradrenalin (NA), im Gegensatz zum Serotonin, welches offensichtlich der einzige unter den Indolaminen „Neuromodulator" ist. Nach Injektion einer Vorstufe oder nach Hemmung der Synapse können sich somit sowohl das Dopamin als auch der NA-Spiegel verändern, und es ist wahrscheinlich, daß die Lokalisation und die Funktion dieser beiden Amine nicht die gleichen sind. Aus diesem Grunde kann die Rolle des NA im P. S.-Mechanismus nur indirekt durch die folgenden Experimente erklärt werden:

1) Bei einer Dosis von 150 bis 300 mg/kg von α-Methyl-p-Tyrosin, einem Mittel, das die Synthese des NA hemmt, wird der P. S. für einen Zeitraum von 6 bis 8 Stunden inhibiert, ohne daß sich der langsame Schlaf verändert (*Delorme* 1966). Die Schwierigkeit der Applikation dieses Mittels hat bisher die systematische Untersuchung seiner Wirkung verhindert.
α-Methyl-m-Tyrosin (100 bis 200 mg/kg) oder α-Methyl-Dopa (100 bis 200 mg/kg), die indirekt als pseudoneurale Überträger wirken, hemmen den P. S. spezifisch für einen langen Zeitraum von 12 bis 18 Stunden, sogar auch nach einer früheren selektiven Hemmung (*Peyrethon* et al. 1967).

2) Während die Injektion von Dihydroxyphenylalalin (*Dopa*; 50 mg/kg) eine deutliche Verlängerung des Wachzustandes hervorruft (*Delorme* 1966); (wahrscheinlich durch Zunahme des zerebralen Dopamin), führt die Injektion von Dihydroxyphenylserin, das eine noch direktere Vorstufe des NA ist (*Blaschko* et al. 1950), bei der Ratte zu einer Zunahme des langsamen als auch des paradoxen Schlafes (*Harlicek* 1967).
Es muß auch erwähnt werden, daß *Dopa* nach Gabe von Reserpin während eines Zeitraumes von 6 Stunden nach der Injektion eine Erholung und den normalen P. S. bewirken kann (*Matsumoto* und *Jouvet* 1964).

Diese neuropharmakologischen Hinweise allein reichen sicher nicht aus, um zu beweisen, daß noradrenergische Mechanismen im P. S. eine Rolle spielen. Wenn man sie aber zusammen mit der Tatsache betrachtet, daß es zu einer hochsignifikanten Vermehrung des zerebralen NA-Umsatzes während der Zunahme des P. S. nach selektiver Hemmung kommen kann, werden die Beweise stärker. Die Beweise werden noch überzeugender, wenn diese Tatsachen zusammen mit den histochemischen Befunden genommen werden, die wir früher dargelegt haben.

Wir haben diesen Überblick auf die wahrscheinliche Mitwirkung monoaminergischer Mechanismen beschränkt (siehe dazu S. 85 ff.), es ist aber sicher, daß auch andere Mechanismen während des P. S. eine Rolle spielen (s. *Monnier*, S. 85 ff.). Wahrscheinlich ist, daß cholinergische Mechanismen die totale Atonie beim P. S. verursachen, da Atropin die tonischen Merkmale des P. S. hemmen kann. Es ist also möglich, daß cholinergische Mechanismen bei der Auslösung der endgültigen noradrenergischen Mechanismen beim P. S. eine Rolle spielen, in ähnlicher Weise, wie es von *Burn* und *Rand* (1965) für das periphere sympathische System angenommen wurde.

Schließlich sollte man sich daran erinnern, daß der P. S. auch durch andere pharmakologische Mittel hervorgerufen werden kann, deren Mechanismen noch unbekannt sind. Unter gewissen Bedingungen können beispielsweise kleinmolekulare Fettsäuren (Butyrate, Valerate, Caproate) den P. S. bei normalen (nicht präparierten) und pontinen Tieren (Transsektion im Pons) auslösen (*Jouvet* et al. 1961; *Matzuzaki* et al. 1965). Die Tatsache aber, daß *Mao*-Inhibitoren die Erzeugung des P. S. durch diese Mittel total unterdrücken können, sprechen dafür, daß sie auf monoaminergische Mechanismen wirken (*Delorme* et al. 1966b).

Zusammenfassung: Eine mögliche monoaminergische Schlaftheorie (Abb. 50)

Man kann den Schlaf nicht länger als passive Entspannung des Wachsystems deuten, da die Zerstörung der serotonergischen Nervenzellen, die im Raphe-System lokalisiert sind, zu einer fast totalen Schlaflosigkeit mit einem signifikanten Abfall des Serotonins im Gehirn führt. Dieses System scheint also für den aktiven Beginn und die Erhaltung des langsamen Schlafes verantwortlich zu sein, d. h. unter Mitwirkung von Mechanismen, bei denen sehr wahrscheinlich das Serotonin eine überragende Rolle spielt. Neuropharmakologische Befunde stimmen mit den Ergebnissen der Läsionsexperimente überein, denn ein Absinken des zerebralen Serotonins, hervorgerufen durch Synthesenhemmung (mit Parachlorphenylalanin) führt ebenso zu einer fast totalen Schlaflosigkeit, die sofort durch sekundäre Injektion von 5-HTP, der Vorstufe des Serotonins, aufgehoben wird. Es bedarf jedoch noch der Erklärung, durch welchen endgültigen Mechanismus Serotonin-Neurone und deren Endigungen einerseits dem Wecksystem *aktiv* entgegen wirken, und andererseits (wahrscheinlich) einen paradoxen Schlaf auslösen können. In der Tat kann man den paradoxen Schlaf nicht denselben Strukturen und Mechanismen zuordnen, die für den langsamen Schlaf verantwortlich sind. Man kann eine selektive Behinderung des paradoxen Schlafes durch Zerstörung einer Gruppe von noradrenergischen Neuronen erreichen, die sich in und um die Nuclei locus coeruleus im dorsalen pontinen Tegmentum konzentrieren. Deren Zerstörung führt auch zu einem signifikanten selektiven Abfall der Konzentration des Noradrenalins im Gehirn rostral der Läsion. Es ist also sehr wahrscheinlich, daß das Noradrenalin bei dem Prozeß, der dem paradoxen Schlaf zugrunde liegt, eine determinierende Rolle spielt. Diese Vermutung wird dadurch unterstützt, daß eine selektive Hemmung des P. S. durch Mittel erreicht wird, welche die Synthese von Noradrenalin hemmen oder als pseudoneurale Überträger (α-Methyl-*Dopa*) wirken. Die Zunahme des zerebralen Nor-

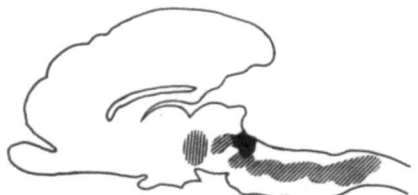

Abb. 50. Organisation des möglichen monoaminergischen Schlafsystems
Schematische sagittale Darstellung des Gehirns einer Katze.
Vertikal schraffiert: Wecksystem, dessen Zerstörung zu einem dauernden Koma führte.
Schräge Schraffierung: Raphe-System, bestehend aus Serotonin enthaltenden Neuronen, deren Zerstörung zu einem Zustand von Schlaflosigkeit und zu einem selektiven Abfall des Serotonins im Gehirn rostral der Läsion führte, ohne Veränderung des Noradrenalins.
Schwarz: Noradrenalin enthaltende Neurone im mediolateralen, pontinen Tegmentum, deren Zerstörung zu einer selektiven Unterdrückung des paradoxen Schlafs und zu einem Abfall des Noradrenalins im Gehirn rostral der Läsion führte, ohne Veränderung des Serotonins

adrenalinumsatzes beim „rebound" des paradoxen Schlafes nach vorheriger selektiver Suppression ist ebenfalls ein direktes Argument für die Rolle des Noradrenalins beim Mechanismus des P. S.

Es gibt also viele übereinstimmende neuroanatomische, histochemische, biochemische und neuropharmakologische Befunde zur Stützung der Hypothese, daß eine ziemlich kleine Gruppe von Monoamin-Neuronen (Monoamin enthaltende Neurone = monoaminergische Neurone), die entweder im Raphe-System oder im dorsalen pontinen Tegmentum lokalisiert sind, eine bestimmende Rolle bei der periodischen Aufeinanderfolge des langsamen und des paradoxen Schlafes spielen.

Literatur

Ausgewählte Monographien und Symposien:

Akert, K., Bally, C. and Schadé, J. P. (1965): Sleep Mechanisms. In Progress in Brain, Vol. 18, Amsterdam
Le sommeil de nuit normal et pathologique published by the Société d'E.E.G. et de Neurophysiologie clinique de langue francaise (1965), Paris
Jouvet, M. (Edit.) (1963): Aspects anatomo-foncionales de la Physilogie de sommeil. Paris
Kleitman, N. (1963): Sleep and Wakefulness. Chicago
Oswald, I. (1962): Sleeping and waking. Amsterdam
Wolstenholme, G. E. W. and O'Connor, M. (Edit) (1961): The nature of sleep. London
Dazu findet man eine ausgedehnte Bibliographie bis zum Jahre 1966 in Jouvet, M. (1967): Neurophysiologie of the states of sleep. Physiol. Reviews., 47, 117–177

Einzelarbeiten:

Adey, W. R., Kado, R. T. and Rhodes, J. M. (1963): Sleep – cortical and subcortical recordings in the chimpanzee. Science, 141, 932–933
Aserinsky, E. and Kleitman, N. (1955): Two types of ocular motility occuring in sleep, J. Appl. Physiol. 8, 1–10
Batini, C., Moruzzi, G., Palestini, M., Rossi, G. F. and Zanchetti, A. (1958): Persistant patterns of wakefulness in the pretrigeminal midpontine preparation. Science. 128, 30–32
Batini, C., Magni, F., Palestini, M., Rossi, G. F. and Zanchetti, A. (1959): Neural mechanisms underlying the enduring E.E.G. and behavioral activation in the midpontine pretrigeminal cat. Arch. ital. Biol. 97, 13–25
Batini, C., Moruzzi, G., Palestini, M., Rossi, G. F. and Zanchetti, A. (1959): Effects of complete pontine transections on the sleepwakefulness rhythm: the midpontine pretrigeminal preparation. Arch. ital. Biol. 97, 1–12
Berger, R. J., Olley, P. and Oswald, I. (1962): The E.E.G. eye-movements and dreams of the blind. Quarterly J. Exp. Psychol. 14, 183–186
Berlucchi, G., Maffei, L., Moruzzi, G. and Strata, P. (1964): E.E.G. and behavioral effects elicited by cooling of medulla and Pons. Arch. ital. Biol. 102, 333–371
Blashko, H., Burn, J. H. and Langemann, H. (1950): The formation of noradrenalin from dihydroxyphenylserine. Brit. J. Pharm. chemother. 5, 431–437
Bonvallet, M. and Allen, M. B. (1963): Prolonged spontaneous and evoked reticular activation following discrete bulbar lesions. Electroencephalog. clin. Neurophysiol. 15, 969–988
Bremer, F. (1936): Nouvelles recherches sur le mécanisme du sommeil. C. R. Soc. Biol. Paris. 122, 460–463

Bremer, F. (1954): The neurophysiological problem of sleep. In Brain Mechanisms and consciousness. Edited by E. D. Adrian, F. Bremer and H. H. Jasper, pp 137–162. Oxford

Brooks, D. C. and *Bizzi*, E. (1963): Brain stem electrical activity during deep sleep. Arch. ital. Biol. *101*, 648–665

Buendia, N., Goode, M., Segundo, J. P. and Sierra, G. (1963): Conditioned and discriminatory responses in wakeful and in sleeping cats. Electroencephalog. clin. Neurophysiol. *24*, 199–218

Burn, J. H. and Rand, M. J. (1965): Acetylcholine in adrenergic transmission. J. Rev. Pharmacol. *5*, 163–182

Candia, O., Favale, E., Giussani, A. and Rossi, G. F. (1962): Blood pressure during natural sleep and during sleep induced by electrical stimulation of the brain stem reticular formation. Arch. ital. Biol. *100*, 216–233

Capon, A. (1959): Nouvelles recherches sur l'effet d'éveil de l'adrénaline. J. Physiol. Paris. *51*, 424–425

Carli, G. and Zanchetti, A. (1965): A study of pontine lesions suppressing deep sleep in the cat. Arch. ital. Biol. *103*, 751–788

Cohen, H. B. and Dement, W. C. (1965): Sleep: changes in threshold to electro-convulsive shock in rats after deprivation of „paradoxical" phase. Science. *150*, 1318–1320

Cordeau, J. P. and Mancia, M. (1958): Effect of unilateral chronic lesions of the midbrain on the electrocortical activity of the cat. Arch. ital. Biol. *96*, 374–379

Cordeau, J. P., Beaulnes, A., Laurin, C. and Moreau, A. (1963): E.E.G. and behavioural changes following micro injections of acetylcholine and adrenaline in the brain stem of cats. Arch. ital. Biol. *101*, 30–47

Dahlström, A. and Fuxe, K. (1964): Evidence for the existence of monoamines containing neurons in the central nervous system. Acta Physiol. Scand. *62*, 232

Dell, P. et Padel, Y. (1964): Endormissement rapide provoqué par la stimulation sélective d'afférences vagales chez le chat. Revue Neurol. 111–381

Delorme, F. (1966): Monoamines et sommeils. Thèse de Médecine. Lyon

Delorme, F., Froment, J. L. et Jouvet, M. (1966a): Suppression du sommeil par la P. Chlorométhamphétamine et la P. Chlorophénylalanine. C. R. Soc. Biol. Paris. *160*, 2347–2351

Delorme, F., Jeannerod, M. et Jouvet, M. (1965): Effects remarquables de la Réserpine sur l'activité phasique ponto-géniculo-occipitale. C. R. Soc. Biol. Paris. *159*, 900–903

Delorme, F., Jouvet, M. et Riotte, M. (1966b): Conditions de déclenchement du sommeil paradoxal par les acides gras à chaine courte chez le chat pontique chronique. C. R. Soc. Biol. Paris. *160*, 1457–1460

Dement, W. C. (1958): The occurrence of low voltage, fast, electroencephalogram patterns during behavioural sleep in the cat. Electroencephalog. clin. Neurophysiol. *10*, 291–296

Dement, W. C. (1960a): The effect of dream deprivation. Science. *131*, 1705–1707

Dement, W. C. (1964): Eye movements during sleep. In the Oculo Motor System. Edited by M. B. Bender, New York

Dement, W. C. (1965): Does rapid eye movements sleep have a function? In aspects Anatomo-Fonctionnels de la Physiologie du Sommeil, a Symposium, edited by M. Jouvet, pp. 567–604, Paris

Dement, W. C. and Kleitman, N. (1957a): The relation of eye movements during sleep to dream activity: an objective method for the study of dreaming. J. Exp. Psychol. *53*, 339–346

Dement, W. C. and Kleitman, N. (1957b): Cyclic variations in E.E.G. during sleep and their relation to eye movements, body motility and dreaming. Electroencephalog. clin. Neurophysiol. *2*, 673–690

Derbyshire, A. J., Forbes, A., Lambert, E. F. and Rempel, B. (1936): The effect of anesthetics on action potentials in the cerebral cortex of the cat. Am. J. Physiol. *116*, 557–596

Dewson, J. H., Dement, W. C., Nobel, K. and Wagener, T. (1965): A central neural change coincident with R.E.M. sleep deprivation in cat. Ass. for Psychophysiol. Study of sleep

Falck, B., Hillarp, N. A., Thieme, G. and *Torp, A.* (1962): Fluorescence of catecholamines and related compounds condensed with formaldehyde. J. Histochem. Cytochem. *10*, 348–354

Feldberg, W. (1957): The action of drugs injected into the cerebral ventricles, in Psychotropic drugs, edited by. S. Garattimi and V. Ghetti, Amsterdam

Giaquinto, S., Pompeiano, O. and *Somogyi, I.* (1964a): Descending inhibitory influences on spinal reflexes during natural sleep. Arch. ital. Biol. *102*, 282–308

Giaquinto, S., Pompeiano, O. and *Somogyi, I.* (1964b). Supraspinal modulation of heteronymous monosynaptic and of polysynaptic reflexes during natural sleep and wakefulness. Arch. ital. Biol. *102*, 245–282

Guazzi, M. and *Zanchetti, A.* (1965): Carotid sinus and aortic reflexes in the regulation of circulation during sleep. Science. *148*, 397–399

Hashimoto, P. H., Maeda, T., Shimieu, N. and *Torii, K.* (1962): Histochemic demonstration of autonomic regions in the central nervous system of the rabbit by means of a monoamine oxydase staining. Med. J. Osaka Univ. *12*, 425–465

Havlicek, V. (1967): The effect of Dihydroxyphenylserine on the ECoG of unrestrained rats. Int. J. Neuropharmacol. *6*, 81–88

Hernández-Peón, R. (1965): A cholinergic hypnogenic limbic forebrainhindbrain circuit, in Aspects Anatomo-Fonctionnels de la Physiologie du Sommeil, a Symposium, edited by M. Jouvet, pp. 63–84, Paris

Hess, W. R. (1944): Das Schlafsyndrom als Folge dienzephaler Reizung. Helv. Physiol. Pharmacol. Acta. *2*, 305–344

Hess, R. Jr., Akert, K. and *Koella, W. P.* (1953): Cortical and subcortical recordings in natural and artificially induced sleep in cats. Electroencephalog. clin. Neurophysiol. *5*, 75–90

Jeannerod, M., Jouvet, M. et *Mouret, J.* (1965): Etude de la motricité oculaire au cours de la phase paradoxale du sommeil chez le chat. Electroencephalog. clin. Neurophysiol. *18*, 554–566

Jouvet, M. (1961): Telencephalic and rhombencephalic sleep in the cat. In The Nature of Sleep, edited by G.E.W. Wolstenholme and M. O'Connor, pp. 188–206, London

Jouvet, M. (1962): Recherches sur les structures nerveuses et les mécanismes responsables des différentes phases du sommeil physiologique. Arch. ital. Biol. *100*, 125–206

Jouvet, M. (1965a): Mechanisms of the states of sleep. A neuropharmacological approach. In Sleep and Altered States of Consciousness. S. Kety and E. Evarts Ed. Association for Research in nervous and mental diseases, New York

Jouvet, M. (1965b): Etude de la dualité des états de sommeil et des mécanismes de la phase paradoxale. In Aspects Anatomo-Fonctionnels de la Physiologie du Sommeil, a Symposium, edited by M. Jouvet, pp. 393–442, Paris

Jouvet, M. et *Delorme, J.* (1965): Locus Goeruleus et sommeil paradoxal. C. R. Soc. Biol. Paris. *159*, 895–899

Jouvet, M. et *Jouvet, D.* (1963): The neurophysiological mechanisms of dreaming. Electroencephalog. clin. Neurophysiol. *24*, 133–157

Jouvet, M. et *Jouvet, D.* (1964): Le sommeil et les rêves chez les animaux. In Psychiatrie animale, edited by H. Ey, pp. 149–167, Paris

Jouvet, M. et *Michel, F.* (1959): Corrélations électromyographiques du sommeil chez le chat décortiqué et mésencéphalique chronique. C. R. Soc. Biol. Paris. *153*, 422–425

Jouvet, M. et *Renault, J.* (1966): Insomnie persistante après lesions des noyaux du Raphé chez le chat. C. R. Soc. Biol. Paris. *160*, 1461–1465

Jouvet, M., Bobillier, P., Pujol, J. F. et *Renault, J.* (1966): Effets des lésions du système du Raphé sur le sommeil et la sérotonine cérébrale. C. R. Soc. Biol. Paris. *160*, 2343–2346

Jouvet, M., Courjon, J. et *Michel, F.* (1959): Sur un stade d'activité électrique cérébrale rapide au cours du sommeil physiologique. C. R. Soc. Biol. Paris. *153*, 1024–1028

Jouvet, M., Cier, A., Mounier, D. et *Valatx, J. L.* (1961): Effets du 4 Butyrolactone et du 4 hydroxybutyrate de sodium sur 1' E.E.G. et le comportement du chat. C. R. Soc. Biol. Paris. *155*, 1313–1316

Jouvet, M., Mounier, D. et *Pellin, B.* (1961): Etude polygraphique des différentes phases du sommeil au cours des troubles de conscience chronique (comas prolongés). Rev. Neurol. *105*, 181–186

Kanzow, E., Krause, D. and *Kuehnel, H.* (1962): The vasomotor system of the cerebral cortex in the phases of desynchronized E.E.G. activity during natural sleep in cats. Pflüger's Arch. ges. Physiol. *274*, 593–607

Kawamura, H. and *Sawyer, C. H.* (1965): Elevation in brain temperature during paradoxical sleep. Science. *150*, 912

Key, B. J. and *Marley, E.* (1963): The effect of the sympathomimetic amines on behaviour and electrocortical activity of the chicken. Electroencephalog. clin. Neurophysiol. *14*, 90–105

Klaue, R. (1937): Die bioelektrische Tätigkeit der Großhirnrinde im normalen Schlaf und in der Narkose durch Schlafmittel. J. Psychol. Neurol. Leipzig. *47*, 510–531

Klein, M. (1963): Etude polygraphique et phylogenétique des différents états de sommeil. Thèse de Médecine, Lyon

Kleitman, N. (1963): Sleep and Wakefulness. Chicago

Koch, E. (1932): Die Irradiation der pressoreceptorischen Kreislaufreflexe. Klin. Wschr. *2*, 225–227

Koe, B. K. and *Weissmann, A.* (1966): P. Chlorophenylalanine: a specific depletor of brain serotonin. J. Pharmac. Exp. Ther. *154*, 499

Lindsley, D. B. (1960): Sleep. In Handbook of Physiology. Edited by. J. Fields, Washington, Am. Physiol. Soc. *1*, 1553–1593

Lindsley, D. B., Knowles, W. B., Magoun, H. W. and *Schreiner, L. H.* (1950): Behavioral and E.E.G. changes following chronic brain stem lesions in the cat. Electroencephalog. clin. Neurophysiol. *2*, 483–498

Magoun, H. W. (1950): Caudal and cephalic influences of the brain stem reticular formation. Physiol. Rev. *30*, 459–474

Matsumoto, J. et *Jouvet, M.* (1964): Effets de Réserpine, *Dopa* et 5-HTP sur les deux états de sommeil. C. R. Soc. Biol. Paris. *158*, 2137–2140

Matsuzaki, M., Takagi, H. and *Tokizane, T.* (1964): Paradoxical phase of sleep: its artificial induction in the cat by Sodium Butyrate. Science. *146*, 1328–1330

Michel, F., Rechtschaffen, A. et *Vimont, P.* (1964): Activité électrique des muscles oculaires extrinsèques au cours du cycle veillesommeil. C. R. Soc. Biol. Paris. *158*, 106–109

Morrison, A. R. and *Pompeiano, O.* (1965): Vestibular influences on vegetative functions during the rapid eye movement periods of desynchronized sleep. Experientia. *21*, 667–668

Moruzzi, G. (1963): Active processes in the brain stem during sleep. The Harvey Lectures, New York. *58*, 233–297

Moruzzi, G. and *Magoun, H. W.* (1949): Brain stem reticular formation and activation of the E.E.G. Electroencephalog. clin. Neurophysiol. *1*, 455–473

Mouret, J. (1964): Les mouvements oculaires au cours du sommeil paradoxal. Thèse de Médecine, Lyon

Naquet, R., Albe-Fessard, D., Denavit, M. and *Lanoir, J.* (1965): Altérations transitoires ou définitives de zones diencéphaliques chez le chat. Leurs effets sur l'activité électrique corticale et le sommeil. In Aspects Anatomo-Fonctionells de la Physiologie du sommeil, a Symposium, edited by M. Jouvet, pp. 107–130, Paris

Peyrethon, J., Dusan, D. et *Jouvet, M.* (1967): Suppression élective du sommeil paradoxal par Alpha-methyl *Dopa*

Pletscher, A., Bruderer, H., Burkard, W. P. and *Gey, K. F.* (1963): Decrease of cerebral 5 HT and 5 HIAA by an arylalkylamine. Science. *11*, 828–833

Pujol, J. F. (1967): Monoamines et sommeils. II. Aspects techniques et intérêt de l'étude du métabolisme central des monoamines au cours du sommeil. Thèse de Médecine, Lyon

Rheinberger, M. and *Jasper, H.* (1937): Electrical activity of the cerebral cortex in the unanesthetized cat. Am. J. Physiol. *119*, 186–196

Rimbaud, L., Cadilhac, J. et *Passouant, P.* (1955): Participation de l'hippocampe à la régulation des états de veille et de sommeil. Rev. Neurol. *93*, 303–308

Roffwarg, H., Dement, W. C. and *Fisher, C.* (1964): Preliminary observations of the sleep-dream pattern in neonates, infants, children and adults. In Monographs in child Psychiatry, edited by E. Harms, New York. *2*, 60–72

Roitbak, A. I. (1960): Electrical phenomena in the cerebral cortex during the extinction of orientation and conditioned reflexes. Electroencephalog. clin. Neurophysiol. *13*, 91–98

Rossi, G. F. (1963): Sleep-inducing mechanisms in the brain stem. Electroencephalog. clin. Neurophysiol. *24*, 113–132

Rossi, G. F., Candia, O. and *Minobe, K.* (1963): An experimental study of the hypnogenic mechanisms of the brain stem. Arch. ital. Biol. *101*, 470–492

Rossi, G. F. and *Zanchetti, A.* (1957): The brain stem reticular formation anatomy and physiology. Arch. ital. Biol. *95*, 199–435

Snyder, F. (1963): The new biology of dreaming. Arch. gen. Psychiat. *8*, 381–391

Tokizane, T. (1965): Hypothalamic control of cortical activity and some observations during different stages of sleep. In Aspects Anatomo-Fonctionnels de la Physiologie du Sommeil, a Symposium, edited by M. Jouvet, pp. 151–184. Paris

Valatx, J. L., Jouvet, D. et *Jouvet, M.* (1964): Evolution électroencéphalographique des différents états de sommeil chez le chaton. Electroencephalog. clin. Neurophysiol. *17*, 218–233

Vimont, P., Delorme, F. et *Jouvet, D.* (1966): Etude de la privation de sommeil paradoxal chez le chat. Electroencephalog. clin. Neurophysiol. *20*, 439–449

Williams, H. L., Daly, R. L., Dement, W. C., Hammack, J. T. and *Lubin, A.* (1964): Responses to auditory stimulation, sleep loss and the E.E.G. stages of sleep. Electroencephalog. clin. Neurophysiol. *16*, 269–279

Yamaguchi, N., Ling, G. M. and *Marczynsky, T. J.* (1963): The effects of electrical and chemical stimulation of the preoptic region and some non specific thalamic nuclei in unrestrained, waking animals. Electroencephalog. clin. Neurophysiol. *15*, 145–146

Neurophysiologische und regeltechnische Aspekte des normalen und gestörten Schlafes*

Friedrich Duensing, Göttingen

In diesem Beitrag soll versucht werden, das Problem der Schlaf-Wach-Regelung zugleich unter neurophysiologischen und regeltechnischen Gesichtspunkten zu beleuchten und einige Formen der Schlafstörung zu analysieren. Die Berücksichtigung auch des kybernetischen Aspektes scheint uns gerechtfertigt, da seit geraumer Zeit Neurophysiologen und Regeltechniker Grundprinzipien entdeckt haben, die in gleicher oder ähnlicher Weise in der Biologie und in der Technik verwirklicht sind.

Es wird das Verständnis der folgenden Gedankengänge erleichtern, wenn wir die Grundbegriffe der Regelungstechnik unter Bezugnahme auf die biologischen Parallelen kurz wiederholen. Ausgegangen sei vom einfachen Regelkreis am Beispiel der eingeregelten Heizung eines Raumes etwa durch einen Gasofen. *Regelgröße* ist die Raumtemperatur. Ein Thermometer (Fühler, Meßwerk in der technischen Bezeichnung, Rezeptor in der Biologie) mißt die momentane Raumtemperatur (ihren Istwert). Das Thermometer enthält eine weitere, in anderen Anlagen getrennt gebaute Instanz, nämlich den *Regler* (der einem „Zentrum" im Nervensystem entspricht) in Form zweier Kontakte, welche in Abhängigkeit von dem eingestellten *Sollwert* eine Ein- oder Ausschaltung des Ofens (technisch des Stellgliedes oder Stellmotors, in der Biologie des Effektors) vornehmen. Sinkt nun die Raumtemperatur durch eindringende Kaltluft um einen bestimmten Betrag (*Störgröße* = Reizgröße in der Biologie) ab, so wird im Thermometer ein Kontakt geschlossen und dem Ofen der „Befehl" zum Anheizen gegeben, die Raumtemperatur steigt damit an. Dabei wird der Sollwert erreicht. Der „Befehl" an den Ofen, quantitativ betrachtet die *Stellgröße*, entspricht der zentralnervösen Reaktion auf den Reiz. Nach Überschreitung des Sollwertes wird von der Regelzentrale der Ofen (Effektor) wieder ausgeschaltet, die Raumtemperatur sinkt langsam ab und der beschriebene Vorgang wiederholt sich. Temperaturabnahme im Raum erzeugt also Temperaturerhöhung und umgekehrt, d. h. es besteht *zwischen Fühler* (Signalgeber) und Stellmotor (= zwischen Rezeptor und Effektor) eine *negative Rückkopplung*. Die Temperaturspanne, in welcher bei der Regelung die Raumtemperatur sich auf- und ab bewegt, wird *Regelstrecke* genannt. Der *Sollwert* wird meistens am Regler veränderlich einstellbar sein und damit zur *Führungsgröße*. Die Anlage ist dann ein *Folgeregler*. Die Änderung des Sollwertes von Menschenhand wäre eine *Steuerung*. Es könnte aber auch ein Automat die Sollwerte z. B. für die Nacht tiefer und für den Tag höher einstellen, dann wäre aufgrund einer *Programmsteuerung* eine *Zeitplanregelung* verwirklicht.

Wenden wir uns nunmehr dem *Schlaf-Wach-System* zu, in dem wir mit anderen Autoren Regelvorgänge vermuten, so wird eine weitere gedankliche Ausgestaltung der Regelanlage notwendig. Von vornherein werden wir zwei Vorgänge zu unterscheiden haben, nämlich 1. die Regelung des Grades der Vigilanz, des Sollwertes der Aufmerksamkeit im Wachzustand bzw. als Gegenpart die Einregelung der Schlaftiefe und 2. den Mechanismus der periodischen Umschaltung vom Schlaf- zum Wachzustand.

Ad 1: Für unsere technische Analogie ist zu berücksichtigen, daß das Schlaf-Wach-System wahrscheinlich *dual angelegt* ist. Nach der bekannten Entdeckung von *Moruzzi* und *Magoun* (1949) ist zunächst die Theorie vertreten worden, daß allein durch das sog. unspezifische aszendierende aktivierende System die Dynamik des zerebralen Erregungsgeschehens

---

* Mit Unterstützung der Deutschen Forschungsgemeinschaft.

gesteuert wird. Diese unitarische Theorie, nach welcher der Schlaf gleichsam aus der periodischen Erschöpfung des aktivierenden Systems hervorgeht, kann sich auf die Feststellung stützen, daß von gleichen Hirnorten, beispielsweise der Formatio reticularis des Mittelhirns oder den unspezifischen intralaminären Kernen des Thalamus her, je nach Wahl der Reizparameter Schlaf (durch Impulse relativ langer Dauer geringer Frequenz) oder eine „arousal" (durch hochfrequente Reizung) erzeugt werden kann. Es haben sich jedoch im Laufe der Zeit experimentelle Befunde gehäuft, die für die *Existenz zweier getrennter, in relativer Autonomie alternierend tätiger Systeme für Wachsein und Schlafen* sprechen (W. R. Hess 1944, 1965; Akert 1965; Monnier s. S. 85 ff.; Hernández-Peón 1965).
Beide Systeme, die in einer hierarchischen Ordnung nahezu alle Abschnitte des Nervensystems durchsetzen, besitzen in verschiedenen Niveaus — mit Überlappung — ihre Vertretung.

In der Technik sind nicht selten *zwei* (oder mehr) *Größen zugleich* z. B. Temperatur und Feuchtigkeit eines Raumes zu regeln. Dies könnte durch zwei getrennte Regelkreise geschehen. Es hat sich aber als zweckmäßiger erwiesen, ein Regelsystem zu bauen, welches gleichsam zwei Regelkreise in sich vereint, die miteinander – so lautet der Ausdruck – vermascht (= verknüpft) sind.

Es sei der Versuch gemacht, das Blockschaltbild* einer technischen Zweifachregelanlage in das Analogon eines dualen Schlaf-Wach-Systems umzuwandeln (s. Abb. 51).

Es paßt gut zur biologischen Realität, daß die gleichen Störgrößen z (Umweltreize) auf beide Regelkreise einwirken können. Die beiden *Regler* wären die aktivierende Retikularis (R 1) und die somnogenen Strukturen (R 2). Kortex und Subkortex sind in diesem Schema zweimal, nämlich als *Erfolgsorgan* (Regelstrecke) jedes der beiden Partiarregelkreise vertreten. In der Tat lassen sich reizphysiologisch und histochemisch Fortsätze von Neuronen sowohl der aktivierenden als auch der desaktivierenden Strukturen im Kortex nachweisen. Koppelglieder stellen Querverbindungen zwischen beiden „vermaschten" Regelkreisen her;

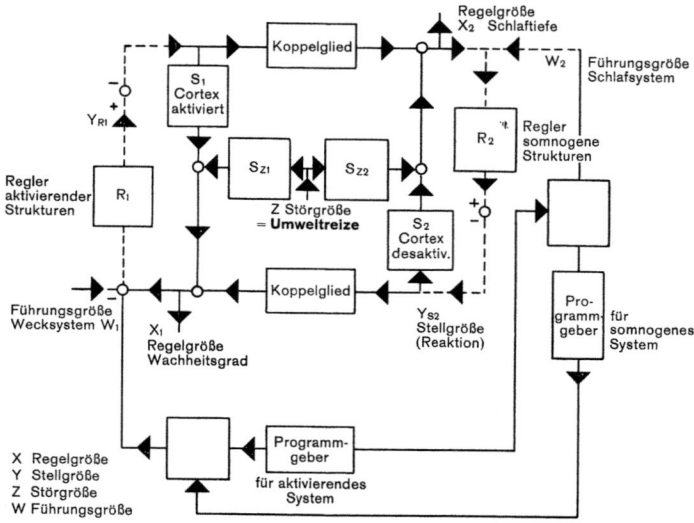

Abb. 51. Zweifach-Regelanlage nach *Oppelt*. Eingetragen sind die Analoga des mit einer komplexen Regelanlage verglichenen Schlaf-Wach-Systems. Schlaf- und Wachzustand sind die beiden Regelgrößen. Zwei vom Verf. hinzugefügte, den beiden Regelanlagen übergeordnete Programmgeber mit gegenläufigen selbsterregten Schwingungen bewirken die Verstellung der Führungsgröße beim Einschlafen und Aufwachen. Weitere Einzelheiten im Text

* Für die freundliche Beratung bei der Abänderung des Blockschaltbildes von *Oppelt* bin ich Herrn Dipl.-Physiker K. Oehlschlegel, Max Planck Institut Göttingen, zu Dank verpflichtet.

sie existieren auch in biologischer Ebene und werden uns bei der Erklärung von Schlafstörungen zu beschäftigen haben. Natürlich sind die beiden Regler für Schlafen und Wachen *antagonistisch* gepolt.

Ad 2: Für die Umschaltung von dem einen zum anderen Zustand müssen wir der Zweifachregelanlage übergeordnete Instanzen — Programmgeber — fordern, welche die Verstellung der Führungsgröße W 1 und W2 vornehmen. Da nach den Untersuchungen von *Aschoff* (1955) eine endogene Rhythmik den Schlaf-Wach-Zyklus bestimmt, müssen die beiden Programmgeber in unserem Blockschaltbild durch Selbsterregung sehr langsame Schwingungen erzeugen, die reziprok zueinander ablaufen, wobei eine antagonistische Koppelung mitwirken dürfte. Am Abend hemmt der zunehmende Tonus des Programmgebers für die Umschaltung auf das Schlafverhalten den ohnehin endogen abnehmenden Tonus des Programmgebers für den Wachzustand. Am Morgen wird umgekehrt durch eine Verlagerung der Aktivität zum Programmgeber: Wachverhalten der entsprechende Regelkreis R1 auf Tätigkeit eingestellt.

Da bei Menschen und Tieren der inhärente 24-Stunden-Rhythmus durch „Zeitgeber", z. B. den Wechsel von Hell und Dunkel *mit der Tag-Nachtfolge synchronisiert* wird, werden wir in unserem Schaltschema eine Einwirkung der „Störgrößen" auch auf die Programmgeber postulieren müssen, die damit ihrerseits zu einem übergeordneten Regler werden. Der besseren Übersicht halber verzichten wir jedoch auf diese Eintragung. In der Technik ist eine Regelung eines Programmgebers durchaus bekannt (Kaskadenregelung).

Nachdem somit die wichtigsten Parallelen zwischen dem Schlaf-Wach-System und einer technischen Zweifachregelanlage mit zeitplanprogrammierter Umstellung der Führungsgröße aufgezeigt worden sind, wenden wir uns nunmehr der Frage zu, wieweit sich derartige Regelvorgänge in neurophysiologischer Ebene verifizieren lassen. Auch Steuerungen sind in Betracht zu ziehen, zumal Regelung und Steuerung oft nicht scharf zu trennen sind.*

Die Weckreaktion, wie man sie durch elektrische Reizung der aktivierenden Formatio reticularis des Rautenhirns, der Brücke und des Mittelhirns auslöst und wie sie unter natürlichen Lebensbedingungen nach Sinnesreizen jedweder Modalität (durch Vermittlung von Kollateralen der sensiblen und sensorischen Bahnen zur Formatio reticularis im Hirnstamm) aufkommt, stellt eine *positive* Beeinflussung des Kortex seitens der Formatio reticularis dar. Durch Reizung bestimmter Areale des Kortex kann rückläufig das Niveau im aktivierenden System angehoben werden. Diese „cortical arousal" haben *Bremer* und *Terzuolo* 1952, 1953, 1954 und *Segundo* et al. 1955 nachgewiesen. Es existiert somit ein Erregungskreis zwischen Formatio reticularis und Kortex mit positivem Vorzeichen, der als *Verstärker* wirken muß.

In der Selbstbeobachtung kann jeder diese neurophysiologischen Befunde bestätigen: die morgendliche kalte Dusche, die Morgengymnastik, der Weg zur Arbeitsstelle machen uns mit Hilfe des aktivierenden aszendierenden Systems wach. Es kann aber auch die in unfrischem Zustand begonnene konzentrierte geistige Arbeit uns zunehmend vigiler und aufmerksamer werden lassen, wobei eine rückläufige Aktivierung der Formatio reticularis vom Kortex her ein wichtiger Teilmechanismus sein dürfte.

---

* Eine Willkürbewegung kann als eine vom Kortex und Subkortex ausgehende Steuerung betrachtet werden. Schließt man jedoch die Beeinflussung der Bewegung durch optische Umweltreize und die propriozeptive und exterozeptive Afferenz in die Betrachtung mit ein, so würde ein Regelungsvorgang anzunehmen sein.

Man könnte nun fragen, ob bei den Schwankungen der Aufmerksamkeit und des Antriebs im Wachzustand zwischen Formatio reticularis und Kortex nicht *auch* eine latente *Regelung* mit der üblichen *negativen* Rückkoppelung mit im Spiele ist, die dann den Zweck haben würde, allzuheftige Reaktionen im Gesamtsystem abzufangen, die Anlage zu stabilisieren. Tierexperimentell ist gut belegt die Erzeugung einer kortikalen Synchronisation durch elektrische Reizung eines umschriebenen Areals im Bulbus, und zwar der Region des Tractus solitarius (*Magnes* et al. 1961). Dieser Effekt wird erklärt durch Hemmung der aktivierenden mesenzephalen Formatio reticularis mit sekundärer Dämpfung des Kortex. Wenn man mit *Bloch* und *Bonvallet* (1961) unterstellen will, daß diese synchronisierende bulbäre Struktur durch Reizung der mesenzephalen aktivierenden Formatio reticularis bei den arousal reactions phasisch getriggert werden kann, so würde damit ein *intraretikulärer*, das Aktivitätsniveau senkender und begrenzender Regelkreis gegeben sein. *Dell* (1963) hat die Tatsache, daß am dienzephalen Präparat bei wiederholter Auslösung des galvanischen Hautreflexes durch Reizung des Nervus ischiadicus die Reaktion schwächer wird — bisher mit Adaptation erklärt — auf die begleitende Irritation der bulbären Hemmungsregion bezogen. Er kann sich in seiner Beweisführung darauf berufen, daß nach Injektion von Novocain in die mediale Formatio reticularis die Antwort auf den zweiten Reiz hin von gleicher Größe blieb, also offensichtlich ein aktiv hemmender Mechanismus ausgeschaltet worden war. Die gleiche Beobachtung war hinsichtlich der durch Ischiadicusreizung erzeugten kortikalen arousal nach Injektion von Novocain in die mediale Formatio reticularis des Bulbus zu machen; die Adaptation blieb aus. Es existieren somit zum Kortex aszendierende Hemmungsmechanismen.

Dämpfende Effekte sind aber *auch vom Kortex absteigend* zur Formatio reticularis des Hirnstamms nachgewiesen worden, so von *Moruzzi* 1960 und von *Dell* 1963. Die Dellschen Interpretationen, die sich auf Beobachtungen bei der CO_2-Vergiftung stützen, sind allerdings anfechtbar (*Bremer* 1953). Einen handgreiflichen Beweis für die Existenz deszendierend-hemmender Impulse hat *Jouvet* (1961, 1965) erbracht, indem er zeigte, daß die langsamen Wellen, die man während des synchronisierten Schlafs im Hirnstamm registrieren kann, kaudal von einem Hirnstammquerschnitt verschwinden. *Jouvet* schließt aus der Gesamtheit der referierten Beobachtungen auf einen Kreis „Kortex→Formatio reticularis→Kortex" mit *negativer* Polung, welcher die *kortikale Synchronisation aufrecht erhält*.

Im Hinblick auf das Problem der Beziehungen zwischen Formatio reticularis und Kortex hat d. Verf. die gemeinsam mit *K. P. Schaefer* (1959/60) am wachen, frei beweglichen Kaninchen parallel mit dem EEG vorgenommenen langdauernden Registrierungen einzelner unspezifischer Neurone der Formatio reticularis des Hirnstamms überprüft.[*] Dabei ergab sich folgendes: *Die Reaktionen der sog. aktivierten arousal-Neurone* in der Formatio reticularis der Medulla oblongata und des Mesenzephalon, welche nach Sinnesreizen verschiedener Modalität eine Frequenzzunahme erfahren, pflegen — pauschal betrachtet — *durchweg mit denen des Kortex parallel zu gehen*. Nach Sinnesreizen oder im Gefolge von Spontanbewegungen ist meistens zugleich eine *Frequenzsteigerung des Neurons und im EEG* eine

---

[*] Diese Untersuchungen sind 1959 auf dem Jenenser Symposion: 30 Jahre Elektronencephalographie mitgeteilt worden; s. Kongreßbericht 1963. Sämtliche in dieser Arbeit abgebildeten Kurvenbeispiele stellen bisher unpublizierte Registrierungen der gemeinsamen Versuche von 1959/60 dar. Die Wiedergabe geschieht mit freundlicher Zustimmung von *K. P. Schaefer*, der sich um die Entwicklung der Einzelneuronableitung am frei beweglichen Tier besonders verdient gemacht hat.

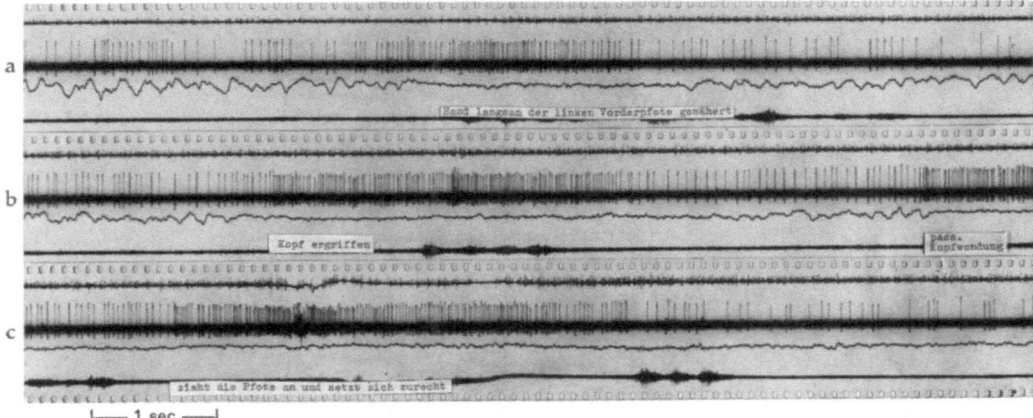

Abb. 52. Aktiviertes Neuron der medialen Formatio reticularis im Niveau des N. vestibularis eines Kaninchens. In allen drei Streifen ist zuoberst das Myogramm der Nackenmuskulatur, darunter das Neuron, sowie das EEG registriert worden. Unterste Zeile in a) sowie in den meisten anderen Abbildungen: Phonogramm mit Verhaltensbeschreibung des Tieres.

a) Der Untersucher nähert seine Hand einer Vorderpfote des Tieres. Aktivierung des Neurons und Desynchronisierung des EEG laufen parallel, ebenso die nachfolgende Desaktivierung.

b) Die Aktivierung des Neurons und des EEG (s. mittleres Drittel) ist hier durch Ergreifen des Tierkopfes erzielt worden. Während der Kopf ruhig gehalten wird, nimmt die Frequenz der Entladungen des Neurons ab; im EEG treten wieder Wellen von etwa 4–5/sec auf. Gegen Ende von b) passive Kopfwendung nach rechts mit erneuter Aktivierung von Neuron und EEG.

c) Zu Beginn von c) ist bereits eine Vorderpfote ergriffen, etwa 1 sec später zieht das Tier rasch die Pfote an (s. die abrupt einsetzende Frequenzsteigerung des Neurons) und setzt sich dann mit einigen trippelnden Bewegungen zurecht, erkennbar an den intermittierenden Aktionspotentialgruppen im Myogramm. Danach Frequenzabnahme der Entladungen des Neurons; das EEG dagegen bleibt noch aktiviert, wenn auch einige kleine Potentiale von 10/sec sich zeigen

rasche kleinamplitudige Aktion aus dem Rang der β-Wellen (s. Abb. 52a, b; 53a, b Ende, c) anstelle langsamerer Abläufe von z. B. 5–8/sec, wie sie für den entspannten Wachzustand des Kaninchens typisch sind, zu beobachten. Was nun die *zeitlichen Beziehungen zwischen den Reaktionen der Neurone und des Kortex* anbelangt, so sieht man bei der überwiegenden Mehrzahl der Reizsetzungen, daß das *Neuron im Hirnstamm prompter mit Aktivierung reagiert* und die Aktivierung im *Kortex mit Latenzen* in der Größenordnung von 0,1 bis 0,3 sec., gelegentlich auch mit noch etwas längerem Intervall, *zeitlich nachfolgt* (s. Abb. 53a, b Ende, 55c Anfang). Diese Latenzen sind nach Reizen, die für das Tier überraschend kommen und bedeutungsvoll sind, im Durchschnitt kürzer als bei den schwächeren für das Tier wenig eindrucksvollen Reizen und können auf Werte von z. B. 40 msec heruntergehen. Im letztgenannten Falle werden offenbar weniger Interneurone durchlaufen.

Mit fortschreitender *Beruhigung* des Tieres, wie sie nach der arousal reaction einzutreten pflegt, nimmt die Frequenz des Neurons wieder ab — Neurone mit geringer Ruhefrequenz stellen ihr Feuern gänzlich ein — und zugleich werden die raschen kleinen Wellen des Kortex durch solche von 5–8 Hz ersetzt (s. Abb. 52a u. b 2. Hälfte).

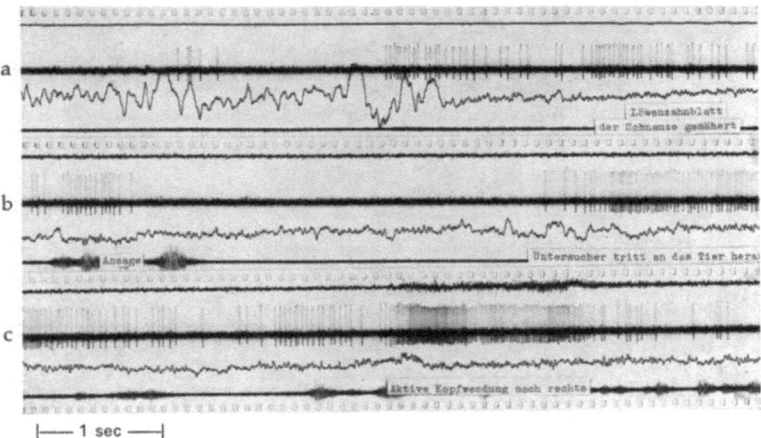

Abb. 53. Neuron der medialen Formatio reticularis eines Kaninchens mit Registrierung des EEG. In der obersten Zeile von b und c das Myogramm der Nackenmuskulatur.

a) Das Neuron feuert zunächst nicht. Bei der Annäherung eines Löwenzahnblattes an die Schnauze des Tieres Aktivierung des Neurons und nach einer Latenz von nahezu 0,5 sec Desynchronisierung des EEG.

b) Anfang: Flüchtige Aktivierung des Neurons und längerdauernde Desynchronisierung des EEG durch lautes Sprechen. Dadurch, daß der Untersucher an das Tier herantritt, wird wiederum Aktivierung des Neurons und des kurz zuvor synchronisierten Kortex erzielt.

c) Bei einer *aktiven* Kopfwendung nach rechts feuert das Neuron mit wesentlich höherer Frequenz als nach Sinnesreizen. Es bezieht offenbar Afferenzen aus den sensiblen und sensorischen Bahnen, hängt vermutlich aber auch mit dem deszendierenden System zusammen

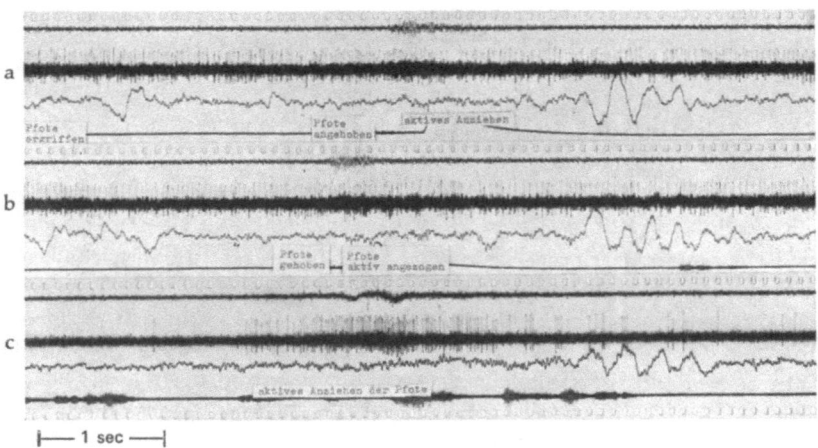

Abb. 54. Aktiviertes arousal-Neuron der medialen Formatio reticularis, darunter das EEG.

a) Anfang: Eine Vorderpfote ist ergriffen und wird passiv angehoben. Plötzlich zieht das Tier die Pfote aktiv an. Zugleich flüchtige Frequenzsteigerung des Neurons und Frequenzbeschleunigung des EEG (s. auch den Muskelpotentialeinbruch im EMG der Nackenmuskulatur in der oberen Zeile). Etwa 1,5 sec nach Beginn der aktiven Bewegung erscheint im EEG eine Gruppe mit trägen Wellen von etwa 4/sec, die offenbar eine flüchtige Entspannung im kortikalen Niveau anzeigt. Bei der zweiten hohen Welle flüchtige Hemmung des Neurons.

b) Wiederholung des gleichen Geschehens. Mit einer Latenz von 2 sec nach Beginn des aktiven Anziehens der Pfote wiederum eine Gruppe mit Potentialen von 4,5/sec im EEG.

c) Aktiviertes arousal-Neuron eines anderen Tieres, welches nur bei Sinnesreizen und aktiven Bewegungen feuert. Beim aktiven Anziehen der Vorderpfote, die vorher zwecks Fahndung nach einer propriozeptiven Afferenz passiv gehoben und gesenkt worden war, Frequenzsteigerung des Neurons, des EEG-Grundrhythmus und Anspannung der Nackenmuskulatur. Etwa 2,2 sec nach Beginn der aktiven Bewegung eine Gruppe mit 4 Potentialen à 4 Hz im EEG

Nach aktiven Bewegungen haben wir bei einigen Tieren mit einem Intervall von etwa 2 sec eine *Gruppe träger Wellen* im EEG registrieren können, die man vielleicht als flüchtige *Entspannungsreaktion des Kortex* deuten kann. Anschließend blieb das EEG zuerst noch etliche Zeit desynchronisiert (s. Abb. 54). Etwa aufkommende *Schläfrigkeit* wird durch Folgen mit größeren Wellen von 2—4/sec im EEG angezeigt, wobei das Neuron meistens eine weitere Aktivitätsminderung erfährt (Abb. 55). Im zeitlichen Zusammenhang mit Schlafspindeln können andererseits Entladungen des Neurons beobachtet werden (s. Abb. 55b Anfang). Unter weitgehend natürlichen Bedingungen ist somit *Gleich-*

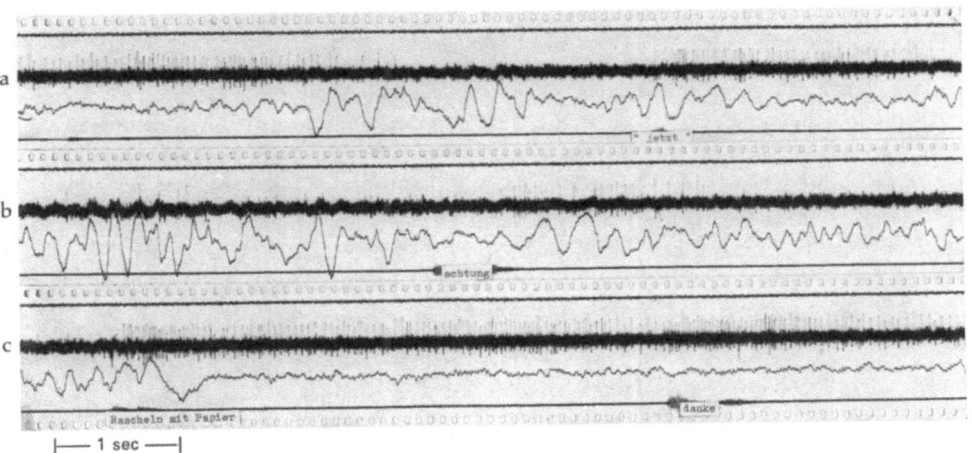

Abb. 55. Arousal-Neuron in der medialen Formatio reticularis eines Kaninchens. Unter dem Neuron das EEG. Das Tier neigt stark zum entspannten Wachzustand, möglicherweise sogar zum flüchtigen Einschlafen, wird aber durch Sinnesreize immer wieder geweckt.

a) Anfang: Neuron und EEG aktiviert. Mitte: Spontane Desaktivierung des Neurons und des EEG. Anschließend beim Wort „jetzt" prompte Aktivierung des Neurons, aber nur verzögerte Amplitudenreduktion der 4,5 Hz-Wellen des EEG.

b) Anfang: Schlafspindeln mit wenigen Entladungen des Neurons. Mitte: akustischer Reiz; das Neuron feuert mit geringer Frequenz. EEG kaum beeinflußt. Die trägen Wellen entsprechen wahrscheinlich der Spontanperiodik.

c) Anfang: Rascheln mit Papier ruft eine erhebliche Aktivierung sowohl des Neurons als auch des Kortex hervor. Dieser Reiz hat für das Tier offenbar bedrohlichen Charakter. Mit dem Wort „danke" wird das Ende des Raschelns vom Experimentator angeordnet. Nochmalige Frequenzsteigerung des Neurons, das EEG zeigt weiterhin kleinamplitudige Abläufe von etwa 5/sec

läufigkeit und nicht etwa Reziprozität zwischen Aktivitätspegel der Formatio reticularis und des Kortex festzustellen.

Es finden sich in unseren Registrierungen aber auch *Dissoziationen* zwischen retikulärer und kortikaler Aktivität. In Abb. 52c Ende beispielsweise, wo das Tier sich gerade zurechtgesetzt hatte und ruhig wirkte, feuert das Neuron — von einer Entladungsgruppe am Anfang abgesehen — mit nur mäßiger Frequenz, doch bleibt die kortikale Aktion kleinamplitudig und rasch. Ähnlich zeigt das Neuron in Abb. 53b Mitte keine Entladungen, während der Kortex teilweise noch mäßig desynchronisiert bleibt. Zeichnet man den Frequenzgang des Neurons und zugleich der dominierenden, d. h. langsamsten Frequenz des EEG auf, so ist überwiegend Parallelität der beiden Kurvenzüge festzustellen (s. Abb. 56a). Stellenweise kommen jedoch gegenläufige Frequenzänderungen von Neuron und EEG vor und zwar eindrucksmäßig am ehesten bei eintretender Beruhigung des Tieres (s. Abb. 56b). Hier könnte man an einen Regelvorgang mit negativer Rückkoppelung denken.

Es gibt nun einen Neurontyp — er ist mehreren Autoren (*Machne* 1955; *Strumwasser* 1958; *Huttenlocker* 1961) begegnet —, der *durch Weckreize gehemmt wird* und umgekehrt mit eintretender Desaktivierung des Kortex feuert (s. Abb. 57 u. 58). Man könnte geneigt sein, diese sog. gehemmten arousal-Neurone, die besonders häufig in der Formatio reticularis des Mittelhirns vertreten sind, als Beweis für einen Regelkreis zwischen Kortex und Formatio reticularis mit negativer Polung anzusehen. Die Durchsicht der langdauernden Registrierungen mehrerer derartiger Neurone ergab, daß sehr gesetzmäßig die Reaktionen des Neurons und des Kortex — wie gesagt — mit umgekehrtem Vorzeichen erfolgen (Abb. 57a—d): Bei jeder Kortex-Erregung wird das retikuläre Neuron blockiert und mit jeder Synchronisation des Kortex (Produktion träger Wellen) nimmt es seine Tätigkeit wieder auf. Für den Fall, daß bei diesen Neuronen, entsprechend den Vorstellungen von *Dell*, der primär erregte Kortex das Neuron der Formatio reticularis reziprok hemmt, sollte man eine primäre kortikale Aktivierung und ein nachfolgendes Sistieren der Entladungen des mesenzephalen Neurons erwarten. Bei den meisten Reizen *geht aber die Blockierung des Neurons der kortikalen Erregung zeitlich* mit Intervallen bis zu mehreren Zehntel sec *voraus* (Abb. 57a, c und d) oder läuft ihr zeitlich parallel (57d). Offensichtlich beein-

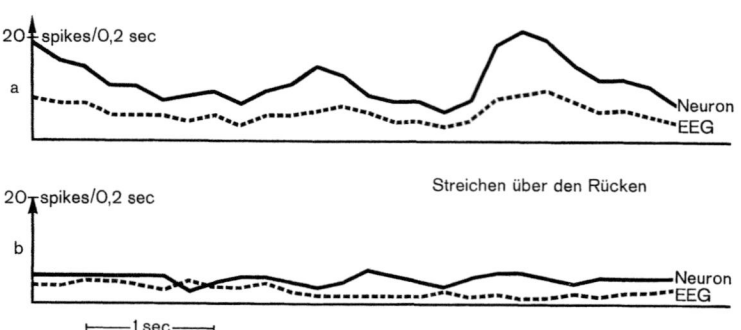

Abb. 56. Frequenzgang eines Neurons der medialen Formatio reticularis (obere Zeile) und der Hauptwellen des EEG.

a) Frequenzänderungen des Neurons und des EEG weitgehend parallel,

b) Frequenzgänge des Neurons und das EEG an einer anderen Stelle der gleichen Registrierung reziprok zueinander

flußt auch bei diesen Typen — wie bei den aktivierten arousal-Neuronen — der Sinnesreiz *zunächst* das retikuläre Neuron. Während der nachfolgenden *Beruhigung* des Tieres sieht man, daß teilweise zuerst kortikale Synchronisierung eintritt und eine mit Aufhebung der Hemmung gleichbedeutende Frequenzzunahme des mesenzephalen retikulären Neurons nachfolgt (s. Abb. 57c). Hier könnte eine vom Kortex auf das Neuron ausgeübte Hemmung rückgängig gemacht worden sein. Etwa ebenso häufig jedoch nimmt konform mit der allgemeinen Beruhigung zuerst das Neuron seine Tätigkeit auf. Auch bei den gehemmten arousal-Neuronen weisen manche Kurvenabschnitte Dissoziationen zwischen Aktivität des Neurons und des Kortex aus. In Abb. 58a beispielsweise feuert das Neuron an zwei Stellen, ein Zeichen der Desaktivierung, während der Kortex eine kleinamplitudige rasche Aktion zeigt. Und umgekehrt haben wir bei demselben gehemmten arousal-Neuron an anderen Kurvenstellen auch die Kombination von Hemmung des Neurons, also Aktivierung der Formatio reticularis, mit mittelgradiger Entspannung im kortikalen Niveau vorgefunden (s. Abb. 58c Mitte). Diese Registrierungen zwingen jedoch nicht zur Annahme von Regelungen mit negativer Koppelung.

Nach unseren Beobachtungen am ungefesselten, nicht narkotisierten Kaninchen, in denen die Reaktionen eines Neurons in der Formatio reticularis des unteren Hirnstamms und des EEG mit der Verhaltensbeobachtung konfrontiert worden sind, müssen wir für das intakte Tier in Bestätigung der älteren Theorien von *Bremer* (1953), *Moruzzi* und *Magoun* (1949), *Jaspers* (1949) u. a. annehmen, daß *durch den Sinnesreiz zuerst das aktivierende System im*

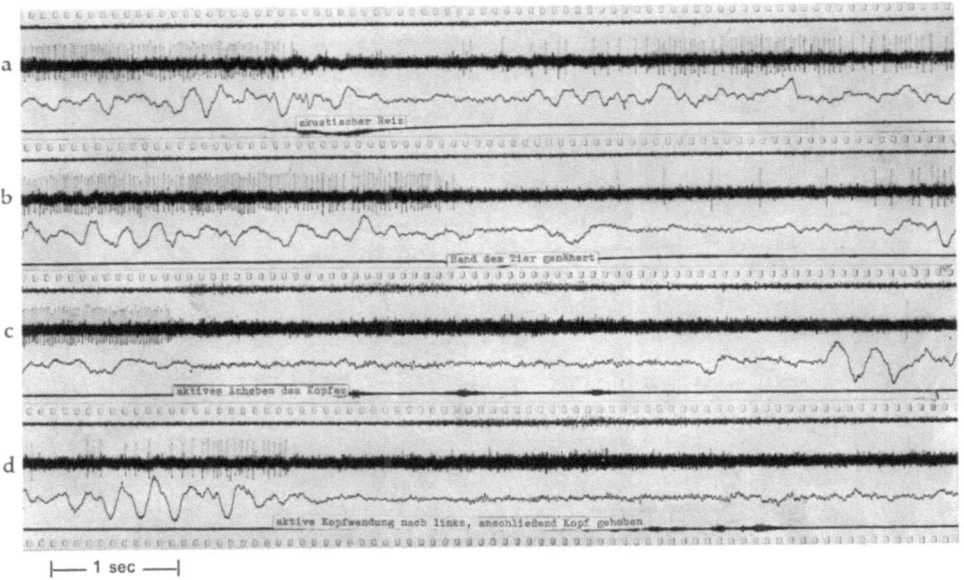

Abb. 57. Gehemmtes arousal-Neuron.
a) Blockierung nach einem akustischen Reiz,
b) Sistieren der Entladungen bei Annäherung der Hand des Untersuchers an das Tier,
c) Blockierung bei aktivem Anheben des Kopfes.
Parallel mit jeder Blockierung des Neurons Desynchronisierung des EEG mit variierender Latenz.
d) Zwei aktive Kopfwendungen unmittelbar nacheinander. Gegen Ende Neuron noch blockiert, angedeutete Synchronisierung des EEG

146 Neurophysiologische und regeltechnische Aspekte des normalen und gestörten Schlafes

Hirnstamm in Erregung versetzt und dann aszendierend eine kortikale Aktivierung erzeugt wird. Umgekehrt sinkt mit eintretender Beruhigung nicht selten primär der Aktivitätspegel im Hirnstamm ab, und es schließt sich sekundär, vermutlich durch ein Nachlassen des aktivierenden Einflusses der Formatio reticularis, im EEG eine fortschreitende Synchroni-

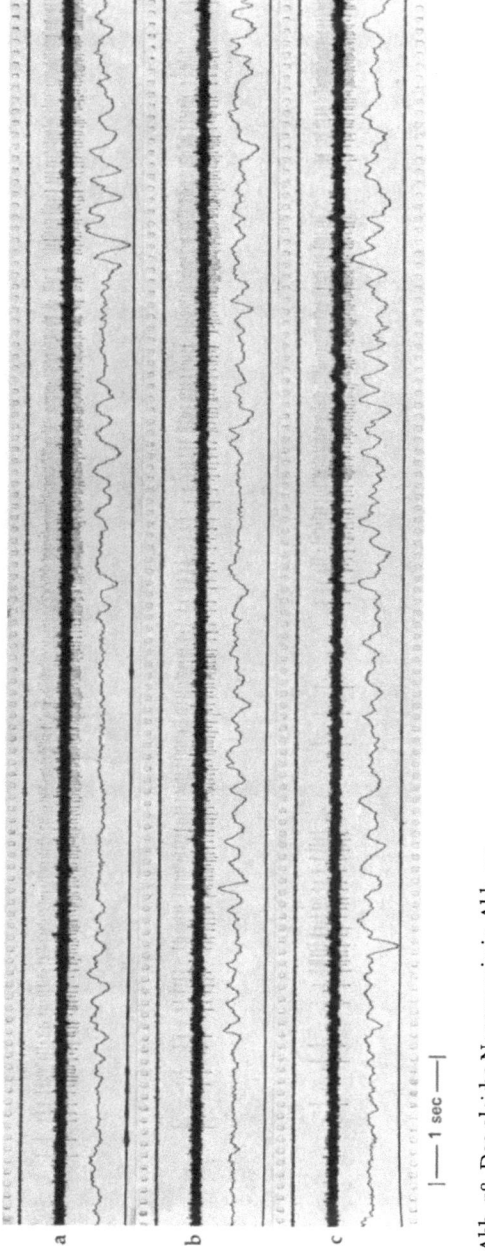

Abb. 58. Das gleiche Neuron wie in Abb. 57.
a) Zweites Viertel des Streifens: leichte kortikale Aktivierung bei fehlender Hemmung des Neurons.
b) Mitte: ohne nachweisbaren Sinnesreiz parallele Desaktivierung von Neuron und EEG.
c) Am Anfang Hemmung des Neurons und Aktivierung des EEG. Danach 2 mal ohne äußeren Reiz Hemmung des Neurons ohne klare Beeinflussung des EEG

sation — gleichbedeutend mit Beruhigung — an. Nur einzelne Stellen unserer Registrierungen könnten auf eine Aktivierung der Formatio reticularis vom Kortex her hindeuten. Somit bleibt nur die Schlußfolgerung übrig, daß *zwischen Formatio reticularis und Kortex in erster Linie eine positive Steuerung besteht,* derart daß Aktivierungen und Desaktivierungen zumeist von der Formatio reticularis im Hirnstamm ausgehen, während der Kortex Erfolgsorgan eines aszendierenden Impulsstromes ist. Gelegentlich scheint eine Beeinflussung der Formatio reticularis vom Kortex her mit positivem Vorzeichen stattzufinden, so daß damit zwischen Formatio reticularis und Kortex ein positiver Regelkreis bestehen würde, der als *Verstärker* wirken muß. Vage Hinweise für die Existenz *negativ* gekoppelter Regelmechanismen zwischen Retikularis und Kortex geben nur einzelne Kurvenabschnitte. Auch das sogenannte gehemmte arousal-Neuron beweist eine reziproke Beziehung zum Kortex nicht. Mit unseren Beobachtungen kann jedoch die Existenz von (der Schlaf-Wach-Umschaltung untergeordneten) Regelungen zwischen Kortex und Formatio reticularis mit negativem Vorzeichen nicht von der Hand gewiesen werden. Es wäre möglich, daß die Hirnrinde nach stattgehabter Aktivierung Rückmeldungen mit negativem Vorzeichen an die Formatio reticularis abgibt, ohne daß dies im EEG — das ja wahrscheinlich weitgehend die Dendritenaktivität, aber nur sehr in Grenzen die neuronale Aktivität widerspiegelt — zum Ausdruck kommt. Und das gleiche gilt für etwaige negative Beeinflussungen des Kortex durch die Formatio reticularis, die bei manchen Weckreaktionen stattfinden könnte, ohne daß dies in einer Veränderung des EEG sichtbar sein müßte. Positive und negative Regelkreise zwischen Formatio reticularis und Kortex würden sich keineswegs ausschließen. Die positive Beziehung der Formatio reticularis zur Hirnrinde hat dabei offenbar die niedrigere Schwelle. Es ist zu vermuten, daß negative Rückkopplungen erst bei hoher Intensität und häufiger Wiederholung der „arousal reactions" im Sinne der Dämpfung wirksam werden. — Auch die Regelung von Muskellänge und Muskelspannung geschieht durch zwei Regelkreise, von denen der eine (Vermittlung der Eigenreflexe) in positivem Sinne, der andere, von den Golgi-Rezeptoren ausgehende, dagegen mit negativem Vorzeichen auf die Vorderhornzelle einwirkt.

Regelkreise zwischen Peripherie und Formatio reticularis

Die laterale deszendierend-aktivierende Formatio reticularis übt im Wachzustand wie auch in bestimmten Schlafstadien einen tonischen Einfluß und im Zusammenhang mit den Weckreaktionen einen zusätzlichen mehr oder weniger lang anhaltenden phasisch-aktivierenden Einfluß auf die Motoneurone aus. Er betrifft vornehmlich die rumpfnahe Muskulatur. Die im Wachen immer tonisch innervierten Augenmuskeln zeigen bei der arousal zusätzliche Aktivierungen, wie bei zahlreichen eigenen Registrierungen von Augenmuskelmotoneuronen des Kaninchens zu beobachten war. Bei stärkeren Graden der Weckreaktion kann auch die Kaumuskulatur beteiligt sein, was bei der Registrierung des menschlichen EEG nicht selten stört. *Hishikawa* (1965) hat beim Menschen die Zungenbeinmuskeln und den M. mentalis im Wachzustand und in bestimmten Schlafstadien tonisch innerviert gefunden. — An vielen Stellen unserer am frei beweglichen Kaninchen gewonnenen Registrierungen sieht man im Rahmen von Weckreaktionen Innervationen der Nackenmuskulatur oder auch von Extremitätenmuskeln. Wahrscheinlich gehen hier eine *allgemeine* Anspannung quergestreifter Muskeln und *gerichtete Innervationen* Hand in Hand. Wir dürfen annehmen, daß die deszendierenden Impulse der aktivierenden lateralen Formatio reticularis durch rückläufige in der Medulla spinalis aszendierende Impulse seitens der propriozeptiven

Muskelsensibilität eine *Verstärkung* erfahren. Diesem positiven Regelkreis zur quergestreiften Muskulatur steht entgegen ein negativ gepolter Regelkreis von den Golgi-Rezeptoren zum Motoneuron, der ebenfalls durch entsprechende supraspinale Bögen die Retikulärformation des unteren Hirnstamms einbeziehen dürfte. Für das Verhalten der Motoneurone in den beiden Schlafformen spielen diese Efferenzen und Afferenzen zwischen der Formatio reticularis und Motoneuron eine wichtige Rolle, wobei weitgehend offen bleiben muß, wieweit eine Hypotonie durch ein Minus an deszendierenden Impulsen der lateralen oder einen verstärkten Impulsfluß der medialen hemmenden Formatio reticularis bedingt ist.

Einige Regelvorgänge zwischen der *vegetativen* Peripherie und dem Wecksystem dürfen nicht übergangen werden. *Dehnung des Karotis-Sinus führt durch Vermittlung des bulbären Hemmungsareals zu Synchronisation im EEG.* Bonvallet und Mitarbeiter (1961), welche diese Beobachtung gemacht haben, konnten nachweisen, daß ein Blutdruckabfall für diesen Effekt nicht verantwortlich ist. Sehr bedeutungsvoll für das Schlaf-Wachverhalten scheint dieser negativ gepolte Regelkreis jedoch nicht zu sein. Nach *W. Baust* (1967) ist bei Katzen, bei denen die Karotissinusnerven durchtrennt sind, nachfolgend die Gesamtschlafdauer nicht verändert; immerhin nehmen die kurzen „Wachphasen" (REM-Phasen) anteilmäßig zu. Überdies konnte durch elektrische Reizung der Formatio reticularis festgestellt werden, daß nach der Denervierung des Karotis-Sinus die Weckschwelle erniedrigt ist. *Es trägt also bei der Katze der synchronisierende Einstrom aus den Presso-Rezeptoren zur Stabilisierung* und wohl auch *Vertiefung des Schlafzustandes* bei. Trotz dieses negativ gepolten Zustroms vom Karotis-Sinus her wirkt ein *hoher Blutdruck* nicht schlaffördernd, sondern bringt beim Menschen oft Schlafstörungen mit sich. Es liegt dies nach *Baust* daran, daß der *Blutdruck unmittelbar die Neurone der aktivierenden Formatio reticularis zu erhöhter Aktivität antreibt* und dieser Effekt offenbar gegenüber der synchronisierenden Wirkung des Karotis-Sinus überwiegt. *Baust* (1967) konnte nachweisen, daß eine *Senkung des Blutdruckes* (elektrische Reizung des Nervus vagus) — sofern sie im entspannten Wachsein der Katze stattfindet — Schlaf im Gefolge hat. Die Müdigkeit von Hypotonikern könnte durch diesen Mechanismus mitbedingt sein. Es ist angesichts unseres Themas bemerkenswert, daß die Beeinflussung der Formatio reticularis durch den Karotis-Sinus und die Direktwirkung der Höhe des Blutdrucks auf das nervale Substrat *gegenläufig* geschieht. Man darf vermuten, daß dadurch — ganz ähnlich wie in der Einstellung der Pupillenweite durch zwei antagonistische Regelmechanismen — unter physiologischen Verhältnissen eine *größere Stabilität* in dem System erreicht wird.

Zum Einschlafvorgang

Wir haben gesehen, daß die Beziehung zwischen dem aktivierenden retikulären System und der Hirnrinde vornehmlich eine *positive* ist. Auf Grund der reziproken Schaltung zwischen Schlaf- und Wecksystem muß *zwischen Schlafsystem und Kortex* eine *Beeinflussung mit negativer Polung* bestehen: Zunahme der Aktivität in den somnogenen Strukturen bringt aktive Hemmung des kortikalen Aktivitätspegels mit sich und umgekehrt läßt die Abnahme des kortikalen Aktivitätsniveaus den Tonus in den somnogenen Strukturen anwachsen.

Der endogene Schlafrhythmus meldet sich in Form von Müdigkeit und drängt zum Schlafverhalten. Aber auch die äußere Situation kann den Einschlafvorgang begünstigen. Fehlen von Außenreizen läßt bekanntlich Schlafneigung aufkommen. Beruhigend und u. U. schlafmachend wirken auch linde rhythmische taktile, akustische und vestibuläre Sinnesreize. In unseren Tierexperimenten ließ sich zeigen, daß unspezifische Neurone der Formatio reticularis, die durch rasches Streichen über das Rückenfell *entgegen* dem Haarstrich aktiviert werden, durch vorsichtiges Streichen *mit* dem Haarstrich eine Frequenzabnahme erfahren können. Auch Handauflegen auf den Rücken wirkt hemmend (*Duensing* 1966). Und bei den Drehbeschleunigungen der gleichen Tiere auf einem elektronisch angetriebenen Drehstuhl war oftmals zu Beginn der Drehung — unabhängig von nachfolgenden unspezifischen oder spezifischen Reaktionen — offensichtlich aufgrund der beruhigenden Wirkung des linden vestibulären Reizes eine *Frequenzabnahme* zu beobachten. Die entsprechenden Erfahrungen beim Menschen sind hinreichend bekannt (Beruhigung durch Handauflegen auf die Stirn oder eine Extremität, Wiegen des Säuglings, Schaukelstuhl).

Durch kräftigen *Druck gegen die Nackenregion* können nach eigenen Beobachtungen *unspezifische, durch Weckreize sonst aktivierte Neurone* der Formatio reticularis des Mittelhirns und der Brücke *gehemmt* werden (s. Abb. 59); hier dürfte ein ähnlicher Mechanismus wie beim Vertebra-prominens-Reflex von *Magnus* wirksam sein. Die schlaffördernde Wirkung der *Nackenrolle* beim Menschen findet hier ihre physiologische Erklärung.

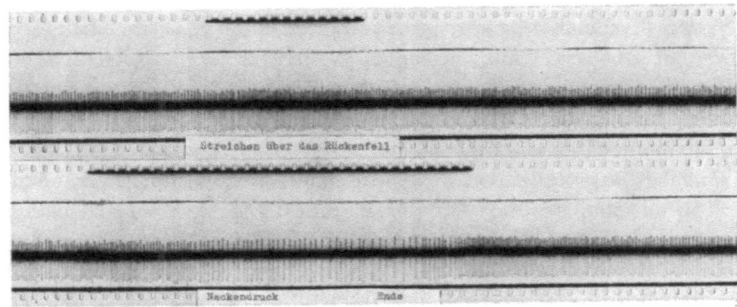

Abb. 59. Neuron der Formatio reticularis, unter dem linken Abduzenskern gelegen. a) Streichen über den Rücken des Tieres bringt Aktivierung des Neurons mit sich. b) Kräftiger Druck in den Nacken führt zu Frequenzminderung

Die Interferenz ergotrop-adrenergischer und trophotrop-serotonergischer Mechanismen und deren rhythmischer Wechsel während des Schlafs

Für das Verständnis gewisser Schlafstörungen ist u. E. die *Hypothese* naheliegend, *daß auch im Schlaf ergotrop-dynamogene Vorgänge sich abspielen und u. U. pathologisch gesteigert sein können.* Umgekehrt ist es nicht unwahrscheinlich, daß dem Wachzustand keineswegs lediglich aktivierend-ergotrope Vorgänge, sondern auch serotonergische Prozesse eigen sind. Die Gleichsetzung von Wachen = Ergotropie und Schlafen = Trophotropie, so sehr sie auch einen wesentlichen Zug des Schlaf-Wach-Verhaltens treffen mag, bedarf unter diesem Gesichtspunkt der Einschränkung.

Die neuen Feststellungen über den paradoxen Schlaf *(Dement 1958; Jouvet 1961, 1965)* könnten geeignet sein, unsere Hypothese vom Hineinwirken ergotroper Vorgänge in den Schlaf zu stützen. Allerdings ist die Kennzeichnung der Schlaftiefe in der Phase der raschen Augenbewegungen höchst problematisch. In den üblichen schematischen Darstellungen des Schlafverlaufs wird der 4 bis 6 mal in der Nacht sich wiederholenden Phase des paradoxen Schlafs angesichts des desynchronisierten kleinamplitudig-raschen EEG ein Platz in den *oberflächlichen Schlafstadien zugewiesen* (s. a. S. 103 ff.).

In der Tat ist bei der Katze die Schwelle für durch elektrische Reizung der motorischen Rinde ausgelöste Bewegungen nach *Hodes* und *Suzuki* (1965) in der REM-Phase erniedrigt. Auch die *lebhafte neuronale Aktivität* in der dorsalen Mittelhirnretikularis, den Vestibulariskernen, den rostralen Vierhügeln und im optischen Kortex, die offenbar mit den raschen Augenbewegungen, wohl auch mit der Traumarbeit korreliert, unterstützt diese Zuordnung. Andererseits deutet auf ein niedriges Erregungsniveau des menschlichen Kortex in der REM-Phase die Beobachtung von *Coleman* et al. hin, daß die *Reaktionszeiten* — die sich teilweise auch noch während des Schlafes prüfen lassen — bei geringer Amplitude des EEG und raschen Augenbewegungen oft lang waren. Daß im „paradoxen" Schlaf die *Schwelle für akustische Reize* bei Katze und Mensch *erhöht* ist, wie *Dement* und *Kleitman* (1957), *Dement* (1958) und *Jouvet* (1961) festgestellt haben, könnte auf eine Senkung des Aktivitätsniveaus hinweisen.

Weiterhin sprechen die Hypotonie, insbesondere der Nackenmuskulatur, die Aufhebung der propriozeptiven Reflexe und die Amplitudenabnahme der retikulären evoked potentials für einen *tiefen* Schlaf. Für die REM-Phase versagt demnach das Prinzip der Quantifizierung. Sie kann nur eine *qualitativ* durch besondere klinische und neurophysiologische Merkmale und biochemisch gut charakterisierte phasisch auftretende Schlafform genannt werden. Der Schlaf mit langsamen Wellen im EEG, wird nach *Jouvet* von den medial im Rhombenzephalon gelegenen serotonergischen *Raphekernen* und offenbar auch von anderen somnogenen Areae induziert, während die adrenergische REM-Phase von der stark monoaminooxydasehaltigen Region des *Locus coeruleus* und seiner Nachbarschaft in der kaudalen Pons ausgeht. Fast könnte man den Eindruck gewinnen, daß der *tiefe Schlaf der Hirnrinde* und der nicht minder *tiefe Schlaf des Rhombenzephalon*, welcher die Traumarbeit des Kortex freigibt, *miteinander alternieren*. Beide Typen des Schlafs sind offenbar biologisch notwendig, wie die Beobachtungen über körperlich-psychische Störungen nach Schlafentzug im allgemeinen oder selektiv der REM-Phase lehren. Wir haben versucht, das rhythmische Ineinanderspiel bzw. den rhythmischen Wechsel der beiden unter der Herrschaft eines serotonergischen (slow wave sleep) und eines adrenergischen Mechanismus (REM-Phase) stehenden Schlafformen in einem Schema anschaulich zu machen (s. Abb. 60). Das Vorkommen eines adrenergischen Geschehens im Schlaf ist im Zusammenhang mit unseren Ausführungen zur Pathologie das wesentliche Moment.

Man hat erwogen, ob die langwelligen Rhythmen aus der Überlagerung von Schwankungen kürzerer Wellenlänge hervorgehen.

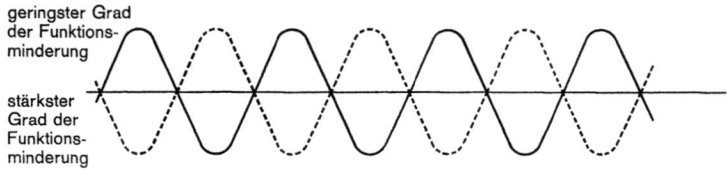

------ Rhythmik des corticalen Schlafs (slow-wave)
─── Rhythmik des rhombencephalen Schlafs (REM-Phase)

Abb. 60. Schematische Darstellung des antagonistischen Ablaufs des kortikalen serotonergischen slow waves-Schlafs und des rhombenzephalen adrenergischen Schlafs. Für beide Formen gilt die Graduierung an der Ordinate zwischen geringer und starker Funktionsherabschaltung

Physiologische und pathologische Rhythmen mit einer Periodendauer von 3—10 sec sind sowohl im EEG als auch in neuronaler Ebene bekannt. Bei Hirntumoren können Gruppen mit monomorphen δ-Wellen subkortikaler Herkunft mit einem Intervall von mehreren sec beobachtet werden (*Duensing 1950; Fischgold 1950*). Mit ähnlichen Abständen treten die Gruppen hochamplitudiger Potentiale im EEG bei der Panenzephalitis auf. In der gleichen Größenordnung liegen die rhythmischen Aufmerksamkeitsschwankungen des Menschen. Schließlich können auch die Neurone in der Formatio reticularis (*Duensing 1965*) oder in den unspezifischen Thalamuskernen (*Murata, Lehmann* und *Bach y Rita 1966*) rhythmische Frequenzänderungen ähnlicher Phasenlänge aufweisen.

Für das Problem der Rhythmik im ZNS sind von hohem Interesse die Arbeiten von *Aladjalova* (1964) über langsame Wellen in der Hirnrinde und im Hypothalamus des Kaninchens (infraslow potential oscillations). Der Autor hat drei Frequenzgruppen beschrieben, nämlich A von 7—8/min, also mit einer Phasenlänge von 8,5 bis 7,5 sec, B von 0,5 bis 2/min und C mit Längen von 40 bis 120 sec.

Diese Rhythmen können durch starke Sinnesreize eine Frequenz- und Amplitudensteigerung erfahren und werden durch Narkose ausgelöscht. Durch elektrische Reizung unspezifischer Strukturen ließen sie sich aktivieren, während Reizung der spezifischen Thalamuskerne keinen Effekt hatte. Beim Menschen waren die gleichen Erscheinungen nur im Bereich von Schädellücken nachweisbar.

Kawamura und *Sawyer* (1964) haben diese langsamen Potentiale beim Kaninchen bestätigt. Im Kortikogramm der Katze konnten Rhythmen in den gleichen Größenordnungen von *Norton* und *Jewett* (1965) registriert werden; Blutdruckänderungen und Atemschwankungen ließen sich ursächlich ausschließen. Die periodischen Veränderungen der *kortikalen Gleichspannung* konform mit dem Wach-Schlafzyklus hat *Caspers* aufgeklärt. Sie verlagert sich im slow wave-Schlaf nach der positiven und im Wachzustand, aber auch in der REM-Phase, zur negativen Seite hin.

Ob etwa die der Schlaf-Wach-Periodik entsprechenden Aktivitätsumstellungen des Kortex und bestimmter subkortikaler Gebiete und die rhythmischen Aktivitätsänderungen *während* des Wachens und Schlafens aus der Überlagerung der beschriebenen infraslow potential oscillations hervorgehen, ist unbekannt. Die Möglichkeit eines Zusammenhangs ist gegeben. Wir werden jedoch beachten müssen, daß die *elektrophysiologischen Vorgänge im Gehirn keineswegs am Ende einer Kausalkette stehen*, sondern gleichsam nur die Nachrichten im Gehirn repräsentieren. Es laufen ihnen parallel und folgen ihnen biochemische Prozesse, und so darf man vermuten, daß letztlich in *biochemischer Ebene die langwelligen Rhythmen* einschließlich der *biologischen Uhr* verwirklicht sind. Daß für den Wechsel von Schlafen und Wachen u. a. ein Antagonismus von Noradrenalin und Serotonin von Bedeutung sein dürfte, geht aus den Untersuchungen mehrerer Autoren hervor (s. Kapitel *Jouvet* S. 103 ff.). Während *Jouvet* von zwei verschiedenen Hirnorten her die beiden Schlafformen auslösen konnte, scheint eine von den in unserem technischen Analogiemodell unterstellten *Querverbindungen* zwischen den beiden Systemen in der *Area praeoptica* zu liegen, wo bei der Katze durch Injektion von *Noradrenalin* ein *ergotropes* Syndrom und von *Serotonin Schlaf* hervorzurufen ist. *Yambuchi* und Mitarb. (1963), welche diese Beobachtung gemacht haben, vermuten, daß in der Area praeoptica Rezeptoren für beide antagonistischen Systeme lokalisiert sind und durch ein *alternierendes Überwiegen bald des Serotonins, bald des Noradrenalins die Umschaltung vom Schlafen zum Wachen vollzogen wird*. Auf den Nachweis zirkadianer Schwankungen im Gehalt bestimmter Hirngebiete an Serotonin und reziproker Änderungen des Noradrenalingehaltes sei auch an dieser Stelle hingewiesen (s. Kapitel *Monnier* S. 85 ff.). Die Realisierung der langwelligen Rhythmen durch *biochemische Prozesse* sollte auch bei der Analyse von Schlafstörungen Beachtung finden.

Schlafstörungen

Die nachfolgenden Ausführungen sollen vornehmlich unter dem Blickwinkel der neurophysiologischen Konstellationen und nur am Rand vom klinischen Standpunkt her erfolgen. Vollständigkeit wird nicht angestrebt.

Die Einschlafstörung Sensitiver

Intensität und Dauer der Weckreaktion — psychologisch gesehen: Die Verlaufsgestalt der Emotionen — unterliegt einer erheblichen interindividuellen aber auch intraindividuellen Schwankungsbreite. Nicht weniger variiert die Funktionsgüte des Schlafsystems. Die Einschlafstörung der sensitiven, emotionell-labilen Naturen mit ihrer erhöhten Eindrucks-, Retentions- und verminderten Ableitungsfähigkeit *(Ewald 1924)* dürfte neurophysiologisch gesehen auf zu starken und damit zu lang anhaltenden Aktivitätssteigerungen im aktivierenden und limbischen System oder gar im ganzen Gehirn beruhen. Sowohl für die Reaktionen der Neurone im Wecksystem als auch für unsere Emotionen ist es charakteristisch, daß die *Reaktion den Reiz überdauert*. Für den Experimentator, der oftmals Neurone des Wecksystems zusammen mit dem Verhalten des Tieres beobachtet hat, gewinnt das Entladungsmuster des Neurons in der Formatio reticularis nach Umweltreizen geradezu Ausdruckscharakter; an den sichtbaren und im Lautsprecher hörbaren neuronalen Entladungen glaubt er Intensität und Dauer der Erregung des Tieres einfühlend mitzuerleben (Abb. 52a). Bei unseren Patienten unterhalten ungelöste persönliche Probleme, tiefer gesehen: Konflikte im Gefüge der Strebungen und Zielsetzungen, tonische Aktivierungen des Wecksystems, welche — da biochemisch untermauert — u. U. in den Abendstunden noch anhalten. Die humorale Unterströmung verhindert ein rasches Abklingen der latenten „arousal" auch dann, wenn die Ablenkung von quälenden Gedankeninhalten gelungen ist. Das hohe Aktivitätsniveau im Wecksystem bringt es mit sich, daß *dem Schlafsystem die antagonistische Hemmung der Wachstrukturen nicht gelingt* — insbesondere dann nicht, wenn es ohnehin schwach angelegt ist. Auf weitere Störungen im Einschlafprozeß, der nach *Selbach* (1965) in der *Kippschwingung* sein technisches Analogon hat, soll hier nicht eingegangen werden.

Anders ist die Neurophysiologie der Durchschlafstörung. Wir müssen hier zwei differente Störungsformen unterscheiden: 1. *Die Durchschlafstörung bei der Hirnarteriosklerose* und beim alternden Menschen schlechthin dürfte vornehmlich auf einer *Insuffizienz des Schlafsystems* beruhen. Denn eine Überaktivität des Wecksystems ist angesichts der allgemeinen Leistungsminderung nicht wahrscheinlich.

Die Funktionsschwäche der somnogenen Areae, etwa infolge Durchblutungsminderung oder Erweichungen, die übrigens — wie *Baust* (1967) richtig bemerkt — kleinere Bezirke einnehmen als die aktivierenden Strukturen, ist vermutlich auch die Ursache des zu frühzeitigen Erwachens, dem keineswegs ein Zustand der Frische — wie bei der Manie — folgt, sondern aufgrund des Minus an „Schlafarbeit" eine matt-dysphorische Verfassung, u. U. mit einem Einschlag von Unruhe. Daß eine *Beziehung* bestehen könnte *zwischen* dem häufigen *arteriosklerotischen Befall der basalen Gefäße und* einer *Insuffizienz* speziell *der synchronisierenden Region im Tractus solitarius,* ist nicht unwahrscheinlich. Am Tag muß sich dann natürlich der Nachholbedarf, die „Schlafschuld", in Müdigkeit und der bekannten Neigung des Arteriosklerotikers einzunicken, bemerkbar machen.

Andere Ursachen hat die *Durchschlafstörung* des sonst Gesunden, nicht selten sthenischen, aber durch zu angespannte Tätigkeit überlasteten Menschen, des „*Managers*". Hier dürfte eine *auch im Schlaf persistierende arousal* die Ursache sein. Bei diesen oft kraftvollen, syntonen Naturen ist das *Aktivitätsniveau des Wecksystems* chronisch *pathologisch erhöht.* Ein kräftig angelegtes, in großamplitudigen Rhythmen schwingendes Schlafsystem bringt gleichwohl am Abend eine reziproke Hemmung des Wecksystems zustande, der Einschlafvorgang ist nicht wesentlich verzögert, die ersten Schlafperioden verlaufen ohne wesentliche Störung. Durch ein lebhaftes *unterbewußtes Agieren infolge Fortdauer der Ergotropie* kann der Schlaf allerdings unruhig-gespannt sein. Die ohnehin mit abnormer Intensität persistierende arousal setzt sich dann aber *vorzeitig* wieder durch. Daß die Patienten nicht selten *immer zum gleichen Zeitpunkt,* etwa 3 oder 4 h in der Frühe, erwachen, spricht dafür, daß die Unterbrechung des Schlafes *zu einem bestimmten Zeitpunkt der Rhythmik* geschieht. Leider fehlen noch Untersuchungen darüber, welche Schlafstadien hier gefährdet sind. Vermutlich ist dies im Einzelfall verschieden. Zu erwägen wäre, ob etwa in diesen Fällen der mit völliger Entspannung der quergestreiften Muskulatur einhergehende paradoxe Schlaf fehlt. Es kann aber auch eine *pathophysiologische Konstellation* vorliegen, *die von den beiden Formen des klassischen und paradoxen Schlafs unabhängig ist.*

Wenn nach vorzeitigem Erwachen erst nach Ablauf einer längeren Zeitspanne von z. B. 1 bis 1½ Stunden nochmals Schlaf aufkommt, so dürfte auch hier die *Periodik* mit im Spiele sein. Unterstützen kann das Wiedereinschlafen eine parasympathische Wiedererwärmung des abgekühlten Körpers. Bei manchen *Kneipp*-Kuren wird diese Erfahrung ausgenutzt (Hydrotherapie in sehr früher Morgenstunde, danach nochmals Schlaf). Daß in den beschriebenen Fällen während des nicht selten quälenden Schlafes eine persistierende tonische Aktivität im ergotropen System bestanden hat, zeigt die morgendliche *Verspannung der Nackenmuskulatur* an, die ihrerseits zur Entstehung eines *Spannungskopfschmerzes* beitragen kann. Das Schlafdefizit bringt für den folgenden Tag eine *Instabilität* des komplexen, das Leistungsniveau des Gesamtorganismus regelnden, unspezifischen retikulären Systems mit sich, die eine Labilität der vegetativen Regulationen einschließt. Dies hat zur Folge, daß *die in Anpassung an den Grad der jeweils geforderten körperlichen oder psychischen Leistung* in retikulokortikalen und vegetativen Funktionskreisen entstehenden Aktivitätssteigerungen *über das physiologische Maß hinausgehen.* Es werden nunmehr vom aktivierenden System und vom Vegetativum – ebenso von den Erfolgsorganen – bei durchschnittlichen Arbeitsleistungen und durchschnittlichen emotionellen Belastungen *unverhältnismäßig hohe Grade der Aktivitätssteigerung* eingeregelt, wie ablesbar ist an *überschießenden* vegetativen Symptomen, Tachykardie, enthemmtem Vasomotorenspiel, gesteigertem Schwitzen und Tremorbereitschaft. Beispiele wären die Veränderungen des galvanischen Hautreflexes nach einem Hustenstoß *(Essen)* und die Normabweichung im Einschwingvorgang des Blutdrucks beim Aufrichten aus dem Liegen (*Dittmar* u. *Mechelke* 1955).

Nach den physiologischen Stößen in das System hinein können statt eines stillen Ausgleichs sogar so starke *pathologische Auslenkungen* aufkommen, daß Krisen z. B. Synkopen, Menière-Attacken die Folge sind (*Selbach* 1965). Die *zu intensiven, langhingezogenen Weckreaktionen* in diesem Zustand der Instabilität der unspezifischen Strukturen haben zwangsläufig zur Folge, daß *der Schlaf in der nächsten Nacht wiederum mit persistierender arousal geschieht.* Damit ist ein *Circulus vitiosus* geschlossen, der vornehmlich durch Fernhaltung der störenden Belastungen und nicht durch das Hypnotikum unterbrochen werden sollte*. — Die so erzeugte Störung der Homöostase in unserem komplexen Regler schließt übrigens bei manchen Individuen eine *Insuffizienz der Schlafpartiarstruktur* in sich: Nach Schlafentzug können — besonders bei Kindern ist dies bekannt — Antriebssteigerungen und verminderte Schlaffähigkeit bestehen. *Auch das Schlafsystem bedarf somit der Erholungsfunktion des Schlafes.*

Die Schlafstörung bei der endogenen Depression

Eine letzte dem Nervenarzt immer wieder begegnende Ursache sehr schwerer Schlafstörungen dürfen wir nicht übergehen, die Schlafstörung in der endogen-depressiven Phase. Sie soll gedeutet werden auf der Basis von Vorstellungen über das Wesen der endogenen Depression, die in Fortführung der Erwägungen *Ewalds* über die hirnphysiologischen Grundlagen des Leidens vor einigen Jahren vorgetragen worden sind (Duensing 1960). Die Leistungsunfähigkeit des Depressiven am Tage durch das Darniederliegen des Antriebs, die verminderte Zuwendungsbereitschaft zur Umwelt, die Erschwerung des Denkens und Entschließens sind Symptome, welche auf ein *funktionelles Versagen von Weckstrukturen und von ihnen beeinflußter Hirngebiete* hindeuten. Der Ausdruck der Müdigkeit kann in nicht wenigen Fällen diagnostisch wegweisend sein. Die depressive Stimmung — allerdings eine psychische Qualität — könnte auf einer Dysfunktion im limbischen System beruhen. Die Selbstreizungsversuche von Ratten nach *Olds* (1958) haben gelehrt, daß durch die *elektrische Reizung* des limbischen Systems sowie auch der Formatio reticularis des Mittelhirns offensichtlich positiv — aber auch negativ — getönte *Affekte hervorgerufen werden.* Die schwere *Schlafstörung* des Depressiven deutet darauf hin, daß *auch die somnogenen Strukturen insuffizient sind***. *Beide* Teilsysteme sind in der depressiven Phase somit funktionsgemindert. Der Depressive kann weder — getragen von natürlichem Antrieb und mit positiv getöntem Lebensgefühl — am Tag tätig sein, noch in der Nacht den Erholung bringenden Schlaf finden. Er befindet sich in einem *Zustand der Starre an der Grenze zwischen Wachen und Schlafen.* Beide Systeme, das trophotrope und das ergotrope, schwingen nur noch ungenügend aus. Außerdem dürfte eine Phasenverschiebung bestehen derart, daß in der ersten Tageshälfte das ergotrope System noch zu wenig aktiv ist und das trophotrope System den Gesamtzustand noch mitbestimmt. Erst in den Nachmittagsstunden setzt sich die ergotrope Einstellung langsam durch, die Stimmung hellt sich auf. Einzelfällen von endogener Depression liegt aber eine Insuffizienz allein des ergotropen Systems zugrunde. Hier kann sogar eine abnorme Schlafneigung Begleitsymptom sein.

In der Manie dagegen handelt es sich u. E. um eine abnorme Überfunktion *beider* Systeme. Hier verkürzt sich die Schlafdauer durch die Überaktivität der dynamogenen Strukturen.

---

* Durch bestimmte Psychopharmaka, in recht spezifischer Weise durch die Benzodiazepine, gelingt es aber, die den Schlaf störende persistierende Arousal weitgehend abzufangen, wie nicht nur klinische Erfahrungen lehren, sondern auch tierexperimentell gezeigt werden konnte (s. W. Schallek und A. Kuehn sowie G. Gogolak und B. Pillat, ferner H. Lechner und Pateisky in Sleep Mechanisms. Progr. Brain Res. *18* (1965).

** Im wesentlichen auf die Schlafstörung gründen sich die Vorstellungen von *Jung* über die Pathogenese der Depression.

Der abnorm *hohe Nutzeffekt* der Schlafarbeit des trophotropen Systems bringt es aber mit sich, daß auch durch einen zeitlich verkürzten Schlaf eine Erstaunen erregende Leistungsfähigkeit wiederhergestellt wird. Für hochgradig erregte Manien gilt dies allerdings nicht.

Hypersomnien

Die neurotische Flucht aus der Wirklichkeit in die chronische Schlafsucht bleibt hier außer Betracht. Die vornehmlich *phasischen* Hypersomnien sollen nur im Hinblick auf mögliche pathophysiologische Grundlagen kurz gestreift werden. Eine Übersicht hat kürzlich *Lauter* (1967) gegeben (s. dazu S. 223 ff.).
Eine auffällige Einschlaftendenz ist für den Neuropsychiater neben der leichten Benommenheit oder mit ihr zusammen ein wichtiger Hinweis in Richtung der *organischen Hirnerkrankung* (Tumor, Enzephalitis, Gefäßprozeß). Die *Schlafsucht* in ihrer reinen Form dadurch charakterisiert, daß nach dem Wecken völlige Bewußtseinshelligkeit besteht, dürfte patho-physiologisch auf eine Schädigung der aktivierenden Strukturen beschränkt sein; das Aktivitätsniveau des Kortex wird nur funktionell herabgeschaltet. Bei der *Benommenheit* dagegen ist daneben auch eine diffuse kortikale Schädigung durch den Prozeß (Hirnschwellung beim Tumor) zu postulieren (*Duensing* 1949).
Die Schlafanfälle bei der Narkolepsie könnten nach der oben gegebenen Theorie, nach welcher normalerweise auch im Wachzustand das Schlafpartiarsystem latent rhythmisch aktiv bleibt, darauf beruhen, daß diese Tagesaktivität der Schlafstrukturen pathologisch gesteigert ist. Zugleich dürfte eine Hypotonie der Wachstrukturen mitwirkend im Spiele sein, worauf bei manchen dieser Patienten eine Antriebsschwäche hinweist (s. dazu S. 207 ff.).
Der morgendliche Wachanfall läßt sich zwangslos erklären mit noch fehlender Aktivierung der deszendierenden bahnenden lateralen Formatio reticularis bei bereits voll aktiviertem Kortex.
Beim affektiven Tonusverlust ist die Konstellation ähnlich, doch wird hier vermutlich aus dem vollen Wachzustand heraus durch den Affekt (Lachen, Ärger) — vom limbischen System her? — möglicherweise durch Vermittlung der medialen bulbären Formatio reticularis eine *aktive Hemmung* der Motoneurone induziert.
Beim Schlafwandeln verharren lediglich höchste Schichten des Zentralnervensystems, wie sie das Persönlichkeitsbewußtsein konstituieren, im Schlaf, während ein zielbestimmtes Verhalten zur Umwelt möglich bleibt.
Das Kleine-Levin-Syndrom, bei dem in großen Intervallen — von beispielsweise einem halben Jahr — Anfälle mit Schlafsucht auftreten, die von einer depressiven Symptomatik umrahmt sein können, darf nicht nur als Grenzgebiet zu der endogenen Depression (*Lauter* 1967), sondern im Hinblick auf die physiologischen jahreszeitlichen Schwankungen der Schlafleistung besonderes Interesse für sich in Anspruch nehmen (s. a. S. 223 ff.).
Bezüglich der interessanten Pathophysiologie des *Pickwickian*-Syndroms sei auf Seite 223 ff. verwiesen (s. a. *Jung* und *Kuhlo* 1965).

Die Begrenzungsbereiche des Schlaf-Wach-Regelsystems

Wir hatten versucht, das Schlaf-Wach-System in Analogie zu einer komplex aufgebauten vermaschten Zweifachregelanlage zu betrachten. Dabei war gezeigt worden, daß zwei ihrerseits wahrscheinlich einer Regelung unterliegende Zeitplanprogrammierer die Schlaf-Wach-Rhythmik bestimmen. Nun ist es bekannt, daß in einem Regler der Regelbereich meistens von *Begrenzungsbereichen* eingeschlossen ist, in denen die *Regelgröße* durch die *Führungsgröße nicht mehr beeinflußbar ist.* Auch dieser Tatbestand hat in der menschlichen Pathologie seine Parallele. Der physiologische Schlaf kann im pathologischen Fall übergehen in einen *unerweckbaren Schlaf,* wie er in reiner Form beispielsweise bei dem Kleine-Levin-Syndrom vorkommt, doch wären Beispiele auch der in Narkose befindliche und der ruhig schlafende soporöse oder komatöse Patient. Im unerweckbaren Schlaf ist eine *Verstellung des Sollwertes auf eine mittlere Bewußtseinshelligkeit nicht mehr möglich,* allenfalls gelingt es, beim Soporösen durch den starken Schmerzreiz eine flüchtige rudimentäre Weckreaktion auszulösen. Bei fortschreitender Schädigung der „Lebenszentren" schließt sich an diesen Grenzbereich des unerweckbaren Schlafes der Tod an.

Aber auch *nach der Seite der Aktivierung hin* kennen wir einen *Begrenzungsbereich,* der kaum noch therapeutisch beeinflußbar ist. In der *exaltierten Erregung der Psychose,* in eindrucksvollster Ausprägung bei der *perniziösen Katatonie,* nimmt die pathologische Erregung im Wecksystem solche Grade an, daß eine Beeinflussung des Kranken durch die äußere Situation — etwa die Fernhaltung jedweder Umgebungsreize — nicht mehr gelingt und auch das hoch dosierte Sedativum nicht mehr wirkt. Wenn allein die Elektrokrampfbehandlung die günstige Wendung bringen kann, so bietet auch hier die Regelungstheorie eine Erklärung an, nämlich die, daß ein sich selbst erregendes langsam schwingendes Regelsystem, das in seinem Begrenzungsbereich gleichsam festgefahren ist, durch die Einwirkung einer sehr starken Störgröße *zu seinen periodischen Schwankungen wieder angeregt werden kann.*

Wesen des Schlafs

Die erholungbringende trophotrope Wirkung des Schlafs, die jeder aus der Erfahrung kennt, hat W. R. Hess (1944, 1965) zum Gegenstand wissenschaftlicher Betrachtung gemacht. Es gibt aber ein übergreifendes Prinzip: *Die Rhythmik schlechthin.* Schon an der einzelnen Zelle des vielzelligen Organismus, dann aber auch am einzelnen Organ sind rhythmische Aktivitäts- und Zustandsänderungen sehr unterschiedlicher Periodendauer nachweisbar, die bald locker, bald fest miteinander koordiniert sein können. Der *Schlaf* stellt danach einen *Sonderfall der Rhythmik* des vielzelligen Organismus dar: In ihm sind die zahlreichen, uns nur teilweise bekannten Subrhythmen der Organe und Gewebe unter Führung des Zentralnervensystems koordiniert. *Im rhythmischen Wechsel von Wachen und Schlafen erfahren wir tagtäglich das allem Lebendigen eigene Urphänomen der Rhythmizität.*

Zusammenfassung

Es wird das dual angelegte Schlaf-Wach-System in Analogie zu einer *vermaschten Zweifachregelanlage* betrachtet.

Zwei Regler für die Stabilisierung des Schlafs einerseits und des Wachzustandes andererseits mit übergeordneten Programmgebern, denen eine antagonistische 24-Stunden-Periodik im Sinne der selbsterregten Schwingung inhärent ist, werden hypostasiert. Die Programmgeber verstellen beim Einschlafen und Aufwachen alternierend in den beiden Systemen reziprok die „Führungsgröße".

Im Hinblick auf etwaige Regelvorgänge in den Beziehungen zwischen Hirnstamm und Hirnrinde werden Registrierungen einzelner Neurone der kaudalen Formatio reticularis

des wachen, frei beweglichen Kaninchens mit paralleler Aufzeichnung des EEG, welche 1959/60 zusammen mit K. P. Schaefer vorgenommen worden sind, erneut ausgewertet.
Nach Weckreizen reagieren die Neurone der Formatio reticularis und das EEG meistens *gleichsinnig*. Man beobachtet also im allgemeinen parallel Frequenzzunahme des Neurons und Desynchronisierung im EEG und bei der nachfolgenden Beruhigung des Tieres Frequenzabnahme des Neurons und kortikale Synchronisierung. Häufig setzt nach dem Sinnesreiz die Frequenzsteigerung des Neurons frühzeitiger ein als die Aktivierung des Kortex. Bei allgemeiner Beruhigung beginnt die Frequenzabnahme des Neurons ebenfalls nicht selten zuerst, doch können auch langsame Wellen im EEG den Anfang machen. Diese Beobachtungen lehren, daß zwischen Formatio reticularis und Kortex vornehmlich ein Impulsfluß mit positivem Vorzeichen besteht.
Auch jene Neurone der Formatio reticularis, welche durch jeden Weckreiz eine Hemmung erfahren, werden im Rahmen der arousal meistens *vor* dem EEG beeinflußt und sind deshalb kein Beweis für eine negative Rückkoppelung vom Kortex zur kaudalen Formatio reticularis. Einzelne Stellen unserer Registrierungen allerdings deuten ein reziprokes Verhalten der kortikalen und retikulären Aktivität an, so daß hier an das Hineinwirken von Regelmechanismen mit negativer Rückkoppelung zwischen Formatio reticularis und Kortex zu denken wäre.
Es liegen auch neurophysiologische Befunde vor, welche die Annahme eines *intraretikulären hemmenden Rückkoppelungskreises* nahelegen, der *aszendierend die Hirnrinde dämpfen* kann. Ferner sind *hemmende Einflüsse vom Kortex deszendierend zur Formatio reticularis* nachgewiesen. Somit würde dem positiv als *Verstärker* wirkenden Erregungskreis zwischen aktivierender Formatio reticularis und Kortex, wie er in den gemeinsam mit K. P. Schaefer am frei beweglichen Kaninchen gewonnenen Beobachtungen sich manifestiert, ein negativ gepolter, dämpfend wirkender Regelkreis entgegengestellt sein, der vermutlich erst bei höheren Intensitäten der Weckreaktion sich einschaltet.
Ein Abschnitt beschäftigt sich mit den Regelkreisen zwischen Formatio reticularis und der Peripherie.
Anschließend wird die Theorie vertreten, daß sowohl im Wachen als auch im Schlaf — ähnlich wie in einer Zweifachregelanlage — über Querverbindungen die *beiden Partiarsysteme einander beeinflussen können*. Der Schlaf entspricht nicht einer einsinnigen Schaltung des Organismus zur Trophotropie, sondern es deuten das periodische Alternieren eines serotonergischen Schlafs mit trägen Wellen im Bereich der Hirnrinde mit einem adrenergischen Schlaf *(Jouvet)* auf Interferenzerscheinungen zwischen zwei Systemen auch im Schlaf hin, deren Abweichung von der Norm zur Entstehung von Schlafstörungen Anlaß geben könnte (s. a. S. 103 ff.).
Es werden dann einige Typen der Hyposomnie besprochen. Der *Einschlafstörung der Sensitiven* liegt eine *am Abend persistierende* — weil humoral unterlegte — *arousal* zugrunde. Aber auch das vorzeitige Erwachen des „Managers" kann dadurch bedingt sein, daß *im Schlaf das Wecksystem noch latent aktiv bleibt,* Schlaftiefe oder Schlafqualität mindert und vorzeitig sich gegenüber der somnogenen Aktivität durchsetzt.
Die Schlafstörung bei der Hirnarteriosklerose wird auf ein funktionelles *Versagen der Schlafstrukturen, insbesondere der somnogenen Area im Bulbus* infolge Durchblutungsminderung oder kleiner Erweichungsherde bezogen.
Bei der *endogenen Depression*, welche u. E. auf einer *Insuffizienz sowohl der aktivierenden Strukturen* oder von Teilen derselben als *auch der somnogenen Funktionsstrukturen* beruht, dürfte die Schlafstörung durch eine Insuffizienz der letzteren bedingt sein. Die An-

nahme einer *relativen Autonomie* beider Systeme bietet eine Erklärungsmöglichkeit für die Tatsache, daß bei einzelnen Depressiven die Schlafstörung fehlt, während Antriebsminderung und depressive Gemütslage die Diagnose stellen lassen.

Bei der *Manie* hat die Verkürzung der Schlafdauer vermutungsweise ihre Ursache in einer *Hyperfunktion der aktivierenden dynamogenen Strukturen*. Der Wirkungsgrad des somnogenen Systems scheint hier so *gesteigert* zu sein, daß eine Leistungsminderung trotz Schlafverkürzung nicht eintritt.

Die verschiedenen Formen der *Hypersomnie* werden kurz neurophysiologisch beleuchtet.

Ebenso wie technische Regelsysteme kann auch das Schlaf-Wach-System in *Begrenzungsbereiche* geraten, in denen durch Umweltbedingungen eine Verstellung der Führungsgröße nicht mehr gelingt. Dies ist der Fall im *unerweckbaren Schlaf* auf der einen Seite und in der *hochgradigen Erregung* (perniziöse Katatonie) andererseits.

Der Schlaf hat nicht nur eine Erholung bringende Funktion, sondern ordnet sich unter das Grundphänomen der allem Lebendigen eigenen *Rhythmik* ein.

Literatur

Adrian, E. D. and *Moruzzi*, G.: Impulses in the pyramidal tract J. Physiol. (Lond.), 97, 153–199 (1939)

Akert, K.: The anatomical substrate of sleep. in Sleep Mechanisms Progr. Brain Research, 18, 9–19 (1965)

Aladjalova, N. A.: Slow electrical processes in the brain. Progr. in Brain Research 7 (1964)

Aschoff, J.: Exogene und endogene Komponente der 24-Stunden-Periodik bei Tier und Mensch. Naturwissenschaften 42, 569–575 (1955)

Baust, W. in: Schlaf – Schlafverhalten – Schlafstörungen, H. Bürger-Prinz und P. A. Fischer, S. 1–20, Stuttgart (1967)

Bloch, V. et *Bonvallet*, M.: Interactions des formations réticulaires mésencéphalique et bulbaire. J. Physiol. (Paris) 53, 280–281 (1961)

Bremer, F.: The neurophysiological problem of sleep in Brain Mechanisms and Consciousness, p. 137–157, Oxford (1953)

Bremer, F. et *Terzuolo*, C.: Rôle de l'écorce cérébrale dans le processus du réveil. Arch. int. Physiol. 60, 228–231 (1952)

– Nouvelles recherches sur le processus physiologique du réveil. Arch. int. Physiol. 61, 86–90 (1953)

– Contribution à l'étude des mécanismes physiologiques du maintien de l'activité vigile du cerveau, Interaction de la formation réticulée et de l'écorce cérébrale dans le processus du réveil. Arch. int. Physiol. 62, 157–178 (1954)

Caspers, H.: Über die Beziehungen zwischen Dendritenpotential und Gleichspannung an der Hirnrinde. Pflügers Archiv ges. Physiol. 269, 157–181 (1959)

Caspers, H. und *Schulze*, H.: Die Veränderungen der corticalen Gleichspannung während der natürlichen Schlaf-Wach-Perioden beim frei beweglichen Tier. Pflügers Arch. ges. Physiol. 270, 103–120 (1959)

Coleman, P. D., *Gray*, F. E. and *Watanabe*, K.: EEG amplitude and reaction time during sleep. J. appl. Physiol. 14, 397 (1959)

Creutzfeld, O. and *Jung*, R.: Ciba Foundation Symposium. The Nature of Sleep. 131–170, London (1961)

Dell, P.: Reticular homeostasis and critical reactivity. In Brain Mechanisms. Progress Brain Research 1, 82–114 (1963)

Dell, P., Bonvallet, M. and Hugelin, A.: in Ciba Foundation Symposium, The Nature of Sleep, 86–107, London (1961)

Dement, W.: The occurence of low voltage, fast electroencephalogram patterns during behavioral sleep in the cat. Electroenc. clin. Neurophysiol. 10, 291–296 (1958)

Dement, W. and Kleitman, N.: Cyclic variations in EEG during sleep and their relation to eye movements, body motility, and dreaming. Electroenc. clin. Neurophysiol. 9, 673–690 (1957)

Ditmar, A. u. Mechelke, K.: Über die Regelung des Blutdrucks bei gesunden Menschen und Personen mit nervösen Herz- und Kreislaufstörungen. Dtsch. Arch. klin. Med. 201, 720–729 (1955)

Drischel, H.: Über die Dynamik kybernetischer Systeme des Organismus. Nova Acta Leopoldina 169, 189–226 (1964)

Duensing, F.: Das Elektroencephalogramm bei Störungen der Bewußtseinslage. Arch. Psychiatr. Zschr. Neurol. 183, 71–115 (1949)

– Über periodische pathologische Potentiale subcorticaler Herkunft bei Hirngeschwülsten. Arch. Psych. Zschr. Neurol. 185, 539–570 (1950)

– Theorien über die körperlichen Grundlagen der Cyclothymie im Lichte neuerer neurophysiologischer Befunde. Zbl. Neurol. 161, 18 (1960)

– Die Erregungskonstellationen im Rautenhirn des Kaninchens bei den Labyrinthstellreflexen (Magnus). Naturwissenschaften, 22, 681–690 (1961)

– Der zentral-nervöse Schaltplan für die Regelung der Augenmotorik. Arch. Psych. Zschr. Neurol. 203, 690–707 (1962)

– Die Eigenrhythmik der von Labyrinth und Wecksytem abhängigen Neurone der Formatio reticularis des Kaninchens. Pflügers Archiv. 283, R 21 (1965)

– Bewußtseinslage in der Hypnose und Schmerzerlebnis in neurophysiologischer Sicht. Psychotherapy and Psychosomatics Psychother. Psychosom. 14, 365–378 (1966)

Duensing, F. und Schaefer, K. P.: Die „locker gekoppelten" Neurone der Formatio reticularis des Rhombencephalons beim vestibulären Nystagmus. Arch. Psychiatr. Zschr. Neurol. 196, 402 bis 420 (1957)

– Über die Konvergenz verschiedener labyrinthärer Afferenzen auf einzelne Neurone des Vestibulariskerngebietes. Arch. Psychiatr. Zschr. Neurol. 199, 345–371 (1959)

– Die Aktivität einzelner Neurone der Formatio reticularis des nicht gefesselten Kaninchens bei Kopfwendungen und vestibulären Reizen. Arch. Psychiatr. Zschr. Neurol. 201, 97–122 (1960)

– Zum Problem der Differenzierung der Neurone in der formatio reticularis. Jenenser EEG-Symposion 30 Jahre Elektroenzephalographie. Berlin (1963)

Essen, K. W. u. Hansen, M.: Verhält sich der galvanische Hautreflex bei normalen Personen konstant, und wie ändert er sich bei körperlicher Arbeit? Z. ges. exper. Med. 107, 590–602 (1940)

Evarts, E. V.: Temporal patterns of discharge of pyramidal tract neurons during sleep and waking in the monkey. J. Neurophysiol. 27, 152–171 (1964)

Ewald, G.: Temperament und Charakter. Berlin (1924)

Fischgold, H.: Quelques causes d'erreur dans la localisation des tumeurs des hemisphères. Semaine Hop. II, 2631–2633 (1950)

– Activity of neurons in visual cortex of the cat during sleep with low voltage fast EEG activity. J. Neurophysiol. 25, 812–819 (1962)

Hernández-Peón, R.: Central neuro-humoral transmission in sleep and wakefulness in Sleep Mechanisms, Progr. Brain Research 18, 96–117 (1965)

Hess, jr., R., Koella, W. P. and Akert, K.: Cortical and subcortical recordings in natural and artificially induced sleep in cats. EEG clin. Neurophysiol. 5, 75–90 (1953)

Hess, W. R.: Das Schlafsyndrom als Folge diencephaler Reizung. Helv. physiol. pharmacol. Acta 2, 305 (1944)

– Sleep as a Phenomenon of the integral organism in Sleep Mechanisms. Progr. Brain Research 18, 3–8 (1965)

Hishikawa, Y., Sumitsuji, N., Matsumoto, K. and Kaneko, Z.: H-Reflex and EMG of the mental and hyoid muscles during sleep, with special reference to narcolepsy. EEG and clin. Neurophysiol. 18, 487–492 (1965)

Hodes, R. and Suzuki, J. I.: Comparative thresholds of cortex, vestibular system and reticular formation in wakefulness, sleep and rapid eye movement periods. Electroenc. clin. Neurophysiol. 18, 239–248 (1965)

Huttenlocher, P. R.: Evoked and spontaneous activity in single units of medial brain stem during natural sleep and waking. J. Neurophysiol. 24, 451–468 (1961)

Jasper, H. H.: Diffuse projection systems: the integrative action of the thalamic reticular system. Electroenc. clin. Neurophysiol. 1, 405–419 (1949)

Jouvet, M.: Telencephalic and rhombencephalic sleep in cat. Ciba Foundation Symposium on the Nature of Sleep. 188–208, London (1961)

— Paradoxical sleep in Sleep Mechanism, Progr. in Brain Research. 18, 20–62 (1965)

Jovanović, U. J.: Der normale, abnormale und pathologische Schlaf. Jahrestag. Dtsch. Ges. Inn. Med. München (1965)

Jung, R.: Zur Klinik und Pathogenese der Depression. Sitzungsbericht Südwestdeutscher Neurologen u. Psychiater, Baden-Baden 1951, Zbl. Neur. 119, 163 (1952)

— Der Schlaf (M. Monnier Hrsg.) Physiologie und Pathophysiologie des vegetativen Nervensystems, II. Pathophysiologie S. 650. Stuttgart (1963)

— Physiologie und Pathophysiologie des Schlafs. Jahrestag. Dtsch. Ges. Inn. Med. (71. Internisten-Kongreß 1965), München (1965)

Jung, R. and Kuhlo W.: Neurophysiological studies of abnormal night sleep and the Pickwickian syndrome. In Sleep mechanisms Progr. Brain Research 18, 140 (1965)

Kawamura, H. and Sawyer, C. H.: D–C potential changes in rabbit brain during slow-wave and paradoxical sleep. Americ. J. Physiol. 207, 1379–1386 (1964)

Lauter, H.: Zur Klinik pathologischer Schlafzustände. In Bürger-Prinz u. Fischer: Schlaf – Schlafverhalten – Schlafstörungen S. 120–128. Stuttgart (1967)

Loomis, A. L., Harvey, E. N. and Horbart, G. A.: Cerebral states during sleep, as studied by human brain potentials. J. exp. Psychol. 21, 127–144 (1937)

Machne, X., Calma, I. and Magoun, H. W.: Unit activity on central cephalic brain stem in EEG arousal. J. Neurophysiol. 18, 547–558 (1955)

Magnes, J., Moruzzi, G. and Pompejano, O.: Synchronization of the EEG produced by low-frequency electrical stimulation of the region of the solitary tract. Arch. ital. Biol. 99, 33–67 (1961)

Magoun, H. W. and Rhines, R.: An inhibitory mechanism in the bulbar reticular formation. J. Neurophysiol. 9, 165–171 (1946)

Moruzzi, G.: Synchronizing influences of the brain stem and the inhibitory mechanisms underlying the production of sleep by sensory stimulation. Electroenc. clin. Neurophysiol. Suppl. 13, 231–256 (1960)

— Reticular influences on the EEG, Electroenc. clin. Neurophysiol. 16, 2–17 (1964)

Moruzzi, G. and Magoun, H. W.: Brain stem reticular formation and activation of the EEG. Electroenc. clin. Neurophysiol. I, 455–473 (1949)

Murata, K., Lehmann, D. and Bach y Rita, P.: Simultaneous periodicity of spontaneous unit activity in the cortex and thalamus of the cat. Electroenc. clin. Neurophysiol. 20, 100 (1966)

Norton, S. and Jewett, R. E.: Frequencies of slow potential oscillations in the cortex of cats. Electroenc. clin. Neurophysiol. 19, 377–386 (1965)

Olds, J.: Self-stimulation of the brain. Science 127, 315–324 (1958)

Oppelt, W.: Kleines Handbuch technischer Regelvorgänge. Weinheim (1960)

Pompejano, O. and Swett, J. E.: EEG and behavioral manifestations of sleep induced by cutaneous nerve stimulation in normal cats. Arch. ital. Biol. 100, 311–342 (1962 a)

Schlag, J. and Balvin, R.: Background activity in the cerebral cortex and reticular formation in relation with the electroencephalogram. Exp. Neurol. 8, 203–219 (1963)

Segundo, J. P., Arana, R. and *French, J. D.:* Behavioral arousal by stimulation of the brain in the monkey. J. Neurosurg. *12*, 601–613 (1955 a)

Segundo, J. P., Naquet, R. and *Buser, P.:* Effects of cortical stimulation on electrocortical activity in monkey. J. Neurophysiol. *18*, 236–245 (1955 b)

Selbach, H.: Klinik der Schlafstörungen. Jahrestagung Dtsch. Gesellsch. Inn. Med. (71. Internisten-Kongreß 1965), München (1965)

Sterman, T., Knauss, T., Lehmann, D. and *Clemente, D. C.:* Circadian sleep and waking patterns in the laboratory cat. Electroenc. clin. Neurophysiol. *19*, 509–517 (1965)

Strumwasser, F.: Long term recording from single neurons in brain of unrestrained mammals. Sciene *127*, 469–470 (1958)

Ulich, E.: In Handbuch d. Psychologie 9. Bd. Betriebspsychologie, 125–138, Göttingen

Verzeano, M. and *Negishi, K.:* Neuronal activity in wakefulness and sleep. In The Nature of Sleep, 108–130, Ciba Foundation Symposium, London (1961)

Wever, R.: Zum Mechanismus der biologischen 24-Stunden-Periodik. Kybernetik *1*, 139–154 (1962)

Williams, H. L., Hammack, J. T., Daily, R. L., Dement, W. C. and *Lubin, A.:* Responses to auditory stimulation, sleep loss and the EEG stages of sleep. Electroenc. clin. Neurophysiol. *16*, 269 279 (1964)

Winters, W. D.: Comparison of the average cortical and subcortical evoked response to clicks during various stages of wakefulness, slow wave sleep and rhombencephalic sleep. Electroenc. clin. Neurophysiol. *17*, 234–245 (1964)

Winters, W. D., Mori, K., Spooner, C. E. and *Kado, R. T.:* Correlation of reticular and cochlear multiple unit activity with auditory evoked responses during wakefulness and sleep. Electroenc. clin. Neurophysiol. *23*, 539–545 (1967)

Yambuchi, N., Ling, G. M. and *Marczynsky, T. J.:* The effects of electrical and chemical stimulation of the preoptic region and some non specific thalamic nuclei in unrestrained, waking animals. Electroencephalogr. clin. Neurophysiol. *15*, 145–146 (1963)

Schlafmittelwirkungen auf subkortikale Hirngebiete

EGGERT HOLM, Heidelberg

Zur Kenntnis der Schlaf-Wach-Mechanismen tragen, wie *Monnier* gezeigt hat, biochemische und pharmakologische Untersuchungen entscheidend bei (S. 85). So wurde die Erforschung dieser Mechanismen auch gefördert durch die Analyse von Schlafmittelwirkungen auf zerebrale Strukturen. Die bisher bekannten neurophysiologischen Erscheinungen des pharmakologisch induzierten Schlafes sind denen des natürlichen Schlafes recht ähnlich, allerdings nicht mit ihnen identisch.

Zentral angreifende Medikamente beeinflussen meist schwerpunktmäßig bestimmte Hirnareale. Die Dämpfung oder Erregbarkeitssteigerung dieser Areale teilt sich andern Hirnbezirken sekundär mit. Daraus ergibt sich die doppelte Aufgabe, die bevorzugten Angriffsorte von Substanzen im ZNS zu lokalisieren und darüber hinaus Zusammenhänge darzustellen, die zwischen den Aktivitätsänderungen verschiedener Kerngebiete bestehen. Mit dieser Zielsetzung wird im folgenden ein Vergleich von Mogadan *(Roche)* und Barbituraten aufgrund eigener Befunde sowie anhand der Literatur versucht.

Möglichkeiten pharmakologischer Schlafinduktion

Im Hinblick auf die Physiologie des Schlafes können bestimmte Wirkungsmechanismen hypnotischer und hypnogener Medikamente erwartet werden (*Hummel* und *Pletscher* 1964). Alterationen des „Bewußtseins" sind mit den Spontanpotentialen des Kortex korreliert und gleichzeitig von der Aktivität subkortikaler Gebiete abhängig *(Gastaut* 1954). Dabei unterliegen die Erscheinungen der Desynchronisation, der Synchronisation und der Spindelbildung dem Einfluß verschiedener Strukturen vor allem des Hirnstamms und des Zwischenhirns. Viele Schlafmittel dämpfen direkt und schwerpunktmäßig die Formatio reticularis, deren mesenzephale und rostropontine Anteile als wichtigstes „Weckareal" gelten (*Moruzzi* und *Magoun* 1949; *Lindsley* u. a. 1950). Eine derartige Wirkung scheint jedoch nicht notwendige Voraussetzung einer pharmakologischen Schlafinduktion zu sein, denn die retikuläre Aktivität wird modifiziert durch mannigfache Afferenzen, beispielsweise durch limbische Zuflüsse (*Adey* u. a. 1956, 1957 und 1958) und neokortikale Impulse (*Adey* u. a. 1954 und 1957; *Bremer* und *Terzuolo* 1954; *French* u. a. 1955; *Segundo* u. a. 1955a und b; *Hugelin* und *Bonvallet* 1957a, b, c und 1958; *Dell* u. a. 1961). Eine indirekte pharmakologische Dämpfung der Retikularis ist demnach denkbar durch Hemmung aktivierender oder durch Aktivierung hemmender retikulopetaler Projektionen.

Welche Rolle den limbischen Gebieten im Rahmen der Schlaf-Wach-Regulation zukommt, ist noch weitgehend unbekannt. Manche Autoren beschrieben oder postulierten hemmende Einflüsse des Hippokampus bzw. des Gyrus hippocampi auf retikuläre Areale (*Adey* u. a. 1957; *Lissák* u. a. 1957; *Jouvet* u. a. 1959) dazu hat *Weiss* (1965) kritisch Stellung genommen. Durch Reizung der Amygdala konnten EEG-Weckreaktionen ausgelöst werden (*Ursin* und *Kaada* 1960).

Die hypnogene Wirkung mancher Substanzen dürfte u. a. auf einer Einschränkung emotionaler Reaktionen beruhen. Die Bedeutung des N. amygdalae für das Antriebs- und Gefühlsverhalten läßt sich eher charakterisieren als die des Hippokampus. Affektive Äußerungen wie Furcht und Wut gehören zu den häufigsten Reizeffekten des Mandelkerns; und seine bilaterale Ausschaltung vermindert aggressive Entladungen (*McLean* und *Delgado* 1953; *Schreiner* und *Kling* 1956; *Shealy* und *Peele* 1957; *Fernandez de Molina* und *Hunsperger* 1959; *Ursin* und *Kaada* 1960).

Die angedeuteten Möglichkeiten einer pharmakologischen Schlafinduktion werden durch Mogadan und Barbiturate unterschiedlich realisiert.

Elektrophysiologische Methodik

Wir untersuchten 29 hochspinal durchschnittene Katzen. Die Tiere wurden nach anfänglicher Äthernarkose mit Flaxedil immobilisiert, künstlich beatmet und bei konstanter Körpertemperatur gehalten. Die Aufzeichnung des EEG, des EKG und des Blutdrucks erfolgte auf einem Direktschreiber von *Schwarzer*. Kortikale Summenpotentiale wurden mit Hilfe von Stiftelektroden bipolar registriert. Zur Reizung und Ableitung in subkortikalen Strukturen dienten bipolare V2A-Stahl-Elektroden (Abstand 2 mm), die nach den Koordinaten von *Reinoso-Suárez* (1961) stereotaktisch eingeführt wurden. Sie waren an einem gemeinsamen Halter befestigt, 0,3 mm stark, elektrolytisch angespitzt und oberhalb der Spitze von 1 mm lackisoliert.

1 Stunde p. o. reizten wir über eine Isolationseinheit 8 bzw. 6 Kerngebiete sukzessiv mit 3/sec-Rechteckimpulsen von 0,3 msec Dauer und ansteigender Spannung (0,2 bis 12,0 Volt). Simultane Ableitungen in den jeweils nicht gereizten Bezirken ergaben für jede Katze ein Muster zahlreicher Antwortpotentiale. Zur Auslösung kortikaler und hippokampaler EEG-Weckreaktionen dienten 150/sec-Reize in der pontinen Formatio reticularis.

5 Katzen erhielten 3 mg/kg Mogadan i. v., wobei die Substanz auf Empfehlung der Firma *Roche* mit einer gleichen Menge Gummi arab. in 1½ ccm physiologischer Kochsalzlösung suspendiert war. Dabei erstreckten sich die Untersuchungen auf folgende Hirnstrukturen: Neokortex, N. amygdalae, Hippocampus ant., Centrum med. und N. ventr. ant. thalami, Hypothalamus post. lat., Formatio ret. mesenceph. bzw. pontis, Caudatum und Pallidum. Die in diesen Fällen über 57 zentralnervöse Verbindungen ausgelösten Potentiale wurden auf Magnetband gespeichert (*Ampex FR* 1300) und mit Hilfe eines elektronischen Mittelwertsbildners der Firma *Nuclear-Chicago* bezüglich ihrer Schwellen ausgewertet. Bei weiteren Experimenten, deren Ergebnisse mit Ausnahme einer Faktorenanalyse an anderer Stelle mitgeteilt sind (*Vieth, Holm* und *Knopp* 1968), verabreichten wir u. a. 15–200 mg/kg Mogadan 20 mal oral und 15 mg/kg Nembutal 4 mal i. v. Diese Versuche betrafen teilweise die gleichen Kerngebiete und zusätzlich das Septum pell. sowie den N. dorsomed. thal. Dabei erfolgte die Schwellenbestimmung der Reizantworten aus den EEG-Kurven (Papiervorschub 200 mm/sec). Die Elektrodenpositionen wurden histologisch kontrolliert.

Nach den i. v.-Injektionen von Mogadan und Nembutal vergingen 15 Minuten, nach der oralen Verabreichung von Mogadan 2 Stunden bis zu den Ableitungen. Die pharmakonbedingten Schwellenänderungen der Antwortpotentiale wurden prozentual ausgedrückt (Ausgangswerte = 100 %) und bei hinreichender Größe des Kollektivs nach *Wilcoxon* auf ihre Signifikanz getestet.

Faktorenanalytische Ansätze und ihre Ergebnisse

Die Lokalisation einer Pharmakonwirkung auf Grund evozierter Makropotentiale setzt voraus, daß die quantitativen Abhängigkeiten dieser Potentiale von der Aktivität beteiligter Reiz-, Relais- und Ableiteorte wenigstens annähernd bekannt sind. Nun stellt das Nervensystem ein strukturiertes Netzwerk dar; und die Hirnbezirke, die eine Reizantwort vermitteln, werden ihrerseits wieder von andern Projektionssystemen beeinflußt. Deshalb ist das

Lokalisationsproblem mit der Frage nach den Beziehungen zwischen Kerngebieten eng verflochten (*Killam* 1962).
Unser Versuch, Schwellendeterminationen subkortikal ausgelöster Potentiale zu ermitteln und funktionelle Verkettungen von Projektionen überschaubar zu machen, wurde von *H. Schaefer* veranlaßt. Seine Anregung, zu diesem Zweck nach simultaner Ableitung zahlreicher Reizantworten die Matrizenrechnung einzusetzen, führte zur Anwendung der Faktorenanalyse auf hirnphysiologische Meßergebnisse (*Holm* 1966; *Überla* 1967). Probleme dieser Anwendung werden andernorts diskutiert (*Holm* und *Schaefer* 1969).
Faktorenanalysen sind mathematische Bearbeitungen von Korrelationsmatrizen mit dem Ziel der Datenreduktion und Hypothesenbildung. Ausführliche Abhandlungen der faktorenanalytischen Verfahren wurden u. a. von *Harman* (1960), *Thurstone* (1961), *Horst* (1965) und *Überla* (1967) vorgelegt. An dieser Stelle sei lediglich bemerkt, daß diese Methoden eine übersichtliche Darstellung und oft auch eine Deutung der Kovariationen vieler Variabler ermöglichen. Es wird nämlich jeweils mehreren Variablen, die eng korreliert sind, ein „Faktor" zugeordnet, der ihre Korrelationen reproduziert. Sofern man die Faktoren im Einzelfall als reale Gegebenheiten interpretieren kann, erklären sie die von ihnen beschriebenen Kovariationen.

Lokalisation pharmakologischer Wirkungen

Beispiel: Angriffsorte von Mogadan
Eine Faktorenanalyse, die zunächst physiologische Aussagen erlauben sollte, wurde mit den Evoked-potential-Schwellen von 30 Verbindungen gerechnet (*Holm* 1966). Dabei resultierten 5 Faktoren, von denen jeder gleichsinnige Schwellenvariationen aller Efferenzen eines Kerngebietes beschrieb, soweit es sich um Reizantworten relativ kurzer Latenzen handelte (5,0—7,8 msec). Es lag deshalb nahe, zumindest jene Faktoren, die darüber hinaus keine weiteren Beziehungen zwischen Verbindungen zeigten, mit der Aktivität der gereizten Hirnstrukturen zu identifizieren. Für Potentiale der angegebenen Latenz konnte somit ein Primat der Erregbarkeit des Reizortes für die Determination der Schwelle angenommen werden.
Dieses Postulat leuchtet am ehesten ein für den Fall, daß die ausgewerteten Antwortkomponenten kurzer Latenz präsynaptische Potentiale direkter Projektionen gewesen sind, die nach *Chang* (1959) primär auf einlaufenden Impulsen beruhen.
Gloor (1955) schrieb Latenzen von 7—9 msec noch direkten Projektionen zu, wobei er allerdings auf Abhängigkeiten dieser Latenzen von der benutzten Methodik hinwies. *Elul* dagegen (1964) nahm teilweise für Reizantworten nach 5 msec bereits einen Weg über mehrere Synapsen an. Faktorenanalytische Ergebnisse zeigten erst für solche ausgelösten Potentiale, die nach ca. 8 msec und später auftraten, einen wesentlichen Einfluß der Aktivität von Relais- und Ableitestrukturen auf die Schwelle (*Holm* und *Schaefer* 1969). Aber selbst diese Antworten, die sicher polysynaptisch vermittelt waren, ließen nicht selten noch eine erhebliche schwellendeterminierende Potenz des Reizortes erkennen. Das gilt erst recht für pharmakologische Bedingungen, wenn man Veränderungen nach Injektionen von Acetoin berücksichtigt (*Holm* u. a. 1967).
Das faktorenanalytisch entwickelte Konzept der Schwellendetermination wird bestätigt durch das Wirkungsspektrum von Mogadan. Abb. 61 orientiert über mogadanbedingte Schwellenänderungen ausgelöster Potentiale. Dabei sind die Reizorte der untersuchten Ver-

bindungen vertikal und die Ableiteorte horizontal angeordnet. So lassen sich die efferenten Projektionen eines Kerngebietes nach Zeilen und die afferenten nach Spalten beurteilen. Mogadan verursachte mit 3 mg/kg ausgeprägte Schwellensteigerungen bei allen Efferenzen des N. amygdalae und sehr geringe bei denen der Reticularis pontis. Zusätzlich zeigten sich einige Verbindungen zum limbischen System gedämpft, wobei jedoch weder die amygdaloiden noch die hippokampalen Afferenzen ein einheitliches Bild boten.

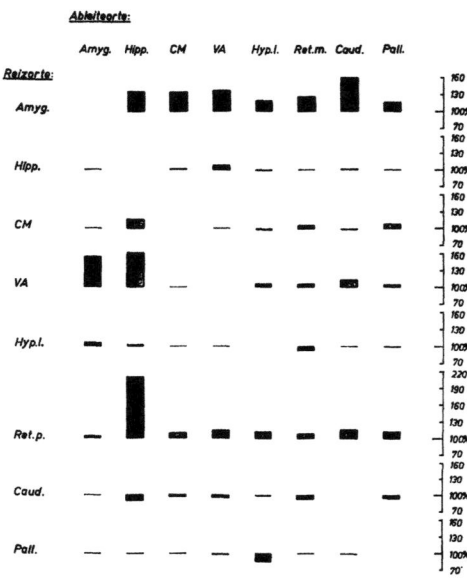

Abb. 61. Mittlere prozentuale Schwellenänderungen subkortikaler Reizantworten nach i. v.-Injektion von 3 mg/kg Mogadan bei 5 Katzen (encéphale isolé). Ausgangswerte der Schwellen = 100 %. Bestimmung der Schwellen mit Hilfe eines elektronischen Mittelwertbildners. Kerngebiete: Amyg. = N. amygdalae (basolateraler Anteil); Hipp. = Hippocampus ant.; CM = Centrum med. thal.; VA = N. ventr. ant. thal.; Hyp. l. = Hypothalamus post. lat.; Ret. m. = Formatio ret. mesenceph.; Ret. p. = Formatio ret. pontis; Caud. = Caudatum; Pall. = Pallidum

Die systematischen Hemmungen der Efferenzen des N. amygdalae können lokalisatorisch nur auf Strukturen dieses Kerngebietes bezogen werden. Dabei wirkte sich die Dämpfung jener Strukturen auch auf Reizantworten längerer Latenz aus, etwa auf die amygdaloretikuläre (11,1 msec). Die unsystematisch auftretenden Amplitudenverluste limbischer Afferenzen dagegen beweisen zunächst noch keinen Pharmakoneinfluß auf den N. amygdalae bzw. Hippokampus. Es handelt sich hier um retikulo- und thalamolimbische Verbindungen langer Latenz (8 msec und mehr), deren Veränderungen zwar nicht auf einer entsprechenden Deaktivierung der Reizorte beruhen, wohl aber durch eine Beeinträchtigung jeweiliger Relaisgebiete erklärbar wären. Dazu wird später Stellung genommen.

Die bisherigen Aussagen über Schwellenabhängigkeiten hätten sich aus Abb. 61 auch ohne Faktorenanalyse ableiten lassen, allerdings nur für pharmakologische Bedingungen und ohne eine mehrfaktorielle Quantifizierung. Nun erhebt sich jedoch die Frage, ob etwa der N. amygdalae und die Formatio reticularis primäre Angriffsorte von Mogadan oder nur sekundär beeinflußte Gebiete sind.

Korrelationen pharmakologischer Wirkungen

Beispiel: Beziehungen zwischen verschiedenen Mogadaneffekten
Um für Mogadan ein Modell der Zusammenhänge zerebraler Veränderungen zu entwickeln, wurde mit den Schwellenänderungen solcher Reizantworten, die durch verschiedene Dosen

zwischen 15 und 200 mg/kg erheblich bzw. signifikant beeinflußt waren, eine Faktorenanalyse durchgeführt. Aus methodischen Gründen ließen sich die Effekte geringerer Konzentrationen leider nicht in die Rechnung einbeziehen.

Wenn bestimmte Kerngebiete und Verbindungen gleichzeitig bzw. in Abhängigkeit voneinander auf ein Pharmakon reagieren, so spiegelt sich dieser Befund quantitativ in den Korrelationen von Schwellenänderungen. Die in Tab. 4 dargestellten, voneinander unabhängigen 4 Faktoren reproduzieren derartige Korrelationen mit Hilfe positiver und negativer „Faktorladungen". Projektionen, die höhere Ladungen (ab 0,40) gleichen Vorzeichens bezüglich eines Faktors tragen, boten gleichsinnige Variationen ihrer Schwellenänderungen von Katze zu Katze; unterschiedliche Vorzeichen der Ladungen hinsichtlich desselben Faktors weisen auf gegensinnige Variationen hin. Aus Gründen der Übersichtlichkeit sind Faktorladungen unter 0,40 im allgemeinen nicht vermerkt worden. Neben den Schwellen erscheint noch die Pharmakondosis als Variable, so daß die Dosisempfindlichkeit der 4 beschriebenen Systeme von Projektionen, auf die Mogadan gewirkt hat, unmittelbar erkennbar wird.

Das Faktorenmuster zeigt systematische Tendenzen. Es ordnen sich nämlich dem ersten Faktor die hippokampalen, dem zweiten die retikulären und dem dritten die amygdaloiden Efferenzen zu, während der vierte Faktor hippokampale Afferenzen bringt. Die vom Septum ausgehenden Projektionen kovariieren teils mit efferenten Verbindungen des Hippokampus (Faktor 1), teils mit solchen des N. amygdalae (Faktor 3). In diesen Kovariationen stellen sich Funktionsbeziehungen zwischen Septum und Hippokampus sowie zwischen Septum und N. amygdalae dar, sofern es sich nicht um eine bloße Gleichzeitigkeit der Pharmakonwirkung auf die betreffenden Strukturen handelt. Das Septum ist mit dem Hippokampus und N. amygdalae jeweils reziprok verbunden (*Johnston* 1923; *Fox* 1940 und 1943; *Simpson* 1952; *Daitz* und *Powell* 1954; *Nauta* 1956 und 1961; *Valenstein* und *Nauta* 1959; *Lundberg* 1960; *Votaw* 1960; *Cragg* 1961; *Andy* und *Stephen* 1964; *Powell* 1966). Der Faktorenanalyse kann nicht mit Sicherheit entnommen werden, ob sich unter Mogadan vorwiegend eine Aktivitätsänderung der beiden großen limbischen Kerngebiete dem Septum mitteilt, oder ob Beeinflussungen in der umgekehrten Richtung dominieren. Das Erstere ist wahrscheinlicher, da die septalen Efferenzen nicht geschlossen auftreten.

Die retikulofugalen Projektionen sammeln sich fast vollständig und isoliert in der Dimension des zweiten Faktors, der demzufolge einen direkten Mogadaneffekt auf die pontine Retikularis repräsentiert. Zwischen 15 und 200 mg/kg zeigte dieser Effekt keine Dosisabhängigkeit mehr und blieb interessanterweise ohne Wirkung auf außerretikuläre Verbindungen. Nun kann aber an einer funktionellen Beziehung der Formatio reticularis zu den limbischen Arealen kein Zweifel sein. Also wird man postulieren dürfen, daß durch die hohen Mogadandosen gleichermaßen aktivierende und hemmende aszendierende Impulse beeinflußt wurden. Das soll für den N. amygdalae im nächsten Abschnitt weiter belegt werden. Auf hemmende Afferenzen zum Hippokampus weisen Befunde hin, die mit Nembutal erhoben wurden (*Vieth* u. a. 1968). Auffällig ist auch, daß sich die efferenten und afferenten Projektionen dieses Kerngebietes nicht dem gleichen Faktor zuordnen (Tab. 4). Wären die Zuflüsse zum Hippokampus in funktioneller Hinsicht homogen, so müßten sich Abhängigkeiten des „Outputs" vom „Input" faktorenanalytisch darstellen.

Mogadan hat mit Dosen ab 15 mg/kg nur wenige Projektionen konzentrationsabhängig gedämpft (Faktor 4). Die Schwellenänderungen der meisten hippokampalen Afferenzen waren positiv, die der Verbindung Retikularis-Hypothalamus negativ mit der Pharmakondosis korreliert. Eine detailliertere Diskussion des Faktorenmusters ist in diesem Rahmen nicht möglich.

Tabelle 4. Faktorenanalyse nach der Hauptachsenmethode mit Varimax-Rotation. Stichprobenumfang = 20. Variable = Schwellenänderungen subkortikaler Reizantworten als Quotienten (Schwellenwerte vor Pharmakon = 100 %). Korrelationskoeffizienten nach *Pearson*. Die ersten 5 Eigenwerte der Korrelationsmatrix: 4,1; 2,5; 1,8; 1,5; 0,8. Gesamtkommunalität = 57,6 % der Gesamtvarianz. Die 4 extrahierten Faktoren reproduzieren 96,5 % der Gesamtkommunalität

Reizort	Ableiteort	FAKTOREN I	II	III	IV
Amyg.	Hyp.			+ 0,72	
	Ret. m.			+ 0,77	
Hipp.	Amyg.	+ 0,65			
	Sept.	+ 0,96			
	Hyp.	+ 0,95			
Sept.	Amyg.	+ 0,41			
	Hipp.			+ 0,41	+ 0,63
	Hyp.	+ 0,70		+ 0,47	
	Ret. m.			+ 0,62	
DM	Hipp.				
Hyp.	Hipp.				+ 0,43
Ret. p.	Amyg.		− 0,75		
	Hipp.		− 0,56		
	Sept.		− 0,80		
	DM		− 0,80		+ 0,38
	Hyp.				− 0,46
Dosis von Mogadan					+ 0,72

Bezeichnungen der Kerngebiete: Amyg. = N. amygdalae (basolateraler Anteil); Hipp. = Hippocampus ant.; Sept. = Septum pellucidum; DM = N. dorsomed. thal.; Hyp. = Hypothalamus post. lat.; Ret. m. = Formatio ret. mesenceph.; Ret. p. = Formatio ret. pontis.

Aktivitätsänderungen subkortikaler Strukturen unter dem Einfluß von Barbituraten und Mogadan - Ein Vergleich

Formatio reticularis

Bei der Darstellung von Wirkungsunterschieden zwischen Barbituraten und Mogadan seien neben den Effekten kleiner Mogadandosen (Abb. 61) auch die von 80 mg/kg berücksichtigt (Abb. 62). Die Abbildungen 61 und 62 dürfen quantitativ nur dort miteinander verglichen werden, wo grobe Differenzen vorliegen; denn die Werte der Abb. 61 wurden mit Computer, die der Abb. 62 ohne Computer bestimmt. Immerhin ergaben Kontrollauswertungen der ersten Versuchsgruppe (Abb. 61) ohne den Mittelwertsbildner annähernd gleiche prozentuale Schwellenänderungen. In der Literatur mitgeteilte experimentelle Ergebnisse werden ohne Erwähnung der jeweiligen Tierspezies besprochen, sofern nicht die Tierspezies zur Erklärung eines auffälligen Befundes beiträgt.

Die Einflüsse von Barbituraten und Mogadan auf die Formatio reticularis unterscheiden sich nur quantitativ, aber erheblich voneinander. Untersuchungen intraretikulärer Verbindungen mit Hilfe der Evoked-potential-Technik zeigten hemmende Effekte von Barbituraten (*Killam* 1957; *Killam* und *Killam* 1958; *Hance* 1959), ebenso aber von Mogadan (*Lanoir* u. a. 1965 b). Ein von uns bei pontiner Reizung mesenzephal abgeleitetes Antwortpotential wurde durch 15 mg/kg Nembutal massiv beeinträchtigt, durch 3 und auch durch 80 mg/kg Mogadan aber nur gering verändert (Abb. 61 und 62). Die efferenten Projektionen der Retikularis zu andern Hirngebieten waren selbst nach Gabe von 80 mg/kg Mogadan weniger stark gedämpft als nach Injektion von 15 mg/kg Nembutal. Es sei allerdings betont,

daß auch sehr kleine Mogadandosen (0,4 mg/kg) nicht völlig ohne Wirkung auf die Formatio reticularis bleiben (*Bonnin* 1965; *Faure* u. a. 1965; *Vincent* u. a. 1966).
Die mit Mogadan erhobenen Befunde ermöglichen gemeinsam mit einer von physiologischen Daten ausgehenden Faktorenanalyse (*Holm* und *Schaefer* 1969) eine nähere Charakterisierung der retikulofugalen Projektion zum N. amygdalae. Jene Faktorenanalyse zeigte einerseits positive und andererseits negative Schwellenkorrelationen retikulärer und amygdaloider Efferenzen. Demnach bestehen zwischen Retikularis und Amygdala neben aktivierenden auch hemmende Relationen. Faktorenanalytisch werden solche miteinander interferierenden Beziehungen zwischen Kerngebieten durch die Strategie einer mehrdimensionalen Aufgliederung von Korrelationen jeweils separat erkennbar. Mogadan erhöhte mit 3 mg/kg die Schwellen der efferenten Verbindungen des N. amygdalae. Dabei blieb die Reizantwort der Projektion Retikularis-Amygdala praktisch unverändert (Abb. 61). Durch 80 mg/kg jedoch wurde diese Projektion gedämpft; und damit entfiel die Hemmung der amygdaloiden Efferenzen (Abb. 62). So darf man wohl schließen, daß große Dosen des Pharmakons aszendierende Einflüsse vorwiegend hemmender Natur unterdrücken. Daraus würde eine Erregbarkeitssteigerung des N. amygdalae resultieren („release phenomenon"), die der direkten Mogadanwirkung auf dieses Kerngebiet annähernd das Gleichgewicht hält. Die oben dargestellte, auf Mogadaneffekte angewandte Faktorenanalyse läßt den partiellen Antagonismus zwischen Retikularis und Amygdala nicht durch einen bipolaren Faktor in Erscheinung treten, weil sie in erster Linie auf sehr hohe Konzentrationen von Mogadan Bezug nimmt.

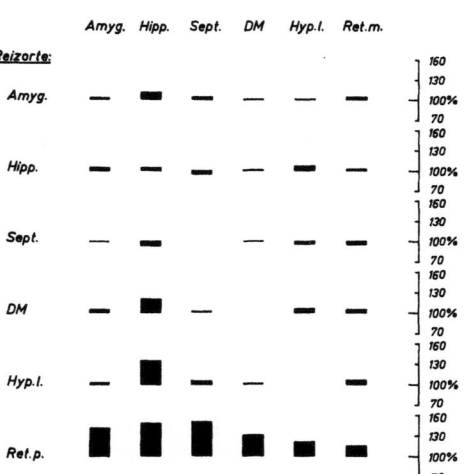

Abb. 62. Mittlere prozentuale Schwellenänderungen subkortikaler Reizantworten nach oraler Applikation von 80 mg/kg Mogadan bei 12 Katzen (encéphale isolé). Ausgangswerte der Schwellen = 100 %. Bestimmung der Schwellen aus den EEG-Kurven (Papiervorschub 200 mm/sec). Kerngebiete: Amyg. = N. amygdalae (basolateraler Anteil); Hipp. = Hippocampus ant.; Sept. = Septum pellucidum; DM = N. dorsomed. thal.; Hyp. l. = Hypothalamus post. lat.; Ret. m. = Formatio ret. mesenceph.; Ret. p. = Formatio ret. pontis

Es ist auffällig, daß die in der mesenzephalen Retikularis registrierten Reizeffekte entweder gar nicht oder uneinheitlich auf Nembutal und Mogadan reagierten. Sie können offenbar nur ausnahmsweise als Indikatoren der Erregbarkeit des Ableiteortes gelten. So entsprachen denn auch ihre spärlich auftretenden Schwellenverschiebungen – ungeachtet der gemessenen Latenzzeiten – weitgehend der Aktivitätsänderung des jeweils gereizten Hirnareals. Die retikulären Potentiale sind indessen anders zu bewerten, wenn statt eines subkortikalen Kerngebietes ein peripherer Nerv oder ein Sinnesorgan gereizt wird und die Vermittlung der afferenten Signale über Kollateralen sensorischer Bahnen erfolgt. Die Antwortkomponenten langer Latenz scheinen dann ganz vorwiegend durch die retikuläre Aktivität bestimmt zu sein. Der dämpfende Einfluß der Barbiturate auf die Formatio reticularis äußert sich daher in einem eindrucksvollen Amplitudenverlust solcher Potentiale. Dies wurde in einer grundlegenden Arbeit von *French* u. a. mitgeteilt (1953) und später oft bestätigt (*Arduini* und *Arduini* 1954; *Collins* und *O'Leary* 1954; *Killam* 1957; *Killam* und *Killam* 1958; *Longo* und *Silvestrini* 1958; *Feldman* u. a. 1959; *Kletzkin* und *Swan* 1959). Auch Mogadan hemmte retikuläre Antworten, die einer sensorischen Reizung folgten (*Lanoir* u. a. 1965 a und b; *Hernández-Peón* und *Rojas-Ramirez* 1966); diese Hemmung kam indessen niemals — wie bei hohen Barbituratkonzentrationen — einer kompletten Blockade gleich.

Schwellensteigerungen der kortikalen EEG-Weckreaktion können durch Pharmakonwirkungen auf retikuläre, thalamische, kortikale und andere Zell- bzw. Projektionssysteme verursacht sein (*Domino* 1962). Ihre lokalisatorische Interpretation erfordert daher grundsätzlich die Hinzunahme weiterer Befunde. Nach Gabe kleiner Barbituratmengen (3—10 mg/kg) wurde sehr häufig eine deutliche Hemmung der „arousal reaction" des Kortex bei sensorischer oder frequenter retikulärer Reizung gesehen (*Arduini* und *Arduini* 1954; *Martin* u. a. 1954; *Domino* 1955; *King* 1956; *Bradley* 1958; *Bradley* und *Key* 1958; *Schallek* u. a. 1959 und 1965; *Vieth* u. a. 1968). Diese Veränderungen sind im Hinblick auf die Ergebnisse der Evoked-potential-Methode großenteils durch eine Deaktivierung der Formatio reticularis zu erklären. Davon abweichende Resultate ergaben sich indessen bei einer Testung von Phenobarbital am Kaninchen (*Gangloff* und *Monnier* 1957 b und 1958).

Mogadan hemmte die einer „arousal" entsprechenden Potentiale des Bulbus olfactorius (*Hernández-Peón* und *Rojas-Ramirez* 1966). Die retikulär ausgelöste Weckreaktion des Kortex war nach Injektion von 2 mg/kg noch nicht beeinträchtigt (*Morillo* 1962). Ihre Schwelle scheint jedoch bei mehreren Tierarten spätestens nach Gabe von 3—4 mg/kg anzusteigen; darin decken sich unsere Befunde mit denen mehrerer Autoren (*Bonnin* 1965; *Faure* u. a. 1965; *Gogolak* und *Pillat* 1965; *Lanoir* u. a. 1965 a; *Vincent* u. a. 1966). *Schallek* u. a. (1965 a und b) reizten nicht zentral, sondern peripher; sie teilten anderslautende Resultate mit.

Durch Barbiturate erfährt die kortikale Weckreaktion offenbar höhere Schwellensteigerungen als durch Mogadan (*Schallek* u. a. 1965 a und b; *Soulairac* u. a. 1965; *Vieth* u. a. 1968). Barbiturate sollen im übrigen die Antwort des Kortex auf Weckreize früher verändern als die des Hippokampus, während Mogadan sich umgekehrt verhält (*Gogolak* und *Pillat* 1965). Dies mag darauf beruhen, daß durch Mogadan vorzugsweise die retikulofugalen Projektionen zum Hippokampus (Abb. 61) bzw. zur septalen Region massiv gedämpft werden (*Vieth* u. a. 1968). Bekanntlich vermittelt das Septum als Relaisstruktur solche Impulse, die bei Reizung der Formatio reticularis eine hippokampale ϑ-Synchronisation bewirken (*Green* und *Arduini* 1954). Die morphologischen Besonderheiten von EEG-Weckreaktionen nach Verabreichung von Schlafmitteln sind andernorts dargestellt (*Rinaldi* und *Himwich* 1955; *Brücke* u. a. 1957; *Lanoir* u. a. 1965 a; *Soulairac* u. a. 1965).

Neben der mesenzephalen Retikularis reagieren auch Gebiete des kaudalen Hirnstamms auf Barbiturate und Mogadan, insbesondere das in der Gegend des Tr. solitarius gelegene synchronisierende Areal (*Batini* u. a. 1958 und 1959; *Moruzzi* 1960; *Magnes* u. a. 1961 a und b; *Baust* 1967). Das ergab sich aus kortikalen Desynchronisationen im Anschluß an intraarterielle Injektionen geringer Mengen von Thiopental (*Magni* u. a. 1959) und Mogadan

(*Zattoni* 1966) in den vertebrobasilaren Kreislauf, wobei die Substanzen auf Grund der Versuchsanordnung nur im kaudalen Hirnstamm wirksam wurden.
Barbiturate scheinen hemmende Hirnstammstrukturen, die bislang nur teilweise lokalisiert sind, progressiv zu dämpfen. Dadurch wird nach Auffassung mehrerer Autoren (*Brazier* 1954; *Feldman* und *Porter* 1960) bei peripherer oder zentraler Reizung das Auftreten der kortikalen „secondary discharge" ermöglicht (*Derbyshire* u. a. 1936; *Forbes* und *Morison* 1939; *Purpura* 1955), deren Amplitude mit der Narkosetiefe zunimmt. Diese nach sehr langer Latenz sich entwickelnde „zweite Antwort" wurde von *Feldman* u. a. (1959 und 1960) auch subkortikal abgeleitet; sie ist extralemniskal vermittelt (*Purpura* 1955; *Anokhin* 1961). *Brazier* (1954 und 1963) registrierte Antwortpotentiale auf Lichtblitze und fand nach Gabe von Barbituraten u. a. Amplitudensteigerungen kortikaler Reizeffekte, die der „secondary response" entsprechen dürften.

Unspezifischer Thalamus

Kleine und mittlere Barbituratdosen erleichtern die Auslösung der sog. „rekrutierenden" Antworten des Kortex durch Reizung unspezifischer Thalamuskerne (*King* 1954 und 1956; *Domino* 1955; *Jasper* u. a. 1955; *Killam* und *Killam* 1957). Dieser Befund wurde auf eine Dämpfung retikulothalamischer Hemmungsimpulse („release phenomenon") zurückgeführt (*Killam* und *Killam* 1958; *Domino* 1962). So könnte auch das Auftreten kortikaler Barbituratspindeln, das gemeinhin einer Funktionssteigerung thalamokortikaler Erregungskreise zugeschrieben wird, letztlich mitbestimmt sein von der Aktivitätsänderung retikulärer Gebiete (*Domino* 1955; *Killam* 1962). Allerdings weisen *Gangloff* und *Monnier* (1957 b) auf eine gewisse Autonomie der kortikalen Spindelbildung im Barbituratschlaf hin.
Rekrutierende Potentiale ließen sich selbst in tiefer Barbituratnarkose noch hervorrufen, wobei jedoch die optimale Reizfrequenz geringer war (*Domino* 1955; *Jasper* u. a. 1955). Wenn man von Phenobarbitalbefunden, die beim Kaninchen erhoben wurden, absieht (*Gangloff* und *Monnier* 1957 b und 1958), dann zeigte sich das rekrutierende System weniger barbituratempfindlich als die Formatio reticularis. Auch die thalamisch induzierten Veränderungen kortikaler Bestandpotentiale sprachen auf Barbiturate später an als die retikulär ausgelösten (*Arduini* 1958; *Brookhart* u. a. 1958). Daß bestimmte Strukturen des unspezifischen Thalamus sogar durch relativ hohe Barbituratdosen nicht beeinflußt werden, wird schließlich durch Evoked-potential-Befunde demonstriert; *Brazier* (1960) fand nach Gabe von 13—30 mg/kg Nembutal ein Antwortpotential des Centrum med. auf Lichtreiz nicht beeinträchtigt.
Ein anderes Bild bieten die diffusen Thalamusprojektionen, die eine „arousal" vermitteln und ein eigenes unspezifisch-thalamisches System darstellen (*Monnier* u. a. 1963); sie wurden durch Barbiturate gehemmt (*Killam* u. a. 1957; *Killam* und *Killam* 1958).
Mogadan soll mit 0,4 mg/kg die Erregbarkeit diffus projizierender Thalamusareale bei gleichzeitiger Dämpfung der Retikularis steigern (*Bonnin* 1965; *Faure* u. a. 1965; *Vincent* u. a. 1966). 1,5 mg/kg hatten jedoch bereits hemmende Einflüsse auf rekrutierende Wellen (*Lanoir* u. a. 1965 a und b). Mit 1 mg/kg wurden signifikante Schwellenerhöhungen von Nachentladungen des N. centr. lat. beobachtet; ein vergleichbarer Effekt trat mit Phenobarbital erst bei 40 mg/kg auf (*Schallek* u. a. 1964; *Randall* u. a. 1965). Wir stellten bei Antwortpotentialen, die einer Reizung des Centrum med. und des N. ventr. ant. thalami folgten, nach Injektion von 3 mg/kg nur mäßige Amplitudenverluste fest (Abb. 61).

Spezifische Afferenzen

Sensorische Signale, die über thalamische Relaiskerne zu spezifischen kortikalen Feldern gelangen, sind gegen Barbiturate sehr resistent. Durch periphere Reize veranlaßte primäre Potentiale kurzer Latenz blieben unter Barbituraten im Thalamus unverändert (*Arduini* und *Arduini* 1954) und zeigten kortikal sogar eine Amplitudenzunahme (*Bremer* 1937 und 1954; *French* u. a. 1953).

Auf die Übertragung sensorischer Informationen verschiedener Modalitäten dürften sich wiederum retikulofugale Hemmungsbahnen auswirken (*Livingston* 1957; *Domino* 1962). Es wurde mehrfach beobachtet, daß die im ersten Relais postsynaptisch aufgebauten Antwortkomponenten durch eine Aktivierung der Formatio reticularis an Amplitude verloren, während sie durch retikuläre Läsionen wie auch durch Nembutal eine Steigerung erfuhren (*Hernández-Peón* und *Scherrer* 1955 a und b; *Scherrer* und *Hernández-Peón* 1955; *Hernández-Peón* u. a. 1956). In der inneren Kapsel gemessene Erholungszyklen („recovery cycles") von Reizantworten, die von der Erregbarkeit thalamischer Relaiskerne abhängig waren, schienen hemmenden retikulären Einflüssen zu unterliegen; diese Hemmungsimpulse konnten durch kleine Barbituratdosen neutralisiert werden (*Naquet* und *King* 1954; *King* u. a. 1955 und 1957; *Killam* und *Killam* 1957).

Die retikuläre Kontrolle spezifischer Afferenzen dürfte indessen sehr komplexer Natur sein. Kortikale Antwortpotentiale, die nicht peripher ausgelöst waren, sondern einer Reizung des Chiasmas (*Dumont* und *Dell* 1960) oder des Corpus gen. lat. folgten (*Bremer* und *Stoupel* 1959), wurden bei Weckreizungen der Formatio reticularis größer. Nach Gabe von Pentobarbital (45 mg/kg) ließen sich Amplitudensteigerungen solcher Potentiale nicht mehr erzielen (*Bremer* und *Stoupel* 1959). Als Mitursache dafür kommt die pharmakologische Ausschaltung aktivierender retikulärer Einflüsse in Betracht. Darüber hinaus aber kann eine direkte Wirkung der verwendeten Barbituratkonzentrationen auf spezifische Thalamuskerne angenommen werden. 10—30 mg/kg Pentobarbital reduzierten die Amplitude und verlängerten die Latenz- und Erholungszeiten thalamusabhängiger kapsulärer Antwortpotentiale ganz erheblich (*Marshall* 1941; *Naquet* und *King* 1954; *King* u. a. 1955 und 1957; *Killam* und *Killam* 1957). Wir fanden bei Reizung eines spezifischen thalamischen Assoziationskerns, des N. dorsomed., nach Injektion von 15 mg/kg Nembutal Amplitudenverluste verschiedener subkortikaler Antworten kurzer und langer Latenz (*Vieth* u. a. 1968).

Nach Gabe von Mogadan sahen *Hernández-Peón* und *Rojas-Ramirez* (1966) gelegentlich Amplitudensteigerungen akustisch ausgelöster kortikaler Potentiale. Für das visuelle System wurden vorwiegend hemmende Wirkungen des Pharmakons auf verschiedene Reizantworten beschrieben (*Bonnin* 1965; *Faure* u. a. 1965; *Lanoir* u. a. 1965 a und b; *Vincent* u. a. 1966). Bei unseren Versuchen waren die efferenten Projektionen des N. dorsomed. thalami selbst nach Gabe von 80 mg/kg Mogadan kaum beeinträchtigt (Abb. 62). Aus den bisherigen Befunden ergibt sich noch kein geschlossenes Bild der Mogadaneffekte auf spezifische Afferenzen.

Kaudatum

Im Kaudatum provozierte Nachentladungen erfuhren Schwellenerhöhungen durch Phenobarbital (*Gangloff* und *Monnier* 1957 b), nicht jedoch durch Mogadan (*Randall* u. a. 1965; *Schallek* und *Kuehn* 1965). Auch die Reizantworten efferenter Verbindungen des Kaudatums (Abb. 61) zeigten unter Mogadan kaum Abweichungen, am ehesten noch geringe Schwellensenkungen.

Hypothalamus

Auf eine besondere Barbituratempfindlichkeit des Hypothalamus haben *Feldman* u. a. hingewiesen (1959). Bei vergleichenden Testungen von Phenobarbital und Mogadan an Hand hypothalamisch ausgelöster Blutdruckreaktionen war indessen das Barbiturat unterlegen (*Schallek* u. a. 1964, 1965 a und b). Wir beobachteten, daß Nembutal (15 mg/kg) im Gegensatz zu Mogadan (3 mg/kg) aszendierende Verbindungen vom hinteren Hypothalamus zum N. amygdalae, Hippokampus und Septum dämpfte; dagegen trat eine Hemmung deszendierender Impulse nur unter Mogadan auf; dabei handelte es sich um die Projektion Amygdala-Hypothalamus (Abb. 61). Nach *Hernández-Peón* und *Rojas-Ramirez* (1966) werden Wut- und Fluchtreaktionen, die einer Reizung des hinteren Hypothalamus und des Septums folgen, bei Katzen und Affen durch Mogadan vermindert bzw. verhindert. Die Autoren postulierten eine Wirkung des Pharmakons auf Erregungskreise, die das limbische System einschließen.

Limbische Gebiete

Amygdaloide Nachentladungen zeigten nach Gabe von Barbituraten Schwellensteigerungen, eine Verkürzung ihrer Dauer oder zumindest eine Begrenzung ihrer Ausbreitung (*Delgado* und *Mihailović* 1956; *Killam* und *Killam* 1957; *Killam* u. a. 1957; *Strobos* und *Spudis* 1960). Mogadan war schon mit kleinen Dosen in dieser Hinsicht noch wesentlich wirksamer (*Lanoir* u. a. 1965 a; *Schallek* und *Kuehn* 1965; *Schallek* u. a. 1965 a und b; *Hernández-Peón* und *Rojas-Ramirez* 1966). *Morillo* (1962), der bei verschiedenen Antwortpotentialen auf Einzelreize gleiche Befunde erhob wie wir, nahm eine direkte Wirkung von Mogadan auf den N. amygdalae an. Die nach Injektion von 3 mg/kg ausnahmslos festgestellten Hemmungen vieler amygdaloider Efferenzen (Abb. 61) bestätigen diese Interpretation. Amplitudenverluste zeigte auch die Reizantwort der afferenten Projektion zum N. amygdalae, die vom N. ventr. ant. thalami ausgeht. Die übrigen amygdaloiden Afferenzen waren jedoch durch 3 mg/kg Mogadan nicht beeinträchtigt (Abb. 61). Die untersuchten Zuflüsse zum N. amygdalae dürften, wie oben dargelegt, teilweise hemmender Natur sein. Sie wurden durch Nembutal durchweg gedämpft. Daß dabei die amygdaloiden Efferenzen unverändert blieben, mag durch die funktionelle Heterogenität der Afferenzen erklärt werden.

Ergebnisse der Afterdischarge-Methode sprachen für hemmende Barbituratwirkungen auch auf den Hippokampus (*Gangloff* und *Monnier* 1957 a; *Killam* und *Killam* 1957; *Killam* u. a. 1957; *Strobos* und *Spudis* 1960; *Takagi* und *Ban* 1960; *Aston* und *Domino* 1961; *Schallek* u. a. 1964).

Bei Anwendung der Evoked-potential-Technik wird der funktionellen Differenzierung intrahippokampaler Strukturen (*Green* 1964; *Andersen* 1966) in erster Annäherung Rechnung getragen durch eine gesonderte Beurteilung von Afferenzen und Efferenzen. Wir fanden nach Injektion von Pentobarbital — wie *McKenzie* (1964) — erhebliche Dämpfungen afferenter Projektionen zum Hippokampus. Da die Schwellen hippokampaler Efferenzen gleichzeitig erniedrigt waren, möchten wir in Anlehnung an *Gangloff* und *Monnier* (1957 b), die von teilweise vergleichbaren Phenobarbitalbefunden berichteten, eine pharmakologische Unterdrückung afferenter Hemmungsimpulse zum Hippokampus postulieren.

Durch Mogadan (3 mg/kg) wurde die Reizantwort der Projektion Retikularis-Hippokampus weit mehr reduziert, als es der retikulären Aktivitätsänderung entsprach (Abb. 61). Für diese Projektion werden vor allem dem Septum und dem Centrum med. Relaisfunktionen zugesprochen (*Green* und *Arduini* 1954; *Eidelberg* u. a. 1959). Nun zeigte, wenn man die

Efferenzen relativ kurzer Latenz als Kriterium heranzieht, weder das Septum (*Vieth* u. a. 1968) noch das Centrum med. (Abb. 61) einen entsprechend bedeutsamen Einfluß mittlerer bzw. geringer Konzentrationen des Pharmakons. Deshalb kommt vorwiegend eine Wirkung von Mogadan auf intrahippokampale Systeme in Betracht.

Die übrigen Antwortpotentiale des Hippokampus haben sich nach kleinen und großen Dosen von Mogadan sehr unterschiedlich, teilweise sogar gegensinnig verhalten, ohne daß man dafür die betreffenden Reizorte verantwortlich machen könnte (Abb. 61 und 62). Erklärbar wären die Befunde u. a. dadurch, daß Relaisstrukturen der Hippokampusformation selber wie auch die Generatoren der abgeleiteten Potentiale (*Purpura* und *Grundfest* 1959) die Reizantworten in wechselndem Ausmaß mitgestaltet und auf Mogadan verschieden reagiert haben. Nach *Green* (1964) laufen manche afferenten Erregungen über die Granularzellen des Gyrus dentatus. Und *Eidelberg* (1961) hat nach afferenter Reizung voneinander unabhängige Potentialquellen im apikalen und basalen Dendritengeflecht des Hippokampus identifiziert.

Auf die Nachentladungsschwelle des Hippokampus nahm Mogadan keinen Einfluß (*Randall* u. a. 1965). Es dämpfte die efferenten Projektionen dieses Kerngebietes erst mit 20 mg/kg, in noch höherer Konzentration aber kaum mehr (Abb. 62). Das könnte wiederum als „Release-Erscheinung" interpretiert werden.

Trotz der hohen Empfindlichkeit subkortikaler Strukturen auf Barbiturate und Mogadan bestehen Anhaltspunkte dafür, daß diese Pharmaka in ganz geringer Konzentration zunächst den Neokortex beeinflussen. Das wurde von *Brazier* (1954) für Barbiturate postuliert, die im Initialstadium ihrer Wirkung eine kortikale „fast activity" bedingen (*Brazier* und *Finesinger* 1945; *Lennox* 1946; *Toman* und *Davies* 1949; *Chafetz* und *Cadilhac* 1954; *Domino* und *Ueki* 1959). Mogadan, wachen Katzen injiziert, verursachte bei ebenfalls sehr kleiner Dosis (maximal 0,5 mg/kg) schnelle, regelmäßige kortikale Rhythmen hoher Amplitude (*Vieth* u. a. 1968).

Weitere Veränderungen von Spontanpotentialen, die durch Schlafmittel hervorgerufen werden, lassen sich in diesem Rahmen nicht darstellen. Anhangsweise sei erwähnt, daß elektrographische Zeichen des paradoxen Schlafes unter Barbituraten und Mogadan zwar auftreten, sich aber qualitativ meist unterscheiden von den entsprechenden Potentialen des natürlichen Schlafes (*Cornu* 1965; *Jouvet* u. a. 1965; *Lanoir* u. a. 1965a und 1966; *Soulairac* u. a. 1965; *Vincent* u. a. 1966). Nach *Tissot* (1965) verlängert Mogadan beim Menschen die Dauer des paradoxen Schlafes; Barbiturate sollen umgekehrt wirken (*Oswald* u. a. 1963).

Zusammenfassung und Schlußfolgerungen

Barbiturate und Mogadan beeinflussen subkortikale Strukturen sehr unterschiedlich. Bei den vorliegenden Untersuchungen ermöglichten Schwellenänderungen subkortikaler Antwortpotentiale auf Einzelreize in Verbindung mit faktorenanalytischen Ansätzen eine weitgehende Lokalisation der Wirkungen dieser Substanzen. Für Mogadan konnten außerdem die Beziehungen zwischen den Aktivitätsänderungen verschiedener Kerngebiete durch ein Faktorenmuster übersichtlich dargestellt werden. Eine Ergänzung der erhobenen Befunde durch Mitteilungen der Literatur ergibt folgendes Bild:

1. Das aufsteigende retikuläre Aktivierungssystem wird durch kleine und mittlere Mogadankonzentrationen nur sehr gering, durch Barbiturate aber erheblich und dosisab-

hängig gedämpft. Die meisten Barbiturate dürften vorwiegend durch diesen Effekt den Schlaf erzwingen, obgleich sich ihr hemmender Einfluß — gleich dem von Mogadan — auch auf das synchronisierende Areal des kaudalen Hirnstamms erstreckt.

2. Die Verschiebung der „balance of activity" im ZNS, die durch Schlafmittel veranlaßt wird, schließt die progressive Ausschaltung zahlreicher retikulärer bzw. retikulofugaler Hemmungsbahnen sehr wahrscheinlich ein. Zu den „Release-Erscheinungen", die daraus resultieren, hat man u. a. die barbituratabhängige Amplitudenzunahme der *Forbes*-Antwort gerechnet.

3. Auch die leichtere Auslösbarkeit der rekrutierenden Wellen nach Gabe kleiner Barbituratdosen soll auf einem Ausfall von Hemmungsimpulsen beruhen, die von der Formatio reticularis ausgehen.

4. Spezifische Afferenzen sind gegen Barbiturate sehr resistent. Durch periphere Reize hervorgerufene Potentiale kurzer Latenz zeigten kortikal sogar eine Amplitudenzunahme. Die Reaktionsmöglichkeiten spezifischer Thalamuskerne auf schnelle Reizfolgen werden allerdings durch höhere Barbituratkonzentrationen erheblich eingeschränkt.

5. Mogadan ist im Hinblick auf den unspezifischen und spezifischen Thalamus noch ungenügend untersucht.

6. Auf das Kaudatum haben Barbiturate offenbar hemmende Einflüsse, während Mogadan nur minimale, erregbarkeitssteigernde Wirkungen erkennen ließ.

7. Der hintere Hypothalamus ist sehr barbituratempfindlich. Globale Vergleiche zwischen Barbituraten und Mogadan bezüglich des Hypothalamus sind infolge widersprechender Befunde und auf Grund der engen Beziehungen dieses Areals zum limbischen System noch nicht möglich.

8. Mogadan (3 mg/kg) dämpfte im Gegensatz zu Nembutal (15 mg/kg) die efferenten Projektionen des N. amygdalae als Folge einer direkten Wirkung auf dieses Kerngebiet. Daraus könnte sich angesichts der Bedeutung des N. amygdalae für emotionale Abläufe ein hypnogener Effekt ergeben. Die Schwellen efferenter Verbindungen des Hippokampus wurden durch 3 mg/kg Mogadan nicht verändert, durch 15 mg/kg Nembutal jedoch erniedrigt. Hohe Mogadandosen verursachten kovariierende Schwellenbewegungen septaler und amygdaloider sowie septaler und hippokampaler Efferenzen.

9. Die Reizantworten afferenter Projektionen zum limbischen System erfuhren durch Mogadan nur sporadisch, durch Nembutal aber durchweg Amplitudenverluste. Eine begrenzte funktionelle Differenzierung dieser Afferenzen war durch Vergleiche verschiedener pharmakologischer Wirkungsspektren und durch faktorenanalytische Hinweise möglich. Dabei wurde insbesondere postuliert, daß die Projektion von der pontinen Retikularis zum N. amygdalae teilweise hemmender Natur ist.

10. Muskelrelaxationen unter dem Einfluß von Barbituraten und Mogadan zeigen Abhängigkeiten von den Schlafmittelwirkungen auf subkortikale Strukturen (*Ngai* 1963; *Ghelarducci* 1965 und 1966); sie kommen als Mitursache einer pharmakologischen Schlafinduktion in Betracht.

Für die histologischen Untersuchungen möchte ich Frau *U. Loebell* besonders danken.

Literatur

Adey, W. R., C. W. Dunlop and *S. Sunderland:* A survey of rhinencephalic interconnections with the brain stem. J. comp. Neurol. 110 (1958), 173–203

Adey, W. R., N. C. R. Merrillees and *S. Sunderland:* The entorhinal area; behavioural, evoked potential, and histological studies of its interrelationships with brain-stem regions. Brain 79 (1956), 414–439

Adey, W. R., J. P. Segundo and *R. B. Livingston:* Cortical influences on brain stem conduction. Amer. J. Physiol. 179 (1954), 613–614

Adey, W. R., J. P. Segundo and *R. B. Livingston:* Corticifugal influences on intrinsic brain-stem conduction in cat and monkey. J. Neurophysiol. 20 (1957), 1–16

Andersen, P. O.: Correlation of structural design with function in the archicortex. In: Eccles, J. C. (ed.): Brain and Conscious Experience. New York 1966, pp. 59–84

Andy, O. J. and *H. Stephen:* The septum of the cat. Springfield, Illinois, 1964

Anokhin, P. K.: The multiple ascending influences of the subcortical centers on the cerebral cortex. In: Brazier, M. A. B. (ed.): Brain and Behaviour, Vol. I. Amer. Inst. Biol. Sci., Washington 6, D. C., 1961, pp. 139–170

Arduini, A.: Enduring potential changes evoked in the cerebral cortex by stimulation of brain stem reticular formation and thalamus. In: Jasper, H. H., L. D. Proctor, R. S. Knighton, W. C. Noshay and R. T. Costello (eds.): Reticular Formation of the Brain. Boston 1958, pp. 333–351

Arduini, A. and *M. G. Arduini:* Effect of drugs and metabolic alterations on brain stem arousal mechanism. J. Pharmacol. 110 (1954), 76–85

Aston, R. and *E. F. Domino:* Differential effects of phenobarbital, pentobarbital and diphenylhydantoin on motor cortical and reticular thresholds in the Rhesus monkey. Psychopharmacologia 2 (1961), 304–317

Batini, C., G. Moruzzi, M. Palestini, G. F. Rossi and *A. Zanchetti:* Persistent patterns of wakefulness in the pretrigeminal midpontine preparation. Science 128 (1958), 30–32

Batini, C., F. Magni, M. Palestini, G. F. Rossi and *A. Zanchetti:* Neural mechanisms underlying the enduring EEG and behavioral activation in the midpontine pretrigeminal cat. Arch. ital. Biol. 97 (1959), 13–25

Baust, W.: Local blood flow in different regions of the brain-stem during natural sleep and arousal. Electroenceph. clin. Neurophysiol. 22 (1967), 365–372

Bonnin, A. L.: Effets d'un derive de la benzodiazepine le Ro 4–5360 sur le système nerveux central et le comportement. Med. Diss., Bordeaux/Fr. 1965

Bradley, P. B.: The central action of certain drugs in relation to the reticular formation of the brain. In: Jasper, H. H., L. D. Proctor, R. S. Knighton, W. C. Noshay and R. T. Costello (eds.): Reticular Formation of the Brain. 1958, pp. 123–149

Bradley, P. B. and *B. J. Key:* The effect of drugs on arousal responses produced by electrical stimulation of the reticular formation of the brain. Electroenceph. clin. Neurophysiol. 10 (1958), 97–110

Brazier, M. A. B.: The action of anesthetics on the nervous system with special reference to the brain stem reticular system. In: Adrian, E. D., F. Bremer and H. H. Jasper (eds.): Brain Mechanisms and Consciousness. Oxford 1954, pp. 163–193

Brazier, M. A. B.: Some actions of anesthetics on the nervous system. Fed. Proc. 19 (1960), 626–628

Brazier, M. A. B.: The electrophysiological effects of barbiturates on the brain. In: Root, W. S. and F. G. Hofmann (eds.): Physiological Pharmacology. Vol. 1. The Nervous System – Part A. New York–London 1963, pp. 219–238

Brazier, M. A. B. and *J. E. Finesinger:* Action of barbiturates on the cerebral cortex. Electroencephalographic studies. Arch. Neurol. Psychiat. 53 (1945), 51–58

Bremer, F.: Différence d'action de la narcose éthérique et du sommeil barbiturique sur les réactions sensorielles acoustiques du cortex cérébral. Signification de cette différence en ce qui concerne le mécanisme du sommeil. C. R. Soc. Biol., Paris 124 (1937), 848–852

Bremer, F.: The neurophysiological problem of sleep. In: Adrian, E. D., F. Bremer and H. H. Jasper (eds.): Brain Mechanisms and Consciousness. Oxford 1954, pp. 137–158

Bremer, F. et N. Stoupel: Étude pharmacologique de la facilitation des réponces corticales dans l'éveil réticulaire. Arch. int. Pharmacodyn. 122 (1959), 234–248

Bremer, F. et C. Terzuolo: Contribution a l'étude des mécanismes physiologiques du maintien de l'activité vigile du cerveau. Interaction de la formation reticulée et de l'écorce cérébrale dans le processus du réveil. Arch. int. Physiol. 62 (1954), 157–178

Brookhart, J. M., A. Arduini, M. Mancia and *G. Moruzzi:* Thalamocortical relations as revealed by induced slow potential changes. J. Neurophysiol. 21 (1958), 499–525

Brücke, F., S. Sailer und *Ch. Stumpf:* Pharmakologische Beeinflussung der Frequenz der Hippocampustätigkeit während retikulärer Reizung. Arch. exp. Path. Pharmakol. 231 (1957), 267–278

Chafetz, M. E. and *J. Cadilhac:* A new procedure for a study of barbiturate effect and evoked potentials in the EEG. Electroenceph. Clin. Neurophysiol. 6 (1954), 565–572

Chang, H.-T.: The evoked potentials. In: Field, J., H. W. Magoun and V. H. Hall (eds.): Handbook of Physiology, Section 1, Neurophysiology, Vol. I. Washington, D. C., 1959, pp. 299–313

Collins, W. F. and *J. L. O'Leary:* Study of somatic evoked response of midbrain reticular substance. Electroenceph. clin. Neurophysiol. 6 (1954), 619–628

Cornu, F.: Medikamentöser Schlaf mit paradoxem EEG. Schweiz. Arch. Neurol. Neurochir. Psychiat. 96 (1965), 164–170

Cragg, B. G.: Olfactory and other afferent connections of the hippocampus in the rabbit, rat and cat. Exp. Neurol. 3 (1961), 588–600

Daitz, H. M. and *T. P. S. Powell:* Studies of the connexions of the fornix system. J. Neurol. Neurosurg. Psychiat. 17 (1954), 75–82

Delgado, J. M. R. and *L. Mihailović:* Use of intracerebral electrodes to evaluate drugs that act on the central nervous system. Ann. N. Y. Acad. Sci. 64 (1956), 644–666

Dell, P., M. Bonvallet and *A. Hugelin:* Mechanisms of reticular deactivation. In: Wolstenholme, G. E. W. and M. O'Connor (eds.): Ciba Foundation Symposium on the Nature of Sleep. London 1961, pp. 86–102

Derbyshire, A. J., B. Rempel, A. Forbes and *E. F. Lampert:* The effects of anesthetics on action potentials in the cerebral cortex of the cat. Amer. J. Physiol. 116 (1936), 577–596

Domino, E. F.: A pharmacological analysis of the functional relationship between the brain stem arousal and diffuse thalamic projection systems. J. Pharmacol. 115 (1955), 449–463

Domino, E. F.: Sites of action of some central nervous system depressants. Ann. Rev. Pharmacol. 2 (1962), 215–250

Domino, E. F. and *S. Ueki:* Differential effects of general anesthetics on spontaneous electrical activity of neocortical and rhinencephalic brain systems of the dog. J. Pharmacol. 127 (1959), 288–304

Dumont, S. et P. Dell: Facilitation réticulaire des mécanismes visuels corticaux. Electroenceph. clin. Neurophysiol. 12 (1960), 769–796

Eidelberg, E.: Hippocampal „dendritic" responses in rabbits. J. Neurophysiol. 24 (1961), 521–533

Eidelberg, E., J. C. White and *M. A. Brazier:* The hippocampal arousal pattern in rabbits. Exp. Neurol. 1 (1959), 483–490

Elul, R.: Regional differences in the hippocampus of the cat. II. Projections of the dorsal and ventral hippocampus. Electroenceph. clin. Neurophysiol. 16 (1964), 489–502

Faure, J., D. Vincent et C. Bensch: Étude électroencéphalographique et neurophysiologique des effets du Ro4 5360 chez le lapin. Rev. Neurol. 112 (1965), 275–281

Feldman, S., C. S. Van der Heide and *R. W. Porter:* Evoked potentials in the hypothalamus. Amer. J. Physiol. 196 (1959), 1163–1167

Feldman, S. and *R. W. Porter:* Long latency responses evoked in the anterior brain stem under pentobarbital anesthesia. Electroenceph. clin. Neurophysiol. 12 (1960), 111–118

Fernandez de Molina, A. and *R. W. Hunsperger:* Central representation of affective reactions in forebrain and brain stem: electrical stimulation of amygdala, stria terminalis, and adjacent structures. J. Physiol. (London) 145 (1959), 251–265

Forbes, A. and *B. R. Morison:* The cortical response to sensory stimulation under deep barbiturate narcosis. J. Neurophysiol. 2 (1939), 112–128

Fox, C. A.: Certain basal telencephalic centers in the cat. J. comp. Neurol. 72 (1940), 1–62

Fox, C. A.: The stria terminalis, longitudinal association bundle, and precommissural fornix fibers in cat. J. comp. Neurol. 79 (1943), 277–296

French, J. D., R. Hernández-Peón and *R. B. Livingston:* Projections from cortex to cephalic brain stem (reticular formation) in monkey. J. Neurophysiol. 18 (1955), 74–95

French, J. D., M. Verzeano and *H. W. Magoun:* A neural basis of the anesthetic state. Arch. Neurol. Psychiat. (Chicago) 69 (1953), 519–529

Gangloff, H. and *M. Monnier:* The action of anticonvulsant drugs tested by electrical stimulation of the cortex, diencephalon and rhinencephalon in the unanesthetized rabbit. Electroenceph. clin. Neurophysiol. 9 (1957 a), 43–58

Gangloff, H. und *M. Monnier:* Topische Wirkung des Phenobarbitals auf Cortex, Rhinencephalon, Nucleus caudatus, Thalamus und Substantia reticularis des Kaninchens. Arch. exp. Path. Pharmakol. 231 (1957 b), 211–218

Gangloff, H. and *M. Monnier:* Effect of phenobarbital on evoked activity following stimulation of cortical and subcortical structures in the unanesthetized rabbit. J. Pharmacol. 122 (1958), 23 A

Gastaut, H.: The brain stem and cerebral electrogenesis in relation to consciousness. In: Adrian, E. D., F. Bremer and H. H. Jasper (eds.): Brain Mechanisms and Consciousness. Oxford 1954, pp. 249–279

Ghelarducci, B., G. Lenzi e *O. Pompeiano:* Meccanismi spinali e sopraspinali nelle alterazioni del tono posturale prodotto da un farmaco tranquillante. Boll. Soc. Ital. Biol. Sper. 41 (1965), 682–684

Ghelarducci, B., G. Lenzi and *O. Pompeiano:* A neurophysiological analysis of the postural effects of a benzodiazepine. Arch. int. Pharmacodyn. 163 (1966), 403–421

Gloor, P.: Electrophysiological studies on the connections of the amygdaloid nucleus in the cat. Part I: The neuronal organization of the amygdaloid projection system. Electroenceph. clin. Neurophysiol. 7 (1955), 223–242

Gogolak, G. and *B. Pillat:* Effect of Mogadon on the arousal reaction in rabbits. In: Akert, K., C. Bally and J. P. Schadé (eds.): Sleep Mechanisms. Progr. Brain Res., Vol. 18. Amsterdam 1965, pp. 229–230

Green, J. D.: The hippocampus. Physiol. Rev. 44 (1964), 561–608

Green, J. D. and *A. A. Arduini:* Hippocampal electrical activity in arousal. J. Neurophysiol. 17 (1954), 533–557

Hance, A. J.: The effects of chlorpromazine, thiopentone, amphetamine and d-lysergic acid diethylamide on conduction within an extralemniscal system in the brain stem of the cat. J. Physiol. (London) 145 (1959), 41–42 P

Harman, H. H.: Modern Factor Analysis. Chicago 1960

Hernández-Peón, R. and *J. A. Rojas-Ramirez:* Central mechanisms of tranquilizing, anticonvulsant and relaxant actions of Ro 4–5360. Int. J. Neuropharmacol. 5 (1966), 263–267

Hernández-Peón, R. and *H. Scherrer:* „Habituation" to acoustic stimuli in cochlear nucleus. Fed. Proc. 14 (1955 a), 71

Hernández-Peón, R. and *H. Scherrer:* Inhibitory influence of brain stem reticular formation upon synaptic transmission in trigeminal nucleus. Fed. Proc. 14 (1955 b), 71

Hernández-Peón, R., H. Scherrer and *M. Velasco:* Central influences on afferent conduction in the somatic and visual pathways. Acta neurol. latinoamer. 2 (1956), 8–22

Holm, E.: Eine Faktorenanalyse von evoked-potential-Schwellen nach der Hauptachsenmethode. Pflüg. Arch. ges. Physiol. 291 (1966), R 28

Holm, E., R. Kelleter und *M. Klinger:* Wirkungen von Acetoin auf zentralnervöse Strukturen. Pflüg. Arch. ges. Physiol. 294 (1967), R 61–62

Holm, E. und *H. Schaefer:* Eine Faktorenanalyse von Schwellen subkortikaler Reizantworten. Exp. Brain Res. 8 (1969), 79–96

Horst P.: Factor Analysis of Data Matrices. New York 1965

Hugelin, A. et *M. Bonvallet:* Tonus cortical et controle de la facilitation motrice d'origine réticulaire. J. Physiol. (Paris) 49 (1957a), 1171–1200

Hugelin, A. et *M. Bonvallet:* Étude expérimentale des interrelations réticulo-corticales. Proposition d'une théorie de l'asservissement réticulaire a un système diffus cortical. J. Physiol. (Paris) 49 (1957b), 1201–1223

Hugelin, A. et *M. Bonvallet:* Analyse des post-décharges, réticulaires et corticales engendrées par des stimulations électriques réticulaires. J. Physiol. (Paris) 49 (1957c), 1225–1234

Hugelin, A. et *M. Bonvallet:* Effets moteurs et corticaux d'origine réticulaire au cours des stimulations somesthésiques. Role des interactions cortico-réticulaires dans le déterminisme du réveil. J. Physiol. (Paris) 50 (1958), 951–977

Hummel, P. und *A. Pletscher:* Neuropharmakologische Betrachtungen über Schlafinduktion. Praxis 63 (1964), 1366–1369

Jasper, H., R. Naquet and *E. E. King:* Thalamocortical recruiting responses in sensory receiving areas in the cat. Electroenceph. clin. Neurophysiol. 7 (1955), 99–114

Johnston, J. B.: Further contributions to the study of the evolution of the forebrain. J. comp. Neurol. 35 (1923), 337–481

Jouvet, D., Delorme et *M. Jouvet:* Évolution des signes électriques du sommeil paradoxal au cours de la narcose au pentobarbital. C. R. Soc. Biol., Paris 159 (1965), 387–390

Jouvet, M., F. Michel et *J. Courjon:* L'activité électrique du rhinencéphale au cours du sommeil chez le chat. C. R. Soc. Biol., Paris 153 (1959), 101–105

Killam, E. K.: Drug action on the brain-stem reticular formation. Pharmacol. Rev. 14 (1962), 175–223

Killam, E. K. and *K. F. Killam:* The influence of drugs on central afferent pathways. In: Fields, W. S. (ed.): Brain Mechanisms and Drug Action. Springfield, Illinois, 1957, pp. 71–94

Killam, E. K., K. F. Killam and *T. Shaw:* The effects of psychotherapeutic compounds on central afferent and limbic pathways. Ann. N. Y. Acad. Sci. 66 (1957), 784–805

Killam, K. F.: Pharmacological influences upon evoked electrical activity in the brain. In: Garattini, S. and V. Ghetti (eds.): Psychotropic Drugs. Amsterdam 1957, pp. 244–251

Killam, K. F. and *E. K. Killam:* Drug action on pathways involving the reticular formation. In: Jasper, H. H., L. D. Proctor, R. S. Knighton, W. C. Noshay and R. T. Costello (eds.): Reticular Formation of the Brain. Boston 1958, pp. 111–122

King, E. E.: Differential action of anesthetic and multineuronal blocking agents upon EEG arousal and recruitment responses evoked from the brain stem. Fed. Proc. 13 (1954), 375

King, E. E.: Differential action of anesthetics and interneuron depressants upon EEG arousal and recruitment responses. J. Pharmacol. 116 (1956), 404–417

King, E. E., R. Naquet and *H. W. Magoun:* Action of pentobarbital on somatic afferent conduction in the cat with special reference to the thalamic relay. J. Pharmacol. 113 (1955), 31

King, E. E., R. Naquet and *H. W. Magoun:* Alterations in somatic afferent transmission through the thalamus by central mechanisms and barbiturates. J. Pharmacol. 119 (1957), 48–63

Kletzkin, M. and *K. Swan:* The effects of meprobamate and pentobarbital upon cortical and subcortical responses to auditory stimulation. J. Pharmacol. 125 (1959), 35–39

Lanoir, J., G. Dolce et *E. Chirinos:* Étude neurophysiologique du Ro 4–5360. Société de Biologie de Marseille: séance Jan. 26, 1965 a

Lanoir, J. et *E. K. Killam:* Action de deux diazepines sur le cycle „veillesommeil" de chats en preparation chronique. 34e Réunion de l'Association des Physiologistes de Langue Francaise, Orsay/Fr., June 8–10, 1966

Lanoir, J., S. Requin, G. Dolce et E. Chirinos: Étude neurophysiologique comparative de deux drogues anticonvulsantes: Le Valium et le Mogadon. Communications 6th Int. Congr. Electroenceph. Clin. Neurophysiol., Sept., 5–10, 1965. Vienna/Austria 1965 b, pp. 49–51

Lennox, M.: Effects of sedative drugs on the electroencephalogram. Amer. J. Psychiat. 102 (1946), 799–804

Lindsley, D. B., L. H. Schreiner, W. B. Knowles and H. W. Magoun: Behavioral and EEG changes following chronic brain stem lesions in the cat. Electroenceph. clin. Neurophysiol. 2 (1950), 483–498

Lissák, K., E. Grastyán, A. Csanaky, F. Kékesi and G. Vereby: A study of hippocampal function in the waking and sleeping animal with chronically implanted electrodes. Acta physiol. pharmacol. neerl. 6 (1957), 451–549

Livingston, R. B.: Neurophysiology of the reticular formation. In: Fields, W. S. (ed.): Brain Mechanisms and Drug Action. Springfield, Illinois, 1957, pp. 3–11

Longo, V. G. et B. Silvestrini: Contribution à l'étude des rapports entre le potentiel réticulaire évoqué, l'état d'anesthésie et l'activité électrique cérébrale. Electroenceph. clin. Neurophysiol. 10 (1958), 111–120

Lundberg, P. O.: Cortico-hypothalamic connexions in the rabbit. An experimental neuro-anatomical study. Acta physiol. scand. 49 (1960), suppl. 171, 80 pp

MacLean, P. D. and J. M. R. Delgado: Electrical and chemical stimulation of frontotemporal portion of limbic system in the waking animal. Electroenceph. clin. Neurophysiol. 5 (1953), 91–100

Magnes, J., G. Moruzzi and O. Pompeiano: Synchronization of the EEG produced by low-frequency electrical stimulation of the region of the solitary tract. Arch. ital. Biol. 99 (1961 a), 33–67

Magnes, J., G. Moruzzi and O. Pompeiano: Electroencephalogram-synchronizing structures in the lower brain stem. In: Wolstenholme, G. E. W. and M. O'Connor (eds.): Ciba Foundation Symposium on the Nature of Sleep. London 1961 b, pp. 57–78

Magni, F., G. Moruzzi, G. F. Rossi and A. Zanchetti: EEG arousal following inactivation of the lower brain stem by selective injection of barbiturate into the vertebral circulation. Arch. ital. Biol. 97 (1959), 33–46

Marshall, W. H.: Observations on subcortical somatic sensory mechanisms of cats under Nembutal anesthesia. J. Neurophysiol. 4 (1941), 25–43

Martin, W. R., V. G. Vernier and K. R. Unna: Effects of Dilantin and phenobarbital on the response of the cortex to stimulation of the activating center. J. Pharmacol. 110 (1954), 35–36

McKenzie, J. S.: The influence of morphine and pethidine on somatic evoked responses in the hippocampal formation of the cat. Electroenceph. clin. Neurophysiol. 17 (1964), 428–431

Monnier, M., L. Hösli and P. Krupp: Moderating and activating systems in medio-central thalamus and reticular formation. In: Hernández-Peón, R. (ed.): The Physiological Basis of Mental Activity. Electroenceph. clin. Neurophysiol., suppl. 24 (1963), 97–112

Morillo, A.: Effects of benzodiazepines upon amygdala and hippocampus of the cat. Int. J. Neuropharmacol. 1 (1962), 353–359

Moruzzi, G.: Synchronizing influences of the brain stem and the inhibitory mechanisms underlying the production of sleep by sensory stimulation. In: Jasper, H. H. and G. D. Smirnov (eds.): The Moscow Colloquium on Electroencephalography of Higher Nervous Activity. Electroenceph. clin. Neurophysiol., suppl. 13 (1960), 231–253

Moruzzi, G. and H. W. Magoun: Brain stem reticular formation and activation of the EEG. Electroenceph. clin. Neurophysiol. 1 (1949), 455–473

Naquet, R. and E. E. King: Central influences on somatic afferent transmission through the thalamus. Amer. J. Physiol. 179 (1954), 659

Nauta, W. J. H.: An experimental study of the fornix system in the rat. J. comp. Neurol. 104 (1956), 247–272

Nauta, W. J. H.: Fibre degeneration following lesions of the amygdaloid complex in the monkey. J. Anat. 95 (1961), 516–531

Ngai, S. H.: General anesthetics. 2. Effects upon physiological systems. In: Root, W. S. and F. G. Hofmann (eds.): Physiological Pharmacology. Vol. 1. The Nervous System – Part A. New York–London 1963, pp. 43–98

Oswald, I., R. J. Berger, R. A. Jaramillo, R. M. Keddie, P. C. Olley and *G. B. Plunkett:* Melancholia and barbiturates: A controlled EEG, body and eye movement study of sleep. Brit. J. Psychiat. 109 (1963), 66–78

Powell, E. W.: Septal efferents in the cat. Exp. Neurol. 14 (1966), 328–337

Purpura, D. P.: Further analysis of evoked „secondary discharge"; a study in reticulocortical relations. J. Neurophysiol. 18 (1955), 246–260

Purpura, D. P. and *H. Grundfest:* Comparative pharmacological analyses of different hippocampal synaptic organizations (cat). Fed. Proc. 18 (1959), 123

Randall, L. O., W. Schallek, C. Scheckel, R. E. Bagdon und *J. Rieder:* Zur Pharmakologie von Mogadon, einem Schlafmittel mit neuartigem Wirkungsmechanismus. Schweiz. med. Wschr. 95 (1965), 334–337

Reinoso-Suárez, F.: Topographischer Hirnatlas der Katze. Darmstadt 1961

Rinaldi, F. and *H. E. Himwich:* A comparison of effects of reserpine and some barbiturates on the electrical activity of cortical and subcortical structures of the brain of rabbits. Ann. N. Y. Acad. Sci. 61 (1955), 27–35

Schallek, W. and *A. Kuehn:* Effects of drugs on spontaneous and activated EEG of cat. Arch. int. Pharmacodyn. 120 (1959), 319–333

Schallek, W. and *A. Kuehn:* An action of Mogadon on the amygdala of the cat. Med. Pharmacol. exp. 12 (1965), 204–208

Schallek, W., J. Thomas, A. Kuehn and *F. Zabransky:* Effects of Mogadon on responses to stimulation of sciatic nerve, amygdala and hypothalamus of cat. Int. J. Neuropharmacol. 4 (1965 a), 317–326

Schallek, W., J. Thomas and *F. Zabransky:* Effects of Mogadon on EEG activation, amygdala and hypothalamus of cat. Abstracts of Papers presented at the 23rd Int. Congr. Physiol. Sci., Tokyo/Jap., Sept. 1–9, 1965 b, p. 448

Schallek, W., F. Zabransky and *A. Kuehn:* Effects of benzodiazepines on central nervous system of cat. Arch. int. Pharmacodyn. 149 (1964), 467–483

Scherrer, H. and *R. Hernández-Peón:* Inhibitory influence of reticular formation upon synaptic transmission in gracilis nucleus. Fed. Proc. 14 (1955), 132

Schreiner, L. and *A. Kling:* Rhinencephalon and behavior. Amer. J. Physiol. 184 (1956), 486–490

Segundo, J. P., R. Arana and *J. D. French:* Behavioral arousal by stimulation of the brain in the monkey. J. Neurosurg. 12 (1955 a), 601–613

Segundo, J. P., R. Naquet and *P. Buser:* Effects of cortical stimulation on electrocortical activity in monkeys. J. Neurophysiol. 18 (1955 b), 236–245

Shealy, C. N. and *T. L. Peele:* Studies on amygdaloid nucleus of cat. J. Neurophysiol. 20 (1957), 125–139

Simpson, D. A.: The efferent fibres of the hippocampus in the monkey. J. Neurol. Neurosurg. Psychiat. 15 (1952), 79–92

Soulairac, A., J. Cahn, C. Gottesmann and *J. Alano:* Neuropharmacological aspects of the action of hypnogenic substances on the central nervous system. In: Akert, K., C. Bally and J. P. Schadé (eds.): Sleep Mechanisms. Progr. Brain Res., Vol. 18. Amsterdam 1965, pp. 194–220

Strobos, R. R. J. and *E. V. Spudis:* Effect of anticonvulsant drugs on cortical and subcortical seizure discharges in cats. A. M. A. Arch. Neurol. 2 (1960), 399–406

Takagi, H. and *T. Ban:* zit. n. E. F. Domino, 1962

Thurstone, L. L.: Multiple Factor Analysis. Chicago 1961

Tissot, R.: The effects of certain drugs on the sleep cycle in man. In: Akert, K., C. Bally and J. P. Schadé (eds.): Sleep Mechanisms. Progr. Brain Res., Vol. 18. Amsterdam 1965, pp. 175–177

Toman, J. E. P. and J. P. Davis: The effects of drugs upon the electrical activity of the brain. Pharmacol. Rev. 1 (1949), 425–492

Überla, K.: Faktorenanalyse in der Medizin. Beiträge zur Methodik und Probleme der Anwendung. Habilitationsschrift, Mainz 1967

Ursin, H. and B. R. Kaada: Functional localization within the amygdaloid complex in the cat. Electroenceph. clin. Neurophysiol. 12 (1960), 1–20

Valenstein, E. S. and W. J. H. Nauta: A comparison of the distribution of the fornix system in the rat, guinea pig, cat, and monkey. J. comp. Neurol. 113 (1959), 337–363

Vieth, J. B., E. Holm and P. R. Knopp: Electrophysiological studies on the action of Mogadon® on central nervous structures of the cat. A comparison with pentobarbital. Arch. int. Pharmacodyn. 171 (1968), 323–338

Vincent, J.-D., J. Faure, C. Bensch et R. Quilichini: Effets d'une benzodiazépine (Ro 4–5360) sur le système nerveux central. J. Med. Bordeaux Sud-Ouest 143 (1966), 535–546

Votaw, C. L.: Certain functional and anatomical relations of the cornu Ammonis of the Macaque monkey. II. Anatomical relations. J. comp. Neurol. 114 (1960), 283–293

Weiss, T.: Neurophysiologie und Verhaltensphysiologie der Hippokampusformation und des „limbischen Systems". Übers. von W. Rüdiger. In: Rüdiger, W. (Hrsg.): Probleme der Physiologie des Gehirns. Berlin 1965, pp. 221–253

Zattoni, J.: Analyse expérimentale des effets hypnogènes d'une benzodiazépine. In: Lopez Ibor, J. J., H. R. Plogsties, J. C. Scotto und M. N. Weismann (Hrsg.): IV Congreso Mundial de Psiquiatria, Madrid/Esp., Sept. 5–11, 1966, pp. 441–442, Abstr. No. 1042, Int. Congr. Ser. No. 117, Excerpta Med. Found., Amsterdam/Neth. 1966

III. Interpretationen der Schlafstörungen

Veränderungen der Vigilanzregulierung bei Schlafentzug

Elektroenzephalographische und psychopathologische Korrelate

Dieter Bente, Erlangen

Sowohl pharmakopsychiatrische Untersuchungen als auch klinisch-elektroenzephalographische Studien haben gezeigt, daß psychische Störsyndrome häufig mit elektroenzephalographisch nachweisbaren Veränderungen der Vigilanzregulierung einhergehen. Dabei lassen sich zwei Grundformen hirnelektrischer Veränderungen differenzieren:

a) Störungen des Vigilitätstonus, die sich in phasenhaft auftretenden subvigilen Schwankungen äußern. Derartige Veränderungen finden sich besonders bei Narkolepsien (*Roth* 1962) und in geringerer Ausprägung bei neurasthenischen Syndromen verschiedener Genese (*Bente* 1964).

b) Episodäre oder chronische Vigilanzbeeinträchtigungen unterschiedlicher Art und Ausprägung, die sich in einem pathomorphen Wandel der Organisation der kortikalen Spontanaktivität und Reaktivität äußern. Hierzu gehören auch die EEG-Veränderungen, die sich als hirnelektrische Korrelate pharmakogener Psychosen finden.

Neben diesen pharmakogenen Psychosen stellt vor allem der Schlafentzug ein ausgezeichnetes Modell für das experimentelle Studium des bei Störungen der Vigilanzregulierung auftretenden psychophysischen Funktionswandels dar. Außer der von *Heinemann* 1966 veröffentlichten Studie, in welcher der Autor auch die Beziehungen, die zwischen der Schlafentzugssymptomatik und den von uns untersuchten pharmakogenen Psychosen nach zentralen Anticholinergica bestehen, erörtert, existieren bisher im deutschsprachigen Raum keine Untersuchungen, die sich aus psychiatrischer Sicht mit den unter Schlafentzug auftretenden hirnelektrischen und psychischen Störungen befassen.

Im folgenden möchte ich kurz über einige elektroenzephalographische und psychopathologische Ergebnisse einer Schlafentzugsstudie berichten, die sich auf eine Gruppe von vier Probanden (Medizinstudenten) im Alter von 23–26 Jahren erstreckte. Nach den testpsychologischen Daten handelte es sich um eine hinsichtlich Intelligenzgrad und Leistungsniveau weitgehend einheitliche Gruppe, die mit gleichartiger Motivation, stark leistungsbetonter Einstellung und gutem Gruppenzusammenhalt den Versuch absolvierte, wobei die Versuchsteilnehmer alle eventuell zu erwartenden Störungen aus dem Schrifttum kannten. In drei Fällen belief sich die Wachperiode auf 92 Stunden, im letzten Fall wurde sie auf 108 Stunden ausgedehnt.

Hirnelektrische Veränderungen

Da unsere quantitativen Analysen noch nicht abgeschlossen sind, werden im folgenden nur die wesentlichen visuell-morphologisch erfaßbaren Veränderungen der Spontanaktivität erörtert. Unser Material umfaßt je 5 Wach- und Ruheableitungen vor Versuchsbeginn, tägliche Kontrollen während des Schlafentzugs, 3 Kontrollableitungen an den der Wachperiode folgenden Tagen, ferner je 2 Nachtschlafregistrierungen vor Versuchsbeginn und eine Ableitung im Erholungsschlaf nach Versuchsende. Die Dauer der Wach- und Ruheableitungen betrug jeweils 45 Minuten, wobei das EEG außer einer 8 Minuten langen Ableitung unter Standardbedingungen durchweg bei geöffneten Augen registriert wurde. Dabei wurden im konstanten Turnus verschiedene Lichtreizfolgen appliziert, Reaktionszeiten geprüft und Zeitungstexte gelesen, deren Inhalt später zu schildern war.

a) Daß es unter Schlafentzug zu einer ausgeprägten Insuffizienz des Vigilitätstonus mit phasenhaftem Auftreten subvigiler Aktivitätsmuster kommt, ist seit den ersten einschlägigen Untersuchungen von *Blake, Gerard* und *Kleitman* (1939) bekannt. Bemerkenswert scheint mir, daß mit fortschreitendem Schlafentzug die für das B-Stadium typische Spannungsdepression immer mehr zurücktritt und es statt dessen zu einer abnorm schnellen Entwicklung hochamplitudiger langsamer Wellen kommt, wie sie für das Stadium B₃ charakteristisch sind. Im Extremfall können diese Formationen so unvermittelt aus der Grundaktivität heraus auftreten, daß das Bild episodischer hochgespannter langsamer Dysrhythmien resultiert. Dieser Eindruck wird noch verstärkt, wenn durch sensorielle Reize steile Vertexpotentiale evoziert und von hochamplitudigen langsamen Schwankungen gefolgt und begleitet werden. Dieses hirnelektrische Verhalten gleicht dem, was bei gewissen Narkolepsieformen (*Heyck* und *Hess* 1954), in bestimmten Stadien einer neurothymoleptischen Medikation (*Bente* 1965) und bei verschiedenen Formen der Hyperventilationsveränderung (*K. A. Flügel* 1966) zu beobachten ist. Dies dürfte dafür sprechen, daß diese elektroenzephalographische Reaktionsform auf einem Abstimmungsverlust und einer Störung der Koordination der bei der physiologischen Vigilanzminderung involvierten Partialvorgänge beruht.

b) In Verbindung mit dem zunehmenden Auftreten subvigiler Phasen kommt es auch zu Veränderungen in der Organisation der Ruheaktivität. Ausprägung, Kontinuität und Spannung der α-Aktivität nehmen progressiv ab. Gleichzeitig macht sich eine verstärkte Frequenzvariation des Ruherhythmus bemerkbar und es zeichnet sich immer stärker eine Tendenz zur polyrhythmischen Auflösung der Grundaktivität ab. Neben einer vermehrten ϑ-Einstreuung erscheinen frequenzbeschleunigte α-Wellen und schnellere 14—18/sec Wellen, wie dies von *Grüttner* und *Bonkalo* (1940) sowie von *Tyler, Goodman* und *Rothman* (1947) beschrieben worden ist. Die morphologischen Beziehungen und Analogien, die diese Veränderungen mit dem Typus des frequenzlabilen EEG's (*Jung* 1953) verbinden, sind nicht zu übersehen. Bei weiterer Zunahme der Spannungsminderung kam es schließlich in einem Falle am 3. Entzugstag zu einem Niederspannungs-EEG, was den Beobachtungen von *Rodin, Luby* und *Gottlieb* (1962) entspricht. Daß sich damit auch deutliche Parallelen zu den durch zentrale Anticholinergika bewirkten EEG-Veränderungen (*Bente, Hartung* und *Penning* 1964) ergeben, sei kurz erwähnt.

c) Die Ableitungen im Erholungsschlaf zeigen ein weitgehend einheitliches Bild. Die Schlafdauer wird auf 14—16 Stunden verlängert, d. h. auf das 2—2,5fache des Normalschlafes unter Laborbedingungen. Der Einschlafvorgang ist extrem beschleunigt und ein Stadium D bis E mit hochamplitudigen polymorphen δ-Wellen wird schon nach wenigen Minuten erreicht. Der prozentuale Anteil der sogenannten REM-Phasen an der Schlafdauer steigt erheblich an und erhöht sich auf das 3—3,5fache des Normalschlafes. Der Zyklus von langsamem und REM-Schlaf bleibt erhalten, wobei die Zyklusdauer im ersten Viertel des Erholungsschlafes gegenüber dem Normalschlaf verlängert ist. Dies besagt, daß in keinem Fall ein vorzeitiges Einsetzen des REM-Schlafes mit Überspringen der langsamen Schlafphase vorkam, wie dies bei Narkoleptikern der Fall sein kann.

Zugleich dürfte dies dafür sprechen, daß bei der Narkolepsie eine zusätzliche Störung der an der Vigilanzregulierung beteiligten Substrate vorliegt, wie ich dies schon andernorts als Arbeitshypothese formulierte (s. dazu S. 207 ff.).

Psychische Veränderungen

Die psychopathologisch relevanten Veränderungen, die jetzt darzustellen sind, betreffen

a) die psychische Grundaktivität, worunter die für die basale Struktur des aktuellen Erlebnis- und Bewußtseinsfeldes charakteristischen Einstellungen von Gestimmtheit, Affektivität, Antriebsverhalten und Befindlichkeit zu verstehen sind,
b) die Regulierung der kognitiven und assoziativen Abläufe,
c) die Wahrnehmungsstruktur und
d) die Selbstorientierung und das Situationsbewußtsein.

Bei dieser Gliederung handelt es sich nicht nur um eine phänomenologische, sondern auch um eine verlaufsdynamische Ordnung, da bei fortschreitendem Schlafentzug diese Bereiche sukzessive in dieser Folge betroffen werden.

Zu a): Unter den Veränderungen der psychischen Grundaktivität imponiert in erster Linie ein charakteristischer Wandel der Gestimmtheit und Befindlichkeit, die durch eine das gesamte Erleben und Verhalten durchsetzende Verfassung der Müdigkeit bestimmt wird. Mit fortschreitendem Schlafentzug läßt sie sich immer schwerer durch willensmäßigen Einsatz, motorische Betriebsamkeit und Erhöhung des äußeren Reizniveaus kompensieren. Es kommt zu einer progressiven Verarmung an innerer Erregsamkeit und einer zunehmenden Restriktion des Erlebnis- und Bewußtseinsfeldes, was als ein Zustand innerer Leere erlebt und wahrgenommen wird. Dabei wird alles Tun als eigenartig mechanisch und sinnentleert empfunden, ohne daß jedoch typische Entfremdungserlebnisse zu beobachten wären.

Die Entwicklung dieser restriktiven Erscheinungen kann in den ersten 48 Stunden von einer Affektmobilisierung überlagert werden, die in Richtung des Hypomanisch-Euphorischen oder Hyperkinetisch-Geschäftigen geht. Nur in einem Fall kam es zu stundenlang andauernden subdepressiven Schwankungen, die sich jeweils in den Morgenstunden im Anschluß an eine Intensivierung des Müdigkeitszustandes entwickelten und bis Mittag anhielten. Mit dem Abklingen dieser passageren Affektverschiebungen wurde die Grundstimmung gegen Ende der Wachperiode zunehmend nivellierter, entdifferenzierter und apathisch-gleichgültiger.

Zu b): Synchron mit dem Absinken der Körpertemperatur zeigt die Müdigkeit ein ausgeprägtes Maximum in den frühen Morgenstunden, was auch in passageren Minderleistungen im d2-Aufmerksamkeitsbelastungstest zum Ausdruck kommt. Ebenso entwickeln sich auch die ersten assoziativen und kognitiven Störungen zu diesem Zeitpunkt. Sie beginnen in den Morgenstunden der zweiten durchwachten Nacht, nehmen an Ausprägung zu und treten schließlich auch während des Tages auf. Sie bestehen in plötzlich einschießenden, den Sinnzusammenhang des Wachdenkens und -verhaltens unterbrechenden Inhalten, Äußerungen und Fehlhandlungen. Zunächst werden sie noch mit einem gewissen Erschrecken wahrgenommen und gleichsam traumartig erlebt, dann nur bei entsprechender Befragung erinnert und in ihrer Bedeutung vergegenwärtigt, während sie auf der letzten Stufe einer völligen Amnesie verfallen. Im sprachlichen Ausdruck kann es dabei zu verschiedenartigen Kontaminationen, Agglutinationen und asyntaktischen Äußerungsformen kommen. Retrospektiv lassen sich meist die Inhalte dieser „Mikrodelirs" in ihrem Sinnbezug erhellen und auf vergangene Erlebnisse oder entsprechende Erlebniseinstellungen zurückführen. Zum Teil entspringen derartige Inhalte aus einer illusionären Verkennung von Wahrnehmungsbeständen, wobei die katathyme Denkreihe ihren Ausgang von isolierten physiognomischen Gestalt- und Anmutungsqualitäten nimmt.

Zu c): Dies leitet über zu den charakteristischen Wahrnehmungsstörungen, die sich um den 3. Entzugstag herum entwickeln und durch Situationen, welche die epikritische Gestalterfassung erschweren, in starkem Maße begünstigt werden. Dabei kommt es zu dem, was *Bilz* (1962) zutreffend als „sensorische Schwellenerniedrigung", „übertriebene Schreckhaftigkeit" und „umweltbezogenen Aufmerksamkeitszwang" beschrieben hat: Aus Schatten lösen sich menschliche Gestalten, in vorbeirollenden Autos werden nicht existente Personen wahrgenommen, Gegenstände erwecken plötzlich den Eindruck des Tierhaft-Belebten oder erscheinen einen Augenblick als Gesichter. Was in diesen Erlebnissen immer enthalten ist und sie typisch färbt, ist eine eigenartig schreckhafte, irgendwie fesselnde und zugleich sichernd-beunruhigende Note, woran die innere Beziehung der diesen illusionären Verkennungen zugrundeliegenden Wahrnehmungsweisen zum Funktionsverband der Gefahr-Schutzinstinkte deutlich wird.

Bei einem Probanden, bei dem sich eine ausgeprägte Seitendifferenz des postrotatorischen Nystagmus als Folge eines früher erlittenen Schädelhirntraumas fand, kam es zu ausgeprägten metamorphoptischen Verzerrungen der Sehdinge, wobei Gegenstände nicht mehr gerade, sondern gekrümmt erschienen. Bei anderen Versuchspersonen traten wiederholt ruckartige Scheinbewegungen von Gegenständen auf, während reale Bewegungen, z. B. von Autos, in ihrer Geschwindigkeit überschätzt wurden. Schließlich wären hier noch Störungen der Leibwahrnehmung zu nennen, wie ein von allen Probanden mit fast halluzinatorischer Deutlichkeit am Kopf verspürtes „Kappengefühl".

Zu d): Störungen der Selbstorientierung und Situationserfassung äußerten sich bei einem Probanden in einer kurz dauernden Erschwerung der zeitlichen Einordnung. Bei dem Probanden, bei dem die Wachperiode auf 108 Stunden ausgedehnt wurde, kam es in den letzten 12 Stunden zu einer erheblichen Beeinträchtigung der Einprägungsfähigkeit, die sich auch in einem plötzlichen Versagen in einem bis dahin fehlerlos durchgeführten Lernversuch vom Labyrinthtyp objektiv niederschlug. Der Proband war einfach nicht mehr in der Lage, sich beim Durchlaufen eines Tastenfeldes den unmittelbar vorhergehenden Schritt zu merken. Dabei waren auch zumindest periodenweise die kritisch distanzierte Einstellung zum Versuch und das Situationsbewußtsein gestört. Schließlich ist zu erwähnen, daß sich bei dem ersten Probanden, der sozusagen die Pionierarbeit leistete, unmittelbar vor Beendigung des Versuches auf eine Bemerkung des Versuchsleiters hin eine starke Verunsicherung und Eigenbezüglichkeit entwickelte, die ein deutlich paranoides Gepräge hatte.

Zusammenfassend scheinen mir die geschilderten Ergebnisse dafür zu sprechen, daß es bei längerem Schlafentzug korrespondierend mit einer zunehmenden Beeinträchtigung der Vigilanzregulierung zu einem fortschreitenden Zerfall des Bewußtseinsfeldes kommt, der als physiogenes Modell einer Psychose vom praedeliranten Typus gelten kann. Im Vergleich zu den zentralen Anticholinergica vollzieht sich beim Schlafentzug die Entwicklung der psychischen Störungen wesentlich protrahierter und erreicht bei weitem nicht das Ausmaß wie bei der anticholinergischen Psychose. Gerade deshalb dürfte der Schlafentzug besonders geeignet sein, zur Analyse und Klärung der im Vorfeld des Bewußtseinszerfalls sich abspielenden psychophysiologischen Vorgänge und Reaktionen beizutragen. Schließlich eröffnen die bei Schlafentzug auftretenden hirnelektrischen Erscheinungen den Weg zu einem morphologisch-genetischen Verständnis gewisser Normvarianten und pathomorpher Veränderungen des Elektroenzephalogramms.

Literatur

Bente, D.: Die Insuffizienz des Vigilitätstonus. Habilitationsschrift, Erlangen 1964.
Bente, D.: Vigilanz, dissoziative Vigilanzverschiebung und Insuffizienz des Vigilitätstonus. In: Begleitwirkungen und Mißerfolge der psychiatrischen Pharmakotherapie (*H. Kranz* u. *K. Heinrich*) 13–28, Stuttgart 1964
Bente, D.: The effects of psychotropic drugs on the EEG in man. In: Second Advanced Course in Electroencephalography, Salzburg (162–168), Wien 1965
Bente, D.: Neuropsychiatrische Gesichtspunkte zum Aufbau und zur Pharmakotherapie psychosomatischer Syndrome. Regensburger Jahrbuch f. ärztl. Fortbildung XV, 5, 243–249 (1967)
Bente, D., Engelmeier, M. P., Heinrich, K., Hippius, H. u. *Schmitt, W.:* Psychische Grundaktivität und cerebrale Gesamtfunktion („vigilance"-Head) – Psychopathologische und neurophysiologische Perspektiven der experimentellen Psychiatrie. Nervenarzt 34, 426–430 (1963)
Bente, D., Hartung, H., Hartung, M.-L. u. *Penning, J.:* Zur Pathophysiologie und Psychopathologie des durch zentrale Anticholinergica erzeugten amentiell-deliranten Syndroms. Arzneimittelforsch. 14, 513–518 (1964)
Bilz, R.: Psychotische Umwelt. Versuch einer biologisch orientierten Psychopathologie. Beitr. Allgem. Medizin 16. Stuttgart 1962
Blake, H., Gerard, R. W. u. *Kleitman, N.:* Factors influencing brain potentials during sleep. J. Neurophysiol. 2, 48–60 (1939)
Flügel, F. u. *Bente, D.:* Klinische und elektroencephalographische Erfahrungen mit einer neuen zentral-wirksamen anticholinergischen Droge (Bayer WH 4849). Med. exp. 5, 215–223 (1961)
Flügel, K. A.: Morphologische Variabilität des Hirnstrombildes unter der Hyperventilation. Fschr. Neurol. Psychiat. 34, 296–303 (1966)
Grüttner, R. u. *Bonkalo, A.:* Über Ermüdung und Schlaf auf Grund hirnbioelektrischer Untersuchungen. Arch. f. Psychiat. 111, 652–665 (1940)
Heinemann, L. G.: Der mehrtägige Schlafentzug in der experimentellen Psychoseforschung: Psychopathologie und EEG. Arch. f. Psychiat. u. Z. ges. Neurol. 208, 177–197 (1966)
Heyck, H. u. *Hess, R.:* Zur Narkolepsiefrage. Klinik und Elektroencephalogramm. Fschr. Neurol. Psychiat. 22, 531–579 (1954)
Jung, R.: Neurophysiologische Untersuchungsmethoden in: Handbuch der inneren Medizin, 4. Auflage, V/1, 1206–1420, Berlin–Göttingen–Heidelberg 1953
Rodin, E. A., Luby, E. D. u. *Gottlieb, J. S.:* The electroencephalogram during prolonged experimental sleep. deprivation. EEG Clin. Neurophysiol. 14, 544–551 (1962)
Roth, B.: Narkolepsie und Hypersomnie vom Standpunkt der Physiologie des Schlafes. Berlin 1962
Tyler, D. B., Goodman, J. u. *Rothman, T.:* The effect of experimental insomnia on the rate of potential changes in the brain. Am. J. Physiol. 149, 185–193 (1947)

Subklinische Erscheinungsformen der Schlaf-Wach-Aktivität

Uroš J. Jovanović, Würzburg

In diesem Beitrag wird über einige wesentliche Änderungen der erfaßbaren bioelektrischen Grundaktivität des Gehirnes gesprochen, bei denen im Elektroenzephalogramm (EEG) ohne nachweisbare klinische Korrelate Hirnwellen erscheinen, die für den im Moment beobachteten Vigilanz- bzw. Schlafzustand nicht charakteristisch sind.

Um Mißverständnissen zu begegnen, betonen wir, daß damit nicht ein „subklinischer Schlaf" (s. S. 207 ff.) oder etwa ein „subklinisches Wachsein" gemeint ist, sondern *das Auftreten und zeitweilige Existieren einer subklinischen Schlaf- bzw. Wachaktivität im Elektroenzephalogramm.* Im Wachzustand wird darunter das „Vorkommen von Schlafsymptomen im Wach-Elektroenzephalogramm" (*Jovanović* 1967 e) ohne klinische Zeichen des (Ein-)Schlafens verstanden und im Schlaf umgekehrt das Auftreten von α-Wellen, die für den Wachzustand charakteristisch sind, ohne klinische Merkmale des (Auf-)Wachens.

Subklinische Wachaktivität im Schlaf-Elektroenzephalogramm bei Gesunden

In Betracht kommen 62 gesunde Versuchspersonen (Vpn) mittleren Alters und beiderlei Geschlechts in den ersten und zweiten Untersuchungsnächten.

a) Die subklinische Wachaktivität kann für die erste und zweite Untersuchungsnacht getrennt dargestellt werden. Von 248 Ereignissen (zugrundegelegte Merkmale s. Tabelle 5) in der ersten Untersuchungsnacht konnte ein vollkommenes Aufwachen 91mal (36,7%), eine subklinische Wachaktivität im Schlaf-EEG 62mal (25,0%) und ein Phasenwechsel aus dem Tiefschlaf in eine der Aufwachphasen ohne Aufwachen und ohne Vorkommen der subklinischen Wachaktivität im EEG (SWA) 95mal (38,3%) beobachtet werden. Das vollkommene Aufwachen und ein Phasenwechsel stehen zueinander wie 1:1, während die SWA etwas geringer ist.

In der zweiten Untersuchungsnacht wurde von 248 Ereignissen (= 100%) 50mal (20,2%) ein vollkommenes Aufwachen, 49mal (19,8%) das Vorkommen von SWA und 149mal (60,0%) ein Phasenwechsel ohne Aufwachen und ohne SWA beobachtet.

Nur aus diesen Daten läßt sich von der ersten zur zweiten Untersuchungsnacht eine Adaptation der Vpn an die Untersuchungssituation feststellen. Während in der ersten Nacht jede Vpn einmal und jede zweite zweimal vollkomen wach geworden war, wachten diese Personen in der zweiten Untersuchungsnacht nicht alle auf.

Die SWA nahm von der ersten zur zweiten Untersuchungsnacht von 25,0% auf 19,8% ab. Dieser Unterschied ist nicht allzu groß. Erst bei der Betrachtung der einzelnen Aufwachphasen in jeder Untersuchungsnacht sieht man, inwieweit sich die SWA gegenüber dem vollkommenen Aufwachen ändert (s. Tabelle 5).

Dagegen ist der Unterschied im Prozentsatz des Phasenwechsels ohne Aufwachen und ohne SWA zwischen der ersten und zweiten Untersuchungsnacht sehr markant. Während in der ersten Nacht ein Phasenwechsel in 38,3% gesehen wurde, stieg dieser Prozentsatz in der zweiten auf 60,0%. Das bedeutet, daß bei den Phasenwechseln in der ersten Untersuchungsnacht das vollkommene Aufwachen oder die SWA gegenüber den Phasenwechseln allein vorherrschen, während in der zweiten Nacht ein ruhiger Übergang vom Tiefschlaf in die Aufwachphasen dominiert. Auch diese Tatsache spricht für eine gelungene Anpassung der Vpn an die Untersuchungssituation in der zweiten Untersuchungsnacht.

Verteilen wir jetzt das vollkommene Aufwachen, das Vorkommen von subklinischer Wachaktivität und die Phasenwechsel ohne die beiden erstgenannten Phänomene auf die einzelnen Schlafperioden in der ersten und zweiten Untersuchungsnacht (Tabelle 5), so ergeben sich interessante Resultate.

Tabelle 5. Prozentuale Verteilung des Aufwachens, der subklinischen Wachaktivität im Schlaf-EEG und der Phasenwechsel bei 62 gesunden Vpn mittleren Alters beiderlei Geschlechts

Untersuchungs-Nacht	Vorkommnis	Schlafperioden				Durchschnitt
		I.	II.	III.	IV.	
1.	Vollkommenes Aufwachen	33,9	37,1	41,9	33,9	36,7
	Subklinische Wachaktivität	46,8	16,1	17,8	19,3	25,0
	Ruhiger Phasenwechsel	19,3	46,8	40,3	46,8	38,3
2.	Vollkommenes Aufwachen	12,9	19,3	25,9	26,6	20,2
	Subklinische Wachaktivität	19,3	25,9	17,8	16,1	19,8
	Ruhiger Phasenwechsel	67,8	54,8	56,3	57,3	60,0

Die erste Untersuchungsnacht: Der erste Phasenwechsel (PhW_1) aus dem Tiefschlaf in die erste Aufwachphase führte bei 21 von 62 Fällen (33,9%) zum vollkommenen Aufwachen. Eine SWA trat in 29 Fällen (46,8%) auf und ein PhW ohne die beiden erstgenannten Ereignisse kam nur in 12 Fällen (19,3%) vor. Demzufolge wachen die Menschen in der ersten Untersuchungsnacht, d. h. in der unbekannten Schlafsituation schon nach dem ersten Phasenwechsel zu einem Drittel vollkommen auf. Ein normaler PhW ohne Aufwachen kommt bei weniger als 20% der Schläfer vor.

Der zweite Phasenwechsel (PhW_2) liegt wesentlich anders als der erste. Das klinische Aufwachen kam in 23 Fällen (37,9%) vor, die SWA in 10 (16,1%) und der PhW allein in 29 Fällen (46,8%). Das vollkommene klinische Aufwachen hat sich prozentmäßig nur gering vermehrt. Die SWA aber zeigt eine wesentliche Reduzierung des Prozentsatzes zugunsten des PhW. Die Deutung dieses Phänomens kann vielleicht so ausgelegt werden, daß die Anpassung der Vpn von der ersten bis zur zweiten Schlafperiode schon begonnen hat.

Der dritte Phasenwechsel (PhW_3) ergab ein Aufwachen in 26 Fällen (41,9%), eine SWA in 11 (17,8%) und ein PhW allein in 25 Fällen (40,3%). Das Aufwachen im klinischen Sinn zeigt weiter eine geringe Zunahme des Prozentsatzes, während die SWA etwa so häufig ist wie in der Periode zwei.

Der vierte Phasenwechsel (PhW_4) von den tieferen Schlafstadien zum oberflächlicheren Schlaf bringt die Vpn in 21 Fällen (33,9%) zum klinischen Aufwachen, in 12 Fällen (19,3%) kommt eine SWA vor und in 29 (46,8%) ein PhW allein.

Das Aufwachen in der ganzen ersten Nacht kommt in jeder Schlafperiode bei mehr als einem Drittel der Vpn vor, was zu dem obigen Ergebnis führt.

Die subklinische Wachaktivität kommt im Durchschnitt in 16 bis 19% der Fälle vor, ab-

gesehen von der ersten Schlafperiode, in der der Prozentsatz über 46% beträgt, und zwar auf Kosten des ruhigen Übergangs vom Tiefschlaf in die oberflächlicheren Schlafstadien.
Vom Abend bis zum Morgen kann man anhand dieser Ergebnisse eine langsame aber fortschreitende Adaptation der Vpn an die neuen Bedingungen feststellen. In der zweiten Nacht sind die Ergebnisse anders. Das Phänomen einer relativ schnellen Adaptation an die neue Schlafsituation trifft bei Menschen über 60 Jahren nicht mehr zu. An diesen Resultaten läßt sich auch die praktische Bedeutung der Auswertung der subklinischen Wachaktivität und des Aufwachens in der Nacht erkennen. Einen ruhigen Phasenwechsel ohne Aufwachen und SWA kann man bei älteren Vpn nach unseren Resultaten nur in 15% bis 20% der Fälle und zwar erst in der dritten und vierten Untersuchungsnacht finden. Ein Phänomen, das zum Verständnis und zur Beseitigung der Schlafstörungen bei alten Menschen beitragen kann.

Die zweite Untersuchungsnacht: Der erste Phasenwechsel (PhW_1) vom Tiefschlaf zur Aufwachphase führte nur in 8 Fällen (12,9%) zu einem klinischen Aufwachen. Dieser Prozentsatz beträgt ein Drittel des korrespondierenden in der ersten Untersuchungsnacht. Mit anderen Worten, die Adaptation der Vpn an die neue Untersuchungssituation hat in zwei Drittel der Fälle stattgefunden. Diese zwei Drittel der untersuchten Personen konnten weiterschlafen, ohne den Übergang vom tiefen in den oberflächlichen Schlaf wahrgenommen zu haben. Die subklinische Wachaktivität nimmt in dieser Schlafperiode gegenüber der in der ersten Nacht wesentlich ab. Nur in 12 Fällen (19,3%) konnte sie beobachtet werden. Sie ist gegenüber der in der ersten Nacht ebenfalls fast auf ein Drittel vermindert. Dagegen kam ein Phasenwechsel für sich allein in 42 Fällen (67,8%) vor. Er ist um mehr als das Doppelte angestiegen. Aus diesen Ergebnissen kann man zusätzlich schließen, daß in der zweiten Untersuchungsnacht der Übergang vom tiefen in den oberflächlichen Schlaf bei etwa zwei Drittel der Vpn ruhig verläuft ohne Beeinflussung durch die Untersuchungssituation.

Außer zum Verständnis des Schlafes und der Schlafstörungen bei älteren Menschen können diese Beobachtungen auch bei der Deutung der Ergebnisse von Schlafuntersuchungen bei neurotischen und psychotischen Personen verwertet werden. Dort ist die Aufwachquote in der Nacht relativ groß und mit lang andauerndem Wachsein verbunden (*Jovanović* 1968a).

Das Aufwachen nach dem PhW_2 kommt nur in 12 von 62 Fällen (19,3%) vor. Gegenüber dem Aufwachen nach dem PhW_2 in der ersten Nacht ist dieser Prozentsatz um die Hälfte gesunken. Dagegen beträgt die SWA 25,9% und zeigt einen gewissen Anstieg gegenüber dem Prozentsatz nach dem PhW_2 der ersten Nacht. Dieser Anstieg ist jedoch nicht so groß wie der des PhW ohne klinische Zeichen des Wachwerdens oder der SWA. Das bedeutet, daß in der zweiten Schlafperiode der zweiten Untersuchungsnacht das klinische Aufwachen zugunsten des ruhigen Übergangs vom Tiefschlaf in die Aufwachphase wesentlich abnimmt.

Der Phasenwechsel 3 (PhW_3) führt zu einem vollkommenen Aufwachen in 16 Fällen (25,9%), die SWA kommt in 17,8% und der PhW allein in 56,3% der Fälle vor.

Ähnlich sind die Ergebnisse auch nach dem PhW_4 (s. Tab. 5). Bringt man die Ergebnisse der zweiten Untersuchungsnacht zueinander in Beziehung, so entstehen folgende Verhältnisse: Das vollkommene Aufwachen vom ersten zum zweiten, vom zweiten zum dritten und vom dritten zum vierten PhW, bzw. aller Aufwachphasen zueinander verhält sich wie 12,9% : 19,3% : 25,9% : 26,6% gleich 1 : 1,5 : 2,0 : 2,1. Das klinische Aufwachen nimmt demnach ganz allmählich vom Abend bis zum Morgen, bzw. von Schlafperiode zu Schlafperiode zu.

Mit anderen Worten: *das klinische Aufwachen wird bei gesunden Menschen mit zunehmender Erholung im Schlaf häufiger beobachtet.* In der ersten Untersuchungsnacht kann man diese Regel nicht nachweisen.

Etwa im gleichen Verhältnis (s. Tab. 5) nimmt in der zweiten Nacht der ruhige Übergang von den tieferen in die oberflächlicheren Schlafperioden nach dem entsprechenden Phasenwechsel ab.

b) Die Dauer der spontanen subklinischen Wachaktivität im EEG bei Gesunden zeigt von Periode zu Periode keine, von der ersten zur zweiten Untersuchungsnacht aber doch Unterschiede. Sie muß in mehreren Stufen betrachtet werden. Die erste Stufe ist die, welche in der *Aufwachphase* stattfindet. Man kann signifikanterweise einen abrupten Phasenwechsel nach einem 40- bis 50minütigen Tiefschlaf beobachten, der nur einige Sekunden andauert. Nach diesem Phasenwechsel kommt es in der Mehrzahl der Fälle (s. oben) zu einem ruhigen Übergang in die nächste Aufwachphase (wir betrachten die zweite Untersuchungsnacht) mit K-Komplexen, β-Spindeln und schnelleren δ-Wellen bzw. langsamen ϑ-Wellen. In einem kleinen Prozentsatz der Fälle (s. Tab. 5) erscheint aber statt der K-Komplexe, β-Spindeln und langsamen ϑ-Wellen ein α-Wellen-Grundrhythmus wie im Wach-EEG. Diese α-Wellen geben dem Phänomen den Namen *subklinische Wachaktivität*.

Die α-Wellen der SWA, die gleich nach dem Phasenwechsel erscheinen, sind um 0,05 bis 0,3/sec langsamer und um 20 bis 30 Mikrovolt größer als die α-Wellen des Wach-EEG der betreffenden Person.

Die ganze subklinische Wachaktivität im EEG in der Aufwachphase dauert 20 bis 120 Sekunden. Nachdem auch die Motorik eine gewisse Aktivierung zeigt, kommt es an der Spitze dieser Aktivität bei einigen Vpn (s. oben) zum vollkommenen Aufwachen mit Umdrehen oder Änderung der Schlaflage im Bett. Bei einem anderen Teil kann das Umdrehen bzw. die Änderung der Schlaflage ohne klinisches Aufwachen erfolgen. Es kommt zur zweiten Stufe der klinischen Wachaktivität, die in umgekehrter Richtung zu der ersten verläuft. Eine erneute Vertiefung des Schlafes wird beobachtet. Diese *Vertiefungsstufe* der SWA kann wiederum in weitere Unterstadien eingeteilt werden. Der Einfachheit halber bezeichnen wir die Vertiefungsstadien der SWA mit Buchstaben Aa, Ab etc. — analog den Schlafunterstadien — und verfolgen die Dauer der einzelnen *Unterstufen*.

Das Unterstadium Aa ist durch einen starken Einbruch von Muskelpotentialen im EEG und EMG charakterisiert. Wellenform und -frequenz der EEG-Wellen kann kaum visuell erkannt werden. Dieses Unterstadium dauert 7 bis 9 Sekunden, dann folgt das *Unterstadium Ab*. In ihm zeigt sich eine geringe motorische Beruhigung beim Schläfer. Im EEG sieht man α-Wellen, *die Ähnlichkeiten mit der Frequenz und Amplitude des Wach-EEG der betreffenden Person aufweisen*. Dieses Unterstadium dauert im Durchschnitt 9 Sekunden, bewegt sich aber zwischen 4 und 30 Sekunden, so daß der Durchschnitt parametrisch nicht signifikant ist. Man erzielt aber eine Signifikanz nach dem Zeichen-Test mit der Aussagekraft, daß alle Vpn dieses Unterstadium innerhalb von 30 Sekunden verlassen, oder, anders ausgedrückt, die Aktivität der Wachelektroenzephalogramme im Unterstadium Ab dauert zwischen 4 und 30 Sekunden lang. Das darauffolgende *Unterstadium Ac* zeigt keine oder nur seltene α-Wellen. Es kommt wie beim ersten Einschlafen zu einer Abnahme der α-Wellen und ihrer Auflösung, so daß am Ende der 30. Sekunde kleine und schnellere ϑ-Wellen auftreten. Bis zum Erscheinen von β-Spindeln und/oder K-Komplexen und/oder Vertexzacken vergehen noch weitere 90 bis 100 Sekunden, im Durchschnitt 40 bis 60 Sekunden. Die ganze Existenz der subklinischen Wachaktivität in der Vertiefungs- bzw. Wiedereinschlafphase dauert 20 bis 120 Sekunden. In dieser Zeit kommt es bei allen beobachteten Vpn entweder zum Wiedereinschlafen oder zum klinischen Aufwachen.

c) Die Charakteristika der subklinischen Wachaktivität im Schlaf-EEG wurden mit der Darstellung der Dauer dieser SWA schon erwähnt. Es sei noch betont, daß die SWA mit ihren α-Wellen einer Wachhirnaktion der betreffenden Person in einer vollkommen entspannten Untersuchungssituation entspricht. Dagegen sind die Wellen der Aufwachstufe dieser SWA nicht ganz denen einer Wachaktion gleich; die α-Wellen sind langsamer und größer (s. oben).

d) Bisher wurde über die SWA gesprochen, die *spontan* nach einem Phasenwechsel aus dem Tiefschlaf-Schlafstadium E oder D (nach *Loomis* et al. 1938) — und nach den durchlaufenen oberflächlichen Schlafstadien — D, C und B — im Stadium A (wie oben: nach *Loomis* et al.) vorkam. Die subklinische Wachaktivität im EEG kann aber auch ausgelöst werden, indem man akustische (oder auch andere) Weckreize appliziert. Am deutlichsten ist sie in den Phasen des paradoxen Schlafes zu erkennen, und zwar in Fällen, in denen ein Weckreiz zu keinem Erfolg führt. Von 1820 Weckversuchen in den Phasen des paradoxen Schlafes gelang es nur 1430mal (78,6%), die Vpn tatsächlich vollkommen zu wecken, in 390 Weckversuchen (21,4%) jedoch nicht. In 70 Fällen (17,9% von 390) wurde lediglich eine subklinische Wachaktivität im EEG als Reaktion auf Weckreize registriert. Nach dem Setzen des Weckreizes kommt es statt zu einem Aufwachen zum abrupten Aufhören von raschen Augenbewegungen, zur Beschleunigung der Atmung und Herzfrequenz und zum Auftreten von α-Wellen im EEG, die im Durchschnitt 10/sec (s ± 0,3) und 70 bis 100 Mikrovolt betragen und 23 bis 30 Sekunden lang andauern. Danach treten wieder die zuvor herrschenden Merkmale des paradoxen Schlafes ein (s. *Jouvet*, S. 103 ff.). Eine solche Auslösung der subklinischen Wachaktivität im EEG ist besonders dann zu registrieren, wenn der Traum im paradoxen Schlaf zu intensiv ist, so daß der akustische Weckreiz nicht zum Erwachen führt, sondern in die Traumszene eingebaut wird (*Jovanović* 1969).

Subklinische Wachaktivität im Schlaf-EEG bei Patienten

a) Abgesehen von der eben beschriebenen normalen SWA ist eine zusätzliche, abnorme subklinische Wachaktivität im Schlaf-EEG am deutlichsten bei *Schlafwandlern* zu erkennen. Von insgesamt 12 Vpn konnten wir diese bei 4 Vpn mindestens einmal in einer der Untersuchungsnächte beobachten. Die Abbildung 63 zeigt das Schlaf-EEG einer 22jährigen Schlafwandlerin, in dem man für die Dauer von 23,2 Sekunden einen kontinuierlichen α-Wellen-Grundrhythmus von durchschnittlich 10—11/sec mit eingestreuten β-Wellen von 13—14/sec sieht. Dieser Grundrhythmus kommt ohne eindeutige Vorzeichen im EEG und ohne klinische Verhaltensänderungen vor, er entsteht unmittelbar aus einer δ-Wellen-Grundaktivität und geht nach 23,2 Sekunden — wiederum ohne klinische Manifestation — in den ursprünglichen δ-Wellen-Grundrhythmus über. Weder vor noch nach dieser α-Wellen-Erscheinung waren sowohl mit zusätzlichen Registrierungen als auch durch direkte Beobachtungen irgendwelche Zeichen des Wachwerdens zu ermitteln. Die Vpn schlief 20 Minuten vor dieser Erscheinung ganz ruhig auf dem Rücken mit einer leicht betonten Linksseitenlage, in welcher sie auch danach verblieb.

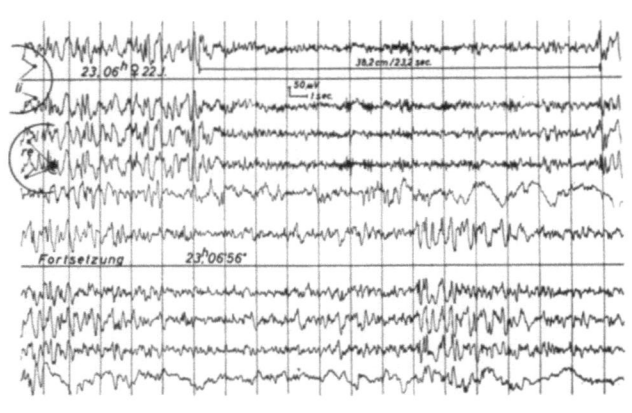

Abb. 63. Die subklinische Wachaktivität im Schlaf-EEG einer 22jährigen Schlafwandlerin (subklinisches bzw. elektroenzephalographisches „Schlafwandeln"). In einem Tiefschlaf tritt ohne Vorzeichen ein α-Wellen-Grundrhythmus auf, der nach 23,2 Sekunden wieder in den δ-Wellen-Rhythmus des Tiefschlafes übergeht. Es kommt danach allmählich zu einer Veroberflächlichung des Schlafes, jedoch nach weiteren 10 Minuten wird der Schlaf wieder tiefer. (Aus Jovanović, Deutsch. Med. Journ. 17, 121 ff., 1966)

Nach weiteren 33 Sekunden trat im EEG eine geringgradige Desynchronisierung mit kleinen und raschen δ-Wellen ein. Zum Aufwachen kam es jedoch auch nach einer Schlafstunde nicht. Über diesen Fall wurde kurz berichtet (Jovanović 1966c). Auch diese subklinische Wachaktivität im Schlaf-EEG bei Schlafwandlern dauert unter 120 Sekunden.

b) Bei einem der untersuchten Patienten mit einem *Kataplexie-Syndrom* fanden wir ebenfalls eine subklinische Wachaktivität im Schlaf-EEG, die jedoch nicht charakteristisch ist wie bei Gesunden oder bei Schlafwandlern. Sie unterscheidet sich von einer in unserem Sinne des Wortes subklinischen Wachaktivität insoweit, als die im Schlaf-EEG vorkommenden schnelleren Wellen nicht der Wellen-Frequenz des Wach-EEG entsprechen. Diese Wellen haben eine höhere Zahl von Schwingungen pro Sekunde als die Wach-Wellen der betreffenden Person, existieren viel länger als 120 Sekunden, ja sogar 40 und mehr Minuten, und kommen auch in den Stadien des oberflächlichen Schlafs vor. Ob hier eine andere Aktivität eine Rolle spielt, können wir noch nicht sagen.

c) Eine sichere subklinische Wachaktivität im Schlaf-EEG konnte nur bei einem der 32 untersuchten *Neurotiker* gefunden werden. Diese zeigte die Charakteristika, die gerade bei den Schlafwandlern beschrieben wurden. In 8 von 32 Fällen konnte man in der ersten Untersuchungsnacht eine andere Art von α-Wellen beobachten, die kurz nach dem Einschlafen auftraten. Nach einem Einschlafversuch, der nicht ganz gelang, wachten diese Vpn schnell auf und verharrten über 60 Minuten im Wachsein. Das EEG bot immer langsamer werdende α-Wellen, deren Größe die der Wach-Wellen überstieg. Die Senkung einer Durchschnittsfrequenz von 10/sec auf eine von 8/sec und eine Erhöhung der Amplitude von 70 bis 90 Mikrovolt auf über 120 Mikrovolt konnte nachgewiesen werden. Diese sogenannten *persistierenden α-Wellen* im Schlaf-EEG werden später durch schnellere oder langsamere ϑ-Wellen ersetzt, wobei die Patienten tiefer einschlafen. Sowohl bei Gesunden als auch bei Kranken ist das Kriterium der *sub*klinischen Wachaktivität die negative Reaktion auf Anruf. Die Vpn werden leise aus unmittelbarer Nähe beim Vornamen gerufen. Geben sie auch beim zweiten Anruf keine Antwort, so wird angenommen, daß sie nicht wach sind. Bei neurotischen Persönlichkeiten kann man in allen angegebenen Fällen alle klinischen Zeichen des Schlafens (langsames Atmen, Verlangsamung der Herzfrequenz, ruhiges Liegen, Schnarchen etc.) bei einer subklinischen Wachaktivität im EEG sehen.

d) Bei 2 von 14 untersuchten Patienten mit *psychotischen Syndrom* wurden in allen Untersuchungsnächten subklinische Formen der Wachaktivität beobachtet. Diese unterscheiden sich von den bisher beschriebenen Formen (s. oben). Bei diesen beiden Patienten traten die α-Wellen mehr regional auf, also nicht generalisiert wie bei den oben beschriebenen Vpn. Im Tiefschlaf, beim Vorherrschen von langsameren δ-Wellen im EEG traten α-Wellen für die Dauer von 7 bis 9 Sekunden mit einer eindeutigen Betonung über den parietookzipitalen Hirnregionen auf und breiteten sich nur bis über die parietalen Hirnabschnitte aus, konnten jedoch mehr oder weniger sicher auch über den frontalen Arealen gesehen werden. Das Charakteristikum dieser α-Wellen im Schlaf-EEG ist, daß sie alle 22 bis 23 Sekunden auftreten mit einer konstanten Dauer von 7 bis 9 Sekunden. Diese beiden Patienten litten an einem paranoid-halluzinatorischen Syndrom im Wachsein, so daß wir die erwähnten α-Wellen im Schlaf-EEG mit den im Wachsein bestehenden Halluzinationen in gewisse Beziehung bringen können. Darüber wird an anderer Stelle gesprochen.

e) Ähnliche Erscheinungen im Schlaf-EEG fanden wir bei einem von 146 untersuchten *Epileptikern* vor. Klinisch litt dieser Patient an allen Formen der epileptischen Anfälle mit langdauernden psychomotorischen Phänomenen und Dämmerzuständen.

f) Hier seien noch zwei von sechs untersuchten Patienten erwähnt, bei denen man die Diagnose klinisch nicht klären konnte. Bei einem 32jährigen Mann handelte es sich subjektiv um ein Schlafbedürfnis, über das er wochenlang klagte. Bei den klinischen Visiten bat er ständig, in Ruhe gelassen zu werden, da er schlafen wolle. Tatsächlich verbrachte dieser Mann den ganzen Tag im Bett, wenn er nicht absichtlich aktiviert wurde. Auch im Schlaf verhielt er sich ruhig und bot klinisch einen Schlafzustand. Das Wach-EEG war durch unauffällige α-Wellen von 10/sec charakterisiert. Diese existierten auch in der Zeit, in der der Patient klinisch einen Schlafzustand bot.
In den Schlaf-Elektroenzephalogrammen war bei diesem Patienten fast die ganze Nacht hindurch ein Wachrhythmus festzustellen, der sich wiederum, wie das Wach-EEG, aus α-Wellen zusammensetzte. Dieser α-Wellen-Grundrhythmus zeigte im Verlauf der Zeit (nach 40 Minuten vom Schlafbeginn an) eine allmähliche Verlangsamung, so daß man nach 80 Minuten eine Frequenz von 9/sec und nach 120 Minuten von 8/sec messen konnte. Parallel mit der Abnahme der Frequenz kam es zu einer Zunahme der Amplitude, wie bei dem oben beschriebenen Neurotiker. Der Patient wurde oft aus dem Schlaf geweckt. Mehrmals konnte er Traumerlebnisse erzählen, obwohl eine Phase des paradoxen Schlafs nicht registriert worden war. Wegen seines ständigen Schlafens und des Schlafbedürfnisses hatte er alle Stellungen verloren und wurde zur Erlangung der vorzeitigen Rente begutachtet. Der zweite Patient ähnelte dem ersten. Da die Diagnose bei diesen zwei Patienten klinisch nicht geklärt werden konnte, lassen wir die Deutung des Phänomens der subklinischen Wachaktivität im EEG vorläufig offen. Ein Morbus Parinaud wurde ausgeschlossen. Bei Narkoleptikern konnten wir die subklinische Wachaktivität im Schlaf-EEG nicht beobachten (bisher 16 Patienten untersucht).

Subklinische Schlafaktivität im Wach-EEG bei Gesunden

Bei unseren 62 untersuchten gesunden Vpn konnten wir keine Zeichen einer subklinischen Schlafaktivität im Wach-EEG finden. Man hat oft über die niedergespannten (*Gibbs, Gibbs* und *Lennox* 1943; *Pine* und *Pine* 1953; *Vogel* und *Götze* 1959) oder langsameren EEGs mit Wellen von 4—5/sec im Wachsein berichtet. (*Pitot* und *Gastaut* 1956; *Nayrac* und *Beaussart* 1956a, b; *Vallat* und *Lepetit* 1957; *Vogel* und *Götze* 1959; *Aird* und *Gastaut* 1959; *Müller-Küppers* 1966; *Kuhlo* 1967). Es bestehen jedoch große Schwierigkeiten bei der Einordnung dieser niedergespannten und langsameren Wachrhythmen in eine subklinische Schlafaktivität. Von diesen Schwierigkeiten seien nur zwei erwähnt: Erstens handelt es sich bei fast allen Untersuchten vorwiegend oder ausschließlich um Kranke, und zweitens wurden keine entsprechenden Versuche durchgeführt, die eine subklinische Schlafaktivität nachweisen oder widerlegen sollten. Denn die niedergespannten und langsameren EEG-Rhythmen können verschiedene Ursachen haben, über der einen oder anderen Hirnregion lokalisiert sein, morphologisch verschieden aussehen und können nicht alle als eine subklinische Schlafaktivität angesehen werden (*Jovanović* 1967e).

Aird und *Gastaut* (1959) z. B. untersuchten 8000 Patienten mit verschiedenen klinischen Diagnosen. Diesem Krankengut standen nur 500 gesunde Vpn zum Vergleich gegenüber. Aus dem Untersuchungsmaterial konnten sie vier Typen von langsameren Rhythmen im EEG herauskristallisieren.

Der erste Typ wurde eine langsamere α-Variante genannt. Es handelte sich um einen Rhythmus, dessen Frequenz die Hälfte des normalen α-Wellen-Rhythmus betrug. Dieser Rhythmus hatte nach den Autoren keine spezifische Korrelation zu irgendwelchen klinischen Diagnosen und wurde deshalb als eine physiologische Variante gedeutet.

Der zweite Typ zeigte langsamere aber oft asymmetrisch, polyrhythmisch oder vereinzelt auftretende Wellen in der Okzipitalregion mit einer Frequenz von 3—4/sec. Dieser Rhythmus wurde hauptsächlich bei jüngeren Vpn gesehen und wies ebenfalls keine spezifische Korrelation zu irgendwelchen klinischen Diagnosen auf.

Die dritte Art der langsameren Wellen im Wach-EEG war jene mit sinusoidalen, okzipital auftretenden Rhythmen, die bei Patienten mit posttraumatischen Syndromen, emotionaler Labilität und dienzephalen Störungen gefunden wurden. Diese Art konnte von den Autoren nicht mehr als normale Variante angesehen werden.

Die vierte Art der langsameren Rhythmen ähnelte u. a. den 3/sec spike-wave-Formationen und wurde in dieser Richtung gedeutet. Ähnlich sind die Befunde von *Pitot* und *Gastaut* (1956) sowie *Vallat* und *Lepetit* (1957).

Nach Durchsicht aller Ergebnisse können wir das Vorhandensein einer subklinischen Schlafaktivität bei Gesunden nicht sicher annehmen. Aus diesem Grund wenden wir uns der subklinischen Schlafaktivität im Wach-EEG (SSA) bei Patienten zu.

Subklinische Schlafaktivität im Wach-EEG bei Patienten

Über eine subklinische Schlafakivität im EEG berichtete zuerst *Lieberson* (1945), dann *Dell* (1957), *Klimková-Deutschová, Macek* und *Roth* (1958), *Roth* und *Nevsímal* (1955, 1958). Nach *Roth* (1962), der diese Berichte zusammenfaßte, findet man eine Schlafaktivität im EEG in annähernd 65% bei Hysterie und Neurasthenien, in 65,5% von 85 Patienten mit pseudoneurasthenischem Syndrom, bei 65% von 89 Kranken mit einer hyperventilatorischen Form der normokalzämischen Tetanie. Nach unserer Definition der subklinischen Schlafaktivität im Wach-EEG kommen jedoch nur diejenigen Personen in Betracht, bei denen man keine klinischen Zeichen der Ermüdung oder des Einschlafens findet. Die zitierten Autoren sprachen bei der Diskussion ihrer Befunde über eine *infraklinische Schlafaktivität* oder über einen *subvigilen Zustand*. Einheitlich haben wir für alle diese Formen die Bezeichnung *subklinische Schlafaktivität im Wach-EEG* vorgeschlagen (Jovanović 1967e).

Auch wir konnten früher bei 3 von 22 Neurotikern (1965a) einen reinen ϑ-Wellen-Rhythmus über den okzipitalen Hirnregionen ohne klinische Zeichen der Schläfrigkeit oder Schlafsymptome finden. Diese 3 Kranken unterschieden sich von den übrigen unter anderem durch ihr Schlafverhalten und die Schlaftiefe, da sie nicht wie die übrigen ein Schlafdefizit, sondern einen Schlafüberschuß aufwiesen. Später konnten wir (1966b, 1967a bis c) von einer SSA bei 58 von 558 Patienten berichten.

In einer kürzlich veröffentlichten Studie (1967e) konnten wir eine weitere Analyse über die subklinische Schlafaktivität bei 82 von 1059 (7,74%) untersuchten Patienten vornehmen. Dabei handelte es sich bei 26 von 65 Patienten (40%) klinisch um eine Psychopathie, bei 19 von 67 (28,4%) um ein neurotisches Syndrom, bei 22 von 87 (25,3%) Patienten um alte und nicht einwandfrei geklärte Kopfverletzungen, bei 9 von 105 (8,75%) um verschiedene Symptome (Gefäßprozesse, Hypertonien, hypochondrische und neurasthenische Personen). Man sieht, daß der Prozentsatz der subklinischen Schlafaktivität relativ groß ist, und daß sie nur bei einigen Krankheitsgruppen oder Personen mit bestimmten psychopathologischen Symptomen auftritt. In der Untersuchungsgruppe von 1059 Vpn fanden sich 200 gesunde Menschen. Bei keinem konnte eine SSA nachgewiesen werden. Außerdem wurden noch 12 Kinder, 11 alternde Menschen, 12 Kinder mit Verhaltensstörungen, 14 Kranke mit nicht zerebralen Erkrankungen, 16 Polyskerotiker, 16 Kranke mit raumfordernden Prozessen, 24 Narkoleptiker und 10 Patienten mit Impotenz untersucht. Bei keinem dieser Kranken konnte eine SSA nachgewiesen werden, während die erwähnten Neurotiker, Psychopathen und Kranken mit Hirnverletzungen einen relativ großen Prozentsatz der subklinischen Schlafaktivität aufwiesen.

Diese Befunde stimmen im wesentlichen mit denen der oben angeführten Autoren überein, die über die niedergespannten und verlangsamten Rhythmen berichteten. Aufgrund der Tatsache, daß man die subklinische Schlafaktivität überwiegend bei Kranken mit definierten Krankheitssymptomen findet, haben wir vorgeschlagen, in solchen Fällen nicht über eine Grundrhythmus*variante* sondern über eine Grundrhythmus*abnormität* im EEG zu sprechen (Jovanović 1967c).

Außerdem umfaßt unsere Definition nur jene verlangsamten und niedergespannten EEGs, *die durch Schlaf, Hyperventilation, Weckmittel und Sinnesreize in einen normalen α-Wellen-Grundrhythmus verwandelt werden können*. Tritt z. B. ein verlangsamter Grundrhythmus symmetrisch oder asymmetrisch über allen Hirnregionen oder nur okzipital auf und kann mit einem Weckmittel für die Wirkungsdauer des Mittels aufgehoben und in einen normalen α-Wellen-Grundrhythmus verwandelt werden, so darf man u. E. in diesem Falle eine subklinische Schlafaktivität annehmen (s. Abbildungen 64 und 65). Wendet man dagegen eine Hyperventilation, ein Weckmittel, Sinnesreize und schließlich Provokation durch den Schlaf an, und der beobachtete verlangsamte Grundrhythmus kann nicht aufgehoben werden, so muß man einen solchen Rhythmus anders als das Phänomen der subklinischen Schlafaktivität deuten.

Die subklinische Schlafaktivität im Wach-EEG kann nach unseren Beobachtungen verschiedene Grade erreichen.

Wendet man die bekannte Schlafnomeklatur an (*Loomis* und Mitarbeiter 1935, 1937, 1938; *Davis* und Mitarb. 1938, 1939), so können bei der SSA ergänzend mehrere Unterstadien angenommen werden.
Im Unterstadium Aa ist diese SSA noch nicht zu erkennen.
Im Unterstadium Ab kommt es zu einer Nivellierung der Spannungsproduktion, so daß die α-Wellen im Wach-EEG ganz kontinuierlich auftreten und ihre Amplitude auffallend

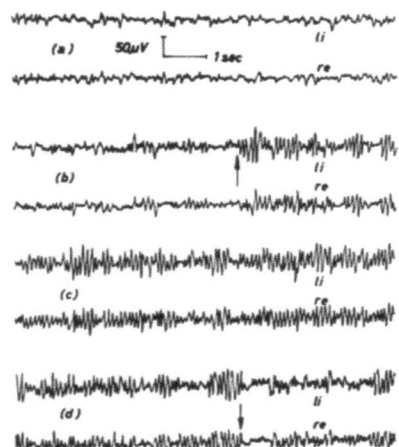

Abb. 64. Angedeutete subklinische Schlafaktivität im Wach-EEG (a), die nach Applikation von Weckmitteln (s. *Jovanović* 1967e) in einen normalen α-Wellen-Grundrhythmus übergeht

gleichmäßig groß ist. Man findet nicht wie bei einem normalen EEG eine spindelförmige Zu- und Abnahme, sondern eine Monotonie der Amplitudengröße. Wendet man bei diesen Vpn ein Weckmittel an, so nimmt die Ausprägung der Wellen ab, die Amplitudenhöhe variiert spindelförmig, während die Frequenz erhalten bleibt. Sind alle angewandten Provokationsmaßnahmen ohne Erfolg, so wird es sich wahrscheinlich um eine andere Erscheinung als um das Phänomen der SSA handeln.
Bei dem Unterstadium Ac der SSA sieht man schon eine vollkommene oder partielle Abnahme des α-Wellen-Grundrhythmus (Abbildung 64). Die Anwendung der oben angeführten Provokationsmaßnahmen bringen einen α-Wellen-Grundrhythmus hervor, der etwa so lang existiert wie die Wirkung der angewandten Methode dauert.

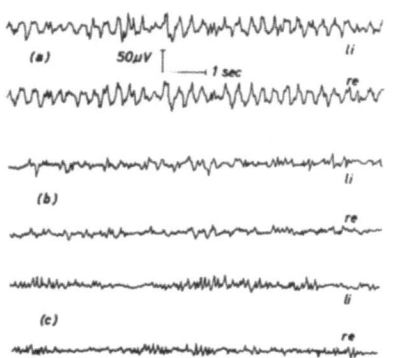

Abb. 65. Ausgeprägte subklinische Schlafaktivität im Wach-EEG (okzipitale Regionen) unter (a), die nach Anwendung von Weckmitteln (s. *Jovanović* 1967e) in einen normalen α-Wellen-Grundrhythmus übergeht

Beim Unterstadium Ba treten schon kleine und schnelle ϑ-Wellen im Wach-EEG auf. Diese Rhythmen können mit den oben erwähnten Provokationsmaßnahmen vertrieben werden, und an ihrer Stelle tritt ein normaler α-Wellen-Grundrhythmus auf.

Bei der subklinischen Schlafaktivität des Unterstadiums Bb handelt es sich um die kontinuierlichen langsameren ϑ-Wellen, die generalisiert, oder parieto-okzipital auftreten und mit Weckmitteln, Schlaf, Sinnesreizen und Hyperventilation aufgehoben werden können. Auch hier tritt nach einer gewissen Latenz-Zeit ein normaler α-Wellen-Grundrhythmus auf, der eine doppelte Frequenz als der ϑ-Rhythmus aufweist (s. Abbildung 65).

Im Unterstadium Bc kann es sehr selten zu einer subklinischen Schlafaktivität kommen. Dieses Stadium deutet schon einen Einschlafmoment an (*Jovanović* 1965 a), so daß nur am Anfang des Unterstadiums eine SSA ohne nachweisbare klinische Zeichen der Schlafsymptome existieren kann.

Ausführlich wird über die subklinische Schlafaktivität im EEG bei *Jovanović* (1967 e) berichtet.

Über die neurophysiologischen Mechanismen der subklinischen Schlaf-Wach-Aktivität

Die Deutung der Mechanismen flacher und langsamer EEG-Rhythmen ist nicht ganz einfach. Viele Autoren (*Nayrac* und *Beaussart* 1956 a, b; *Pitot* und *Gastaut* 1956; *Vallat* und *Lepetit* 1957; *Dell* 1957; *Klimková-Deutschová* et al. 1959; *Roth* 1962) machten für die flachen und langsamen EEG-Rhythmen die Formatio reticularis verantwortlich. Es scheint auch logisch, daß bei einer Insuffizienz des aktivierenden Systems — das bei einer aktiven Funktion schnellere Wellen hervorruft — auch entsprechende Verlangsamungen im EEG auftreten. Nun stellt sich die Frage, inwieweit man das ganze Phänomen auf eine Insuffizienz des Retikularsystems zurückführen darf. Wie *Demsey* und *Morison* (1942), *Morison* und *Demsey* (1942) feststellten, ruft die Reizung des intralaminären Thalamus eine hypersynchrone, rekrutierende Ausbreitung der hohen Wellen über den vorderen Konvexitätsregionen hervor. Dagegen erzeugt nach *Moruzzi* und *Magoun* (1949) die Reizung der unteren Formatio reticularis schnellere und kleinere, desynchrone Abläufe im EEG über der Konvexität. Diese beiden Befunde wurden bis heute von vielen Autoren ergänzt, bestätigt und erweitert (*Magoun* 1953, 1958; *Monnier* 1962; *Moruzzi* 1963; *Hösli* und *Monnier* 1961, 1962; *Jung* 1963 a, b, c; *Hassler* 1964 a, b; *Hernández-Peón* 1965; in *Jovanović* 1966 d; in *Penin* 1967). Es fällt nicht schwer, unsere Unterstadien Ab und Ac der subklinischen Schlafaktivität mit diesen Befunden in Übereinstimmung zu bringen. Bei der Insuffizienz des unteren Retikularsystems treten über dem Kortex im Unterstadium Ab α-Wellen ohne wesentliche Schwankungen der Amplitude auf. Nimmt man eine Anschwellung der EEG-Wellen als Funktion der *oberen* (Mesodienzephalon) und eine Abschwellung der Wellengröße (spindelförmig) als Ergebnis der Einwirkung der *unteren* Formatio reticularis, so kann man annehmen, daß *eine mangelnde Einwirkung des unteren Anteils des aktivierenden Systems keine Desynchronisierung (Abschwellung der Amplitude) erzielt*. Deswegen bleibt der α-Wellen-Rhythmus gleichmäßig ohne physiologische Änderungen der Amplitude. Vielmehr zeigt sich bei den α-Wellen eine Synchronisierungstendenz. Beim Unterstadium Ac liegt vielleicht eine graduell *stärkere Insuffizienz des unteren Hirnstammes, aber auch der vorderen Anteile des aktivierenden Systems* vor, so daß die α-Wellen erlöschen. Wäre der intralaminäre Anteil intakt, so träten über dem Kortex hypersynchrone Wellen wie bei den Versuchen von *Demsey* und *Morison* (1942) auf. Dieser stärker ausgeprägte Grad der subklinischen Schlafaktivität im Unterstadium Ac findet in dieser Erklärung eine Bestätigung.

Etwas schwieriger ist die Deutung der Unterstadien Ba und Bb. Da es sich in vielen Berichten der oben erwähnten Autoren um langsame EEG-Rhythmen von (gedeckten) Hirnverletzungen handelte, und auch bei uns aus dieser Gruppe eine relativ große Anzahl der Vpn mit subklinischer Schlafaktivität stammte, kann man sich vorstellen, daß diese meist alten und mehr blanden Hirnläsionen *eine diffuse aber geringfügige Läsion des ganzen Retikularsystems*, bzw. des ganzen diffusen auf- und absteigenden, rekrutierenden, bulborhombomesothalamokortikalen Projektions- und intralaminären Systems (*Magoun* und *Rhines* 1946; *Hösli* und *Monnier* 1961, 1962; *Akert* und *Hummel* 1963; *Hassler* 1964 a, b; *Angeleri* und Mitarb. 1964; *Specht* 1964; *Hernández-Peón* 1965; *Jouvet* 1965; *Akert* 1965; *Akert* et al. 1965) hervorgerufen hat, so daß all diese Teile gleichmäßig, aber insuffizient funktionieren. Somit kommen weder De- noch Synchronisierungen, sondern nur eine Abflachung oder Verlangsamung des ganzen Rhythmus vor.

Das abnorme Verhalten von Personen mit einer subklinischen Schlafaktivität hat wahrscheinlich eine gemeinsame Ursache in den diskutierten Abflachungen, Verlangsamungen und Abnormitäten im EEG. Bei Neurotikern, Psychopathen und anderen abnormen Persönlichkeiten werden auch andere EEG-Abnormitäten gefunden (*Roth* 1962), so daß man anzweifeln muß, ob es rein „psychogene" Krankheiten und rein „psychogenes Verhalten" gibt.

Zur Frage der Berufsfähigkeit der Menschen mit einer subklinischen Schlafaktivität im Wach-EEG

Aufgrund der Tatsache, daß Menschen mit einer niedergespannten und verlangsamten Aktivität im Wach-EEG zu der Gruppe der Personen mit alten Hirnverletzungen (*Gibbs, Gibbs* und *Lennox* 1943; *Nayrac* und *Beaussart* 1956 a, b; *Pine* und *Pine* 1953; *Vallat* und *Lepetit* 1957; *Kuhler* 1967), mit psychopathischen, neurotischen und neurasthenischen Symptomen (*Müller-Küppers* und *Vogel*; *Vogel* 1958–1963; *Vogel* und *Götze* 1959; *Vogel* und Mitarb. 1961; *Jovanović* 1965 a bis 1966 d, 1967 c, e) oder epileptischen Reaktionen (*Aird* und *Gastaut* 1959; *Jovanović* 1967 a, b, e) gehören und daß diese Personen einen tiefen und motorisch armen Schlaf bei relativ sehr schnellem Einschlafen aufweisen (*Jovanović* 1965 a, 1967 e), daß ihre Elektroenzephalogramme nach dem Schlaf, (*Jovanović* 1965 a, 1966 c) nach Anwendung von Weckmitteln (*Jovanović*, 1965 c, 1966 a, b) oder Sinnesreizen (*Jovanović* 1967 e) normalisiert werden können, verdient diese Erscheinung bei der Begutachtung entsprechende Aufmerksamkeit. Obwohl nach *Aird* und *Gastaut* (1959) die verlangsamten EEG-Rhythmen in vielen Fällen „keine spezifischen Korrelationen zu irgendwelcher klinischen Diagnose" aufweisen und als eine normale Grundrhythmusvariante gedeutet werden, obgleich diese verlangsamte EEG-Aktivität, gleich ob es sich um eine subklinische Schlafaktivität handelt oder nicht, nach Meinung vieler Autoren tatsächlich *nur* als eine Variante des normalen EEG anzusehen ist (*Vogel* und Mitarb.), sind wir äußerst skeptisch, wenn wir einen Menschen mit solchen EEG-Rhythmen zu begutachten haben, der z. B. zum Führen von Flugzeugen, Kraftfahrzeugen, dem Steuern von Schiffen und dgl. befähigt sein soll.

Diese anstrengenden Berufe bringen auch vollkommen gesunde Menschen zur Ermüdung und manchmal aus diesem Grund zum Versagen. Derjenige mit einem im Sinne der obigen Ausführungen verlangsamten EEG besitzt ohnehin eine erhöhte Einschlafbereitschaft, so daß er seine Handlungen weniger als der vollkommen Gesunde mit dem biologisch-physikalischen Ablauf der 24-Stunden-Periodik koordinieren kann (*Hoff* 1959; *Hellbrügge* 1959; *Kment* 1957 a; *Jovanović* 1966 d, 1967 d).

Therapeutische Problematik der subklinischen Schlaf-Wach-Aktivität

Eine normale subklinische Wachaktivität im Schlaf-EEG nach den Phasenwechseln verlangt selbstverständlich keine weitere Behandlung. Über die subklinische Wachaktivität im EEG bei Patienten wird in jedem entsprechenden Kapitel gesprochen. Die subklinische Schlafaktivität bei vollkommen gesunden Menschen, soweit sie überhaupt besteht, braucht ebenfalls keine intensive Therapie, da sie nach den oben erwähnten Autoren eine normale Grundrhythmusvariante ist. Anders steht es mit den Personen, die außerdem klinische Zeichen der Ermüdung aufweisen.

Was die subklinische Schlafaktivität im Wach-EEG bei Kranken betrifft, so konnten wir diese durch Weckmittel (s. *Jovanović* 1967 e) für die Dauer der Medikamentenwirkung aufheben. Diese Patienten zeigen jedoch viele andere und zwar klinische Symptome, die mitbehandelt werden müssen. In allen Fällen ist die Behandlung nicht leicht und muß kombiniert werden. Vielleicht sollte man Anabolika und Analeptika mit der zusätzlichen Therapie des Grundsymptoms oder der Grundstörung kombinieren.

Schlußfolgerungen

1. Im Schlaf der gesunden und kranken Personen kann eine subklinische Wachaktivität im Schlafelektroenzephalogramm vorkommen, wobei keine klinischen Zeichen des vollkommenen Aufwachens beobachtet werden. Diese subklinische Wachaktivität im Schlaf-EEG kommt nach den Phasenwechseln aus dem Tiefschlaf zu den Aufwachphasen vor und endet entweder mit einem vollkommenen Aufwachen der Person, oder sie verläuft bis kurz vor das unmittelbare Erwachen (Aufwachstufe); danach kehrt der Schläfer zum Wiedereinschlafen zurück (Vertiefungsstufe).

2. Bei kranken Personen (Schlafwandlern, Katapletikern, Neurotikern, Psychotikern, selten bei Epileptikern, bei einigen Patienten mit Schlafbedürfnis ungeklärter Genese) besteht außer der subklinischen Wachaktivität (1.) auch eine weitere, die als eine subklinische Erscheinungsform des Wandelns, der Reaktionsform bei Kataplexie, Epilepsie, Psychose vorkommen kann. Am deutlichsten ist diese subklinische Wachaktivität im Schlaf-EEG bei Schlafwandlern im subklinischen „Wandeln" zu erkennen.

3. Die Dauer aller Unterstufen der normalen subklinischen Wachaktivität beträgt 20 bis 120 Sekunden. Die abnorme subklinische Wachaktivität kann ebenfalls bis 120 Sekunden, ausnahmsweise auch länger dauern.

4. Außer zu einer spontanen kann es auch zu einer ausgelösten subklinischen Wachaktivität kommen, wenn die Vpn durch akustische Weckreize stimuliert wird. Diese ausgelöste Wachaktivität im EEG des Schläfers ist für das mißlungene Wecken aus den Traumphasen charakteristisch, wobei der Weckreiz in die Traumszene eingebaut wird. Im EEG erscheinen für die Dauer von mehreren Sekunden (bis 30 sec) α-Wellen, während die Vpn weiterschläft bzw. träumt.

5. Die subklinische Schlafaktivität ist bei gesunden Menschen nicht sicher festzustellen. Soweit sich Verlangsamungen bei ganz gesunden Menschen im Wach-EEG finden, können sie nicht immer als eine subklinische Schlafaktivität angesehen werden, da bisher keine sicheren Befunde vorliegen.

6. Bei Patienten mit Psychopathie, Neurose, alten Hirnverletzungen, Enuresis kann die subklinische Schlafaktivität im EEG beobachtet werden. Sie wird durch Hyperventilation, Weckmittel, Weckreize und Schlaf gestört oder aufgehoben.
7. Die subklinische Schlafaktivität im Wach-EEG wird als Folge einer blanden aber diffusen Läsion bzw. Insuffizienz des ganzen Schlaf-Wach-Systems vom anderen Ende des Rückenmarks bis zu den vorderen Anteilen des Dienzephalons gedeutet.
8. Bei der Begutachtung von Personen mit einem langsameren oder niedergespannten Wach-EEG, das als eine subklinische Schlafaktivität gedeutet werden kann und bei denen es sich um die Befähigung zu bestimmten Berufen handelt, die unbedingte Wachsamkeit erfordern, sollte man vorsichtig sein.
9. Die Therapie kann, dort wo sie angebracht ist, mit Weckmitteln und Anabolika bei der Behandlung der Grundstörung (Grundkrankheit) versucht werden.
10. Das ganze Problem muß noch weiter untersucht werden.

Literatur

Aird, R. B. and *Gastaut*, Y.: Occipital and posterior electroencephalographic rhythms. Electroencephal. clin. Neurophysiol. *11*, 673–656 (1959)

Akert, K.: The anatomical substrate of sleep. Progress in Brain Res. *18*, 9–19 (1965)

Akert, K., *Bally*, C. and *Schadé*, J. P.: Sleep mechanisms. Progress. in Brain Res., Vol. 18 (eds.), Amsterdam 1965

Akert, K. und *Hummel*: Anatomie und Physiologie des limbischen Systems. Grenzach/Baden 1963

Angeleri, F., *Ferro-Milone*, F. and *Parigi*, S.: Electrical activity and reactivity of the rhinencephalic, pararhinencephalic and thalamic structure: Prolonged implantation of electrodes in man. Electroenceph. clin. Neurophysiol. *16*, 100–129 (1964)

Berger, H.: Über das Elektrenkephalogramm. III. Mitteilung. Arch. Psychiatr. *94*, 16–60 (1931)

Davis, H., *Davis*, P. A., *Loomis*, A. L., *Harvey*, E. N. and *Hobart*, G. A.: Changes in human brain potential during the onset of sleep. J. Neurophysiol. *1*, 24–38 (1938)

Davis, H., *Davis*, P. A., *Loomis*, A. L., *Harvey*, E. N. and *Hobart*, G. A.: Analysis of the electrical response of the human brain to auditory stimulation during sleep. Amer. J. Physiol. *126*, 474 bis 475 (1939)

Dell, M. B.: Électro-encéphalogramme et syndrome frontal: Étude de 60 cas de tumeurs frontales et fronto-temporales. Electroenceph. clin. Neurophysiol. *9*, 505–522 (1957)

Demsey, E. W. and *Morison*, R. S.: The electrical activity of a thalamo-cortical system. Amer. J. Physiol. *138*, 238–296 (1942)

Gibbs, F. A., *Gibbs*, E. L. and *Lennox*, W. G.: Electroencephalographic classification of epileptic patients and control subjects. Arch. Neurol. Psychiat. (Chicago) *50*, 111–129 (1943)

Götze, W., *Vogel*, F. und *Wolter*, M.: Findet man im Hirnstrombild von Zwillingen besonders häufig pathologische Veränderungen? Dtsch. Zschr. Nervenheilk. *177*, 374–377 (1958)

Hassler, R.: Spezifische und unspezifische Systeme des menschlichen Zwischenhirns. Progr. in Brain. Res *5*, 1–32 (Amsterdam), (1964 a)

Hassler, R.: Zur funktionellen Anatomie des limbischen Systems. Nervenarzt *35*, 386–396 (1964 b)

Heinemann, L. H.: EEG-Untersuchungen am Menschen bei ununterbrochenem Schlafentzug von mehreren Tagen. 6th Int. Congress EEG/EMG-clin. Neurophysiol., Wien, pp. 163–165 (1965)

Hellbrügge, Th.: Über Eigenheiten des kindlichen Schlafes. Med. Klin. *54*, 946–954 (1959)

Hernández-Peón, R.: Die neuralen Grundlagen des Schlafes. Arzneim. Forsch. *15*, 1099–1118 (1965)

Hoff, H.: Biologie des Schlafes und Klinik der Schlafstörungen. Med. Klin. *54*, 961–969 (1959)

Hösli, L. und *Monnier*, M.: Experimenteller Nachweis dämpfender und aktivierender Systeme im Thalamus medio-centralis und in der Formatio reticularis mesencephali (Reiz- und Ausschaltungsversuche). Helv. Physiol. Acta *19*, C 76–C 78 (1961)

Hösli, L. und *Monnier, M.*: Schlaf- und Weckwirkungen des intralaminäeren Thalamus. Pflüg. Arch. ges. Physiol. 275, 438–451 (1962)

Jouvet, M.: Paradoxical sleep. A study of its nature and mechanisms. Progr. in Brain Res. (Amsterdam) 18, 20–62 (1965)

Jovanović, U. J.: Der normale, abnorme und pathologische Schlaf. Polygraphische Registrierungen. Verh. inn. Med. (71. Intern. Kongreß 1965), München, S. 807–819, 1965 a

Jovanović, U. J.: Einige Ergänzungen des elektroencephalographischen Schlafschemas, Med. Klin. 60, 2131–2135 (1965 b)

Jovanović, U. J.: Das Elektroencephalogramm des Menschen unter Wirkung von 2-Dyäthylamino-5-phenyl-oxazolinon-(4) (Ha 94). Ärztl. Forsch. 19, 640–648 (1965 c)

Jovanović, U. J.: Experimentelle Untersuchungen über die Wirkung des 2-Dyäthylamino-5-phenyl-oxazolinon-(4) (Ha 94) auf das Elektroencephalogramm der Epileptiker. Ärztl. Forsch. 20, 98–103 (1966 a)

Jovanović, U. J.: Elektroencephalographische und klinische Betrachtung über die Wirkung des 2-Dyäthylamino-5-phenyl-oxazolinon-(4) (Ha 94) bei Menschen. Ärztl. Forsch. 20, 206–216 (1966 b)

Jovanović, U. J.: Die diagnostische Bedeutung des Schlaf-Elektroencephalogramms. Dtsch. Med. J. 17, 212–132 (1966 c)

Jovanović, U. J.: Steuerung des Schlaf-Wach-Rhythmus. Med. Klin. 61, 1813–1817 (1966 d)

Jovanović, U. J.: The sleep EEG, a special diagnostic method. Electroenceph. clin. Neurophysiol. 20, 277–278 (1966 e)

Jovanović, U. J.: Das Schlafverhalten der Epileptiker: I. Schlafdauer, Schlaftiefe und Besonderheiten der Schlafperiodik. Dtsch. Zschr. Nervenheilk. 190, 159–198 (1967 a)

Jovanović, U. J.: Das Schlafverhalten der Epileptiker: II. Elemente des EEG, Vegetativum und Motorik. Dtsch. Zschr. Nervenheilk. 191, 257–290 (1967 b)

Jovanović, U. J.: Prüfung eines barbitursäurehaltigen Schlafmittels. Die Wirkung von 5-Vinyl-5-(1-methylbutyl-)barbitursäure. Arzneim. Forsch. 3, 365–376 (1967 c)

Jovanović, U. J.: Neurophysiologische Interpretation der Wirkungsmechanismen von Vinylbital. Arzneim. Forsch. 17, 1369–1374 (1967 d)

Jovanović, U. J.: Die subklinische Schlafaktivität im EEG. Neurol. Psychiat. (Schweiz), 1967 e

Jovanović, U. J.: Der normale und der gestörte Schlaf – Neueste Untersuchungsmethoden und Ergebnisse, in Vorbereitung

Jung, R.: Hirnpotentialwellen, Neuronenentladungen und Gleichspannungsphänomene. Jenenser EEG-Symposium 1959. Berlin, S. 54–81, 1963 a

Jung, R.: Der Schlaf. In *Monnier, M.*: „Physiologie und Pathophysiologie des vegetativen Nervensystems." Bd. II. Stuttgart 1963 b, S. 650–684

Klimková-Deutschová, E., Macek, Z. und *Roth, B.*: Cas. lék. cesk. 98, 1213 (1959). Zitiert nach B. Roth: Narkolepsie und Hypersomnie. Berlin 1962

Knent, H.: Das Problem biologischer Regelung und seine Geschichte in medizinischer Sicht. Münch. med. Wschr. 14, 476–480 (1957 a)

Knent, H.: Das Problem biologischer Regelung und seine Geschichte in medizinischer Sicht (Schluß). Münch. med. Wschr. 15, 517–520 (1957 b)

Kugler J.: Elektroencephalographie in Klinik und Praxis. Stuttgart 1963

Kuhlo, W.: Die 4-5/sec EEG-Grundrhythmusvariante und nach Contusio cerebri. Arch. Psychiatr. Neurol. 210, 68–75 (1967)

Kuhlo, W., Heintel, H., Reichenmiller, E. und *Vogel, F.*: Familienuntersuchungen bei 4-5/sec Grundrhythmus-Variante. Vortrag zur 13. Jahresversammlung der Dtsch. Ges. f. EEG, München, 27.–29. April 1967

Lieberson, W.: Dis. Nerv. System. 5, 1–8 (1945). Zitiert nach *Roth, B.* „Narkolepsie und Hypersomnie . . ." Berlin, S. 102, 1962

Loomis, A. L., Harvey, E. N. and Hobart, G. A.: Potential rhythmus of the cerebral cortex during sleep. Science 81, 597–598 (1935)
Loomis, A. L., Harvey, E. N. and Hobart, G. A.: Cerebral stades during sleep as studied by human brain potentials. J. Psychol. 21, 127–144 (1937)
Loomis, A. L., Harvey, E. N. and Hobart, G. A.: Distribution of disturbance-patterns in the human EEG with special reference to sleep. J. Neurophysiol. 1, 413–430 (1938)
Magoun, H. W.: An ascending reticular activating system in the brain. Arch. Neurol. Psychiat. (USA) 67, 145–154 (1953)
Magoun, H. W.: The waking brain. Springfield III. 1958
Magoun, H. W. and Rhines, R.: An inhibitory mechanism in the bulbar reticular formation. J. Neurophysiol. 9, 165–171 (1946)
Monnier, M.: Der Schlaf als trofotrope Leistung. Physiologie und Pathophysiologie des vegetativen Nervensystem, Bd. I. Stuttgart, S. 263 ff., 1962
Morison, R. S. and Demsey, E. W.: A study of thalamo-cortical relations. Amer. J. Physiol. 135, 281–292 (1942)
Moruzzi, G.: Active processes in the brain stem during sleep. Harvey Lect. 58, 233–297 (1963)
Moruzzi, G. and Magoun, H. W.: Brain stem reticular formation and activation of the EEG. Electroenceph. clin. Neurophysiol. 1, 455–473 (1949)
Müller-Küppers, M. und Vogel, F.: Über die Persönlichkeitsstruktur von Trägern einer seltenen erblichen EEG-Variante. Jahr. f. Psychol. Psychotherapie und med. Anthrop., 12. Jahrgang/Heft 1/3, S. 75–101
Nayrac, P. and Beaussart, M.: Concering 4 c/sec rhythmus in posterior head regions in old head injuries. Electroenceph. clin. Neurophysiol. 8, 730–731 (1956 a)
Nayrac, P. et Beaussart, M.: A propos de rhythmes à 4/sec postérieeurs chez les anciens traumaticés cranies. Rev. neurol. 94, 849 (1956 b)
Penin, H.: Über den diagnostischen Wert des Hirnstrombildes bei der hepatoportalen Enzephalopathie. Forsch. Neurol. Psychiat. 35, 173–234 (1967)
Pine, J. and Pine, H. M.: Clinical analysis of patients with low voltage EEG. J. nerv. ment. Dis. 117, 191–198 (1953)
Roth, B.: Narkolepsie und Hypersomnie. Berlin, S. 94 ff., 1962
Roth, B. und Nevsímal, O.: Étude EEG d'une grande série de tetanies hypocalcémiques et alcalosieques. Proc. 1st. interant. Congress Neurol. Sci., Brussels 1957, London, Vol. III. pp. 309, 1959
Soucachet, P.: Étude EEG de l'endormissement spontané et des reáctions d'éveil. Leur interet dans certains domaines pathologiques. Paris 1952
Specht, F.: Ponstumoren und Bewußtseinszustand. Arch. Psychiatr. Nervenkrank. 206, 323–344 (1964)
Vallat, J. et Lepetit, J. M.: Présensation de tracés de traumatismes craniens avec rhythmes postérieurs à quatre cycles-seconde. Nations sur les caracteres évolutifs. Quelques réflexions á propos de l'expertise. Rev. neurol. 96, 551–552 (1957)
Vogel, F.: Über die Erblichkeit des normalen Elektroencephalogramms. Stuttgart 1958
Vogel, F.: Lehrbuch der allgemeinen Humangenetik. Berlin–Göttingen–Heidelberg 1961
Vogel, F.: Ergänzende Untersuchungen zur Genetik des menschlichen Niederspannungs-EEG. Dtsch. Zschr. Nervenheilk. 184, 105–111 (1962 a)
Vogel, F.: Untersuchungen zur Genetik der β-Wellen im EEG des Menschen. Dtsch. Zschr. Nervenheilk. 184, 137–173 (1962 b)
Vogel, F.: Genetische Aspekte des Elektroencephalogramms. Dtsch. Med. Wschr. 36, 1748–1759 (1963)
Vogel, F. und Götze, W.: Familienuntersuchungen zur Genetik des normalen Elektroencephalogramms. Dtsch. Zschr. Nervenheilk. 178, 668–700 (1959)
Vogel, F., Götze, W. und Kubicki, St.: Der Wert von Familienuntersuchungen für die Beurteilung des Niederspannungs-EEG nach geschlossenem Schädelhirntrauma. Dtsch. Zschr. Nervenheilk. 182, 337–354 (1961)

Hirnbioelektrische Studien und klinische Beobachtungen bei Narkolepsiekranken

Rudolf Janzen, Walter Bushart und Gerd Wendler, Hamburg-Eppendorf

Am entschiedensten hat sich wohl *Kinnier Wilson* (1928) gegen die von *Gélineau* (1880) und *Redlich* (1923—1931) vertretene Auffassung gewendet, die Narkolepsie sei eine Krankheitseinheit. Sie sei lediglich ein Syndrom. *Wilson* äußerte gleichzeitig, Epilepsie und Narkolepsie stimmten in mehr Punkten überein, als daß sie sich voneinander unterschieden. Diese Ansicht *Wilsons* glaubten *Cohn* und *Cruvant* noch 1944 durch EEG-Untersuchungen stützen zu können, obwohl *Gibbs, Davis* und *Lennox* (1935) und *Janzen* (1939) im Einschlafanfall keine hirnelektrischen Befunde erheben konnten, die vom physiologischen Schlaf abwichen. Die von *Cohn* und *Cruvant* veröffentlichten Kurven lassen vermuten, daß die Autoren steile Schlafpotentiale und Artefakte als epileptische Phänomene fehlgedeutet haben. Demungeachtet und ungeachtet der durch zahlreiche Untersucher bestätigten Untersuchungsergebnisse von *Gibbs, Davis* und *Lennox* und von *Janzen*, der zusammen mit *Behnsen* (1940) zuerst die aus der klinischen Analyse erschlossene nicht-epileptische Natur des kataplektischen Anfalls durch hirnelektrische Untersuchungen gesichert hat, schloß *Oepen* (1960) erneut unter Berufung auch auf *Heyck* und *Hess* aus dem Zusammentreffen von Temporallappenepilepsie und Narkolepsie auf einen ätiologischen Zusammenhang beider Reaktionsformen.

Heyck und *Hess* (1954, 1957) die neben *Ganado* (1958) und *Roth* (1959—1967) in jüngerer Zeit an Hand eigener Untersuchungen das Syndrom der Narkolepsie in allen Aspekten analysierten, haben 1957 als seltene Ausnahme gelegentliche Zusammenhänge beider Krankheitsformen angenommen. Die Erfahrung, daß der größte Teil der Narkolepsien mit Epilepsie nichts zu tun habe, bleibt ihres Erachtens davon unberührt. Ähnlich äußerte sich *Hess* allein (1959), während er in seinem kurzen Überblick in Sleep mechanisms (1965) die Narkolepsie als eine Dysregulation des Schlaf-Wach-Mechanismus darstellt, bei welcher trophotrope Tendenzen vorherrschen und normalerweise koordinierte Schlaffunktionen auseinanderfallen (fall apart). Damit hat er eine Definition gewählt, die dem von *Janzen* (1950, 1951) geprägten Begriff „Diakope" bzw. „diakoptische Reaktion" sehr nahe kommt (Diakopsis = ein in besonderer Weise Durchtrenntes bzw. Abgetrenntes). *Janzen* teilt die zerebralen Anfallssyndrome ein in epileptische, diakoptische, synkoptische und in Mischsyndrome (synkoptisch-diakoptisch-epileptisch). Die diakoptischen Reaktionen, für welche das Narkolepsie-Syndrom ein Beispiel liefert, beruhen auf pathologischer Isolierung von Teilen der normalen Funktionsstruktur als Ergebnis vielfältiger Bedingungen.

Bei jeder Reaktionsform, also auch dem Narkolepsie-Syndrom, sind endogene und peristatische Faktoren zu analysieren. Von „genuiner" Narkolepsie wird von den meisten Autoren dann gesprochen, wenn endogene Faktoren bei Fällen mit familiärem Vorkommen dominieren (*Krabbe, Magnussen* 1942). Die vorwiegend exogene Auslösung des Syndroms durch Prozesse darf als gesichert angesehen werden.

Klinik der Narkolepsie

Die wesentlichen Symptome des schon zuvor beschriebenen Krankheitsbildes (*Willis* 1672, *Graves* 1851, *Westphal* 1876) stellte *Gélineau* 1880 heraus, der auch den Namen Narkolepsie geprägt hat. Vordergründig ist der Einschlafzwang. Anfälle von Tonusverlust, von *Redlich* affektiver Tonusverlust benannt, brauchen nicht erkennbar affektbedingt zu sein. Weithin hat sich die Bezeichnung kataplektischer Anfall eingebürgert (seit 1902, zitiert nach *Drake*). Dissoziierte Wachzustände (Wachanfälle, dissoziierter Schlaf, Schlaflähmung) und hypnagoge Halluzinationen ergänzen das klinische Syndrom. Weitere motorische Erscheinungen, sensible Phänomene, konstitutionelle, vegetative, hormonale, humorale und psychische Besonderheiten haben *Redlich* (1923—1931) und *Wilder* (1935), überwiegend an Hand der zusammengetragenen Literatur, ausführlich diskutiert. Erwähnt seien myoklonische Zuckungen, Zittern, choreiforme und athetotische Bewegungen, Zungenkrampf, Parästhesien als Prodromi zum Schlafanfall und zum Tonusverlust, niedriger Blutdruck, gestörte Vasomotorik, Stuhlverstopfung, Speichelfluß, erhöhter Durst, vermehrtes Schwitzen, gehäuftes Wasserlassen, erniedrigter Grundumsatz, niedrige Blutzuckerwerte, verminderte Libido und Potenz, vereinzelt auch erhöhte sexuelle Erregbarkeit (z. B. auch in der Sippe), Menstruationsstörungen, Verminderung der Ketosteroide im Harn, Polyglobulie, Lymphozytose, Fettsucht und vermehrte Eßlust. Psychische Auffälligkeiten haben zusammen mit der Affektbezogenheit des Tonusverlustes und der Bahnung von Schlafanfällen z. B. durch Konfliktsituationen die Betrachtung der Narkolepsie unter psychopathologischen Gesichtspunkten veranlaßt (*Barker* 1948, *Smith* 1958). *Drake* (1949), *Hess* und *Heyck* (1954) und *Hess* (1959) erörterten Beziehungen zu Psychosen. Kopfschmerzen sind häufig. Oft ist der Nachtschlaf gestört. Aus der Konvergenz vieler Symptome ist eine vermehrte Vagusansprechbarkeit erschlossen und pharmakologisch verifiziert worden: herabgesetzte bis paradoxe Adrenalinansprechbarkeit bei verstärkter Pilocarpinreaktion (s. *Wilder* 1935). *Janzen* (1937) wies eine Starre vegetativer Regulationen nach. Eine Geschlechtsabhängigkeit berichten beinahe sämtliche Autoren, Männer überwiegen (*Redlich* 1927, *Wilson* 1928, *Cave* 1931, *Thiele* und *Bernhardt* 1933, *Wilder* 1935, *Ganado* 1958 u. a. m.). In der Mehrzahl der Fälle beginnt das Syndrom schon in der Kindheit oder in der Jugend. Systematische Längsschnittbeobachtungen sind uns nicht bekannt; die längste Anamnese mit Schlafanfällen über 35 Jahre hat unseres Wissens Murphy (1941) mitgeteilt. Die Narkolepsie kann monosymptomatisch auftreten, im allgemeinen als imperativ einsetzender Schlaf von 1 bis 15 Minuten, manchmal 15 bis 30 Minuten, in seltenen Fällen 1 Stunde und in Ausnahmefällen bis zu 2 Stunden Dauer (*Roth* 1962), aus welchem der Schläfer für gewöhnlich frisch erwacht und auch jederzeit erweckbar ist. Aber auch der affektive Tonusverlust kann kürzere oder längere Zeit der Manifestation von Schlafstörungen vorausgehen (*Wilder* 1935, *Heyck* und *Hess* 1954).

Eigene Beobachtungen

Nach Ausschluß der Fälle, bei denen „Narkolepsie" zu Unrecht diagnostiziert worden war (Hypersomnien verschiedener Genese, orthostatische Synkopen, psychomotorische Attacken, tetanische Anfälle) verblieben 50 Fälle aus den Jahren 1952 bis 1967, von welchen wir 19 ambulant und 31 stationär untersucht haben.
Die ersten Symptome der pathologischen Reaktion zeigten sich bei 24 Patienten vor dem 25. Lebensjahr, bei 17 Patienten bis zum 40. Lebensjahr und bei 5 Untersuchten erst später.

Die früheste Erstmanifestation bot ein 10jähriger, die späteste ein 49jähriger (bei 4 der Patienten ist der Beginn der Symptome nicht festgehalten).
Von den 41 männlichen und 9 weiblichen Kranken litten 48 unter Einschlafzwang (Tab. 6) nicht selten verbunden mit motorischen Phänomenen. 35 Patienten hatten Anfälle von Tonusverlust. Bei 3 von ihnen war eine Auslösung durch Affekte nicht eindeutig zu ermitteln. Über kataplektische Erscheinungen sowohl als auch imperatives Einschlafen berichteten 33 Patienten, 6 davon zusätzlich über dissoziierte Wachzustände, nur Tonusverlust und dissoziierte Wachzustände 2 Patienten und schließlich Schlafanfälle und dissoziierte Wachzustände weitere 2 Patienten. Ausschließlich imperatives Einschlafen hatten 13 der Untersuchten. Nur 1 Patientin berichtete über hypnagoge Halluzinationen, die so lebhaft waren, daß sie sich bei ihrem Ehemann über den unwirklichen Charakter des Gehörten vergewissern mußte. Vermutlich ist jedoch nicht immer gezielt nach hypnagogen Halluzinationen gefragt worden.

Tabelle 6. Symptome bei eigenen Patienten

♂	♀	Gesamtzahl	Imperativer Schlaf	Tonus- verlust	Dissoziierte Wachzustände	Hypnagoge Halluzinationen
	1	1	+	+	+	+
5	—	5	+	+	+	
21	6	27	+	+		
12	1	13	+			
1	1	2		+	+	
2	—	2	+		+	
41	9	50	48	35	10	1

Der allgemeinen Bedeutung wegen sei über 2 Geschwisterpaare berichtet:
1. Der Student K. H., geb. am 17. 3. 1935, der im Alter von 27 Jahren durch Suizid endete, erlitt seit dem 15. Lebensjahr, durch Lachen auslösbar, kataplektische Zustände. Seit dem 17. Jahr zunehmend verstärktes Schlafbedürfnis, zunehmend inaktiv. Optische und akustische Halluzinationen traten auf, ferner Zustände mehr-minütiger Bewußtlosigkeit mit schlaffem Muskeltonus, Myokymien im Oralbereich, reaktionslosen, engen Pupillen und Amnesie für diese Zustände. Zu dieser Zeit wurde H. in der Psychiatrischen Universitätsklinik Hamburg untersucht (1958), ein schizophrener Prozeß diagnostiziert. Pneumenzephalographie: erweiterter 3. Ventrikel. Hirnelektrische Untersuchungen am 8. 2. 1958 und später am 17. 10. 1960 erbrachten α-Tätigkeit untermischt mit Zwischenwellen, einmal vorwiegend von 5/ bis 7/sec, einmal von 6/ bis 7/sec. Die Zeit von 1958 bis zum Suizid hat H. in der Anstalt verbracht.
   Die jüngere Schwester R. H., geb. am 5. 11. 1941 (Krankenblattnr. 05666/1967), die noch studiert, leidet unter sehr häufigen, durch herzhaftes Lachen sofort auslösbaren kataplektischen Anfällen, die sie von jeder Geselligkeit ausschließen, ferner unter vermehrtem Schlafbedürfnis, so daß sie in Vorlesungen einschläft. Die Mutter befürchtete angesichts des Schicksals ihres einzigen Sohnes einen Zusammenhang zwischen den kataplektischen Reaktionen und einer Schizophrenie auch für diese einzige Tochter, zumal ein Vetter des Vaters in jungen Jahren ein schizophrenes Stadium durchlaufen haben soll und auch eine Cousine väterlicherseits unter affektivem Tonusverlust und Einschlafzwang litt. Konstitutionell, neurologisch und psychisch war Fräulein H. nicht auffällig bei überdurchschnittlicher Intelligenz. Pneumenzephalogramm und Liquor o. B. EEG vom 3. 3. 1967 in Ruhe normal, abnorme Hyperventilationsreaktion, am 10. 3. 1967 wiederum normale Rindentätigkeit, keine Hyperventilation. Beide Male keine Schlafstadien registriert.
2. Der 24jährige Bauunternehmer G. A., geb. am 27. 5. 1940 (Krankengeschichtennr. 26848/64, 2597/ 65, 3883/65) ist von athletisch-pyknischem Habitus, hochwüchsig, adipös, hyperton, sexuell träge,

Grundumsatz − 8%, Lymphozyten 38%, bei sonst unauffälligem Liquor 55 mg Eiweiß, Pneumenzephalogramm und Röntgenanalyse des Schädels o. B., eingehende klinische Untersuchung und alle weiteren Laborprüfungen Regelbefunde. Seit 4 Jahren zwangshaftes Einschlafen bei der Unterhaltung, beim Fernsehen etc., kataplektische Anfälle. Im EEG Wachstadien im Wechsel mit Einschlafstadien, während der Mehratmung steile Wellen rechts präzentral betont.

Die 29jährige Schwester L. A., Akademikerin, ist in beinahe allen Punkten das Gegenteil ihres Bruders: kleinwüchsig, sehr grazil, hyperthym, unstet bei den Studien, die nur mit niedriger Zensur bei lebhafter Intelligenz abgeschlossen werden konnten, nymphoman, Agrypnie. Ambulante Untersuchung einschließlich Röntgen, EEG, Blutchemie etc. o. B.

Diese beiden Berichte beleuchten sofort die endogenen Voraussetzungen für die diakoptischen, d. h. an sich dem Normbereich angehörenden, aber pathologischerweise auseinanderfallenden Reaktionen.

Der erste Fall erinnert an die von verschiedenen Autoren diskutierte Beziehung der Narkolepsie zu Psychosen. Unsere einzige Patientin mit hypnagogen Halluzinationen konnte diese gegen echte Sinneseindrücke nicht abgrenzen. Von 14 unserer Untersuchten mit gestörtem Nachtschlaf berichteten 11 ungewöhnlichen Traumreichtum. Schlafanfälle zeichneten sich bei 4 Patienten durch außerordentlich lebendige Träume aus. So träumte ein Patient im Schlafanfall des öfteren, von Fabelwesen umgebracht zu werden.

Vorzeichen des Schlafanfalls bilden bei unseren Kranken Müdigkeit, gehäuftes Gähnen, Schwächegefühl, Doppelsehen, innere und körperliche Unruhe, Körperparästhesien, Kopfschmerzen. Nach dem Schlafanfall empfand ein Patient jeweils für 1 Stunde stärkeren Durst.

Wir registrierten weiter: Fettsucht 18 Fälle, vermehrter Durst 11 Fälle, darunter 3 Diabetiker, vermehrte Schweißsekretion 11 Fälle, Hypersalivation 1 Fall, Potenzminderung 5 Fälle, Libidominderung 4 Fälle, Amenorrhoe 2 Fälle, Hypomenorrhoe 1 Fall (bei insgesamt 8 Patienten), erhöhte Lymphozytenwerte von 33 bis 67% 10 Fälle, vermehrte vegetative Erregbarkeit 10 Fälle, Kopfschmerzen 23 Fälle, davon 11mal bei voraufgegangenem Schädelhirntrauma, psychische Auffälligkeiten 16 Fälle. 30 Röntgenanalysen des knöchernen Schädels erbrachten nur 2mal einen Befund an der Sella: eine Brückensella und eine kleine, flache Sella mit breitem Eingang. 13 Pneumenzephalographien ergaben einmal eine Erweiterung der Hirninnenräume, auch des 3. Ventrikels. Die 13 Liquoruntersuchungen boten 3mal Zellerhöhungen von 11 bis 19/3 Zellen und 3 Eiweißerhöhungen von 52 bis 65 mg %. Luesspezifische Reaktionen im Liquor und Blut negativ. Der Zuckerstoffwechsel war, außer bei den Diabetikern, nicht verändert, Elektrolytwerte, Steroidausscheidung im Harn, Volhard normal; doch haben wir diese letzten Untersuchungen nur in einer kleinen Zahl der Fälle angestellt. Grundumsatz einmal − 16%, einmal + 24%, einmal + 40%, in den übrigen 8 untersuchten Fällen normal.

Familiäres Vorkommen fanden wir 3mal: 1. siehe oben Kasuistik, 2. Mutter und Sohn, wobei der Sohn außerdem unter psychomotorischen Attacken litt (vgl. Hess, Oepen), 3. Patient, dessen 8jähriger Sohn sehr verdächtig war, ebenfalls an Narkolepsie zu leiden.

Onkel und Großtante eines Patienten litten unter epileptischen Reaktionen, nicht jedoch der Patient selbst. Sonst wurden epileptische Reaktionen in den Sippen nicht ermittelt.

Familiäre Migräne, Migräne auch der Patientin selbst, wurde einmal berichtet.

Konträre Merkmale bot ein Geschwisterpaar (siehe oben Kasuistik): der Bruder hochwüchsig, athletisch-pyknisch, hyperton, herabgesetzte Libido, Einschlafzwang; die Schwester kleinwüchsig, sehr grazil, hyperthym, nymphoman, Agrypnie.

Um der Vielfalt der möglichen Zusammenhänge nachzugehen, bedürfte es einer eingehenden

Kasuistik; denn eine Reaktionsform wie „das Narkolepsie-Syndrom" läßt sich nicht durch allgemeine Untersuchungen aufklären. Die Pathogenese ist sehr unterschiedlich. Deswegen bringt eine Darstellung aller möglichen Labor-Untersuchungen nicht weiter. Geleitet von der Anamnese und dem status präsens sind im Einzelfall die Untersuchungen differenziert anzusetzen.

Unser Krankengut haben wir in 3 Gruppen unterteilt:

Gruppe I = Fälle ohne pathogenetisch bedeutsame Daten, d. h. kryptogenetisches Narkolepsie-Syndrom: 30 Fälle (60%). Endogene Faktoren dürften überwiegen.

Gruppe II = Fälle, bei denen in engem zeitlichem Zusammenhang mit peristatischen Faktoren das Syndrom einsetzt = 10 Fälle (20%).

In 5 Fällen waren Infektionen vorangegangen (Malaria + Wolhynisches Fieber, Typhus, Grippe, hochfieberhafte, ungeklärte Erkrankung, fieberhafte Erkrankung im Wochenbett mit nachfolgenden heftigen Kopfschmerzen), in 5 Fällen gedeckte Schädelhirntraumen (Kontusionen, mehrfache Kommotionen, Boxerenzephalopathie), dabei war in 1 Fall gleichzeitig mit den Narkolepsiezeichen ein Diabetes mellitus festgestellt worden.

Gruppe III = Fälle mit bedeutsamen Daten in Anamnese und Befund ohne erkennbaren zeitlichen Zusammenhang = 10 Fälle (20%).

Wir fanden:

12jähriger Patient mit perinataler Hirnschädigung, Einsetzen des Syndroms vor 2 Jahren,
50jähriger Mann mit hypertonischem Gefäßleiden, Narkolepsie seit 1 Jahr,
55jähriger Mann mit Diabetes mellitus und Hypertonus, Narkolepsie seit 15 Jahren,
36jähriger Mann mit Angiopathie seit 3 Jahren, Narkolepsie seit 2 Jahren,
24jähriger Mann mit Diabetes und Narkolepsie seit 4 Jahren,
50jährige Frau mit Meningitis im Alter von 17 Jahren, 10 Jahre später sich entwickelnder Narkolepsie,
22jähriger Mann mit Schädelbasisfraktur im Alter von 10 Jahren, ferner dysrhaphischen Zeichen am Skelett und neurologischen Feinsymptomen, seit dem 20. Lebensjahr Narkolepsie,
40jähriger Arbeiter, als 19jähriger sterilisiert, der seine Narkolepsie auf eingeatmete Dämpfe von Farblaugen bezog, zunehmende Symptome seit dem 30. Lebensjahr,
23jähriger Mann mit Paratyphus 1947, Beginn der Narkolepsie 1948,
47jährige Frau mit Basedow'scher Erkrankung, vermehrter Müdigkeit seit 9 Jahren, narkoleptischen Symptomen seit 2 Jahren.

Daß mit den Leiden, welche in engem oder unklarem zeitlichem Zusammenhang mit der Manifestation des Syndroms festzustellen waren, keine wesentliche Bedingung der Reaktion ermittelt worden ist, ergibt sich schon aus der Häufigkeit der einzelnen Leiden. Diese Gruppierung erschien aber nützlich für die Auswertung der hirnbioelektrischen Studien.

Hirnelektrische Untersuchung

Alle Patienten wurden, teilweise mehrfach, mit dem 8—12fach registrierenden Gerät von Schwarzer durchschnittlich 30 Minuten lang im Sitzen oder Liegen, zum Teil im abgedunkelten Raum, untersucht, 3 Narkoleptiker haben wir mit gleichzeitiger Registrierung des Elektrookulogramms auch während des Nachtschlafes abgeleitet. Sonst haben wir das EOG nicht mitregistriert.

24 Personen wurden einmal, 12 zweimal, 7 dreimal, 4 viermal, 2 fünfmal und 1 achtmal untersucht. Schon dies läßt erkennen, daß im allgemeinen von der hirnelektrischen Untersuchung kein besonderer Aufschluß erwartet worden ist. Unsicherheit in der Diagnose,

Prozeßverdacht oder interessante klinische Phänomene sind im allgemeinen die Ursache wiederholter Untersuchungen gewesen.

13 Untersuchte, die einmal, ein Untersuchter, der zweimal abgeleitet worden sind, erreichten kein Schlafstadium entsprechend der unterschiedlichen Ausprägung der Reaktion. Von den restlichen 37 Untersuchten boten 13 auf 29 Kurven ebenfalls keine Schlafzeichen, wohl aber bei 54 Kontrollen. Nicht eindeutig nach Stadien aufgliedern konnten wir davon 5 Kurven, für welche wir nur auf die Befundbeschreibung angewiesen gewesen sind.

Kataplektischer Anfall, dissoziierter Schlaf oder hypnagoge Halluzinationen traten während unserer Untersuchung bei keinem Patienten ein.

Wir haben die alte Stadieneinteilung nach *Loomis* gewählt, die zwar den individuellen Besonderheiten nicht gerecht wird, doch einen besseren Überblick bietet als eine hochdifferenzierte Einteilung, wie sie z. B. *Jovanović* (1965) getroffen hat. Bei der Beurteilung unserer Kurven haben wir aber die Besonderheiten der Lebensphasen, der individuellen Ausprägung, der regionalen Verteilung (Atlas von *Gibbs* u. *Gibbs* 1958) und die ständig gleitenden Veränderungen berücksichtigt, die eine Entscheidung für dieses oder jenes Stadium nicht selten schwierig machen (vergl. *Hess* 1965).

In Anlehnung an *Loomis* Einteilung verstehen wir unter

Stadium A: Auflösung der kontinuierlichen α-Tätigkeit, auch geringe Verlangsamungen der Grundtätigkeit auf 8/ bis 7/sec,

Stadium B: Abflachung, deutlich werdende Zwischenwellenaktivität,

Stadium C: verstärkte Zwischenwellenaktivität, Auftreten träger Wellen, Spindeln aus dem β- und α-Wellenbereich, An- und Abschwellen der Spannungsproduktion mit Bildung generalisiert auftretender Gruppen (K-Komplexe), Vertex-Wellen,

Stadium D: zunehmend träge Aktivität, verstärkte und verlängerte Gruppen generalisiert auftretender träger Wellen, weiterhin Spindeln,

Stadium E: generalisierte, dominierende δ-Wellen-Aktivität bis 0,5/sec, mehr oder weniger großer Amplitude.

Von den 37 Patienten mit Einschlafanfällen während der Ableitung erreichten bei den verschiedenen Untersuchungen

            Stadium   A   8 Personen bei 10 Untersuchungen
              "   A–B   10   "   11   "
              "   B   10   "   12   "
              "   B–C   5   "   6   "
              "   C   8   "   8   "
              "   C–D   1 Person   1 Untersuchung
              "   D   1   "   1   "

In 15 Fällen wurden Schlafphasen beinahe über die ganze Ableitung hin beobachtet unbeschadet der Hyperventilation, die nur bei 4 Kontrollen zur Vermeidung eines unerwünschten Weckeffektes unterblieb. In anderen Fällen konnten Weckreize, besonders die Hyperventilation und Fotostimulation, bleibende Wachaktivität hervorrufen.

Bei 3 Patienten konnten wir durch akustische Reize während Schlafformationen keinen Weckeffekt im EEG erzielen. 8mal war der Weckeffekt verzögert durch eine initiale Abflachung der Rindentätigkeit ähnlich der α-Blockierung durch Sinnesreize beim wachen Menschen.

Nachtableitungen

3 Narkoleptiker wurden die Nacht hindurch während des Schlafes mit EEG und EOG überwacht (40 Jahre, 36 Jahre, 47 Jahre). Sie erreichten bei einer Schlafdauer von 7 bis 8 Stunden im Unterschied zu gesunden Vergleichspersonen (Studenten, 22 bis 25 Jahre alt) die Schlafstadien D und E kaum oder nicht (Abb. 66, 67, 68). Die Studenten verbrachten durchschnittlich 30% der Gesamtschlafdauer in den Stadien D und E (Abb. 69, 70), die Narkolepsie-Kranken nicht einmal 3%, wobei 1 Patient Stadium C nur knapp erreichte (Abb. 66). In Stadium C verbrachten die Vergleichspersonen durchschnittlich 38%, die Narkoleptiker 26,5% der Gesamtschlafdauer. Weder in der Gesamtdauer noch in der Verteilung über die Nacht hin unterschieden sich die REM-Phasen (rapid-eye-movement) beider Gruppen wesentlich; sie erstreckten sich bei beiden Gruppen überwiegend auf die Phase des frühen Morgenschlafes (vergl. *Gibbs*). Nur einer der Narkoleptiker zeigte schon in der Einschlafphase eine kurze REM-Gruppe (Abb. 68), ein anderer bot verhältnismäßig häufige, kurzdauernde REM-Gruppen (7) zwischen 2 bis 5 Uhr morgens, danach eine lang anhaltende REM-Phase (Abb. 67). Der Schlaf vertiefte sich bei den Narkoleptikern nicht rascher als bei den Vergleichspersonen; im Gegenteil: der 36jährige Narkoleptiker, der auch die

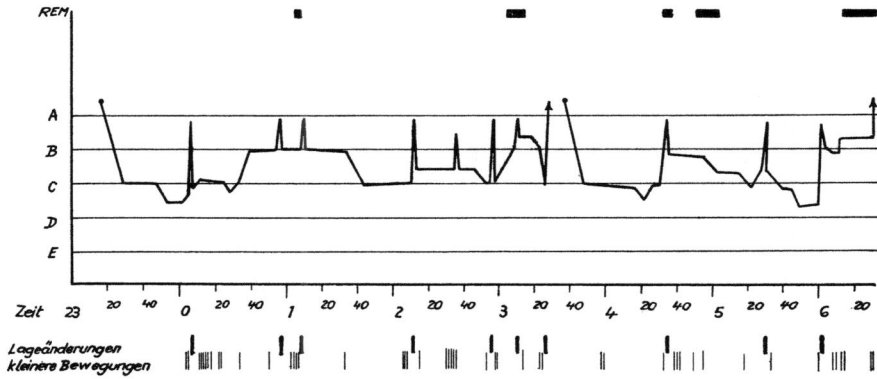

Abb. 66. E. S., 40jährig, Narkoleptikerin. Schlafdauer 7 Stunden, 20 Minuten

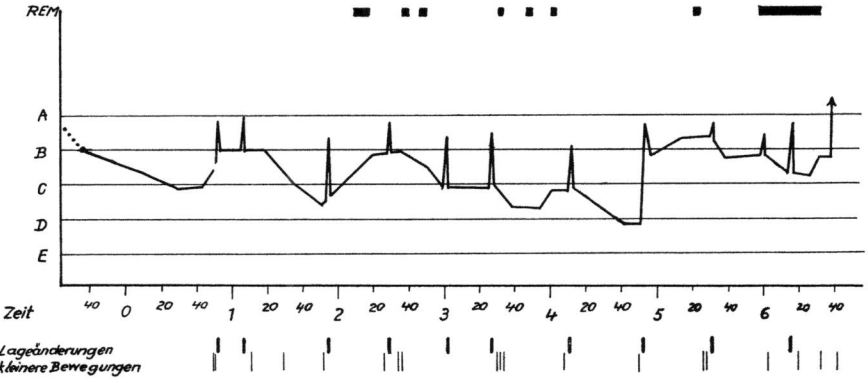

Abb. 67. R. E., 36jährig, Narkoleptiker. Schlafdauer 7 Stunden, 3 Minuten

verhältnismäßig zahlreichen, kurzen REM-Phasen aufwies, schlief erheblich langsamer ein (Abb. 67). Lageänderungen des ganzen Körpers und kleinere Bewegungen zeigten die Narkoleptiker rund doppelt so häufig wie die Vergleichspersonen.

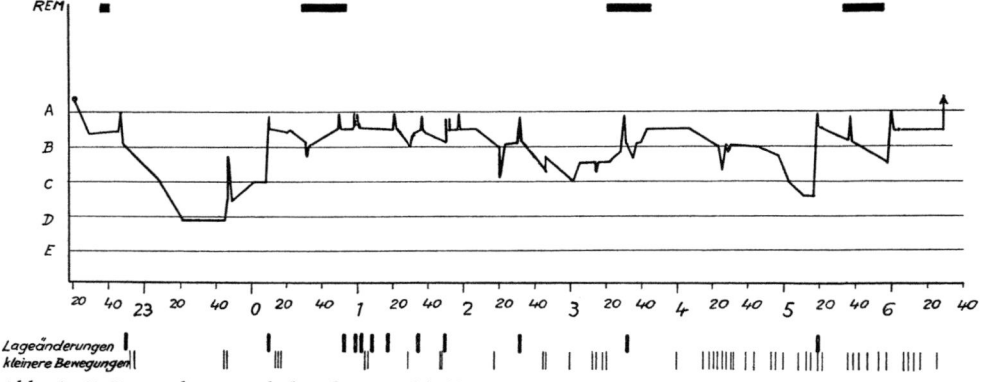

Abb. 68. E. L., 47jährig, Narkoleptikerin. Schlafdauer 8 Stunden, 8 Minuten

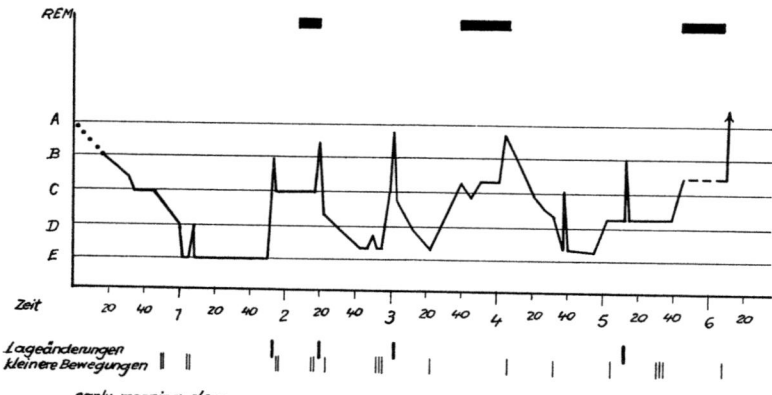

Abb. 69. R. K., 22jährig, ♀ gesunde Vergleichsperson. Schlafdauer 5 Stunden, 50 Minuten

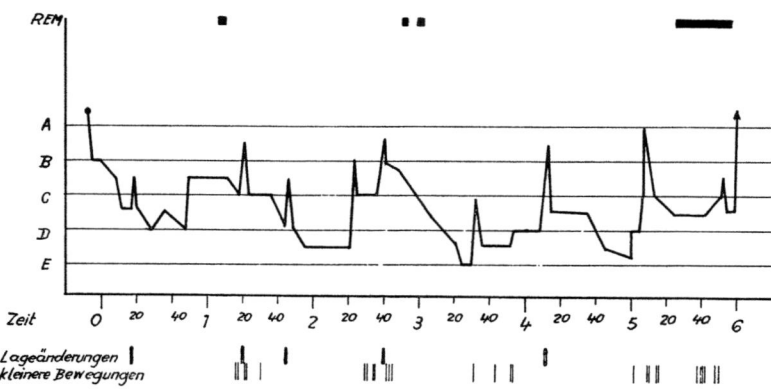

Abb. 70. S. S., 25jährig, ♂, gesunde Vergleichsperson. Schlafdauer 6 Stunden, 8 Minuten

Abänderungen der Grundtätigkeit

Von den 30 Patienten der I. Gruppe fanden wir bei 15 ein normales EEG, 1mal war die Rindentätigkeit abnorm, nicht pathologisch; 12mal war sie geringgradig allgemein abgeändert, 6mal davon in Verbindung mit einer örtlichen Störung; 2mal fanden sich nur örtliche Abänderungen, allerdings kein definierter Herd.

Von den 10 Kranken der II. Gruppe hatten 2 ein normales EEG, 7 wiesen eine geringgradig allgemein abgeänderte Aktivität auf, 3 davon in Verbindung mit einer örtlichen Störung, 1 Patient zeigte unter Provokationsmaßnahmen einen örtlichen Befund.

Unter den 10 Patienten der III. Gruppe fanden sich 3 mit einem normalen, 1 mit abnormem, 5 mit einem geringgradig allgemein abgeänderten EEG, 2 davon mit zusätzlicher örtlicher Störung, 1 nur mit einer örtlichen Abänderung.

Die bei insgesamt 24 Untersuchten (48%) der Gruppen I–III festgestellten, nicht durch eine Provokationsmethode hervorgerufenen Allgemeinveränderungen bestanden unabhängig von registrierten Schlafstadien, so daß sie als Grundtätigkeit eingestuft werden konnten. 6 Kranke hatten eine frequenzlabile α-Tätigkeit zum Teil in Verbindung mit ϑ-Aktivität. Bei 7 Patienten war die Grundtätigkeit auf 8/ bis 6/sec verlangsamt. Andere wiesen diffuse Zwischenwellenaktivität auf, Zwischenwellenaktivität auch nur über der vorderen Schädelhälfte oder einzelne generalisierte Zwischenwellengruppen (nicht mit Einschlafgruppen zu identifizieren). Generalisierte Mischgruppen bei dem Patienten mit psychomotorischen Attacken neben der Narkolepsie (Gruppe I) wird man der Bereitschaft zu epileptischen Reaktionen zuordnen.

Mehr als eine geringgradige allgemeine Abänderung in Ruhe und eine mittelgradige Abänderung durch die Hyperventilation haben wir bei allen Fällen nicht beobachtet.

Bei wiederholten Ableitungen konnte beim gleichen Patienten die Rindentätigkeit normal oder abgeändert sein.

Eine epileptische Erregung (Spitzenpotentiale) wurde nicht gesehen, auch nicht während der bei insgesamt 24 Patienten vorgenommenen Fotostimulation.

Lateralisation und Lokalzeichen

Örtliche Besonderheiten in Ruhe ergaben sich bei 14 Patienten mit 34 Ableitungen, in 8 Fällen links-, in 5 Fällen rechtshirnig, einmal links- und rechtsseitig. 11 dieser Fälle sind bereits unter den Allgemeinveränderungen aufgeführt. In den 3 Gruppen ist der Anteil örtlicher Hinweise unterschiedlich: in der I. Gruppe rund 27%, in der II. Gruppe 40%, in der III. Gruppe 30%. Einen identischen Herd, der uns zur wiederholten Untersuchung veranlaßt hat, zeigte z. B. ein Patient mit kryptogenetischer Narkolepsie bei 5 Kontrollen, dessen Onkel und Großtante an epileptischen Reaktionen litten. In anderen Fällen traten örtliche Störungen inkonstant auf.

Der EEG-Befund war einigemale durch Lokalhinweise im neurologischen Status unterstützt. Die örtlichen Abänderungen verteilen sich über die ganze Hemisphäre, wobei vordere und mittlere Gebiete stärker beteiligt sind, wie auch sonst im klinischen EEG: frontotemporal bzw. temporal links 3, präzentrotemporal links 1, vordere und mittlere Gebiete links 1, temporoparietal links 1, präzentral rechts 3, parietal rechts 1, hintere Schädelhälfte links 1, rechts 1, ganze Hemisphäre links 1. Von Untersuchung zu Untersuchung wechselnde Lokalisationen sahen wir bei 4 Patienten über der linken Hemisphäre. Wir haben die jeweils häufigste Lokalisation hier festgehalten.

Insgesamt boten allgemeine und örtliche Abänderungen 56% unserer Untersuchten. Die abnormen EEG (sogenannte α-Varianten nach *Goodwin* und auffallend spitze, amplitudenbetonte β-Aktivität mit Spindeln) sind dabei nicht berücksichtigt.

Diskussion der klinischen und hirnelektrischen Befunde

Seit den ausführlichen Darstellungen der Klinik der Narkolepsie durch *Redlich* (1923—1931) und *Wilder* (1935) sind grundlegend neue klinische Daten hinsichtlich des Syndroms nicht mehr berichtet worden, wohl aber interessante Einzelfälle *(Cave* 1931, *Janzen* 1937, *Janzen* und *Behnsen* 1940, *Hess* und *Heyck* 1954, 1957, *Daly* und *Yoss* 1957, *Ganado* 1958, *Roth* 1962 u. a.).

Männer dominieren mit rund 78% Anteil an unserem Krankengut vor Frauen *(Redlich* rund 73%, *Wilson* rund 84%, *Cave* rund 76%, *Wilder* rund 66%, *Ganado* rund 60%, *Heyck* u. *Hess* rund 54% Männer). Von 30 Fällen der Gruppe I sind 25 Männer (rund 80%). Unter den 20 Fällen der Gruppe II u. III finden sich 16 Männer (80%) und 4 Frauen.

Bestätigen können wir, daß die früh beginnenden Formen vorwiegend der Gruppe I (kryptogenetisch) angehören. Von den 24 vor dem 25. Lebensjahr Erkrankten gehören 19 dieser Gruppe an *(Hess* 1959, Erkrankungsalter für 70 bis 80% der kryptogenetischen Fälle unter 30 Jahren, *Roth* 1962, Manifestation der kryptogenetischen Narkolepsie meist in den ersten 15 Jahren nach der Pubertät). Von 20 Patienten der Gruppe II u. III erkrankten 15 (rund Dreiviertel) nach dem 25. Lebensjahr.

20% unserer Fälle erkrankten im engen zeitlichen Zusammenhang mit Infekt oder Trauma. Diese in der Literatur sogenannte „symptomatische" Narkolepsie umfaßt bei *Wilder* (1935) 20%, *Drake* (1949) nicht 50%, *Heyck* u. *Hess* (1957) knapp 33%, *Roth* (1962) rund 35%.

Diese Gruppe II hebt sich nun durch die hohe Zahl pathologischer EEG-Befunde heraus; nur 2 von den 10 Fällen (20%) zeigten ein normales EEG im Gegensatz zur Gruppe I und III (Gruppe I 53%, Gruppe III 40% dem Normbereich zugehörige EEG).

Die kleine Zahl erlaubt keine einleuchtende Schlußfolgerung; auf den ersten Blick bietet sich die Deutung an, der enge zeitliche Zusammenhang weise hin auf eine pathogenetische Bedeutung.

Erstaunt hat uns die hohe Zahl nicht normaler EEG. Könnte man in Gruppe II u. III die abgeänderte Hirntätigkeit auf Traumen, Enzephalitis u. a. beziehen, so bleibt bei Gruppe I eine solche Deutungsmöglichkeit nicht. Läßt sich die hohe Zahl von Normabweichungen der Rindentätigkeit erklären?

Zunächst ist daran festzuhalten, daß sich das EEG des Narkoleptikers im Schlaf- und Wachzustand nicht grundsätzlich unterscheidet vom EEG des Gesunden *(Gibbs, Davis* u. *Lennox, Janzen, Daly* u. *Yoss, Ganado, Heyck* u. *Hess, Roth* u. a.), eine Feststellung, die auch wir für eine Anzahl unserer Fälle, besonders der I. Gruppe, treffen müssen. Für den dissoziierten Wachzustand wird eine Aktivität wie im leichten Schlaf beschrieben *(Daly* u. *Yoss* 1957), im kataplektischen Anfall ist ebenfalls Aktivität wie im leichten Schlaf gefunden worden *(Janzen* u. *Behnsen* 1940, *Pond* 1952, *Daly* u. *Yoss* 1957, *Smith* 1959, *Roth* 1962). *Hess* (1949) fand bei Ableitung im Sitzen eine unveränderte, normale Wachkurve und Zeichen leichter Schläfrigkeit vor allem dann, wenn der Patient lag.

Janzen u. *Behnsen* sahen diesen Übergang nicht, registrierten in kataplektischen Anfällen auch klinische Symptome, die zum Phänomen des dissoziierten Wachzustandes überleiten, nämlich tiefe Angst bei gleichzeitiger Bewegungsunfähigkeit, im EEG ebenfalls Bild des leichten Schlafes. Das Gefühl des „beinahe-Eingeschlafenseins" registrierte der Kranke jedoch nur bei reinen Einschlafanfällen. Man darf fragen: Kann man aus dem hirnelektrischen Äquivalent des leichten Schlafes einen „subklinischen" Schlaf diagnostizieren, wie dies geschieht, zumal sich z. B. durch Weckamine bei solchen Patienten Wachaktivität erzielen läßt? Wir wissen nicht, ob das hirnelektrische Korrelat der Einschlafphase den vollen Vorgang des Einschlafens wiedergibt. Geht man den Berichten in der Literatur nach und analysieren wir die eigenen Fälle, so sind die Variationen der dissoziierten Schlafstörungen im Rahmen des narkoleptischen Syndroms so zahlreich, daß man angesichts unserer mangelhaften Kenntnis über die Genese des EEG aus bestimmten Phänomenen im Makro-EEG nicht klinische, gewöhnlicherweise mit diesem EEG-Phänomen verbundene Erscheinungen diagnostizieren sollte, wenn diese klinisch nicht festzustellen sind.

Hess (1959) hat ausgeführt, Schlafpotentiale während geistiger oder physischer Anstrengung (Hyperventilation) oder bei fortwährenden äußeren Reizen (Fotostimulation) könnten sogar als pathognomonisch für die Narkolepsie gelten, sofern ein schwerer exogener Übermüdungszustand auszuschließen sei (vgl. auch *Weil* 1962). *Daly* u. *Yoss* (1957) haben bei ihren Untersuchungen von 100 Narkoleptikern gefunden, daß Patienten lange Zeit in einem Schwebezustand zwischen Wachheit und Schlaf (floating stage) verharren, in welchem Zählen und Augenöffnen nicht den üblichen Weckeffekt bewirken. Oft sei es schwierig, ein echtes Basisstadium der Rindentätigkeit zu erreichen. Wir selbst konnten in 15 Fällen beobachten, daß die Hyperventilation nicht als Weckreiz wirkte. Auch diese Beobachtungen kann man nicht damit abtun, die registrierten EEG seien Äquivalente des normalen Schlafes und somit nicht abnorm und der Narkoleptiker zeichne sich gerade dadurch aus, daß er eben vermehrt und unter unphysiologischen Bedingungen schlafe. Die Reaktion auf Reize ist nicht die eines normalen Schläfers, und für das „floating stage" ist zu erwägen, ob dieses EEG-Syndrom tatsächlich mit einem Einschlafstadium oder einem „subklinischen" Schlaf identisch ist.

Wenn wir auch zugeben wollten, im einen oder anderen Falle das „floating stage" nicht richtig erkannt zu haben, so haben die von uns diagnostizierten Allgemeinveränderungen der Rindentätigkeit nicht die Kriterien des leichten Schlafes geboten, um den es sich nur handeln könnte. Wir haben nur geringgradige allgemeine Veränderungen festgestellt wie Frequenzlabilität, Frequenzverlangsamungen auf 8/ bis 6/sec, Zwischenwellenaktivität über vorderen Gebieten etc. Es handelte sich nicht um Phasen, sondern um durchgehende Grundtätigkeit. Bemerkenswert erscheint uns der nur geringe Grad der Abänderungen deshalb, weil wir bei prozeßbedingten, auf mesodienzephale Strukturen beschränkten Funktionsstörungen meist nur geringgradige Abänderungen im klinischen EEG finden, wenn überhaupt solche vorhanden sind.

Drake (1949), *Heyck* u. *Hess* (1954) und *Roth* (1959) sind zu dem Ergebnis gekommen, bei Narkoleptikern gehe die normale Wachaktivität außergewöhnlich schnell in Schlafaktivität über, die verschiedenen Schlafstadien folgten schnell aufeinander. Wir haben dies bei keinem unserer 50 Fälle beobachten können; die Schlafkurven blieben im allgemeinen flach, Stadium C wurde nur zögernd erreicht, Stadium D nur vereinzelt, die Schlafstadien gingen zögernd ineinander über. Die im Nachtschlaf untersuchten 3 Narkoleptiker erreichten nicht schneller tiefere Schlafstadien als die Gesunden; im Gegenteil, bei einem Patienten vertiefte sich der Schlaf langsamer als bei den gesunden Vergleichspersonen. Tiefe Schlafstadien (D u. E) wurden nur selten und kurz oder überhaupt nicht erreicht. Auch *Jovanović* (1965) berichtet über oberflächlichen Schlaf bei 5 der 10 von ihm untersuchten Narkolepsiekranken. Ebenso divergieren die Erfahrungen über Verteilung und Dauer der REM-Phasen beim Narkoleptiker (*Dement* u. *Kleitman* 1957, *Rechtschaffen* u. *Mitarb.* 1963, *Jovanović* 1965, *Cadilhac* u. *Mitarb.* 1966, unsere Befunde). Uns ist nicht geläufig, daß auch in der gesunden Durchschnittsbevölkerung derartige Variationen bei ganznächtlichen Ableitungen festgestellt worden sind.

Für kurzdauernde Ableitungen bis zu 2 Stunden berichten *Heyck* u. *Hess* (1954) eine Häufung zeitlicher und regionaler Veränderungen im Hirnwellenbild beim Narkoleptiker, die sie ebenfalls als Ausdruck einer Dissoziation der subkortikalen Schlafsteuerung deuten und mit den klinischen Dissoziationserscheinungen des Bewußtseins in Zusammenhang bringen.

Das narkoleptische Syndrom ist klinisch charakterisiert durch fließende Übergänge vom Physiologischen zum Pathologischen und bildet als diakoptische Reaktion keine Entität, wie dies z. B. von *Hess* 1959 noch vertreten worden ist. Wohl scheinen auf den ersten Blick die Schlaf-Wach-Regulation und der Tonusverlust in stets gleichartiger Form gestört zu sein. Geht man jedoch dem Einzelfall nach, so zeigen sich mannigfaltige Variationen in Zahl und Ausprägung der Symptome. Anstelle des Kardinalsymptoms, des Einschlafzwanges, kann nur vermehrte Müdigkeit vorhanden sein. Der gleichzeitig vorhandene affektive Tonusverlust weist das Gesamtsyndrom aus. Affektiver Tonusverlust kann dem Gesamtsyndrom um viele Jahre als isoliertes Symptom vorangehen, wie auch wir bei einer Patientin gesehen haben (Frau L. H., geb. 30. 3. 1926, Poliklinik 1966, 1967), die wenigstens 10 Jahre lang vor Einsetzen des pathologischen Einschlafzwanges isoliert unter — diagnostisch verkanntem — affektivem Tonusverlust gelitten hat. *Hess*, der zusammen mit *Heyck* (1954) ebenfalls Kranke mit mehr oder weniger ständiger Schläfrigkeit und Anfällen von Tonusverlust erwähnt, referiert 1959 unter anderem eine Abart der Schlafdissoziation in Form anfallsartiger Angstzustände wie bei der Schlaflähmung, aber ohne Beeinträchtigung der Motorik. Diese „atypischen" Reaktionsformen, die Vielfalt der Kombinationen allein der Achsensymptome (vergl. auch unsere Tabelle), der vegetativen, der endokrinen, der motorischen etc. „Begleit"symptome erlauben schwerlich, eine Krankheitseinheit zu definieren. Durch Fälle von Narkolepsie infolge *v. Economo*'scher Enzephalitis ist bewiesen, daß peristatische Faktoren den entscheidenden ursächlichen Faktor darstellen können.

Die örtlichen Veränderungen im EEG beweisen ebenfalls, daß die Hirntätigkeit der entsprechenden Fälle nicht ungestört ist. Aufklärung der Reaktionsform als solcher ist aber nicht von diesen Befunden zu erwarten. Temporale Strukturen waren in 9 Fällen an örtlichen Störungen beteiligt; siebenmal linkshirnig, einmal rechtshirnig, einmal links- und rechtshirnig in unterschiedlicher Weise. Eine umschriebene linksseitige temporale Störung dagegen zeigten nur zwei dieser Fälle auf einzelnen Ableitungen.

Epileptische Reaktion und narkoleptische Reaktion

Ein Zusammentreffen der beiden Reaktionsformen, auch wenn es überdurchschnittlich häufig sein sollte und hypnagoge Dämmererlebnisse als Bindeglied zwischen beiden Reaktionen imponieren (*Hess* 1959), beweist nichts für die Verwandtschaft der Phänomene, welche als Reaktionen grundverschieden sind. Es kann lediglich aufmerksam machen auf einen gemeinsamen Prozeß. *Oepen* (1960) hat aus dem Zusammentreffen von Temporallappenepilepsie und Narkolepsie eine koordinierte Betrachtung beider Anfallsarten für notwendig erachtet. Im EEG fand er gehäuft temporale Anomalien und andere Störungen bei seinen 54 Narkoleptikern. Für seine Fälle muß jedoch betont werden, daß er zum Teil über posttraumatische epileptische Reaktionen berichtet zusammen mit narkoleptischen Symptomen und über dieses Zusammentreffen auch bei anderen organischen Hirnprozessen. *Oepen* erwägt selbst die Möglichkeit zweier voneinander unabhängiger Störungen. In solchen Diskussionen erscheint unseres Erachtens der Grundfehler, daß Prozeß und Symptom nicht scharf auseinandergehalten werden *(Janzen 1954)*. *Rabending* (1961) sah für einen Fall von Narkolepsie mit „subklinischen Krampfwellenparoxysmen" im EEG die narkoleptische und epileptische Störung als verschiedene Ausdrucksformen einer abgelaufenen Encephalitis an. *Comelade* und Mitarb. (1961) berichten eine Beeinflussung epileptischer Aktivität im EEG durch narkoleptische Attacken bei gleichzeitiger Temporallappenepilepsie.

Ein eigenes Problem stellt die Beziehung zwischen narkoleptischem Syndrom und Psychose dar. Wir stehen mit unserer Beobachtung (siehe oben Kasuistik) nicht vereinzelt da *(Drake 1949,* der weitere 5 Autoren zitiert, *Szatmari* u. *Hacke 1952, Hess* u. *Heyck 1954, Hess 1959)*. Dieses Problem bedarf einer gesonderten Erörterung.

Schlußfolgerungen

Klinische und hirnbioelektrische Daten von 50 in der Neurologischen Universitätsklinik Hamburg-Eppendorf untersuchten Patienten mit einem Narkolepsie-Syndrom werden mit den Ergebnissen der wesentlichen einschlägigen Literatur verglichen, 2 Fälle werden ihrer besonderen Bedeutung halber eigens erörtert. Dabei ergibt sich:

1. Die von uns zusammengestellten klinischen Befunde erweitern die in der Literatur niedergelegten Angaben nicht. Die Variabilität der Klinik und der bioelektrischen Erscheinungen beim Narkolepsie-Syndrom macht eine Krankheitseinheit (Entität) unwahrscheinlich. Das Narkolepsie-Syndrom ist den durch *Janzen* so benannten diakoptischen Reaktionen des Hirns zuzurechnen — eine lediglich symptomatologische Entität.

2. Die Phänomene zeigen fließende Übergänge vom Physiologischen zum Pathologischen. Man kann vermuten, daß darin ein Grund für den hohen Prozentsatz (80% der II. Gruppe, 60% der III. und rund 45% der I. Gruppe) von der Norm abweichender EEG-Befunde, die nicht mit Schlafmustern zu identifizieren sind, zu suchen ist. Die nur geringgradigen, unspezifischen EEG-Veränderungen lassen sich mit einer Funktionsstörung im Zwischen-Mittelhirnbereich vereinbaren.

3. Den Ausdruck „subklinischer Schlaf" halten wir für unzweckmäßig. Er besagt, daß hirnelektrisch die Phänomene des Schlafes bestehen, klinisch aber Schlaf nicht festzustellen ist. Die Dissoziation kann erst im Rahmen neuerer Kenntnisse über die Entstehung des Makro-EEG gedeutet werden.

4. Die im Nachtschlaf bei Kranken mit einem Narkolepsie-Syndrom gewonnenen EEG- und EOG-Kurven variieren erheblich nach Einschlaftyp, erreichter Schlaftiefe, Übergangsgeschwindigkeit zwischen einzelnen Schlafstadien und nach Verteilung und Dauer der REM-Phasen, vergleicht man unsere Ergebnisse mit denjenigen der Literatur. Unsere Patienten schliefen langsam, zumindest nicht ungewöhnlich schnell ein und erreichten ebenso wenig wie die durch uns tagsüber im Schlafanfall untersuchten Patienten die Stadien des tiefen Schlafes. Übergänge zwischen einzelnen Schlafstadien erfolgten nicht ungewöhnlich rasch.

5. Aus dem Zusammentreffen von epileptischen, vom Temporallappen gestalteten Anfällen mit einem Narkolepsie-Syndrom kann nicht eine Verwandtschaft beider Reaktionsformen erschlossen werden. Vielmehr bilden die epileptische und die narkoleptische Reaktion des Hirns grundverschiedene Vorgänge.

Literatur

Barker, W.: Studies in epilepsy, personality pattern, situational stress, and the symptoms of narcolepsy. Psychosomat. Med. X, 1948, 193–203

Cadilhac, J., M. Baldy-Moulinier, M. Delange und P. Passouant: Diurnal and nocturnal sleep in narcolepsy. Electroenc. Clin. Neurophysiol. 20, 1966, 531

Cave, H. A.: Narcolepsy. Arch. Neurol. Psychiatr. (Am.) 26, 1931, 50–101

Cohn, R., B. A. Cruvant: Relation of narcolepsy to the epilepsies. Arch. Neurol. Psychiatr. (Am.) 51, 1944, 163–170

Comelade, P., J. Cadilhac, P. Passouant: Temporal epilepsy and narcoleptic attacks. Electroenceph. Clin. Neurophysiol. 13, 1961, 487–488

Daly, D., R. E. Yoss: The electroencephalogram in narcolepsy. Electroenc. Clin. Neurophysiol. 9, 1957, 109–120

Dement, W., K. Kleitman: Cyclic variations in EEG during sleep and their relations to eye-movements, body mobility and dreaming. Electroenceph. Clin. Neurophysiol. 9, 1957, 673–690

Drake, F. R.: Narcolepsy: brief reviews and report of cases. Amer. J. Med. Sci. 218, 1949, 101–114

Ganado, W.: The narcolepsy syndroms, Neurology 8, 1958, 487–496

Gélineau, J. B. E.: De la narcolepsie. Gaz. des Hôp. 53, 1880, 626–635

Gibbs, E. A., H. Davis, W. G. Lennox: The electroencephalogram in epilepsy and in conditions of impaired consciousness. Arch. Neur. Psychiatr. (Amer.) 34, 1935, 1133–1148

Gibbs, F. A., E. L. Gibbs: Atlas of electroencephalography, Vol. 1. Reading, USA, 1958

Goodwin, J. E.: Significance of alpha variants in EEG, and their relationship to epileptiform syndrome, Amer. J. Psychiatr. 104, 1947, 369–379

Hess, R.: EEG-Beobachtungen im kataplektischen Anfall. Arch. Psychiatr. Nervenkrankh. 183, 1949, 132–141 – ders.: Die Narkolepsie: Med. Klin. 54, 1959, 985–993 – ders.: Sleep and sleep disturbances, in: Sleep mechanisms, Progress in Brain Research, Vol. 18, 136–139, Amsterdam, London/New York 1965

Heyck, H., R. Hess: Zur Narkolepsiefrage, Klinik und Elektroencephalogramm. Fortschr. Neurol. Psychiatr. 22, 1954, 531–579 – diess: Weitere Beiträge zur Klinik der Narkolepsie. Psychiatr. Neurol., Basel, 133, 1957, 66–76

Janzen, R.: Kasuistischer Beitrag zur Frage der funktionellen Pathologie der Narkolepsie. Nervenarzt 10, 1937, 514 – ders.: Hirnbioelektrische Untersuchungen über den physiologischen Schlaf und den Schlafanfall bei Kranken mit genuiner Narkolepsie. Dtsch. Z. Nervenheilk. 149, 1939, 93–106 – ders.: Klinik und Pathogenese des cerebralen Anfallsgeschehens, Verh. d. Deutsch. Ges. inn. Med., Wiesbaden 1950, München 4–24 – ders.: Das „Grenzland der Epilepsie", Fortschr. Neurol. Psychiatr. 19, 1951, 333–362 – ders.: Prozeß und Symptom in der Neurologie. Verh. d. Deutsch. Ges. inn. Med., Wiesbaden 1955, München 72–82

Janzen, R., G. Behnsen: Beitrag zur Pathophysiologie des Anfallsgeschehens, insbesondere des kataplektischen Anfalls beim Narkolepsiesyndrom. Arch. Psychiatr. Nervenkrankh. 111, 1940, 178–189

Jovanović, U. J.: Einige Ergänzungen des elektroencephalographischen Schlafschemas. Med. Klin. 60, 1965, 2131–2135

Krabbe, E., Magnussen: On narcolepsy. I. Familial Narcolepsy. Acta psychiatr. (Kobenh.) 17, 1942, 149–173

Loomis, A. L., E. N. Harvey, G. A. Hobart: Potential rhythms of the cerebral cortex during sleep. Science 81, 1935, 597–598

Murphy, W. F.: Narcolepsy, a review and presentation of seven cases. Amer. J. Psychiatr. 98, 1941, 334–339

Oepen, H.: Schlafanfälle und Dämmerattacken. Arch. Neurol. Psychiatr. 200, 1960, 567–584

Pond, D. A.: Narcolepsy: brief critical review and study of 8 cases. I. of Ment. Sci. 98, 1952, 595–604

Rabending, G.: Narkolepsie mit subklinischen Krampfwellenparoxysmen im EEG. Psychiatr. Neur. Med. Psychol. (LPZ) 13, 1961, 456–459

Rechtschaffen, A. E., A. Wolpert, W. C. Dement, S. A. Mitchell, C. Fisher: Nocturnal sleep of narcoleptics. Electroenc. Clin. Neurophysiol. 15, 1963, 599–609

Redlich, E.: In: Bumke-Foerster, Handb. d. Neurol., Bd. 17, Teil 1. (Erg. Bd.), S. 407 ff. Berlin 1923 – ders.: Das Grenzgebiet der Epilepsie, Wien. Mschr. Psychiatr. 37, 1927, 85–94 – ders.: Epilegomena zur Narkolepsiefrage. Zschr. ges. Neurol. Psychiatr. 136, 1931, 128–173

Roth, B.: EEG-studies of a large serie of cases of narcolepsy and petit mal epilepsy. Electroenc. Clin. Neurophysiol. 11, 1959, 179 – ders.: Beiträge zum Studium der Narkolepsie, Nervenarzt 31, 1960, 527–528 – ders.: Narkolepsie und Hypersomnie. Vom Standpunkt der Physiologie des Schlafes. Berlin 1962 – ders.: L'EEG dans le narcolepsie et cataplexie. Electroenc. Clin. Neurophysiol. 16, 1964, 170–190

Roth, B., M. Lehovský: On the occurence of paradoxical sleep in patients with narcolepsy and hypersomnia. Electroenc. Clin. Neurophysiol. 22, 1967, 285

Szatmari, A., I. Hache: Narcolepsy – clinical, electrophysiological and biochemical appraisal. Electroenc. Clin. Neurophysiol. 14, 1962, 586–587

Smith, C. M.: Psychosomatic aspects of Narcolepsy, J. ment. Sci. 104, 1958, 593–607 – ders.: Electroencephalogram in cataplexie. Electroenc. Clin. Neurophysiol. 11, 1959, 344–345

Thiele, R., H. Bernhardt: Beiträge zur Kenntnis der Narkolepsie. Berlin 1933

Weil, A. A.: EEG in patients with narcolepsy. Electroenc. Clin. Neurophysiol. 14, 1962, 291

Westphal, C.: II. Eigenthümliche, mit Einschlafen verbundene Anfälle. Arch. Psychiatr. Nervenkr. 7, 1877, 631–635

Wilder, J.: In: Bumke-Foerster, Handb. d. Neurol., Bd. XVII, 87, Berlin 1935

Wilson, S. A. K.: The narcolepsy, Brain 51, 1928, 63–109

Die wichtigsten abnormen Schlafsyndrome

Uroš J. Jovanović, Würzburg

Neben der Narkolepsie, die von *Janzen, Bushart* und *Wendler* (s. S. 207 ff.) dargestellt wurde, findet man in der Praxis auch andere abnorme Schlafsyndrome, die nicht vergessen werden dürfen. Außerdem sei vollständigkeitshalber auf einige Hypersomnien hingewiesen. Mit ihnen soll begonnen werden.

Die Klassifikation der Hypersomnien

Unter vielen anderen wurden vier zugängliche Arbeiten neueren Datums ausgewählt, welche die Hypersomnien von verschiedenen Gesichtspunkten erörtern (*Michaelis* 1965, 1965 a; *Lauter* 1964, 1967). Die Referate dieser Autoren enthalten ausführliche Literaturverzeichnisse.

Michaelis (1965 a) teilt die Hypersomnien folgendermaßen ein:

a) *Zur ersten Gruppe* werden jene Patienten gezählt, die ein organisches Substrat in Form von raumfordernden Prozessen im Schädel haben, vor allem also Prozesse, die durch Tumoren im hypophysär-dienzephalen Bereich verursacht werden. Der Autor führt viele Arbeiten an, die seine Vorstellungen bestätigen.

b) *Die zweite größere Gruppe* rekrutiert sich aus den verschiedenen Formen der ausschließlich periodisch bzw. episodisch auftretenden Schlafzustände, die kein klinisch erfaßbares Substrat besitzen und deshalb als Ausdruck einer funktionellen Zwischenhirninsuffizienz aufgefaßt werden müssen. Der Verfasser führt als einen der Repräsentanten das Kleine-Levin-Syndrom an, das sich durch Schlafzustände auszeichnet, die jeweils 2 bis 20 Tage andauern können. Über dieses Syndrom wird unten ausführlich gesprochen.

c) *Zur dritten Gruppe* der Hypersomnien können solche bei endogenen Depressionen gezählt werden. Darüber sprechen auch *Lauter* (1967) und *Middelhoff* (1967; s. in *Jovanović* 1968 b).

d) *Eine sehr interessante Gruppe*, die auch diagnostische Schwierigkeiten bereiten kann, ist die der Hypersomnien bei verschiedenen psychogen-neurotischen Formen. *Michaelis* (1965 a) diskutiert dieses Problem und führt eine umfangreiche Literatur an. Ein Schlafzustand bei neurotischen Patienten kann auch nach Literaturangaben bei *Michaelis* zwei bis drei Tage andauern, und zwar im Anschluß an ein affektives Erlebnis.

Wir haben zwei solche Patienten in je 2 Nächten polygraphisch untersucht. Der eine war ein 38-jähriger Athletiker, der in einer Periode drei volle Tage und Nächte geschlafen hat. Auch zwischen den Schlafepisoden zeigte er Müdigkeit; dieser Zustand hielt bis über zwei Jahre nach der letzten Attacke an. An verschiedenen medizinischen Instituten wurden bei diesem Patienten in den letzten 10 Jahren unterschiedliche Diagnosen gestellt, angefangen von epileptischer Bewußtlosigkeit über einen raumfordernden Prozeß im Hirnstamm bis zur neurotischen Reaktion. Schließlich wurde er begutachtet und als Kern-Neurotiker berentet. Nachdem er die Rente erhalten hatte, verschwanden die manifesten Symptome. Wurde er zu einer Nachbegutachtung bestellt, so tauchten sie wieder auf. Die zweite unserer Versuchspersonen war eine 28jährige unverheiratete Frau. Sie hatte zweimal einen Schlafzustand erlebt, einmal 24 und beim zweitenmal 48 Stunden lang. In dieser Zeit war sie nicht ansprechbar (hier stoßen wir auf den Begriff *Schlafzustand*; diese Patienten sind bei ihren

224 *Die wichtigsten abnormen Schlafsyndrome*

Episoden nicht ansprechbar, sie schlafen auch nicht, sondern befinden sich in einer noch nicht genau geklärten Bewußtseinstrübung). Beide Male haben wir die Patientin aus einer 60 km entfernten Stadt zwecks polygraphischer Untersuchung in die Klinik gebracht. Das EEG bot sowohl am Tag als auch in der Nacht (einmal 36 Stunden lang ununterbrochen abgeleitet) eine Hirnaktion, die etwa dem Stadium D und E des Schlafes ähnelte. β-Spindeln konnte man registrieren. Beim Setzen eines akustischen Weckreizes kam es zu einer vorübergehenden Abflachung und Desynchronisierung für die Dauer von 4 bis 10 Sekunden, jedoch nicht zu einem sichtbaren K-Komplex. Die Patientin wurde am Ende der Untersuchung durch systematische subkutane Injektionen von Weckmitteln zum Erwachen gebracht, und sie verließ die Klinik immer am zweiten Tag nach dem Wachwerden, ohne Rücksicht auf Empfehlungen des Arztes.

Michaelis (1965 a) führt Literaturangaben über eine Frau an, die im Anschluß an ein „psychisches Trauma" zuweilen 12 Tage lang „schlief". Diese sogenannten Fluchtmechanismen, bei welchen Menschen aus der schweren Wirklichkeit in den Schlaf fliehen (*Schultz* 1957), müssen wir außer acht lassen.

e) Schließlich dürfen *die Hypersomnien bei enzephalitischen Störungen* nicht unerwähnt bleiben, von denen bereits *v. Economo* in den Jahren 1918—1920 einige beobachtet und beschrieben hat.

Wir haben nur einen solchen Patienten (17jähriger Astheniker) polygraphisch untersuchen können, der bei einer Enzephalitis hohe Temperaturen, hyperkinetische motorische Äußerungen an den Extremitäten und Schlafneigung am Tage bot. Das Schlaf-EEG zeigte ein Bild, das für einen dauernden Tiefschlaf sprach. Die Traumphasen traten in den üblichen Phasen, aber um $2/3$ kürzer als bei gesunden Menschen, auf. Der Patient war am nächsten Morgen auch nach einem solchen Tiefschlaf subjektiv unausgeschlafen.

Das Kleine–Levin-Syndrom (periodische schlafähnliche Zustände)

Im Jahre 1925 beschrieb *Kleine* die *periodische Schlafsucht* bei fünf Jugendlichen. Dazu referierte er vier Fälle aus der Literatur (insgesamt 9 Kranke). Diese Patienten wurden als „episodische Dämmerzustände" (*Kleist*), „episodische Schlafzustände (Lethargien)" (*Krüger*), „ungewöhnliche periodische Psychosen" *Stöcker*) vorgestellt. Er zeigte eine ausführliche Analyse aller dieser Fälle auf, beobachtete seine Patienten mehrere Jahre lang und ergänzte die Krankengeschichten mit katamnestischen Daten.

In den Familienanamnesen dieser Kranken fand er wenige aber charakteristische Auffälligkeiten. Die Mutter einer Patientin litt an Kopfschmerzen, sei herz- und nervenkrank gewesen. Der Großvater einer anderen Patientin sei sehr nervös gewesen, der Vater ein leicht erregbarer Mensch, der schnell aufbrauste, schimpfte und die Kinder manchmal heftig schlug. Ein jüngerer Bruder sei ebenso wie der Vater erregbar, streitsüchtig und jähzornig gewesen. Außerdem seien fünf weitere Geschwister im frühen Kindesalter an Zahnkrämpfen gestorben. Bei einem dritten Patienten beschrieb *Kleine* in der Familienanamnese beim Vater Stottern, leichte Erregbarkeit, Pedanterie; ein Onkel war Epileptiker.

Der Beginn der Erkrankung fiel bei allen 9 Fällen zwischen das 14. und 20. Lebensjahr, in die klinische Behandlung kamen alle im Alter von 16 bis 25 Jahren. *Kleine* erwägt die Möglichkeit des Zusammenhanges der Pubertät mit dem Beginn der Krankheit. Nach Beendigung der Pubertät klangen bei allen Patienten, mit Ausnahme von einem, die Symptome ab.

Als auslösendes Moment der Krankheit wurde in fünf Fällen eine anstrengende Arbeit angenommen, der die Patienten nicht gewachsen waren; in zwei weiteren Fällen wurde erhöhte

Dienstanforderung vermerkt, bei einem nächsten Fall fieberhafte Erkrankungen und beim letzten Fall dürften nach *Kleine* ungewöhnliche Nachtarbeit, ferner ungünstige Lebens- und Ernährungsverhältnisse von Einfluß auf den Krankheitsbeginn gewesen sein.

Auch die Persönlichkeit der Kranken sei interessant gewesen. In einem Fall wurden anamnestisch Kopfschmerzen und Alkoholunverträglichkeit festgestellt; bei zwei nächsten eine neuropathische Persönlichkeit und Zeichen leichter hysterisch-somatopsychischer Labilität mit episodischen Verstimmungen; der vierte Fall sei eine erregbare haltlose psychopathe Persönlichkeit und bis in die Jugendzeit Bettnässer; beim fünften Fall habe es sich um eine intellektuelle Retardiertheit gehandelt und mit Hilfe des Binet-Simon-Tests sei die Entwicklungsstufe eines 10—11jährigen Kindes (Patient war 16 Jahre alt) festgestellt worden; beim sechsten eine empfindliche Persönlichkeit mit mehreren körperlichen Degenerationszeichen und beim siebten Fall eine jähzornige und leicht erregbare Persönlichkeit. Nur in zwei Fällen wurden keine greifbaren Befunde in psychischer und körperlicher Hinsicht erhoben.

Die Schlafzustände traten periodisch auf und zwar in sieben Beobachtungen. Bei einem in Perioden von 1—2 Monaten; bei einem anderen vierteljährlich; bei einem dritten in Abständen von ½—1 Jahr; bei einem nächsten zuerst jeden Monat im Zusammenhang mit der Menstruation und später in Abständen von einem Jahr; bei dem fünften Fall alle zehn Wochen; beim sechsten schwankten die Abstände zwischen 14 Tagen und einem Jahr und beim siebten Fall zwischen 3 Monaten und einem Jahr.

Die Dauer der Schlafzustände sei verschieden gewesen. Bei einem Fall zwischen 2 und 20 Tagen; bei einem zweiten 2 bis 3 Wochen; bei einem dritten zwischen 2 und 7 Tagen; bei dem vierten 3—5 Tage; beim fünften 4—10 Tage; beim sechsten 10—14 Tage; beim siebten 3—15 Tage; beim achten durchschnittlich 16 Tage. Bei dem letzten Fall seien die Schlafzustände verschiedener Dauer gewesen. Bereits *Kleine* hat darauf Wert gelegt, daß diese Schlafzustände nicht mit anderen Bewußtseinstrübungen verwechselt werden. Er betonte, daß seine Patienten auch während des Schlafzustandes zu einem gewissen Grad mit der Umgebung in Kontakt standen. Sie verließen das Bett, wenn sie ihre Hygiene verrichten sollten, aßen selbst und zeigten eine *Eßsucht*, klagten über Kopfschmerzen, Müdigkeit, Schlappheit, Schläfrigkeit. Alle reagierten empfindlich auf Untersuchungen, klagten über Schmerzen an den Berührungsstellen des Körpers und der Extremitäten. Die Reflexe waren in allen Fällen lebhaft, die Augen geschlossen. Das wichtigste Moment dieser Schlafzustände war ihre *Weckbarkeit*, was bei verschiedenen neurotisch-hysterischen Bewußtseinstrübungen sowie enzephalitischen Erkrankungen nicht immer der Fall ist. Dieses Merkmal unterscheidet also die hier diskutierte Erkrankung eindeutig von vielen anderen *schlafähnlichen* Zuständen.

Etwa 11 Jahre nach der ersten ausführlichen Darstellung von *Kleine* beschreibt *Levin* (1936) noch sieben Fälle als ein „neues" Syndrom (A new syndrome), wobei, ähnlich wie bei *Kleine*, neben den erwähnten Schlafzuständen *eine abnorme Steigerung des Hungers* festgestellt wird. Während der Schlafzustände notiert *Levin* auch motorische Unruhe und psychische Störungen. Bei drei von diesen sieben Fällen traten die ersten Schlafperioden im Anschluß an eine akute Erkrankung auf. Für die Steigerung des Hungers (Megaphagie) machte *Levin* eine Störung im Stirnhirn verantwortlich, während die Schlafzustände offensichtlich als Folge einer enzephalitischen Störung anzusehen seien (bei 3 Fällen akute Erkrankungen).

Die von diesen beiden Forschern erschöpfend dargestellte Symptomatik mit Schlafzuständen und gesteigerter Eßlust wird Kleine-Levin-Syndrom genannt.

In der Folgezeit wurden öfter solche oder ähnliche Symptome beschrieben. *Critchley* (1962) hat beispielsweise die imposante Anzahl von 11 Kranken untersucht. Alle diese Kranken waren männliche Jugendliche zwischen 16 und 20 Jahren. Auch bei den ersten Forschern *Kleine* (1925) und *Levin* (1936) handelte es sich um Jugendliche und vorwiegend männliche Patienten. Die Krankheitsdauer bei *Critchleys* Patienten betrug einige Tage bis mehrere Wochen (Episodendauer). Vor der Schlafperiode zeigten sie Verstimmungszustände, zwischendurch ebenfalls. Am Ende des Schlafzustandes konnte eine depressive oder sogar manische Symptomatik beobachtet werden. *Lauter* (1964, 1967) sprach später von einer Drei-Phasen-Periodik (depressiv-schlafähnliche Zustände — manische Symptome). *Earle* (1965) beschreibt einen Fall, *Regli* und *Haynal* (1965) zwei Fälle mit periodischen Schlafzuständen und *Megaphagie (Polyphagie)* und diskutierten die Drei-Phasen-Periodik von *Lauter* (1964). Eine Hypersexualität ist beim Kleine-Levin-Syndrom nicht selten (*Earle* 1965; *Regli* und *Haynal* 1965).

Die Deutung der Entstehungsmechanismen dieses Syndroms ist nicht ganz leicht. Wie man aus den angeführten Arbeiten sieht, wird Verwandtschaft zu verschiedenen Erkrankungen in Erwägung gezogen, angefangen von epileptischen, narkoleptischen über hysterisch-neurotischen bis zu manisch-depressiven Syndromen. Klinik und Phänomenologie lassen jedoch das Kleine-Levin-Syndrom von allen diesen Krankheiten unterscheiden. Diese Trennung gibt jedoch noch keine Klarheit hinsichtlich der Ätiologie und Pathogenese, zumal auch die Ätiologie aller angeführten Krankheiten nicht ganz bekannt ist.

Neurophysiologisch muß man jedoch eine gewisse Insuffizienz des Schlaf-Wach-Systems dafür verantwortlich machen. Wie *Bauer* (1965) an einer Stelle im Zusammenhang mit Schlaflähmung und Schlafwandeln diskutierte, könne es in der Formatio reticularis zu einer *Insuffizienz der Sperrfunktion* kommen. Bekanntlich (*Magoun* und *Rhines* 1946; *Magoun* 1952; *Monnier* 1962; *Jung* 1963, 1965; *Jovanović* 1968 b) übt die Formatio reticularis nicht nur eine anregende, sondern auch eine hemmende Funktion aus. Sie kann demzufolge die äußeren Reize filtrieren und nur eine bestimmte Menge bis zum Kortex weiterleiten. Tritt eine Insuffizienz dieser Filtration in dem Sinne auf, daß die Reize von außen mehr als sonst zur Hirnrinde geleitet werden, so kann Schlaflähmung (Erregung der motorischen und Hemmung der psychischen Komponente) vorkommen. *Stellt man sich jedoch eine andere Insuffizienz der unteren Formatio reticularis vor, nämlich daß die äußeren Reize nicht aufgenommen und zum Kortex geleitet werden, so kann u. E. die hemmende Komponente in eine Dominanz übergehen. Die Hemmungskomponente bewirkt eine periodische Schlaftrunkenheit oder einen periodischen Schlafzustand, der solange andauert, bis eine gewisse Restitution eingetreten ist.* Daß bei diesen Patienten Verstimmungszustände vor, in und nach den Schlafperioden auftreten, scheint uns aus zwei Gründen kein großes Wunder zu sein: Erstens breitet sich das Schlaf-Wach-System nicht nur um die Mittellinie des Hirnstammes vom vorderen Ende des Rückenmarks bis zum vorderen Anteil des Dienzephalons aus, sondern auch bis ins limbische System. Eine gewisse Reizung des limbischen Systems kann sowohl depressive als auch kataplektische (schlafähnliche) Zustände hervorrufen (*Hassler* 1964). Da das limbische System als eins der funktionellen und anatomischen Bestandteile des Schlaf-Wach-Systems mit der unteren und oberen Formatio reticularis in Beziehung stehen muß (*Demsey* und *Morison* 1942; *Monnier* 1962; *Roth* 1962; *Jung* 1963, 1965), ist seine Affektion bei einer Insuffizienz der anderen Anteile nicht unbegreifbar. Außerdem, wer ist nicht reizbar, wenn er ständig aus dem Schlaf geweckt wird und verschiedene Torturen von Untersuchungen über sich ergehen lassen muß! Eine gewisse Reizbarkeit vor dem Auftreten einer abnormen Schlafperiode kann als eine negative Wirkung der Insuffizienz der eben erwähnten Formatio reticularis gedeutet werden, wobei sich der Patient gegen einen abnormen Schlaf instinktiv wehrt. Eine anschließende manische Phase kann u. E. ebenfalls als Ausdruck von Ausgeschlafenheit und Erholung gedeutet werden, indem sich ein Mensch nach gutem Ausschlafen wohler und viel ansprechbarer fühlt. Man hat keine genügenden neurophysiologischen Beobachtungen vorgenommen, so daß man nicht über die Schlafleistung dieser Patienten in den abnormen Schlafperioden sprechen kann. Da sie tagsüber und in der Nacht in einem leichten Schlummer verharren, ist es vielleicht möglich, daß sie erst in einer langen Periode von mehreren Tagen ein Soll an Schlaf erreichen, das von Gesunden in einer kürzeren Periode während einer Nacht erfüllt wird. Würde sich diese Vorstellung bestätigen, so kann man nur annehmen, daß bei den Kranken des Kleine-Levin-Syndroms der Schlaf abgeflacht ist. Daß die Kranken einen enormen Hunger (Megaphagie, Polyphagie) aufweisen, scheint auch nicht ganz unklar zu sein, da die entsprechenden Zentren im Zentralnervensystem (Mesenzephalon) für Hunger und Schlaf-Wachsein ganz nah beieinander liegen und demzufolge funktionelle Beziehungen haben können (*Kleine* 1925; *Levin* 1936; *Critchley* 1962; *Earle* 1965; *Lauter* 1967). Auf diese Weise kann ebenfalls eine verstärkte sexuelle Sucht (Hypersexualität) erklärt werden. Allerdings müssen wir am Ende dieser Ausführung gestehen, daß alle Annahmen über die neurophysiologischen Steuerungsmechanismen, abnormen Schlaf-Reaktionen beim Kleine-Levin-Syndrom nur als Hypothesen angesehen werden können. Weitere neurophysiologische Überlegungen findet man bei *Duensing* (s. S. 137 ff.).

Das Pickwick-Syndrom oder kardiorespiratorisches Syndrom bei extremer Fettsucht

Dieses Syndrom gehört didaktisch zur Gruppe der abnormen Schlaf-Phänomene am Tage und in der Nacht. Ebenso wie beim Kleine-Levin-Syndrom haben wir auch hier keine eigenen Erfahrungen bei den polygraphischen Registrierungen sammeln können und werden einige Darstellungen aus der Literatur streifen müssen (*Sanen* 1958; *Cobet* 1960; *Scherrer* 1961; *Roth* 1962; *Jung* 1963; *Petrilowitsch* 1963; *Herberg* 1965; *Lauter* 1967).
Auf diese Erkrankung hat schon *Charles Dickens* im Jahre 1837 in „The posthumous papers of the Pickwickian Club" hingewiesen (*Cobet* 1960; *Herberg* 1965; *Lauter* 1967). Als Hauptsymptome werden angegeben: Erhebliche Fettsucht, Schläfrigkeit, Atemnot mit periodischer Atmung, Zyanose, Polyglobulie, Hypertrophie und schließlich Insuffizienz des rechten Herzens (*Cobet* 1960). Ausgedehnte Literatur mit größtenteils Originalarbeiten findet man bei *Herberg* (1965). Vom neurophysiologischen Standpunkt aus haben sich mit Pickwick-Syndrom *Jung* und *Kuhlo* (1965) befaßt. Außer den Literaturangaben werden dort auch eigene Fälle durch EEG und Respirographie untersucht und dargestellt.
Trotz reichhaltiger Literatur konnte die Erklärung des Zusammenhanges aller Symptome beim Pickwick-Syndrom nicht gefunden werden.
Wegen *Fettleibigkeit* wurde zuerst angenommen, daß die Kranken mit einem Pickwick-Syndrom eine alveolare *Hypoventilation*, d. h. eine globale Mangelbelüftung des Alveolarraumes aufweisen, die nach *Herberg* (1965) für viele Autoren pathophysiologisch von besonderer Wichtigkeit ist und eine Deutung der meisten Symptome dieser Krankheit ermöglicht. Die Lungenfunktionsstörung — wir zitieren weiter *Herberg* — ist einmal mit einer Erniedrigung des arteriellen Sauerstoffdrucks verbunden, woraus sich *Polyglobulie* und teilweise *Zyanose* erklären. Zum anderen findet man einen erhöhten arteriellen Kohlensäuredruck, der gemeinsam mit *Hypoxie* reflektorisch zu einer Zunahme des Widerstandes im arteriellen Schenkel des kleinen Kreislaufes und in Verbindung mit einem eher hohen

Herzzeitvolumen zu einer *Rechtsherzbelastung* (und schließlich Insuffizienz) führt. Die Sauerstoffuntersättigung des Koronararterienblutes und die durch Polyglobulie erhöhte Blutviskosität begünstigen die Entwicklung der Rechtsinsuffizienz. *Die Schlafneigung und Benommenheit der Kranken mit Pickwick-Syndrom wird als Folge beginnender Kohlensäurenarkose aufgefaßt.* Was die periodische Atmung betrifft, so soll sie nach den von *Herberg* gesammelten Berichten Ausdruck einer vorwiegend vom Glomus caroticum gesteuerten Atemtätigkeit sein, zumal sauerstoffangereicherte Luft zu einem weiteren Abfall der Ventilation führt. *Jung* und *Kuhlo* (1965) deuten jedoch die periodische Atmung als eine Insuffizienz des Atemzentrums, das eine erhöhte CO_2-Reizschwelle aufweist. Die Erhöhung der CO_2-Reizschwelle führt logischerweise zu einer Verminderung der CO_2-Empfindlichkeit, so daß die Atemperiode erst dann auftritt, wenn eine gewisse CO_2-Sättigung des Blutes und eine adäquate Reizung des Atemzentrums erfolgt. Durch eine periodisch verstärkte Atmung kommt es zu einer Hypokapnie und wiederum zur periodischen Apnoe. Während bei gesunden Menschen eine erhöhte CO_2-Reizschwelle und demzufolge eine Verminderung der CO_2-Empfindlichkeit des Atemzentrums nur im Schlaf vorkommt, ist bei den Pickwick-Patienten laut der eben zitierten Autoren, eine ständige Störung mit herabgesetzter CO_2-Empfindlichkeit auch im Wachsein vorhanden. Es besteht eine chronische Hypoventilation mit phasischen spontanen Schlafzuständen am Tage. Im Schlaf dagegen verharren diese Patienten vorwiegend im Schlafstadium C — leichter Schlaf — und erreichen selten die tieferen Schlafstadien D und E. Die langen Perioden mit raschen Augenbewegungen fehlen. Die langen apnoischen Perioden von 20—40 Sekunden werden mit 1—3maligem tiefen unregelmäßigen Schnarchen beendet. Der Nachtschlaf mit apnoischen Pausen bei Pickwick-Kranken wird von *Jung* und *Kuhlo* als eine Karikatur der normalen Hypoventilation während des Schlafes angesehen.

Mit diesen Erläuterungen der Mechanismen kommen wir noch nicht zur Erklärung der ätiologischen Momente. Die Fettsucht allein kann nicht alle diese beschriebenen Symptome verständlich machen. Nach Angaben von *Herberg* leiden nur 10% aller extremen Fettsüchtigen an einer alveolaren Hypoventilation. Die Hypoventilation mit einer nachfolgenden CO_2-Narkose kann auch nicht allein die Ursache der täglichen Somnolenz und der Schlafanfälle sein, da man sich das Wiederwachwerden nicht erklären kann. Zum anderen führen alle von *Herberg* und uns durchgesehenen Berichte (*Cobet* 1960; *Petrilowitsch* 1963; *Luther* 1966; *Lauter* 1967) an, daß die Somnolenz verschwindet oder sich entschieden bessert, wenn eine bedeutende Gewichtsabnahme erzielt wird und umgekehrt. Diese Tatsache scheint mit der Hypothese von *Jung* und *Kuhlo* (1965) nicht ganz in Einklang zu stehen, da erhöhte CO_2-Reizschwelle und demzufolge verminderte CO_2-Empfindlichkeit des Atemzentrums zentraler Genese sein müssen und nicht ganz durch eine Gewichtsabnahme geändert werden können. Mit dieser Feststellung kommen wir wieder auf die Fettleibigkeit und auf eine Anlagerung von Fett an der Innenwand der Alveolen sowie ein hochstehendes Zwerchfell zurück. Diese Umstände verursachen erstens eine Hypoventilation und zweitens eine Exspirationslage des Zwerchfells, so daß es tatsächlich zu einer Ansammlung von CO_2 im Blut und zu einer beginnenden CO_2-Narkose bzw. zu einer Somnolenz kommen kann. Aus allen diesen Ausführungen kann man sich nur überzeugen, daß eine kausale Erklärung noch nicht gefunden ist.

Sehr interessant ist ein von *Luther* (1966) dargestellter Fall mit Pickwick-Syndrom und kryptogener Epilepsie. Es handelt sich um einen 32jährigen Mann, bei dem die generalisierten epileptischen Anfälle mit dem 13. Lebensjahr begonnen haben sollen. Im Zusammenhang mit seinen Anfällen soll der Kranke mehrere schwere Schädeltraumata erlitten haben. Erst in den letzten 10 Jahren entwickelte sich allmählich eine Fettsucht. Die Somnolenz und die Schlafanfälle stellten sich erst in den letzten zwei Jahren ein. Von den Angehörigen soll eine Zyanose wiederholt beobachtet worden sein, sie kam besonders im täglichen Schlaf vor. Bei der Aufnahme in die Klinik wog der Patient bei einer Körpergröße von 163 cm 110 kg. Neurologische, neuroradiologische Befunde sowie Hormonuntersuchungen ergaben keine Auffälligkeiten. Auf der Höhe des Krankheitsbildes wurden fast jeden Tag Schlafzustände bis zum Grade des Coma mit periodischer Atmung und tiefer Zyanose registriert. Ein generalisierter Anfall wurde auch im Krankenhaus verifiziert. Bei der Entlassung wog der Patient nur noch 88 kg. Bei dieser erheblichen Gewichtsabnahme seien außer einer leicht erhöhten Müdigkeit am Tage und einem unruhigen Schlaf alle Zeichen des Pickwick-Syndroms zurückgegangen.

Hier erhebt sich die Frage, ob etwa die Ursache der Epilepsie und des Pickwick-Syndroms gemeinsam ist oder ob die vielen Schädelverletzungen nicht eine Läsion im Bereich des Schlaf-Wach-Systems hervorgerufen, oder aber ob die bis zu neunmal täglich eingenommenen *Mylepsinum*-Tabletten nicht zu einer respiratorischen Insuffizienz und dadurch zu den Symptomen des Pickwick-Syndroms geführt haben. Der Autor läßt diese Frage offen.

Das Pickwick-Syndrom muß von der Narkolepsie abgegrenzt werden. Schwierigkeiten werden in den Fällen auftreten, in denen Fettleibigkeit bei Narkoleptikern zu finden ist. Hier muß man gründlich nach dem affektiven Tonusverlust und Wachanfällen (Kataplexie) forschen, die bei Narkoleptikern charakteristisch sind, beim Pickwick-Syndrom jedoch fehlen. Umgekehrt fehlt eine periodische Atmung am Tage und eine Zyanose im Schlaf bei den ersteren.

Schlaf-Rhythmus-Störungen und Parinaud-Syndrom

Bei diesem Syndrom ist charakteristisch, daß eine Schlaf-Wach-Rhythmus-Störung mit einer vertikalen Blickparese kombiniert ist. Beide Symptome erscheinen in der Regel gleichzeitig und bilden sich ebenso gleichzeitig zurück oder zeigen eine gewisse Dissoziation der Rückbildung. Die Patienten sind während des Stadiums der Erkrankung schläfrig, können jedoch *leicht geweckt* werden. Da die Lokalisation des Nucleus dorsalis nervi oculomotorii als Steuerungszentrum und des Nucleus *Drakschewitsch* als Schaltkern des Nervus oculomotorii anatomisch-funktionell bekannt sind, kann dadurch auch über die Steuerungssysteme des Schlaf-Wachseins sowie der Schlaf-Wach-Störungen geurteilt werden. Es wird vermutet, daß beide eben erwähnten Symptome durch eine einzige Läsion der Mittelhirnhaube verursacht werden (*Fotakis* und *Stammler* 1965).

Bisher sind uns polygraphische Registrierungen während des ganzen Schlafes bei Kranken mit Schlafstörungen bei *Parinaud*-Syndrom nicht bekannt. Wir haben versucht, bei einer 54jährigen Patientin mit vertikaler Blickparese links und einer Somnolenz am Tage eine Nacht-Schlaf-Ableitung durchzuführen. Leider ließ die Patientin nach einem sorgfältigen Anmontieren der Elektroden gegen 20—21 Uhr alles wieder abbauen und erklärte sich mit einer ganznächtlichen Untersuchung nicht einverstanden. Sie war an dem Abend reizbar, stimmungslabil, es bildete sich bei dieser zuerst sehr freundlichen und zugänglichen Patientin eine ungewöhnlich affektive Labilität mit sehr unhöflicher Ausdrucksweise. Diese Tatsache wollten wir noch hinzugefügt haben, um zu zeigen, daß man nicht nur beim Kleine-Levin-Syndrom, sondern bei vielen anderen Patienten mit einem Somnolenz-Syndrom am Tage eine gewisse Reizbarkeit antrifft. Entsprechende Literatur mit einer neurophysiologischen Interpretation des *Parinaud*-Syndroms findet man bei *Fotakis* und *Stammler* (1965).

Literatur

Bauer, J.: Schlaflähmung und Schlafwandeln. Wien. klin. Wschr. 77, 338–339 (1965)
Baust, W.: Physiologie und Pathophysiologie des Schlafes und physiologische Korrelate des Traumes. In: *Bürger-Prinz, H.* und *P. A. Fischer* „Schlaf – Schlafverhalten – Schlafstörungen". Stuttgart 1967, S. 1–20
Cobet, R.: Über die verschiedenen Formen der Dyspnoe. Klinik der Gegenwart: Handbuch der praktischen Medizin. Bd. X, München 1960, S. 506 ff.
Critchley, M.: Periodic hypersomnia and megaphagia in adolescent males. Brain 85, 627–656 (1962)
Delange, M., Castan, Ph., Cadilhac, J. et *Passouant, P.*: Étude du sommeil de nuit au cours d'épilepsies centrencephaliques et temporales. Rev. neurol. 106, 106–113 (1962)
Demsey, E. W. and *Morison, R. S.*: The electrical activity of a thalamo-cortical system. Amer. J. Physiol. 138, 283–296 (1942)
Earle, V. B.: Periodic hypersomnia and megaphagia (The Kleine-Levin Syndrome). Psychiat. Quart. 39, 79–83 (1965)
Endo, S.: The psychophysiological study of neurotic insomnia. Psychiat. Neurol. jap. 64, 673–707 (1962)
Förster, E.: Schlafstörungen bei Kindern und Jugendlichen. In: *Bürger-Prinz* und *Fischer* „Schlaf – Schlafverhalten – Schlafstörungen". Stuttgart 1967, S. 94–112
Fotakis, N. S. und *Stammler, A.*: Schlaf-Wach-Rhythmusstörungen bei umschriebenen Mittelhirnläsionen. Fortschr. Neurol. Psychiat. 33, 409–416 (1965)
Hassler, R.: Spezifische und unspezifische Systeme des menschlichen Zwischenhirns. Progr. in Brain Res. (Amsterdam) 5, 1–32 (1964)
Hassler, R.: Zur funktionellen Anatomie des limbischen Systems. Nervenarzt 35, 386–396 (1964)
Herberg, D.: Schlafstörungen und Pickwick-Syndrom. Verh. inn. Med. 1965 (71. Kongreß 1965). München 1965, S. 840–849
Hinton, M. J.: Patterns of insomnia in depressive states. Neurol. Neurosurg. Psychiat. 26, 184–189 (1963)
Hoff, H.: Biologie des Schlafes und Klinik der Schlafstörungen. Med. Klin. 54, 961–969 (1959)
Jochmus, I.: Neuropathie im Kindesalter. In: Klinik der Gegenwart – Handbuch der klinischen Medizin. München–Berlin, Bd. V, S. 569 ff., 1957
Jovanović, U. J.: Schlafforschung und ihre klinischen Aspekte. Nervenarzt (im Druck) (1968 a)
Jovanović, U. J.: Zum Problem der Schlaf-Wach-Mechanismen. (In Vorbereitung) (1968 b)
Jung, R.: Der Schlaf. In *Monnier, M.*: Physiologie und Pathophysiologie des vegetativen Nervensystems. Bd. II. Stuttgart, S. 650–684 (1963)
Jung, R.: Physiologie und Pathophysiologie des Schlafes. Verh. inn. Med. (71. Kongreß 1965). München 1965
Jung, R. and *Kuhlo, W.*: Neurophysiological studies of abnormal night sleep and the Pickwickian Syndrome. Progr. in Brain Res. (Amsterdam) 18, 140–159 (1965)
Kleine, W.: Periodische Schlafsucht, Mschr. Psychiat. Neurol. 57, 285 (1925)
Lauter, H.: Pathologische Drei-Phasen-Rhythmik bei Zwischenhirnerkrankungen. Arch. Psychiat. 205, 149–164 (1964)
Lauter, H.: Zur Klinik pathologischer Schlafzustände. In: Schlaf – Schlafverhalten – Schlafstörungen. Hsg. von *Bürger-Prinz* und *Fischer*, Stuttgart 1967, S. 120–128
Levin, M.: Periodic somnolence and morbid hunger: A new syndrom. Brain 59, 494 (1936)
Luther, K.: Filmvortrag: Pickwick-Syndrom und kryptogene Epilepsie. Vortrag zum Symposium „Schlaf und Elektroencephalographie", Würzburg, 19. und 20. November 1966 (Adresse des Verfassers: Dr. K. Luther, Oberarzt, Landesnervenklinik, 1000 Berlin 20, Griesingerstr. 27)
Magoun, H. W.: An ascending reticular activating system in the brain. Arch. Neurol. Psychiat. (USA) 67, 145–154 (1952)

Magoun, H. W. and *Rhines, R.:* An inhibitory mechanism in the bulbar reticular formation. J. Neurophysiol. *9*, 165–171 (1946)

Michaelis, R.: Ursachen, klinisches Bild und Differentialdiagnose der Hypersomnien. Verh. inn. Med. (71. Kongreß 1965). München 1965

Michaelis, R.: Zur Typologie der Hypersomnien. Fortschr. Neurol. Psychiat. *33*, 585–599 (1965 a)

Monnier, M.: Schlaf als trofotrope Leistung. Physiologie und Pathophysiologie des vegetativen Nervensystems. Bd. I, S. 263 ff. Stuttgart 1962

Moruzzi, G. and *Magoun, H. W.:* Brain stem reticular formation and aktivation of the EEG. Electroenceph. clin. Neurophysiol. *1*, 455–473 (1949)

Regli, F. und *Haynal, A.:* Zwei Fälle von „periodischer Somnolenz" junger Leute. Arch. Psychiat. Nervenkr. *206*, 576–583 (1965)

Richter, D.: Biochemical changes during sleep. Verh. inn. Med. (71. Kongreß 1965). München 1965, 819–824

Roth, B.: Narkolepsie und Hypersomnie vom Standpunkt der Physiologie des Schlafes. Berlin 1962

Sanen, F. J.: Das Pickwische Syndrom: Fettsucht, Hypoventilation, Rechtsinsuffizienz des Herzens, Somnolenz, Hyperkapnie. Med. Klin. *53*, 1360 (1958)

Scherrer, M.: Störungen des Gasaustausches in der Lunge. Bern 1961

Schultz, J. H.: Psychosomatik in der inneren Medizin und in der Kinderheilkunde. Klinik der Gegenwart: Handbuch für praktische Medizin. Bd. I, 1957, S. 193 ff.

Herdaktivation durch Schlaf oder Medikamente

Kurt Schmalbach, Hamburg-Eppendorf

Es ist eine der bekannten Schwierigkeiten beim Aufspüren epileptischer Reaktionen, daß nicht notwendigerweise jede einfache EEG-Ableitung bereits zuverlässige diagnostische Hinweise oder gar Herdbefunde erbringt. Der von *Pateiski* (1957) geprägte Begriff des Erregungsfanges deutet schon auf dieses Dilemma hin und die ständige Suche nach neuen Provokationsmethoden zeigt gleichfalls, wie diffizil die Herdsuche im Einzelfall sein kann.

An Hand von Tierexperimenten sollte hier grundsätzlich der Versuch unternommen werden zu determinieren, welche Voraussetzungen ein Aktivationsmittel erfüllen muß, um eine möglichst genaue Aussage über einen Herd zu erlauben.

Zu diesem Zweck wurden zwei Extremsituationen untersucht:

1. Ein lange verwandtes und überaus starkes Aktivationsmittel, das Cardiazol (Metrazol) und außerdem
2. die wohl physiologischste Methode: der natürliche Schlaf.

Für diese Untersuchungen wurden 46 ausgewachsene Katzen sowie 10 Jungtiere im chronischen Experiment verwandt. 32 dieser Tiere trugen kortikale Aluminiumhydroxidherde (*Kopeloff* 1942) im Bereich des sensomotorischen oder visuellen Kortex. Bei 18 solcher Tiere wurde nach Abklingen von Anfallsphasen eine Cardiazolaktivation durchgeführt.

Für die Schlafuntersuchungen war dabei eine besondere Methode erforderlich, die die Tiere völlig unbelastet und von jeglichem fühlbaren Zwang frei ließ. Auf den beiden Abbildungen 71, 72 wird die Methode deutlich. So zeigt Abb. 71 ein hochträchtiges Tier mit einer Akrylharzhaube zum Erfassen von 40 subkortikalen Ableitepunkten. Das Tier wurde mit einer bereits montierten Elektrodenanlage gedeckt. Auf Abb. 72 erkennt man das gleiche Tier nach seiner Niederkunft. Es versorgte den Wurf vorzüglich und alle Jungtiere überlebten. Übrigens trug auch das Vatertier beim Deckakt eine Elektrodenanlage, die bereits vor mehreren Monaten installiert worden war.

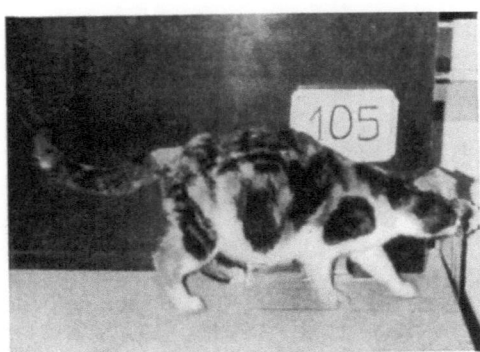

Abb. 71. Hochtragende Katze mit montiertem Elektrodensockel

Die Arbeit wurde mit Unterstützung der Deutschen Forschungsgemeinschaft durchgeführt.

Diese Fakten dürfen als Beweis dafür gelten, daß die Tiere weder in biologischer Hinsicht noch in ihrem Spontanverhalten gestört waren. Wir konnten solche Tiere über 2 Jahre halten und opferten sie schließlich nur zur Elektrodenkontrolle.

Solche an die Elektrodenkappen gut adaptierten und an die Ableitungen gewöhnten Tiere eignen sich für Schlafuntersuchungen sehr gut. Mit ihnen führten wir mehr als 150 stets

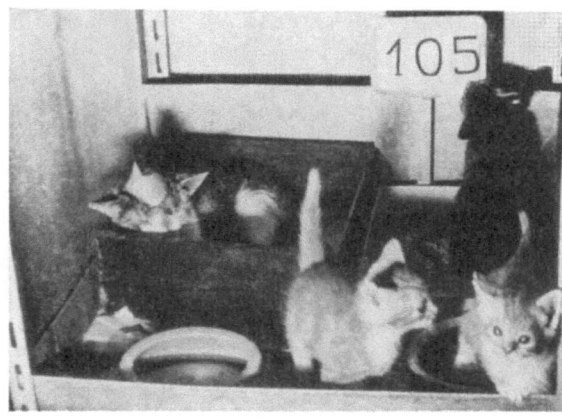

Abb. 72. Das gleiche Tier wie Abb. 71 nach dem Wurf. Das Muttertier versorgte seine Jungen ungestört

über Stunden währende Schlafuntersuchungen durch. Neben diesen von Fokustieren abgeleiteten Schlaf-EEG's führten wir auch 10 Langzeitableitungen im Schlaf von „Normaltieren" durch (Abb. 73).

Die Ableitungen erfolgten zumeist in den frühen Morgenstunden ab 04.00 Uhr, bisweilen aber auch am Tage, wobei dann peinliche Sorgfalt hinsichtlich des Vermeidens akzidenteller sensorischer Reize geübt wurde, um Reaktionspotentiale auf akustische Reize zu vermeiden. Da der Grundrhythmus des Katzen-EEG durch eine Dysrhythmie ausgezeichnet ist, eine dem menschlichen EEG vergleichbare α-Rhythmik nicht vorhanden ist, können auch die Loomis'schen Schlafstadien (1937) nicht erwartet werden. Allerdings finden sich Analoga zum Stadium A, der Dämmerigkeit, zum Stadium B, dem Leichtschlaf und zum Tiefschlaf schlechthin.

Bei den nunmehr dargestellten EEG's muß berücksichtigt werden, daß die anatomische Lage

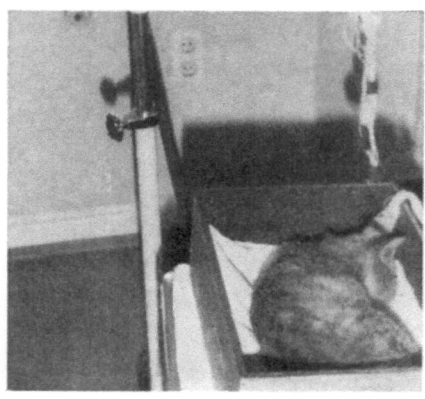

Abb. 73. Katze während einer Schlafuntersuchung

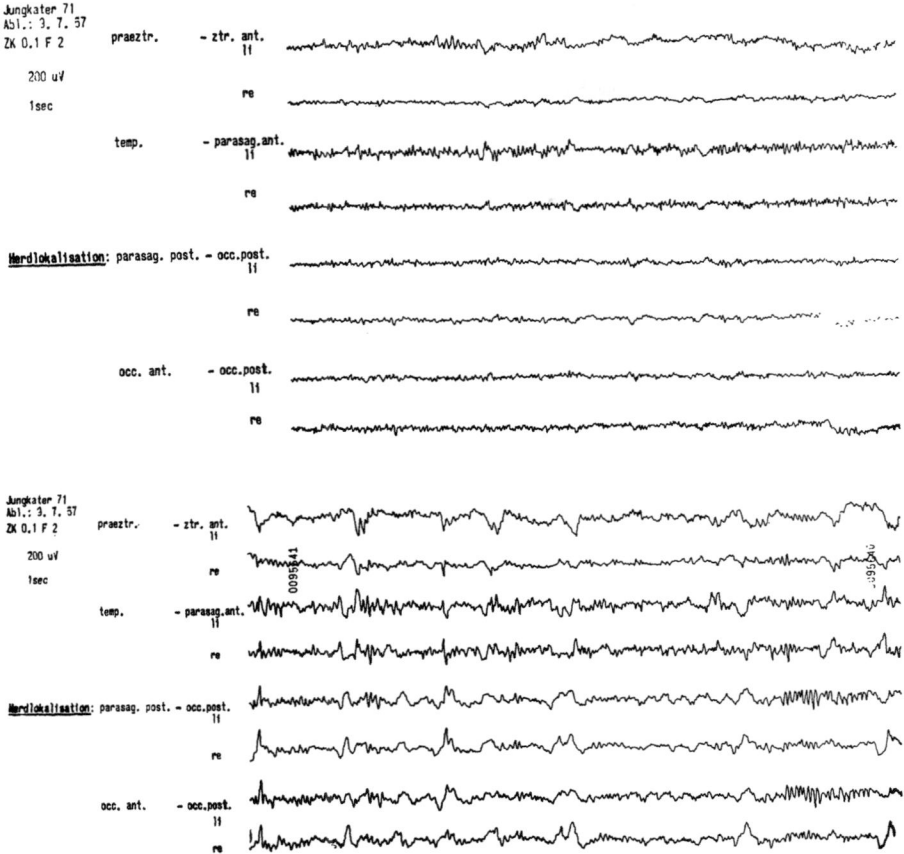

Abb. 74. 1. Kurventeil Wachbild, 2. Kurventeil Schlafaktivation des echten linksseitigen Herdes und Auftreten von Zeichen spiegelbildlicher Störungen

des epileptogenen Herdes durch die Versuchsanordnung genau bekannt ist, so daß eine echte Aktivationswirkungskontrolle zustande kam.
Auf dem ersten EEG-Abbildungspaar (Abb. 74) wird einmal ein charakteristisches Wachbild (1) gezeigt. Bei vielen solcher Bilder konnte der Herd nie mit Sicherheit eruiert werden. Ganz anders aber wird die Situation im Leichtschlaf, bei dem zwischen den Schlafspindelabläufen deutlich Herdzeichen in Gestalt scharfer Wellenabläufe und Spitzen hervortreten. Nur der leichte Schlaf zeichnet sich bei der Katze durch so ausgeprägte Schlafgruppen aus, wie sie auf der Abb. 74 (2) zu erkennen sind.
Die nächste Abb. 75 zeigt ein EEG und Subkortikogramm, das in relativ tiefem Schlaf gewonnen wurde. Ähnliche Bilder treten auch während des Anflutens von Barbituraten auf, sie sind dann aber nur recht flüchtig und machen sehr schnell dem charakteristischen Bild mit Barbituratspindeln Platz. Hier zeigt sich auch schon ein wesentlicher Vorteil der Aktivation mit natürlichem Schlaf. In ihm sind derartige Aktivationsbilder sehr stabil und halten länger an. Zwar werden, wie hier, nicht notwendigerweise die kortikalen Herde aktiviert, in der Tiefe bestehende funktionelle Störungen, die in der abgelaufenen Anfall-

phase auftraten, werden aber wieder verdeutlicht. Wieviel undifferenzierter und, wäre der Herd nicht genau als präzentraler bekannt, täuschender wird doch das Bild beim gleichen Tier nach Injektion von 15 mg/kg Cardiazol i. p. (Abb. 76).

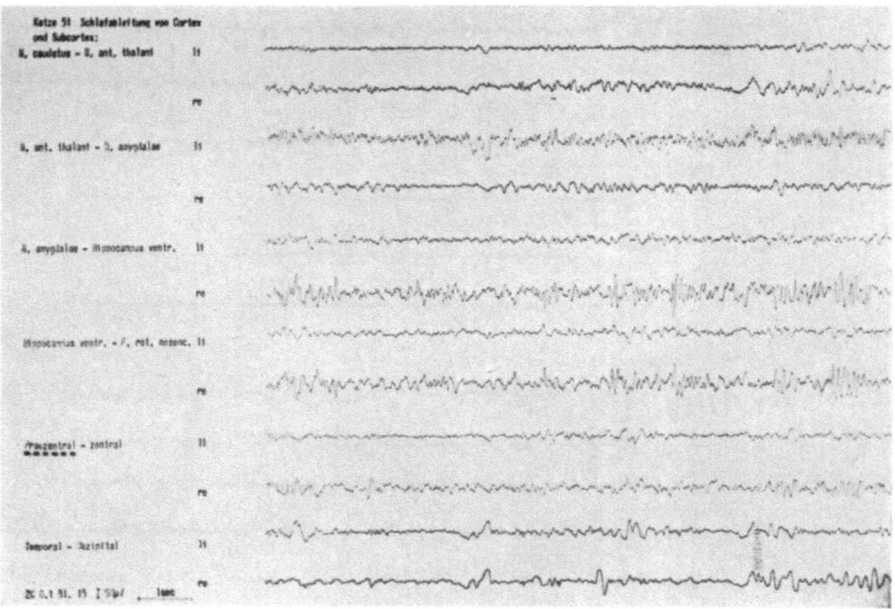

Abb. 75. Ableitung von kortikalen und subkortikalen Punkten im Schlaf

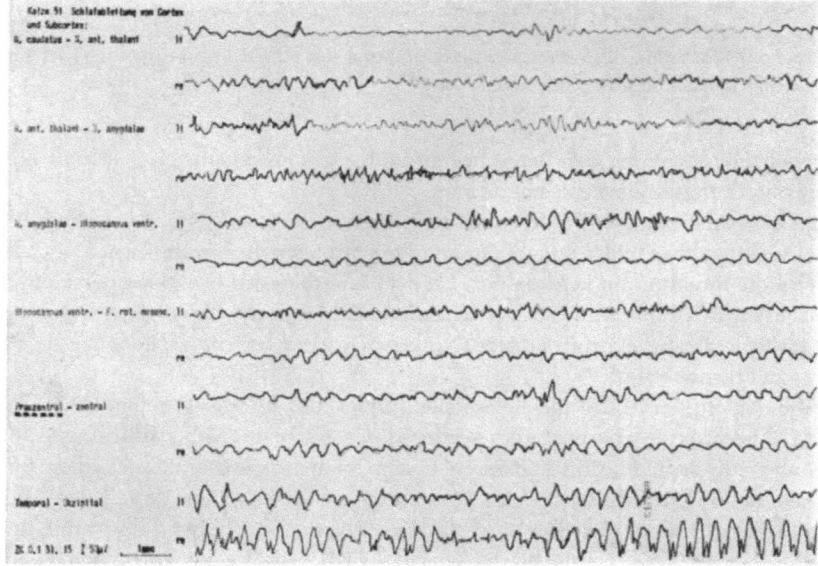

Abb. 76. Vortäuschen temporaler Störungen unter Cardiazol

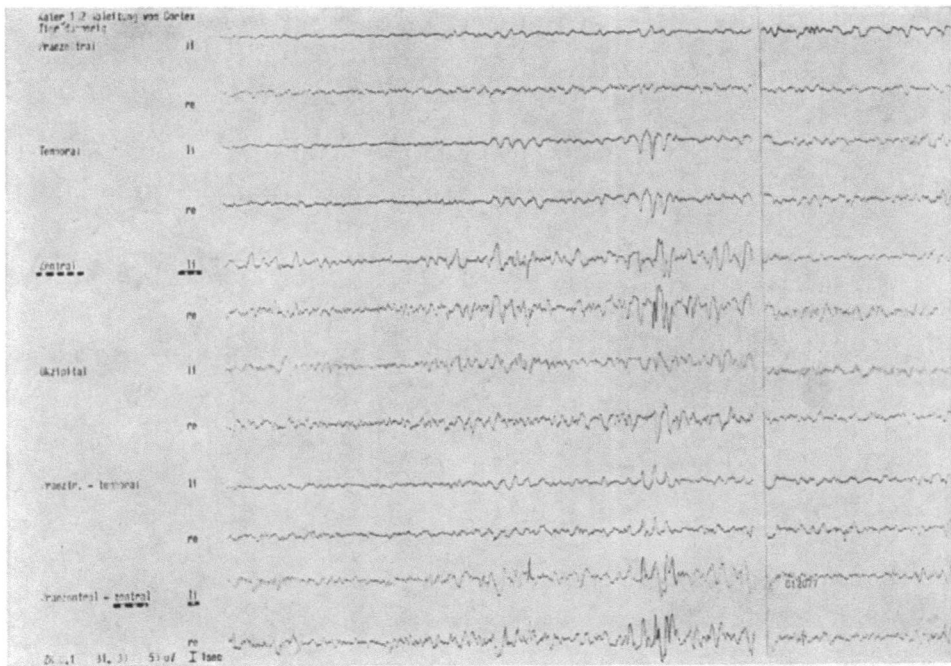

Abb. 77. Gruppenbildungen im Wachzustand ohne Bedeutung für die Herdlokalisation (2. Kurventeil), dagegen deutliche Aktivation im Zustand des Eindämmerns

Eine der häufigeren Erscheinungen, die im epileptischen Geschehen vorkommen, ist der sog. Spiegelfokus. Im Kurvenpaar, das auf der Abb. 77 zur Darstellung kommt, tritt ein solcher funktioneller Fokus deutlich hervor. Auf der nicht beim Eindämmern, sondern im Wachzustand gewonnenen Kurve erkennt man zwar eine der gelegentlich auch dabei auftretenden generalisierten Gruppen. Sie lassen aber keine Differenzierung bezüglich eines Herdes zu.

Ein anderes Phänomen läßt sich, bei den beschriebenen Herdtieren recht häufig, wenn auch nicht regelmäßig, antreffen, obwohl der Grund für das Auftreten dieses Bildes durchaus noch nicht geklärt werden konnte. Es ist dies der Ausfall von Schlafgruppen über dem gestörten Bereich. Die Abb. 78 zeigt ein im Tiefschlaf gewonnenes EEG des Muttertieres, das vorne zur Darstellung kam. Die epileptischen Phänomene treten über dem zentral gelegenen Herd deutlich hervor.

Bei der auf der letzten Abb. 79 zur Darstellung gebrachten Kurve handelte es sich um ein Tier, das im Wachen (b) seit Tagen keinerlei Auffälligkeiten mehr bot. Im Schlaf aber trat der präzentrale Herd des Tieres wieder deutlich hervor (a).

Aus dem bisher Dargestellten mag hervorgehen, daß je stärker das aktivierende Agens wird, desto unverlässiger wird die Aussagemöglichkeit über die dabei auftretenden unregelmäßigen Steilwellen und Krampfspitzen, die regellos über den unterschiedlichsten Hirnrindengebieten auftreten können. Damit aber wird auch *Steinmanns* Reserve dieser Aktivationsmethode gegenüber (1964/65) verständlich.

Von Interesse aber ist auch folgende regelmäßige Erscheinung. Erhöhte man die Cardiozol-

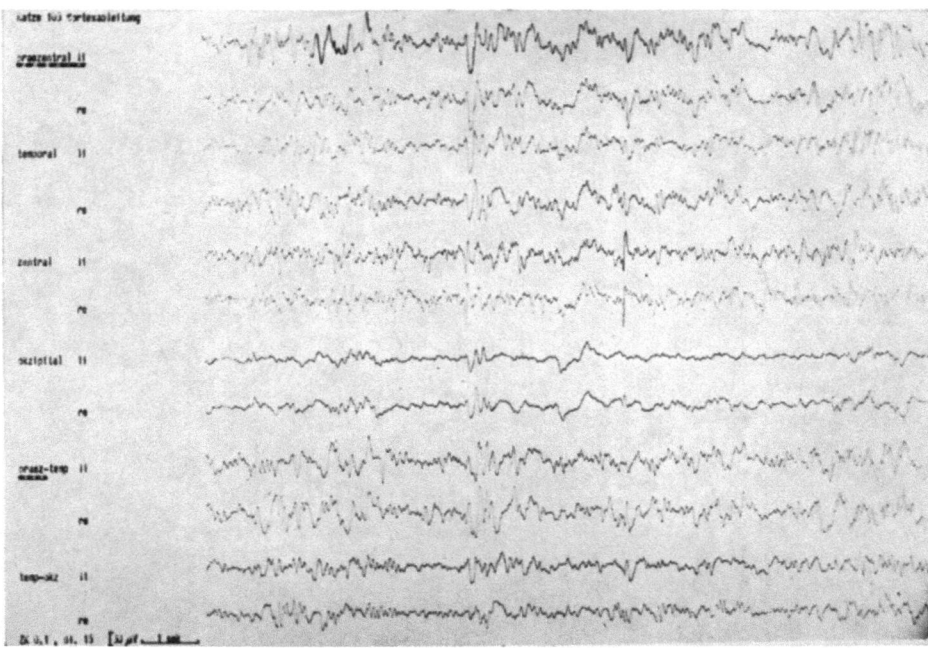

Abb. 78. Deutliches Hervortreten von Herdzeichen im Tiefschlaf

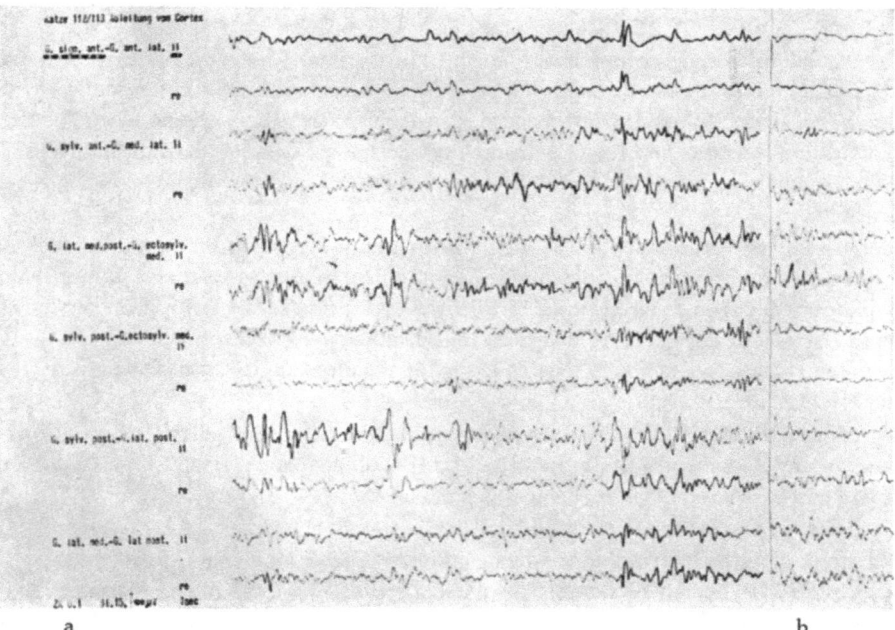

a b

Abb. 79. Nach monatelangem Abklingen von Anfällen läßt sich hier nur im Schlaf noch ein deutlicher Herdhinweis finden, erster Kurventeil, nicht mehr dagegen im Wachen, 2. Abschnitt

dosis derart, daß klinische Krampfreaktionen auftraten, so waren diese nicht mit den vorher spontan aufgetretenen vergleichbar oder gar identisch. Sie waren vielmehr weit undifferenzierter.

So bietet sich der Schluß an: je stärker die krampfwellensenkende Wirkung einer Substanz ist, je massiver aber damit ihr provokatorischer Effekt, desto allgemeiner ist die resultierende Reaktion, desto größer aber sind auch die Fehlerquellen bei den auf solchen Befunden basierenden Deutungen der aufgetretenen Phänomene. Andererseits, je stärker die pharmakologische Situation dem natürlichen Schlaf angeglichen ist, desto verwertbarer werden die Resultate.

Die besten Aussagen aber ermöglichen die im natürlichen Schlaf gewonnenen Aktivationskurven.

Literatur

Kopeloff L. M., J. E. Barrera and *N. Kopeloff:* Recurrent convulsive seizures in animals produced by immunological and chemical means. Amer. J. Psychiat. *98*, 881–902 (1942)

Loomis, A. L., E. N. Harvey and *G. A. Hobart:* Cerebral states during sleep, as studied by human brain potentials. J. exp. Psychol. *21*, 127 (1937)

Pateiski, K.: Die elektroencephalographische Aktivierung bei Epilepsie unter Berücksichtigung von Mechanismen des Erregungsfanges. Wien. klin. Wschr. *69*, 38–39 (1957)

Steinmann, H. W.: Aktivierungseffekte bei experimentellen epileptogenen Hirnläsionen. Zbl. Neurochir. *25*, 61–69 (1964/65)

IV. Summary and conclusions

Summary and final conclusions

15 authors from several European countries have contributed a total of 14 presentations to this monograph on the neurophysiological aspects of sleep. The book is subdivided into three chapters. The first chapter interprets the *phenomena of sleep*, the second the *mechanisms of sleep* and the third the *disorders of sleep*.

I. Interpretations of the phenomena of sleep

1. The first report by *Wolff* (see page 9 ff.) discusses the oldest scientific *depth of sleep determinations since 1862* and their results. In addition to this the author reports on the development of psychophysiologic, non-psychophysiologic test and registration methods of research on sleep. He concerns himself in more detail with the chronological presentation of the first and third section of his contribution and in this context the third section also provides a supplemental discussion of the problems associated with the second section.

2. The second of these reports (*Hess*, see page 19 ff.) deals with the *problems of the phenomenology of bioelectric brain-activity* during sleep. It starts with a presentation of the development of the registration method from 1791 to the present time. This report provides a detailed presentation of the characteristics of the electro-encephalographic elements during sleep. He discusses sleep potentials, such as vertex-spikes, saw-tooth-waves, β-spindles, k-complexes, relations of the k-complexes to the vertex-spikes, saw-tooth-waves, and the other, slower EEG-process during sleep. In addition to this the author emphasizes the difficulty of differentiating the stages of sleep and the determination of the depth of sleep with the EEG. *Hess* concludes his report with the remark that the theoretical considerations must not be more than a concept for the attempt to explain the much more complicated, actual neurophysiological conditions during sleep.

3. The report by Hess is followed by a report by *Kugler* (see page 31 ff.) on *the problems of electroencephalographic sleep description*. The author presents his personal experience of approximately 300 sleep-electro-encephalograms per year, which were performed during the last four years. The department of the author performed approximately 5,000 electro-encephalographic studies per year. He discusses the depth of sleep, the correlation between EEG-stages and eye movements, sharp spikes in the occipital regions and the effect of hypnotics and anesthetic agents on sleep. In conclusion he summarizes the results of the more than 2,000 routinely obtained sleep-curves with drug-induced sleep, 400 controls in anesthetized patients and 40 nightsleep curves. His final statements are as follows:

a) Visual determination of the depth of sleep based on the EEG-tracing has its limits as many slow and progressive activity changes cannot be adequately evaluated by visual means.

b) It must be tested whether slow eye movements represent a change of the coordinated performance of brain-stem-centers during sleep.

c) Hitherto it has not been proved that the rapid eye movements actually constitute following movements of the eyes of visual experiences during dreaming. The author states that it will be difficult to prove it.

d) So-called zero-phases and periods of rapid eye movements do not only occur after the orthodox deepsleep-cycles, but also during falling asleep.

e) The author discusses the importance of the positive spikes in the occipital regions during the falling asleep and fatigue stages and also their relation to the λ-waves of this report.

4. The fourth chapter is concluded with an article by *Reetz* (see page 41 ff.) on *EEG-frequency analysis according to the interval-measurement-principle*. The author explains such terms as frequency, frequency content, and in addition to this, he concerns himself with the technical explanation of period, duration of the period, interval analysis, and the interval-analyzer, and he illustrates his presentation with drawings and photographs.

II. Interpretations of the sleep mechanisms

This topic logically starts with the neuroanatomical points of view of the sleep-awake-regulation. Next it covers the biochemical, humoral, neurophysiologic, control-technical, and pharmacological mechanisms and it ends with an analysis of the effects of hypnotics on various subcortical brain areas.

5. In the first report on *neuroanatomical aspects of sleep-awake-regulation Orthner* (see page 49 ff.) refers in detail to the facts and to reports in the literature. On the basis of 16 cases with space-occupying lesions of the brain-stem the author presents his personal, very extensive experience and he arrives at final conclusions with reference to the position of the other pertinent articles of this chapter. He observes:

a) Consciousness, from a scientific point of view, is experiencing as contrasted to mere existing (vegetating).

b) The mystic ability to elevate an existence to an experience is closely related to a defined area of the brain-stem, i. e., the areas of the posterior diencephalon and of the midbrain which are near the ventricles. They are called *wake-centers*.

c) In contrast to this, neuropathological tests do not indicate the existence of a difinite *sleep-center*.

d) In patients with an intact wake-center, sleep occurring in rhythmic cycles is due to the autonomous powers of the wake-center which are modified by factors from the rest of the central nervous system. The functional circle of the pons and of the limbic system form the center of this regulation of sleep.

e) The neuropathological findings in patients with lesions of the brain-stem indicate that the disturbances of the level of consciousness produced by these lesions vary according to the location of the destructive pathological process.

6. *Monnier's* article (see page 85 ff.) covers the methods of sleep-wake-studies, the metabolism during sleep-wake-states, the neurophysiologic and biochemical mechanisms of the wake- and sleep-states (adrenergic, serotonergic, cholinergic mechanisms), the pharmacology and humoral factors of sleep and of the waking state. His final statements are:

a) It is hardly possible to differentiate the sleep mechanisms from the wake mechanisms as both are functionally interrelated.

b) The central nervous system wake mechanisms are graduated in a caudo-oral direction from the massive wake reaction of the reticular system to the affective, compulsive reactions in the posterior-ventral hypothalamus, hippocampus as well as to increase attention by the thalamo-cortical projections.

c) The following neurohumoral wake mechanisms were identified by biochemical means: adrenergic mechanisms in the reticular formation and in the hypothalamus, serotonergic mechanisms in the mesodiencephalon and the limbic system, cholinergic mechanism in the mesodiencephalon and the cortex.

d) The central nervous system sleep mechanisms are also arranged at various levels in a caudal-oral direction (the controlling structures are mentioned).

e) The humoral sleep mechanisms can be demonstrated by various biochemical and pharmacological methods. Usual (synchronized) sleep is mainly based on a serotonergic and perhaps on an additional cholinergic mechanism.

f) Paradoxical sleep, particularly its tonic phase, is related to the adrenergic mechanisms of the locus coeruleus.

7. *Jouvet* (see page 103 ff.) summarizes his experience obtained over several years by experimental animal tests as well as the results of the pertinent literature on *the neurophysiological mechanisms during sleep*. His article discusses the problem of the phenomenology of orthodoxical and paradoxical sleep, the relations of paradoxical sleep to dreams of humans, the phylogenesis and ontogenesis of the sleep levels, the structures and mechanisms of orthodoxical sleep (the classical concept of waking up, theory of passive and active sleep), structures and mechanisms of paradoxical sleep, the neurophysiologic basis for the function of monoamines in the mechanisms of sleep (serotonin, noradrenalin) and also a possible monoamine-sleep theory.

8. The essay by *Duensing* (see page 137 ff.) is subdivided into two sections.

In the first section the author covers the *neurophysiologic and control-technical interpretation* of *normal* sleep and in the second section he covers neurophysiologic and control-technical interpretation of *disturbed* sleep. He explains the basic principles of biocybernetics, he draws analogies between the technical and biological terms and manifestations and in conclusion he states:

a) The sleep-wake-system is thought to be analogous to an interconnected dual-control-system. The author advances the hypothesis of two controls for the stabilization of sleep on one hand and two controls for the stabilization of the awake state on the other hand. According to this hypothesis each of these two is controlled by a programmer which has an inherent antagonistic pulsating 24-hour-periodicity in the sense of self-induced pulsation. On falling asleep and on waking up the programmers alternatingly and reciprocally change the „leading magnitude" in the two systems.

b) Neurophysiological findings exist which suggest the assumption of an intrareticular, inhibiting feedback mechanism which, in an ascending direction, can depress the cerebral cortex. Furthermore, inhibiting effects descending from the cortex to the reticular formation are said to have been proved.

c) The difficulties of sensitive persons in falling asleep are related to „arousal" which persists during sleep. The premature waking up of the „manager" may also be due to the fact that the waking system retains a latent activity during sleep, that it decreases the depth of sleep or the quality of sleep and that it prematurely wins out against the somnogenic activity.

d) The sleep disorders in patients with cerebral arteriosclerosis are related to functional failure of the sleep structures, particularly of the somnogenic area in the medulla oblongata produced by a perfusion decrease or by small areas of encephalomalacia.

e) In the opinion of the author endogenous depression is due to insufficiency of the activating structures or of parts of the activating structures as well as of the somnogenic functional structures. According to the author the sleep disorders of depressed patients are due to insufficiencies of the latter.

f) Shortening of the duration of sleep in manic patients is assumed to be due to hyperfunction of the activating dynamogenic structures. The author also reports on the various types of hypersomnias.

9. *Holm* (see page 163 ff.) studied the effects of *hypnotics on various subcortical brain areas* (reticular formation, nonspecific thalamus, nonspecific afferent pathways, caudate body, hypothalamus, limbic system) in 29 cats which were anesthetized with Flaxedil and which had a transection of the spinal cord at a high level. In particular, the author compared the effects of two hypnotic agents which differed in their chemical structure and their pharmacological properties. From the diazepine series a benzodiazepine derivative *(Mogadan)* was used and from the group of barbiturates *Nembutal* was used. Barbiturates and *Mogadan* have a different effect on subcortical brain structures. Stimulation and efferent conduction of the sum potentials in laboratory animals as well as factor analysis of the results produced valuable knowledge about the properties of the brain areas studied, as well as of the substances used. All results contribute to knowledge about the sleep-wake-mechanisms in animals and, by analogy, in humans.

III. Interpretation of sleep disorders

10. The first article of this chapter was written by *Bente* (see page 185 ff.). This article introduces the first section of the third chapter, in which the experiments are no longer performed on animals but are performed on human beings. The author discusses the *alterations of vigilance regulation occurring with lack of sleep* and under the action of various psychopharmaceutic agents. Personal tests by the author include the electro-encephalographic and psychopathological picture of a group of volunteers (medical students) rangig in age from 23 to 26 years who had not slept for 92 to 108 hours. After such waking-periods the EEG showed certain signs of subvigilant deviations as are otherwise only seen in a few patients with narcolepsy or neurasthenia. Changes in the organization of the resting activity were also seen in conjunction with the occurrence of subvigilant phases. After sleep withdrawal the recovery sleep was prolonged to 14 to 16 hours, i. e., it lasted two to two-and-one-half-times longer. The percentage of the so-called REM-phases of the duration of sleep showed a considerable increase and it increased to three to three-and-one-half-times that of normal sleep. In the second part of his article *Bente* discusses in detail the problem of mental changes after prolonged lack of sleep and he covers various psychopathological phenomena. Even though his article does not appear to have a direct relation to the preceding article by *Holm*, a logical connection between these two articles nevertheless manifests itself. Their position, which is in common with the other articles which discuss the sleep-wake-mechanisms appears suitable to the editor.

11. The next article of the third chapter covers the *subclinical manifestations of the sleep-wake-activity* in the bioelektrical brain activity of humans *(Jovanović*, see page 191 ff.). The author observed 62 healthy male and female persons during polygraphic sleep-wake-studies performed over the last four years. In this context the author also discusses the

relevant literature. At first the author observes the subclinical wake activity in the sleep-EEG of healthy and sick persons (control persons). After this he observed the subclinical sleep activity in the wake electro-encephalograms of the same persons, from the point of view of the sleep-wake-mechanisms. This article supplements the article by *Bente* (see page 185 ff.).

12. The article by *Janzen, Bushart* and *Wendler* (see page 207 ff.) presents *detailed cerebro-bioelectric studies and a few clinical observations in patients with narcolepsy*. Of the total of 50 patients the authors examined 19 as outpatients and 31 as inpatients. The authors also present an extensive review of the literature. Clinical as well as (and particularly) electro-encephalographic studies were carried out in the awake state, during the narcoleptic attack and during natural sleep. The authors also state their position on the question of epilepsy and narcolepsy. In conclusion the authors state:

a) The clinical data compiled by the authors do not expand the statements on narcolepsy contained in the literature. The variability of the clinical findings and symptoms and of the bioelectrical manifestations in patients with narcolepsy-syndrome makes the existence of a pathological entity unlikely.

b) The phenomena show a gradual transition from the physiological to the pathological.

c) The authors feel that the term „subclinical sleep" is unsuitable and they state their reasons for this.

d) The EEG and the EOG curves which were obtained during nightsleep in patients with the narcolepsy-syndrome differ considerably from the relevant statements in the literature. Falling asleep was delayed, sleep was superficial.

e) The epileptic and the narcoleptic reaction of the brain are two entirely different processes. One cannot deduce a relationship between the two reaction forms from the coincidence of epileptic attacks originating in the temporal lobe and the EEG changes in the temporal region found in patients with a narcoleptic syndrome.

13. The next of these articles (*Jovanović*, see page 223 ff.) covers *the most important abnormal sleep-syndromes*. Supplementing the article of *Janzen* et al. (see page 207 ff.) the author reports on the problems of hypersomnias, the *Kleine-Levin-, Pickwick-,* and *Parinaud*-syndromes. The article collects several syndromes which should perhaps have been presented separately somewhere else.

14. The last of these articles is written by *Schmalbach* (see page 233 ff.). He reports on *focus activation in the electro-encephalogram by sleep or by drugs* in laboratory animals. The report was preceded by tests on 46 adult cats and on 10 young cats. The study was aimed to show how one can demonstrate focal findings during epileptic reactions even if they cannot be observed in the resting-EEG. Even though this article does not have firm relations to the sleep problem posed by the editor, it, nevertheless, supplements the entire topic and it rounds off all the problems.

Namenverzeichnis

Adey, W. R. 163
Aird, R. B. 198
Akert, K. 202
Angeleri, F. 202
Aschoff, J. 139
Arduini, A. 170
Aserinsky, E. 1

Batini, C. 25, 63
Baust, W. 148
Beaussart, M. 198, 201
Berger, H. 1, 32, 110
Bilz, R. 188
Bizzi, E. 109
Blake, H. 186
Bloch, V. 140
Bonkalo, A. 186
Bonvallet, M. 140, 163
Bradley, P. B. 170
Brazier, M. A. B. 174
Bremer, F. 2, 113, 145, 163
Breslauer, F. 53
Brooks, D. C. 109

Cadilhac, J. 174
Candia, O. 106
Chafetz, M. E. 174
Chang, H.-T. 165
Cohn, R. 207
Conrad, K. 49
Cornu, F. 174
Cruvant, B. A. 207
Czerny, A. 11

Dahlström, A. 116
Davies, J. P. 174
Delgado, J. M. R. 164
Dell, P. 140, 163
Dement, W. 23, 103, 105, 110
Demsey, E. W. 201
Derbyshire, A. J. 104 f.
Domino, E. F. 170, 174

Eccles, J. C. 75
Economo, C. v. 49
Eidelberg, E. 174

Endres, G. 12
Ey, H. 74

Falk, B. 116
Fernandez de Molina, A. 164
Fischgold, H. 1
Foerster, O. 53
French, J. D. 163
Frey, W. v. 12
Fuxe, K. 116

Gagel, O. 53
Gamper, E. 67
Ganado, W. 207
Gangloff, H. 173
Gastaut, Y. 198, 201
Gélineau, J. B. E. 207
Gerard, R. W. 186
Gibbs, F. A. 21, 198, 207
Gloor, P. 165
Goodman, J. 186
Götze, W. 198
Green, J. D. 174
Grundfest, H. 174
Grüttner, R. 186

Hance, A. J. 168
Hassler, R. 202
Heinemann, L. G. 185
Hernández-Peón, R. 76, 115, 202
Heyck, H. 208
Hess, R. 31, 207 f.
Hess, W. R. 52
Hillarp, N. A. 116
Hishikawa, Y. 147
Hösli, L. 25, 202
Hugelin, A. 163
Hughes, J. R. 22
Hummel, P. 163, 202
Hunsperger, R. W. 164
Hydén, H. 86

Ingvar, D. 85

Jewett, R. E. 151
Johnston, J. B. 167

Jovanović, U. J. 31, 76
Jung, R. 186

Kaada, B. R. 163 f.
Kaiser, H. 31
Kawamura, H. 151
Kety, S. S. 74, 85
Key, B. J. 170
Killam, E. K. u. K. F. 168
Kleine, W. 224 f.
Kleitman, N. 1, 23, 25, 105, 110, 186
Klimková-Deutschová, E. 201
Kling, A. 164
Kohlschütter, E. 9
Kornmüller, A. L. 1
Kretschmer, E. 68
Kuhlo, W. 31, 198

Lauter, H. 223
Lennox, M. 174, 198, 207
Lepetit, J. M. 198, 201
Levin, M. 225
Lindsley, D. B. 113, 163
Lissák, K. 163

Magoun, H. D. 25, 52, 112, 138, 145, 163, 201, 202
Mauthner, L. 49
Mazurowsky, J. A. 22
McLean, P. D. 164
Meyer, M. 49
Michaelis, R. 223
Michelson, E. 11
Monnier, M. 25, 173, 202
Morison, R. S. 201
Morrison, A. R. 108
Moruzzi, G. 25, 52, 112, 138, 140, 145, 163, 201
Müller-Küppers, M. 198

Naquet, R. 22
Nauta, W. J. H. 167
Nayrac, P. 198, 201
Norton, S. 151

Olszewski, J. 53
Oswald, J. 31

Papez, J. W. 75
Pateiski, K. 233

Pawlow, I. P. 75, 88
Peele, T. L. 164
Pia, H. W. 63
Pilleri, G. 53
Pine, J. und H. M. 198
Pletscher, A. 163
Pompeiano, O. 108
Purpura, D. P. 171, 174

Redlich, E. 207 f.
Regelsberger, H. 13
Reichardt, M. 53
Rhines, R. 202
Roffwarg, H. 110
Roth, B. 1, 201, 207
Rothman, T. 186

Sawyer, C. H. 151
Schallek, W. 170
Schreiner, L. 164
Segundo, J. P. 163
Shealy, C. N. 164
Snyder, F. 110
Söderberg, U. 85
Specht, F. 49
Staub, H. 49
Szymansky, J. S. 13

Terzuolo, C. 163
Thölen, H. 49
Tissot, R. 174
Tokizane, T. 107
Toman, J. E. P. 174
Tönnies, J. F. 42
Tyler, D. B. 186

Ueki, S. 174
Ursin, H. 163 f.

Valenstein, E. S. 167
Vallat, J. 198, 201
Vogel, F. 198

Weiss, T. 163
Westphal, C. 208
Wiener, N. 4
Wilder, J. 208
Wilson, S. A. K. 207

Zülch, K. J. 58

Sachverzeichnis

Aktivität, phasische 108 ff.
–, schnelle kortikale 105
–, synchronisierte kortikale 103
–, tonische 107 f.
Aktogramme 13
Amnestisches Syndrom 65
Antriebsminderung, hypothalamische 65, 77
Antriebssteigerung, hypothalamische 65
Arhinenzephalie 68
Attacken, psychomotorische 208
Augenbewegungen 31, 35, 109

Barbiturate 33, 94 f., 168 ff.
–, Aktivitätsänderungen 168 ff.
Bewußtlosigkeit, schlafähnliche 64, 79
Bewußtsein 49 ff., 68
Bewußtseinsstörungen 49, 78
Brückentumor 55 f.

Cheyne-Stokes'sche Atmung 21
CO_2-Spannung 26, 86
Cortical arousal 139

Dämmerzustände, episodische 224 ff.
Depression, endogene 155

EEG, desynchronisiertes 96 ff.
EEG-Frequenzanalyse 41 ff.
Einschlafvorgang 148 f., 152 ff.
Encephalitis lethargica 64, 67
Evoked potentials 85, 173

Feld, dynamogenes 87
Formatio reticularis 78, 140, 147, 168 ff.
Frequenzanalyse 41
Frequenzinhalt 41

Halluzinationen 70 f.
Hautreflexe, galvanische 107
Hautwiderstandskurve 14
Herdaktivation durch Schlaf 233 ff.
Hirnaktivität, Erforschung 20
Hirnkrankheiten 68
Hirnstamm, Durchschneidung 115 f.
–, Minderung des Wachbewußtseins 66 ff.

Hirnstamm, Schädigungen 64 f., 70
–, Teilschädigungen 70
Hyperemotionalität 65
Hypersomnien 155, 223 f.
Hypothalamus 73, 93, 173

Insomnie 116 ff.
Intervallmeßprinzip 41 ff.

K-Komplexe 19
Kappengefühl 188
Kardiorespiratorisches Syndrom 227 ff.
Katze, mittelpontine 63
Kaudatum 172
Kleine-Levin-Syndrom 224 ff.
Koma 64, 66, 78

Limbisches System 75 f., 173 f.

Makropotentiale, evozierte 164 f.
Mechanismus, adrenergischer 88 ff.
–, bulbär aufsteigender 93
–, cholinergischer 88, 90
–, ergotrop-adrenergischer 149 ff.
–, serotonergischer 88, 90, 94
–, trophotrop-serotonergischer 149 ff.
Mischsyndrome (synkoptisch-diakoptisch-epileptisch) 207
Mittelhirnwesen 67 ff.
Mnestisches System 75 ff.

Narkolepie-Syndrom 207 ff.
Neurokybernetik 4
Neurone, katecholaminergische 116
–, serotonergische 116

O_2-Spannung 86
Occipital positive spike-like waves 21

Papez-Ring 75
Parinaud-Syndrom 229
Periodische schlafähnliche Zustände 224 ff.
Pharmakologische Wirkungen 163 ff.
Pickwick-Syndrom 227 ff.
Plethysmogramm 31

Propanidid-Narkose 35
Psychische Veränderungen 187 ff.
Psychosen, ungewöhnliche periodische 224 ff.

Rapid Eye Movements 31, 35, 109
Regelkreise 147 f.
Reizung, chemische und elektrische 113 ff.
REM-Stadien 31, 35, 109

Saitengalvanometer 19
Schlaf, elektroenzephalographische Aspekte 19 ff.
–, elektrophysiologische Aspekte 104 f.
–, Herdaktivation 233 ff.
–, langsamer 103 ff., 112 f., 115
–, Mechanismen 91 ff.
–, orthodoxer 103
–, paradoxer 91 f., 96 ff., 103, 105 ff., 122 ff., 129 ff., 149
–, phänomenologische Aspekte 103 ff.
–, regeltechnische Aspekte 137 ff.
–, selektive Ausschaltung 125 ff.
–, Strukturen und Mechanismen 122 ff.
–, subklinischer 191
–, vegetative Phänomene 106 f.
–, Verhaltensaspekte 105 f.
–, Weckschwelle 107
Schlaf-Wach-Regelung 49 ff.
–, biochemische Mechanismen 88 ff.
–, neurophysiologische Mechanismen 86 ff.
–, Stoffwechsel 85 f.
–, Triebregulation 77 f.
–, trophotrope Zone 76 f.
Schlafaktivität, subklinische 198 ff.
Schlafdeskription 31 ff.
Schlafinduktion, pharmakologische 164 f.
Schlaflosigkeit, experimentelle 115 ff.
–, totale 116 ff.
Schlafmechanismus, Monoamine 127 ff.
–, thalamischer 93
Schlafmittel 31, 86, 94 ff., 163 ff.
–, Aktivitätsänderungen 168 ff.
Schlafpotentiale 19 ff.
Schlafstadien 23 ff.
Schlafsteuerung 74 f.
Schlafstörungen 152 ff.
Schlafsucht 66, 224 ff.
–, periodische 224 ff.

Schlafsyndrome, abnorme 223 ff.
Schlaftheorie, aktive 113 ff.
–, monoaminergische 130 f.
–, passive 113
Schlaftiefenmessung 9 ff., 35
–, nicht sinnesphysiologische Methoden 13
–, sinnesphysiologische Methoden 9 ff.
Schlafuntersuchungen, Registriermethoden 13 ff.
Schlafzustände, episodische 224 ff.
–, Ontogenese 112
–, Phylogenese 111
Sex-behavior-Center 75
Sexualzentrum, regulierendes 52
Slow wave sleep 103
Sonno profondo 105
Stoffwechsel 85 f.
Störgrößen 139
Studien, hirnbioelektrische 207 ff.
Stupor, hirnorganischer 65, 70
Synkopen, orthostatische 208
System, limbisches 75
–, mnestisches 75 f.

Temporallappenepilepsie 207
Thalamus, unspezifischer 171
Tiefschlaf 105
Traumschlaf 51, 70 f., 75 f., 110, 194
Triebregulation 77

Vermittlung, humorale 91
Vertex-Zacken 19
Verwirrtheit, halluzinatorische 65, 79
Vigilanzregulierung 185 ff.
Vigilanzsteigerung, pontine 64, 78

Wachaktivität, subklinische 191 ff.
Wachanfall 155
Wachbewußtsein, hirnstammbedingte Minderung 66 ff.
Wachsein, Mechanismen 87 ff.
Wachzentrum, kaudale Grenze 53 ff.
–, orale Grenze 72
–, sonstige Grenzen 72
Weckreaktion 68 ff.
Weckreize 10 ff.
Wecksystem, klassische Konzeption 112 f.

Zustände, periodische schlafähnliche 224 ff.

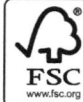

If you have any concerns about our products,
you can contact us on
ProductSafety@springernature.com

In case Publisher is established outside the EU,
the EU authorized representative is:
**Springer Nature Customer Service Center GmbH
Europaplatz 3, 69115 Heidelberg, Germany**

Printed by Libri Plureos GmbH
in Hamburg, Germany